超声医学报告书写规范

主编 尹立雪 程印蓉

科学出版社

北 京

内 容 简 介

本书由四川省超声医学质量控制中心组织编写。分腹部、浅表器官、妇产、心脏、血管、儿童、介入 7 篇，提供了常见病多发病超声医学诊断报告的模板，使报告的书写格式统一、描述规范。旨在进一步规范临床实践，提升超声医学的临床应用效率及规范化和标准化水平。

本书适合超声医学从业者、临床医师阅读。

图书在版编目（CIP）数据

超声医学报告书写规范/尹立雪，程印蓉主编.—北京：科学出版社，2022.11
ISBN 978-7-03-073453-2

Ⅰ.①超… Ⅱ.①尹…②程… Ⅲ.①超声波诊断－报告－书写规则
Ⅳ.① R445.1

中国版本图书馆CIP数据核字（2022）第190939号

责任编辑：高玉婷/责任校对：郭瑞芝
责任印制：赵 博/封面设计：龙 岩

科 学 出 版 社 出版
北京东黄城根北街 16 号
邮政编码：100717
http://www.sciencep.com
北京中科印刷有限公司印刷
科学出版社发行 各地新华书店经销
*
2022 年 11 月第 一 版 开本：889×1194 1/16
2024 年 4 月第三次印刷 印张：37 3/4
字数：960 000
定价：258.00 元
（如有印装质量问题，我社负责调换）

编委会名单

主　编　尹立雪　程印蓉
副主编　李春梅　陈　琴　张红梅　彭玉兰　罗　红　岳文胜　金　梅
编　者　（按姓名笔画排序）

马宁帅　川北医学院附属医院
马荣川　成都市妇女儿童中心医院
马晓娟　成都市第一人民医院
王　胰　电子科技大学附属医院·四川省人民医院
王　凌　绵阳市中心医院
王竞宇　四川大学华西医院龙泉医院·成都市龙泉驿区第一人民院
文晓蓉　四川大学华西医院
尹立雪　电子科技大学附属医院·四川省人民医院
邓　旦　成都京东方医院
邓　颖　成都市妇女儿童中心医院
邓　燕　电子科技大学附属医院·四川省人民医院
左明良　电子科技大学附属医院·四川省人民医院
卢　强　四川大学华西医院
卢　漫　四川省肿瘤医院
白　艳　四川省妇幼保健院
冯梦娟　成都市第一人民医院
朱　琦　四川大学华西第二医院
刘志红　阿坝藏族羌族自治州人民医院
刘栋文　南充市第五人民医院
李　爽　电子科技大学附属医院·四川省人民医院
李　慧　遂宁市中心医院
李　蕊　川北医学院附属医院
李明星　西南医科大学附属医院
李春梅　电子科技大学附属医院·四川省人民医院
李赵欢　电子科技大学附属医院·四川省人民医院
杨　芳　成都市第一人民医院
杨　胜　成都市妇女儿童中心医院
杨　琳　成都市第二人民医院
杨家翔　四川省妇幼保健院
何　敏　四川大学华西第二医院
何厚洪　遂宁市中心医院
何冠南　四川省妇幼保健院
余进洪　川北医学院附属医院
邹翰琴　宜宾市第二人民医院
辛艳芬　德阳市人民医院
汪　萍　眉山市彭山区人民医院
宋建琼　达州市中心医院
宋清芸　四川大学华西第二医院

张　梅　四川大学华西医院
张红梅　电子科技大学附属医院·四川省人民医院
张美琴　四川大学华西第二医院
陈　娇　四川大学华西第二医院
陈　琴　电子科技大学附属医院·四川省人民医院
陈　静　四川省妇幼保健院
陈玲玲　电子科技大学附属医院·四川省人民医院
邵海玲　绵阳市第三人民医院
苟加梅　成都市第六人民医院
林　巍　电子科技大学附属医院·四川省人民医院
罗　扬　成都市第一人民医院
罗　红　四川大学华西第二医院
罗安果　电子科技大学附属医院·四川省人民医院
罗孝勇　遂宁市中心医院
岳文胜　川北医学院附属医院
金　梅　成都市妇女儿童中心医院
周　洋　西南交通大学附属医院/成都市第三人民医院
周　鸿　西南交通大学附属医院/成都市第三人民医院
周江英　成都医学院第一附属医院
周丽红　西南医科大学附属医院
周柳英　成都市妇女儿童中心医院
周琛云　四川大学华西医院
庞厚清　四川大学华西第二医院
孟庆国　电子科技大学附属医院·四川省人民医院
赵苏婧　成都市妇女儿童中心医院
郝晓英　自贡市妇幼保健院
钟　英　成都市妇女儿童中心医院
宣吉晴　西南医科大学附属医院
夏季竹　西南医科大学附属医院
顾　鹏　川北医学院附属医院
郭道宁　绵阳市中心医院
唐　红　四川大学华西医院
唐　英　四川大学华西第二医院
唐小兰　成都市妇女儿童中心医院
黄　鹤　四川大学华西医院
黄栎为　电子科技大学附属医院·四川省人民医院
崔西振　成都市第一人民医院
康　彧　成都中医药大学附属医院
彭　利　四川大学华西医院龙泉医院·成都市龙泉驿区第一人民医院
彭玉兰　四川大学华西医院
程印蓉　成都市第一人民医院
温激翔　成都市第二人民医院
蒲　华　南部县人民医院
翟　蓓　西南交通大学附属医院/成都市第三人民医院
熊　雯　电子科技大学附属医院·四川省人民医院
戴九龙　四川省肿瘤医院

前　言

　　超声医学为精准的临床诊断和治疗提供了大量系统的可视化和量化评价信息，已经成为各临床学科不断向前发展的不可或缺的重要支撑平台。

　　超声医学进入临床医学各个学科产生了不同临床应用需求，包括复杂多变的疾病诊断、治疗引导和实时监控、诊疗评估等，涉及临床诊疗过程中的方方面面，使得超声医学技术的规范化和标准化临床应用面临新的挑战。

　　超声医学更为有效的临床应用有赖于超声医师具备丰富的临床知识和实际工作经验、对超声设备和技术的把握以及对超声医学相关的物理学、电子和计算机技术的认知。不同医学教育背景、不同专业技术职称和专业培训经历的超声医师，应用相同超声医学技术的能力和水平存在一定的差距，导致不同医疗机构间，甚至同一医疗机构内部针对疾病的诊断和治疗存在较大的非同质化问题，影响超声医学临床应用效率，甚至还会导致医疗纠纷。

　　超声医学发展水平还存在地域差异，临床应用中存在的问题也具有地域特点。

　　制定规范的超声医学报告模板有助于解决以上问题，进而有助于实现不同医疗机构间的超声医学诊断报告互认。

　　针对四川省超声医学发展的特点和需求，四川省超声医学质量控制中心组织全省 28 家医疗机构 84 位超声医学专家，汇集多年宝贵经验，编写了《超声医学报告书写规范》，旨在进一步规范四川省超声医学的临床实践，提升超声医学的临床应用效率及规范化和标准化水平。

　　期盼本书的出版和推广应用，更好地服务于四川省乃至全国的广大病患。

四川省超声医学质量控制中心　尹立雪

2022 年 10 月

前　言

目　录

第一篇 腹 部 篇

常用腹部器官正常测值

肝脏
1. 肝右叶最大斜径：女 < 13.5cm，男 < 14.0cm。
2. 左半肝厚度及长度：分别为 5 ～ 6cm、5 ～ 9cm。
3. 门静脉内径：< 1.4cm，流速：13 ～ 25cm/s，血流量：900ml/min±217ml/min。
4. 肝动脉峰值速度范围：65 ～ 85cm/s；阻力指数：0.6 ～ 0.75。

胆囊与胆道
1. 胆囊最大纵切面长径：7 ～ 9cm，前后径：< 3cm。
2. 胆囊壁厚：2 ～ 3mm。
3. 左右肝内胆管内径：约 2mm。
4. 肝总管内径：3 ～ 4mm。
5. 胆总管内径：6 ～ 8mm。
6. 胆囊动脉血流峰值速度：45 ～ 65cm/s；阻力指数（RI）：0.5 ～ 0.67。
7. 脂餐 1h 后胆囊收缩：≥ 1/2。

脾脏
1. 脾脏厚度：< 4cm。
2. 脾脏长度：8 ～ 12cm。
3. 脾脏宽度：5 ～ 7cm。

胰腺
1. 胰头前后径：< 3cm；胰体前后径：< 2.5cm；胰尾前后径：< 2cm。
2. 主胰管内径：< 2mm。

贲门
空腹贲门短轴大小 2.5×2.0cm；管壁厚度：< 6mm。

胃
充盈时胃体壁厚度：3 ～ 5mm；胃窦壁厚度：4 ～ 6mm；黏膜皱襞厚度：3 ～ 5mm。

幽门
幽门管开放时内径：5 ～ 6mm，最大可 > 10mm；幽门壁厚度：< 8mm；新生儿及婴儿幽门壁厚度：< 4mm。

泌尿、男性生殖系统
肾脏
1. 肾脏长径：10 ～ 12cm；宽径：4 ～ 5cm；厚径：3 ～ 5cm。
2. 肾实质厚度：2 ～ 3cm；肾皮质厚度：8 ～ 10mm。
3. 肾静脉内径：约 1cm，立位或坐位增宽；肾动脉内径：5 ～ 6mm。

输尿管与膀胱
1. 输尿管内径：2 ～ 4mm。
2. 膀胱容量：350 ～ 500ml。
3. 排尿后残余尿：< 50ml。
4. 膀胱壁厚度：1 ～ 3mm。

前列腺与精囊
1. 前列腺长径：3cm；宽径：4cm；厚径：2cm。
2. 厚径 / 宽径 =0.5。

第1章　正常腹部超声医学诊断报告

一、腹部器官

检查时间：　　　　　　　　　　　　　　检查编号：

仪器型号：　　　　　　　　　　　　　　门诊 / 体检号：

姓名：　　　　性别：　　　　年龄：　　　　登记号（住院号）：　　　　床号：

送检科室：　　　　　　　　检查部位：

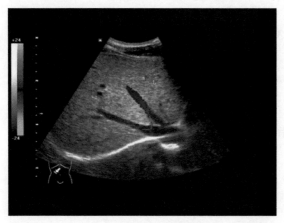

图 1-0-1　肝脏

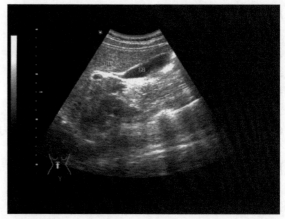

图 1-0-2　胆囊

超声所见：

肝脏：形态、大小正常，右叶最大斜径__cm，包膜光滑连续，实质回声均匀，肝内管状结构清晰，走行正常，门静脉内径正常，主干内径__cm。彩色多普勒血流成像（CDFI）：未见异常血流信号（图 1-0-1）。

胆囊：前后径约为__cm，壁光滑，不增厚，囊腔内未见异常回声。CDFI：胆囊壁未见异常血流。肝内胆管未见扩张，肝外胆管未见扩张，可见段长约__cm，管内未见异常，以下段显示不满意（图 1-0-2）。

胰腺：形态大小正常，轮廓规整，实质回声均匀，主胰管无扩张，胰周动静脉走行正常。

CDFI：未见明显异常血流信号。

脾脏：形态、大小正常，肋间厚__cm，肋下未及，实质回声均匀，未见明显占位病变。

CDFI：脾动静脉未见异常。

超声诊断：

肝脏、胆囊、胰腺、脾脏未见明显异常。

打印时间：　　　　　　　　记录者：　　　　　　　　医师签字：

本报告仅反映受检者当时情况，供临床医师参考。

二、泌尿系统

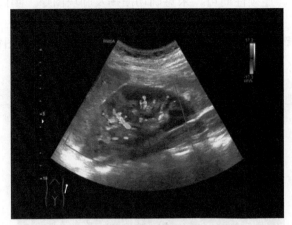

图 1-0-3　左肾

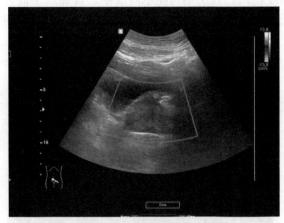

图 1-0-4　前列腺

超声所见：

肾脏：双肾形态大小正常，右肾测值约__cm×__cm，左肾测值约__cm×__cm，
轮廓光滑规整，实质回声均匀，未见占位。集合系统未见分离。CDFI：双肾血流灌注良好（图 1-0-3）。

输尿管：双侧输尿管未见扩张，其内未见明显异常回声。

膀胱：充盈尚好，壁光滑连续，腔内未见异常回声。

前列腺（经腹超声）：形态规则，大小正常，__cm（左右径）×__cm（前后径）×__cm（上下径）（图
1-0-4），包膜连续，实质回声均匀，未见占位。CDFI：腺体内未见异常血流信号。

前列腺（经直肠超声）：形态规则，大小为__cm（左右径）×__cm（前后径）×__cm（上下径），
包膜连续，实质回声均匀，内外腺比例正常。CDFI：腺体内未见异常血流信号。

超声诊断：

肾脏、输尿管、膀胱、前列腺未见明显异常。

三、胃肠

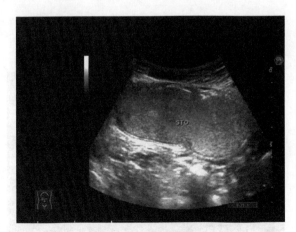

图 1-0-5　胃体胃窦

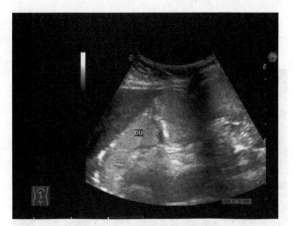

图 1-0-6　十二指肠

超声所见：

贲门：大小__cm×__cm，形态正常，空腹胃腔无潴留。

胃：饮助显剂 500ml 后通过顺利，胃腔内充盈良好；胃下缘位于脐上；胃底未见占位。胃壁各部位厚度正常，五层结构显示尚清晰，胃黏膜层尚光滑，连续性尚可，未见确切溃疡及肿块图像。幽门孔显示清晰，幽门瓣关闭正常，胃蠕动尚可，排空尚可（图 1-0-5）。

十二指肠：球部、降部、水平段大小形态正常，壁尚光滑，十二指肠各部未见确切溃疡及肿块图像，无十二指肠胃反流征象（图 1-0-6）。

CDFI：胃及十二指肠未见异常血流信息。

超声诊断：
胃肠未见明显异常。

四、阑尾

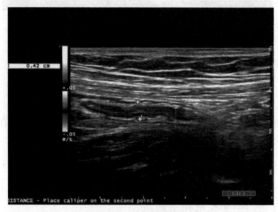

图 1-0-7 阑尾长轴

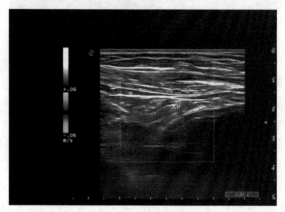

图 1-0-8 阑尾短轴

超声所见（高频探头结合腹部探头检查）：
右下腹阑尾区多方位扫查，未见明显肿大阑尾回声，未见明显团块回声及游离液性暗区。阑尾周围未见肿大淋巴结回声。CDFI：未见明显异常血流信号（图 1-0-7，图 1-0-8）。

超声诊断：
阑尾未见明显异常。

五、腹腔

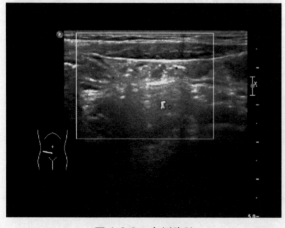

图 1-0-9 右侧腹腔

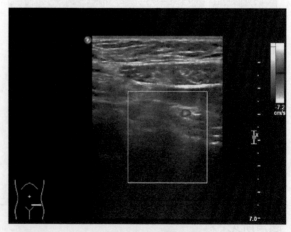

图 1-0-10 左侧腹腔

超声所见：

上、中、下腹腔多方位扫查未见确切游离液性暗区。未见游离气体回声。CDFI：腹腔内未见异常血流信号（图 1-0-9，图 1-0-10）。

上、中、下腹腔未探及团块。CDFI：腹腔内未探及异常血流信号。

上、中、下腹腔未探及肿大淋巴结。

超声诊断：

腹腔未见团块、未见肿大淋巴结、未见明显积液。

六、肾上腺

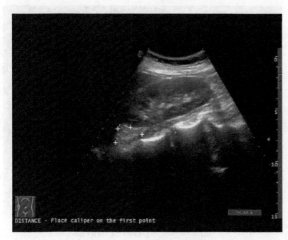

图 1-0-11　右侧肾上腺

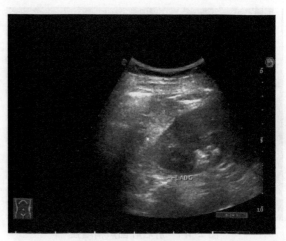

图 1-0-12　左侧肾上腺

超声所见：

肾上腺：

右侧肾上腺大小__cm×__cm×__cm，肾上腺区未见明显占位病变（图 1-0-11）。

左侧肾上腺大小__cm×__cm×__cm，肾上腺区未见明显占位病变（图 1-0-12）。

CDFI：肾上腺区未见异常血流信号。

超声诊断：

肾上腺未见明显异常。

第2章 肝脏疾病超声医学诊断报告

第一节 代谢性疾病

一、均匀性脂肪肝

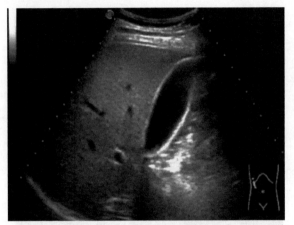

图 2-1-1 肝右叶回声稍增强

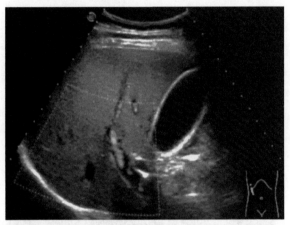

图 2-1-2 肝右叶及门静脉

超声所见：

肝脏：形态正常，大小正常（稍大／增大），肝右叶最大斜径＿＿cm，包膜光滑，边缘（锐／钝），实质回声弥漫性增强，回声细密，分布均匀，肝脏后场回声（有／无）衰减（图 2-1-1）。肝肾比（阳性／阴性），未见明显占位病变。肝内管道结构（清晰／模糊）。CDFI：肝内血管走行正常，门静脉主干内径约＿＿cm，流速＿＿cm/s（图 2-1-2）。肝静脉（有／无）变细。

胆囊：前后径＿＿cm，胆囊壁不厚，其内未见异常回声；肝内外胆管未见扩张。CDFI：未见异常血流信号。

胰腺：大小正常，实质回声均匀，主胰管不扩张，未见占位病变。CDFI：未见异常血流信号。

脾脏：大小正常，肋间厚＿＿cm，实质回声均匀，未见占位病变。CDFI：未见异常血流信号。

超声诊断：

（1）肝脏大小正常（稍大、增大），均匀性脂肪肝（轻度／中度／重度）。

（2）胆囊、脾脏、胰腺未见异常。

二、非均匀性脂肪肝

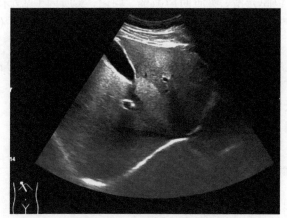

图 2-1-3　右肋缘下斜切面

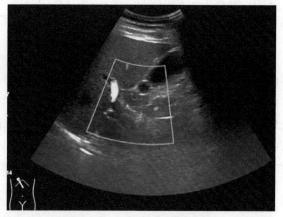

图 2-1-4　肝右叶肋间斜切面

超声所见：

肝脏：形态正常，大小正常（稍大／增大），肝右叶最大斜径__cm，包膜光滑，边缘（锐／钝），实质回声弥漫性增强，回声细密，分布不均，肝内（定位）见片状低回声区，大小约__cm×__cm，无包膜，形态不规则；肝脏后场回声（有／无）衰减（图 2-1-3）。肝肾比（阳性／阴性），肝内管道结构（清晰／模糊）。CDFI：肝内血管走行正常，门静脉主干内径约__cm，流速__cm/s（图 2-1-4）。

胆囊：前后径__cm，胆囊壁不厚，其内未见异常回声；肝内外胆管未见扩张。CDFI：未见异常血流信号。

胰腺：大小正常，实质回声均匀，主胰管不扩张，未见占位病变。CDFI：未见异常血流信号。

脾脏：大小正常，肋间厚__cm，实质回声均匀，未见占位病变。CDFI：未见异常血流信号。

超声诊断：

（1）肝脏大小正常（稍大、增大），非均匀性脂肪肝（轻度／中度／重度）。

（2）胆囊、脾脏、胰腺未见异常。

第二节　急性肝炎

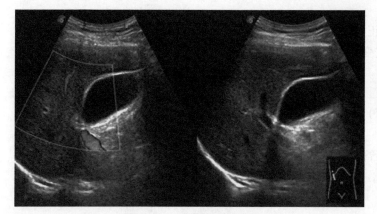

图 2-2-1　肝脏回声减弱

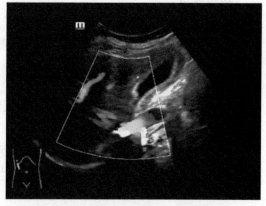

图 2-2-2　肝脏回声减弱、胆囊壁增厚

超声所见：

肝脏：增大（大小正常），形态正常（异常），肝脏包膜光滑，实质回声减弱，均匀，实质内（见/未见）明确占位病变，后方回声增强（图 2-2-1）。肝脏内静脉变细，走行不规则；门静脉主干__cm，其内（有/无）稍强回声。CDFI：门静脉内血流速度__cm/s。

胆囊：前后径__cm，胆囊壁增厚，壁回声减弱，呈"双环征"，其内未见团块回声（图 2-2-2）；肝内外胆管未见扩张。CDFI：未见异常血流信号。

胰腺：大小正常，实质回声均匀，主胰管不扩张，未见占位病变。CDFI：未见异常血流信号。

脾脏：增大，肋间厚__cm，肋下__cm，实质回声均匀，未见占位病变。CDFI：脾静脉扩张，管径__cm，流速__cm/s。

超声诊断：

急性肝炎。

第三节　肝脏寄生虫疾病

一、血吸虫（寄生虫）性肝病

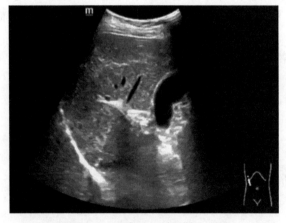 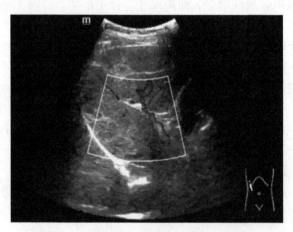

图 2-3-1　肝右叶"地图样"改变　　　　图 2-3-2　肝右叶"地图样"改变及门静脉

超声所见：

肝脏：增大（大小正常），形态异常（正常），肝脏包膜不平整，呈"锯齿状"，实质回声粗糙，增强不均匀，呈"地图样（隧道样）"回声改变（图 2-3-1），实质内（见/未见）明确占位病变，肝脏内静脉变细，走行不规则；门静脉主干__cm，其内（有/无）稍强回声。CDFI：门静脉内血流速度__cm/s（图 2-3-2）。

胆囊：前后径__cm，胆囊壁（厚/不厚），其内未见异常回声；肝内外胆管未见扩张。CDFI：未见异常血流信号。

胰腺：大小正常，实质回声均匀，主胰管不扩张，未见占位病变。CDFI：未见异常血流信号。

脾脏：长大，肋间厚__cm，肋下__cm，实质回声均匀，未见占位病变。CDFI：脾静脉扩张，管径__cm，流速__cm/s。

超声诊断：

血吸虫（寄生虫）性肝病声像图。

二、囊性肝包虫病

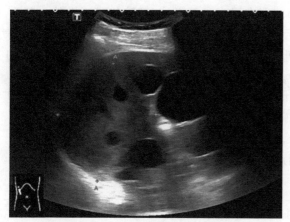

图 2-3-3　肝右叶多个无回声团块

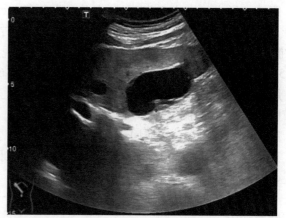

图 2-3-4　肝左叶无回声团块

超声所见：

肝脏：增大（大小正常），肝右叶最大斜径__cm，形态异常（正常），肝脏包膜不平整。肝内（左内叶上 / 下段、左外叶上 / 下段、右前叶上 / 下段、右后叶上 / 下段）见一个（多个）无回声团（图 2-3-3），大小约__cm×__cm，形态规则（不规则），团块内部（有 / 无）分隔，同时见细小强回声漂浮，团块壁（厚 / 薄），光滑，有"双边征"（图 2-3-4），余肝脏实质回声均匀。CDFI：团块内及周边（有 / 无）血流，测得（动脉 / 静脉）频谱，流速__cm/s，RI=__，肝内血管走行正常。门静脉主干内径约__cm，流速__cm/s。

胆囊：前后径__cm，胆囊壁不厚 / 增厚，厚__cm，其内未见异常回声；肝内外胆管未见扩张。CDFI：未见异常血流信号。

胰腺：大小正常，实质回声均匀，主胰管不扩张，未见占位病变。CDFI：未见异常血流信号。

脾脏：长大，肋间厚__cm，肋下__cm，实质回声均匀，未见占位病变。CDFI：脾静脉扩张，管径__cm，流速__cm/s。

超声诊断：

囊性肝包虫病（单发 / 多发型）。

三、实性肝包虫病

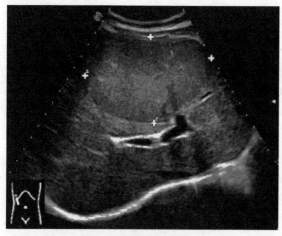

图 2-3-5　肝右前叶实性占位（1）

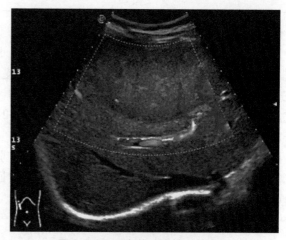

图 2-3-6　肝右前叶实性占位（2）

超声所见:

肝脏:增大(大小正常),肝右叶最大斜径__cm,形态异常(正常),肝脏包膜不平整。肝内(左内叶上/下段、左外叶上/下段、右前叶上/下段、右后叶上/下段)见一个/多个强弱不等的混合回声团,呈"脑回状",大小约__cm×__cm,形态规则(不规则),边界不光滑,较清晰,余肝脏实质回声均匀(图2-3-5)。CDFI:团块内及周边无血流信号(图2-3-6)。

胆囊:前后径__cm,胆囊壁不厚/增厚,厚__cm,原其内未见异常回声;肝内外胆管未见扩张。CDFI:未见异常血流信号。

胰腺:大小正常,实质回声均匀,主胰管不扩张,未见占位病变。CDFI:未见异常血流信号。

脾脏:长大,肋间厚__cm,肋下__cm,实质回声均匀,未见占位病变。CDFI:脾静脉扩张,管径__cm,流速__cm/s。

超声诊断:

实性肝包虫病。

第四节　淤血性肝病

一、淤血性肝病

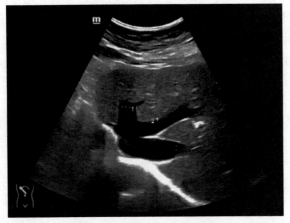

图 2-4-1　经第二肝门斜断面

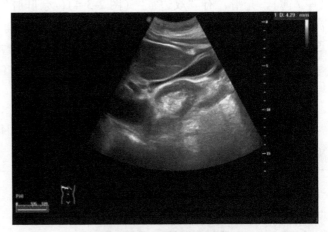

图 2-4-2　肝右叶及胆囊

超声所见:

肝脏:增大(大小正常),形态正常(异常),肝脏包膜光滑,实质回声减弱,均匀,实质内(见/未见)明确占位病变,后方回声增强。肝脏内三支静脉增粗,肝静脉内径大于__cm,走行规则;门静脉主干__cm,其内(有/无)稍强回声(图2-4-1)。CDFI:门静脉内血流速度__cm/s。

胆囊:前后径__cm,胆囊壁增厚/不厚(图2-4-2),其内未见团块回声;肝内外胆管未见扩张。CDFI:未见异常血流信号。

胰腺:大小正常,实质回声均匀,主胰管不扩张,未见占位病变。CDFI:未见异常血流信号。

脾脏:长大,肋间厚__cm,肋下__cm,实质回声均匀,未见占位病变。CDFI:脾静脉扩张,管径__cm,流速__cm/s。

超声诊断：

淤血性肝病。

二、Budd-chiari 综合征

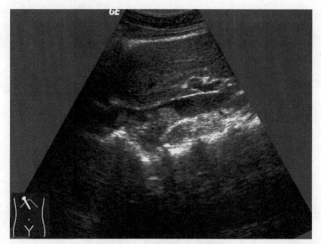

图 2-4-3　下腔静脉内瘤栓

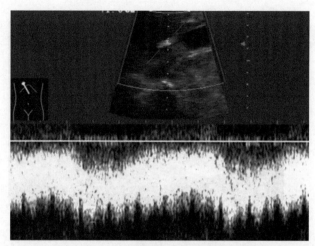

图 2-4-4　下腔静脉瘤栓处血流频谱

超声所见：

肝脏：大小、形态正常，肝脏包膜尚平整，实质回声均匀，下腔静脉入口处近端局部管腔狭窄（闭塞／膜状），内径约__cm，梗阻远端管腔扩张，内径约__cm，其内径随呼吸和心动周期的变化减弱（消失），肝脏内可见门 - 腔静脉（腔 - 腔静脉）血流征；CDFI：狭窄段管腔内可见纤细的（未见）血流信号，其内血流速度增快（减慢／正常），病变远端可见（未见）花彩血流信号，流速减慢（消失），门 - 腔静脉分流处血流方向异常（正常）；肝静脉扩张，管径约__cm（图 2-4-3，图 2-4-4）。

胆囊：前后径__cm，胆囊壁不厚，其内未见异常回声；肝内外胆管未见扩张。CDFI：未见异常血流信号。

胰腺：大小正常，实质回声均匀，主胰管不扩张，未见占位病变。CDFI：未见异常血流信号。

脾脏：增大，肋间厚__cm，肋下__cm，实质回声均匀，未见占位病变。CDFI：未见异常血流信号。

超声诊断：

肝脏回声改变符合 Budd-chiari 综合征声像图伴脾大。

第五节 肝 硬 化

一、肝硬化

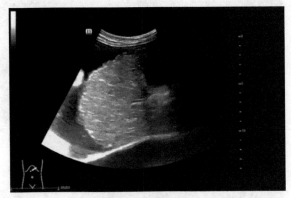

图 2-5-1 肝硬化

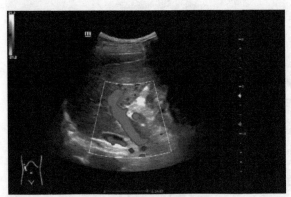

图 2-5-2 肝硬化，门静脉扩张

超声所见：

肝脏：缩小（增大），形态正常（异常），肝脏包膜不平整，呈"锯齿状"，实质回声粗糙、增强、分布不均匀（图 2-5-1），实质内（见／未见）明确占位病变，肝脏内静脉变细，走行不规则；门静脉主干＿cm，其内（有／无）稍强回声。CDFI：门静脉内血流速度＿cm/s（图 2-5-2）。

胆囊：前后径＿cm，胆囊壁不厚／增厚，厚＿cm，其内未见异常回声；肝内外胆管未见扩张。CDFI：未见异常血流信号。

胰腺：大小正常，实质回声均匀，主胰管不扩张，未见占位病变。CDFI：未见异常血流信号。

脾脏：增大，肋间厚＿cm，肋下＿cm，实质回声均匀，未见占位病变。CDFI：脾静脉扩张，管径＿cm，流速＿cm/s。

超声诊断：

肝硬化。

二、肝硬化伴门静脉高压

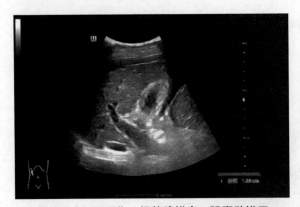

图 2-5-3 肝硬化，门静脉增宽、胆囊壁增厚

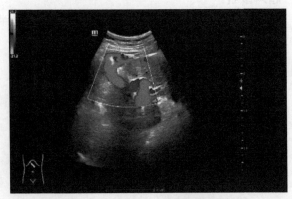

图 2-5-4 肝硬化，脐静脉重新开放

超声所见：

肝脏：缩小（增大），形态正常（异常），肝脏包膜不平整，呈"锯齿状"，实质回声粗糙增强不均匀，实质内（见 / 未见）明确占位病变，肝脏内静脉变细，走行不规则；门静脉主干__cm，其内（有 / 无）稍强回声（图 2-5-3）。CDFI：门静脉内血流速度__cm/s（图 2-5-4）。

胆囊：前后径__cm，胆囊壁不厚 / 增厚__cm，其内未见异常回声；肝内外胆管未见扩张。CDFI：未见异常血流信号。

胰腺：大小正常，实质回声均匀，主胰管不扩张，未见占位病变。CDFI：未见异常血流信号。

脾脏：增大，肋间厚__cm，肋下__cm，实质回声均匀，未见占位病变。CDFI：脾静脉扩张，管径__cm，流速__cm/s。

腹盆腔探及（未探及）液性暗区，前后径约__cm，透声性好（差）。

超声诊断：

（1）肝硬化，门静脉高压、脾大。

（2）胆囊壁增厚（反应性）。

（3）腹盆腔积液。

三、肝硬化伴原发性肝癌

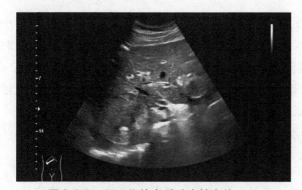 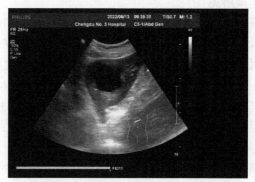

图 2-5-5　肝硬化伴右后叶实性占位（1）　　　图 2-5-6　肝硬化伴右后叶实性占位（2）

超声所见：

肝脏：形态失常，大小正常（缩小），肝右叶最大斜径__cm。包膜不光滑，表面凹凸不平，呈波纹状及锯齿状改变。肝实质点结节状回声增粗，分布不均匀，肝内（左内叶上 / 下段、左外叶上 / 下段、右前叶上 / 下段、右后叶上 / 下段）见一个（低 / 等 / 稍强）回声团，大小约__cm×__cm，形态规则 / 不规则，边界清 / 不清。CDFI：团块内（有 / 无）血流，测得（动脉 / 静脉）频谱，流速__cm/s，RI=__，肝内血管走行正常 / 不正常。门静脉主干内径约__cm，流速__cm/s（图 2-5-5，图 2-5-6）。

胆囊：前后径__cm，胆囊壁厚 / 不厚，其内未见异常回声；肝内外胆管未见扩张。CDFI：未见异常血流信号。

胰腺：大小正常，实质回声均匀，主胰管不扩张，未见占位病变。CDFI：未见异常血流信号。

脾脏：增大，肋间厚__cm，肋下__cm，实质回声均匀，未见占位病变。CDFI：脾静脉扩张，管径__cm，流速__cm/s。

腹腔（肝周、盆腔）见无回声暗区，前后径__cm。

超声诊断：

（1）肝硬化（门静脉高压）。

（2）原发性肝癌（腹盆腔积液）。

第六节　肝脏含液性病变

一、肝囊肿

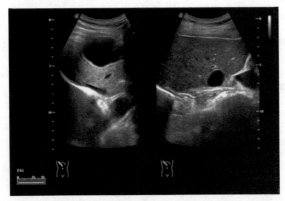
图 2-6-1　肝右叶内无回声团（1）

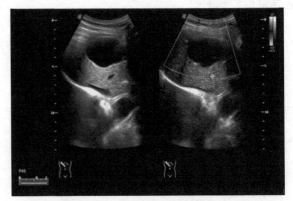
图 2-6-2　肝右叶内无回声团（2）

超声所见：

肝脏：形态正常、大小正常（增大／缩小），肝右叶最大斜径__cm，包膜光滑。肝内（左内叶上／下段、左外叶上／下段、右前叶上／下段、右后叶上／下段）见一个无回声团，大小约__cm×__cm，形态规则，团块内部（有／无）分隔，壁（厚／薄），边界清，后方回声增强，余肝脏实质回声均匀（图 2-6-1）。CDFI：团块内及周边（有／无）血流，测得（动脉／静脉）频谱，流速__cm/s，RI=__，肝内血管走行正常（图 2-6-2）。门静脉主干内径约__cm，流速__cm/s。

胆囊：前后径__cm，胆囊壁不厚，其内未见异常回声；肝内外胆管未见扩张。CDFI：未见异常血流信号。

胰腺：大小正常，实质回声均匀，主胰管不扩张，未见占位病变。CDFI：未见异常血流信号。

脾脏：大小正常，肋间厚__cm，实质回声均匀，未见占位病变。CDFI：未见异常血流信号。

超声诊断：

肝囊肿。

二、多囊肝

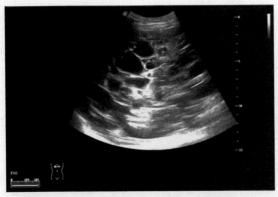
图 2-6-3　肝内布满大小不等的无回声团（1）

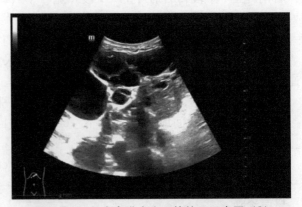
图 2-6-4　肝内布满大小不等的无回声团（2）

超声所见：

　　肝脏：不规则增大，肝右叶最大斜径___cm。形态失常，轮廓不光滑，肝内布满无数紧密相连、大小不一无回声区，较大约___cm×___cm，位于肝内（定位）。肝内（未见／见）正常实质回声（图 2-6-3，图 2-6-4）。CDFI：无回声区内及分隔（有／无）血流，测得（动脉／静脉）频谱，流速___cm/s，RI=___，肝内血管走行正常。门静脉主干内径约___cm，流速___cm/s。

　　胆囊：前后径___cm，胆囊壁不厚，其内未见异常回声；肝内外胆管未见扩张。CDFI：未见异常血流信号。

　　胰腺：大小正常，实质回声均匀，主胰管不扩张，未见占位病变。CDFI：未见异常血流信号。

　　脾脏：大小正常，肋间厚___cm，实质回声均匀，未见占位病变。CDFI：未见异常血流信号。

超声诊断：

多囊肝。

三、肝脓肿

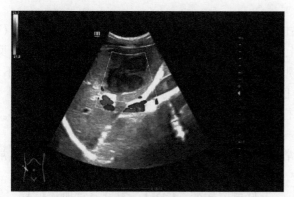 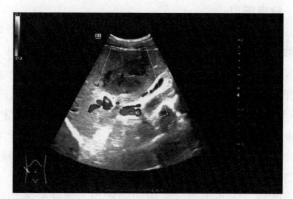

图 2-6-5　肝右叶内混合回声团（1）　　　　　　　图 2-6-6　肝右叶内混合回声团（2）

超声所见：

　　肝脏：形态正常（失常）、大小正常（增大），肝右叶最大斜径___cm，包膜光滑。肝内（左内叶上／下段、左外叶上／下段、右前叶上／下段、右后叶上／下段）见一个混合回声团（区），大小约___cm×___cm，形态不规则，团块内部回声不均匀，呈"蜂窝状"改变，壁（厚／薄），边界不清，呈"虫蚀状"，余肝脏实质回声均匀（图 2-6-5）。CDFI：不均质回声区周边可见（未见）血流信号，内部可见（未见）血流信号，测得（动脉／静脉）频谱，流速___cm/s，RI=___（图 2-6-6），肝内血管走行正常。门静脉主干内径约___cm，流速___cm/s。

超声诊断：

肝脓肿（实变期／液化期／恢复期）。

第七节　肝外伤性血肿

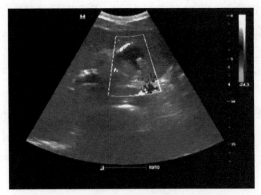

图 2-7-1　肝左外叶不规则混合回声区

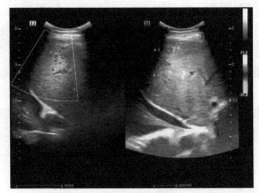

图 2-7-2　肝右叶不规则混合回声区

超声所见：

肝脏：形态正常（失常）、大小正常（增大），肝右叶最大斜径__cm，包膜不光滑，可见线条状弱（强）回声延伸至肝内。肝内（左内叶上 / 下段、左外叶上 / 下段、右前叶上 / 下段、右后叶上 / 下段）见一个混合回声团（区），大小约__cm×__cm，形态不规则，团块内部回声不均匀，强弱不等，边界不清，余肝脏实质回声均匀（图 2-7-1）。CDFI：不均质回声区周边可见（未见）血流信号（图 2-7-2），测得（动脉 / 静脉）频谱，流速__cm/s，RI=__，肝内血管走行正常。门静脉主干内径约__cm，流速__cm/s。内部未见血流信号。

胆囊：前后径__cm，胆囊壁不厚，其内未见异常回声；肝内外胆管未见扩张。CDFI：未见异常血流信号。

胰腺：大小正常，实质回声均匀，主胰管不扩张，未见占位病变。CDFI：未见异常血流信号。

脾脏：大小正常，肋间厚__cm，实质回声均匀，未见占位病变。CDFI：未见异常血流信号。

腹腔：探及 / 未探及液性暗区，厚度__cm，透声性好 / 不好。

超声诊断：

肝外伤性血肿，伴 / 不伴腹水。

第八节　肝脏良性肿瘤

一、肝血管瘤

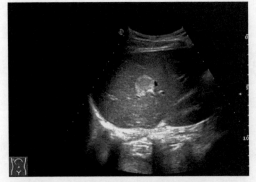

图 2-8-1　肝右后叶稍强回声团（1）

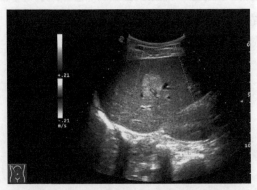

图 2-8-2　肝右后叶稍强回声团（2）

超声所见：

肝脏：形态大小正常，肝右叶最大斜径__cm，包膜光滑。肝内（左内叶上 / 下段、左外叶上 / 下段、右前叶上 / 下段、右后叶上 / 下段）见一稍强回声团，大小约__cm×__cm，形态规则，边界清（图 2-8-1）。CDFI：团块内血流（不丰富 / 丰富），周围（未见 / 可见）肝脏静脉或门静脉绕行（图 2-8-2）。测得（动脉 / 静脉）频谱，流速__cm/s，RI=__，肝内血管走行正常。门静脉主干内径约__cm，流速__cm/s。

胆囊：前后径__cm，胆囊壁不厚，其内未见异常回声；肝内外胆管未见扩张。CDFI：未见异常血流信号。

胰腺：大小正常，实质回声均匀，主胰管不扩张，未见占位病变。CDFI：未见异常血流信号。

脾脏：大小正常，肋间厚__cm，实质回声均匀，未见占位病变。CDFI：未见异常血流信号。

超声诊断：

（1）肝内稍强回声团块，考虑血管瘤可能性大，建议进行超声造影。

（2）胆囊、脾脏、胰腺未见异常。

二、肝细胞腺瘤

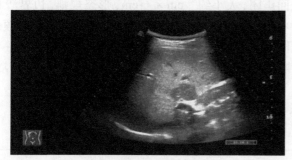

图 2-8-3　肝右前叶低回声团（1）

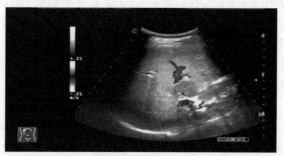

图 2-8-4　肝右前叶低回声团（2）

超声所见：

肝脏：形态大小正常，肝右叶最大斜径__cm，包膜光滑。肝内（左内叶上 / 下段、左外叶上 / 下段、右前叶上 / 下段、右后叶上 / 下段）见一低回声团，大小约__cm×__cm，形态规则，边界清（图 2-8-3）。CDFI：团块内血流丰富，周围（未见 / 可见）肝脏静脉或门静脉绕行（图 2-8-4）。测得（动脉 / 静脉）频谱，流速__cm/s，RI=__，肝内血管走行正常。门静脉主干内径约__cm，流速__cm/s。

胆囊：前后径__cm，胆囊壁不厚，其内未见异常回声；肝内外胆管未见扩张。CDFI：未见异常血流信号。

胰腺：大小正常，实质回声均匀，主胰管不扩张，未见占位病变。CDFI：未见异常血流信号。

脾脏：大小正常，肋间厚__cm，实质回声均匀，未见占位病变。CDFI：未见异常血流信号。

超声诊断：

（1）肝内低回声团，考虑肝腺瘤可能性大，建议进行超声造影。

（2）胆囊、脾脏、胰腺未见异常。

三、肝脏局灶性结节增生

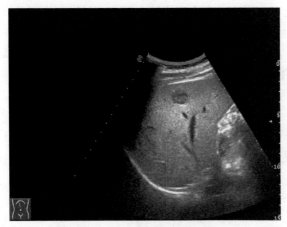
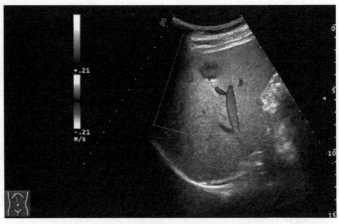

图 2-8-5　肝右前叶稍低回声团（1）　　　　图 2-8-6　肝右前叶稍低回声团（2）

超声所见：

肝脏：形态大小正常，肝右叶最大斜径__cm，包膜光滑。肝内（左内叶上／下段、左外叶上／下段、右前叶上／下段、右后叶上／下段）见一个稍低（稍高）回声团，大小约__cm×__cm，形态规则，边界清（图 2-8-5）。CDFI：团块内血流丰富，团块内部可见放射状血流信号（图 2-8-6）。测得（动脉／静脉）频谱，流速__cm/s，RI=__，肝内血管走行正常。门静脉主干内径约__cm，流速__cm/s。

胆囊：前后径__cm，胆囊壁不厚，其内未见异常回声；肝内外胆管未见扩张。CDFI：未见异常血流信号。

胰腺：大小正常，实质回声均匀，主胰管不扩张，未见占位病变。CDFI：未见异常血流信号。

脾脏：大小正常，肋间厚__cm，实质回声均匀，未见占位病变。CDFI：未见异常血流信号。

超声诊断：

（1）肝内团块，考虑局灶性结节增生可能性大，建议进行超声造影。

（2）胆囊、脾脏、胰腺未见异常。

第九节　肝脏恶性肿瘤

一、原发性肝细胞癌

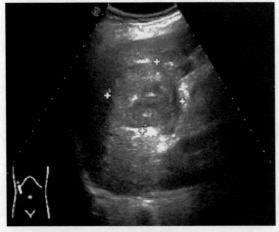
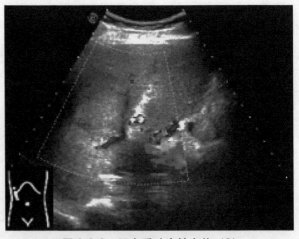

图 2-9-1　肝右后叶实性占位（1）　　　　图 2-9-2　肝右后叶实性占位（2）

超声所见：

肝脏：形态正常（失常）、体积增大，肝右叶最大斜径__cm，包膜光滑（不光滑）。肝内（左内叶上 / 下段、左外叶上 / 下段、右前叶上 / 下段、右后叶上 / 下段）见一个 / 多个（低 / 等 / 稍强）回声团，大小约__cm×__cm，形态规则（不规则），边界清（不清），有（无）声晕（图 2-9-1）。余肝脏实质回声粗糙（增强 / 不均匀）。CDFI：团块内血流（不丰富 / 丰富），测得（动脉 / 静脉）频谱，流速__cm/s，RI=__，肝内血管走行不正常 / 正常。门静脉主干内径约__cm，其内（有 / 无）稍强回声，团块内（有 / 无）血流，流速__cm/s（图 2-9-2）。

胆囊：前后径__cm，胆囊壁不厚，其内未见异常回声；肝内外胆管未见扩张。CDFI：未见异常血流信号。

胰腺：大小正常，实质回声均匀，主胰管不扩张，未见占位病变。CDFI：未见异常血流信号。

脾脏：大小正常，肋间厚__cm，实质回声均匀，未见占位病变。CDFI：未见异常血流信号。

超声诊断：

肝脏实性占位考虑原发性肝细胞癌，门静脉内异常回声（考虑癌栓可能性大）；建议超声引导下穿刺活检或进行超声造影。

二、胆管细胞癌

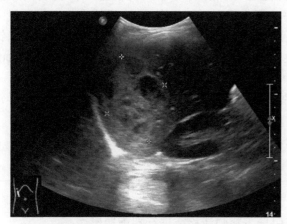 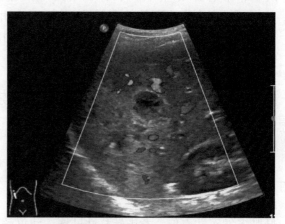

图 2-9-3　肝右后叶实性占位（1）　　　　图 2-9-4　肝右后叶实性占位（2）

超声所见：

肝脏：形态正常 / 失常、体积长大，肝右叶最大斜径__cm，包膜光滑 / 不光滑。肝内（左内叶上 / 下段、左外叶上 / 下段、右前叶上 / 下段、右后叶上 / 下段）见一个 / 多个（低 / 等 / 稍强）回声团，大小约__cm×__cm，形态规则 / 不规则，内部回声不均匀，部分呈网络状，边界清 / 不清，有 / 无声晕（图 2-9-3）。余肝脏实质回声粗糙（增强 / 不均匀）。CDFI：团块内血流（不丰富 / 丰富），测得（动脉 / 静脉）频谱，流速__cm/s，RI=__（图 2-9-4），肝内血管走行不正常 / 正常。门静脉主干内径约__cm，其内有 / 无稍强回声。

胆囊：增大（正常），前后径__cm，胆囊壁不厚，其内未见异常回声；肝内外胆管扩张。CDFI：未见异常血流信号。

胰腺：大小正常，实质回声均匀，主胰管不扩张，未见占位病变。CDFI：未见异常血流信号。

脾脏：大小正常，肋间厚__cm，实质回声均匀，未见占位病变。CDFI：未见异常血流信号。

超声诊断：

肝脏实性占位，考虑胆管细胞癌，建议超声引导下穿刺活检或进行超声造影。

三、转移性肝癌

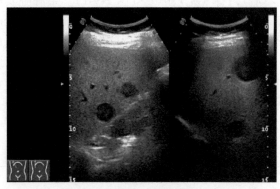 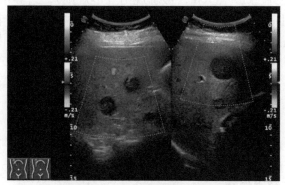

图 2-9-5　肝右叶低回声团（1）　　　　　图 2-9-6　肝右叶低回声团（2）

超声所见：

肝脏：形态正常（失常）、体积增大，肝右叶斜径__cm，肝右叶最大斜径__cm，实质回声不均匀，其内可见多个大小不等的高（低／等）回声团块，部分规则（不规则），边界清晰，周围可见（未见）低回声晕，内部回声欠均匀，部分结节（团块）内可见形状不规则的液性暗区，部分可见钙化斑；CDFI：结节（团块）内部未见（可见少量）血流信号，测得（动脉／静脉）频谱，流速__cm/s，RI=__（图 2-9-5，图 2-9-6）。

胆囊：前后径__cm，胆囊壁不厚，其内未见异常回声；肝内外胆管未见扩张。CDFI：未见异常血流信号。

胰腺：大小正常，实质回声均匀，主胰管不扩张，未见占位病变。CDFI：未见异常血流信号。

脾脏：大小正常，肋间厚__cm，实质回声均匀，未见占位病变。CDFI：未见异常血流信号。

超声诊断：

肝脏多发实性占位，考虑转移性肝癌，建议超声引导下穿刺活检或进行超声造影。

参 考 文 献

郭万学，2011. 超声医学 [M].6 版 . 北京：人民军医出版社 .

第3章　胆道系统疾病超声医学诊断报告

第一节　胆　囊　炎

一、急性胆囊炎

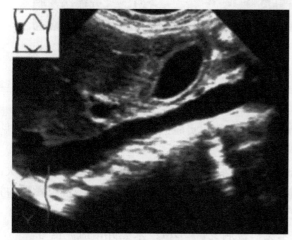

图 3-1-1　胆囊长轴切面（1）

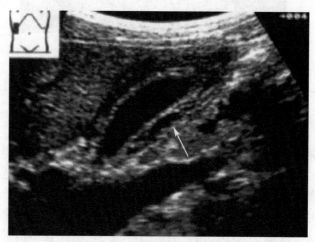

图 3-1-2　胆囊长轴切面（2）

超声所见：

　　肝脏：形态正常，大小正常，肝右叶最大斜径＿＿cm，包膜光滑，实质回声均匀。CDFI：肝内未见异常血流信号。肝内血管走行正常。门静脉主干内径约＿＿cm，流速＿＿cm/s。

　　胆囊：大小正常／增大，胆囊长径＿＿cm，前后径＿＿cm，形态正常／异常。张力增大。胆囊壁光滑／不光滑，呈（单层／双层／多层）结构，回声增强，连续／中断；囊内无回声暗区中可见／未见点状回声（沉积物）；后方回声增强不明显；胆囊周围（胆囊窝内）可见／未见液性暗区（图 3-1-1，图 3-1-2）。肝内外胆管未见扩张。CDFI：未见异常血流信号。

　　胰腺：大小正常，实质回声均匀，主胰管不扩张，未见占位病变。CDFI：未见异常血流信号。

　　脾脏：大小正常，肋间厚＿＿cm，实质回声均匀，未见占位病变。CDFI：未见异常血流信号。

超声诊断：

胆囊回声改变，考虑急性胆囊炎（单纯性／化脓性／坏疽性）。

二、急性胆囊炎伴胆囊穿孔

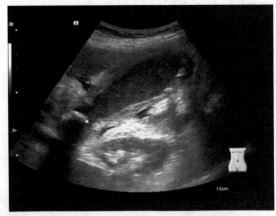 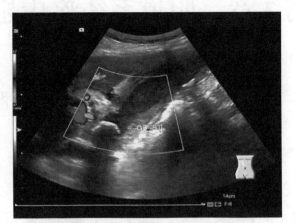

图 3-1-3　胆囊长轴切面（1）　　　　　图 3-1-4　胆囊长轴切面（2）

超声所见：

肝脏：形态正常，大小正常，肝右叶最大斜径__cm，包膜光滑，实质回声均匀。CDFI：肝内未见异常血流信号。肝内血管走行正常。门静脉主干内径约__cm，流速__cm/s。

胆囊：大小正常／增大，胆囊长径__cm，前后径__cm，形态正常／异常。张力增大。胆囊壁部分缺失；囊内无回声暗区中可见／未见点状强回声（沉积物／气体）；后方回声增强不明显；胆囊周围（胆囊窝内）可见／未见液性暗区（图 3-1-3，图 3-1-4）。肝内外胆管未见扩张。CDFI：未见异常血流信号。

胰腺：大小正常，实质回声均匀，主胰管不扩张，未见占位病变。CDFI：未见异常血流信号。

脾脏：大小正常，肋间厚__cm，实质回声均匀，未见占位病变。CDFI：未见异常血流信号。

超声诊断：

胆囊回声改变，考虑胆囊穿孔。

三、慢性胆囊炎

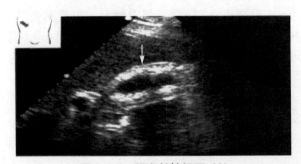 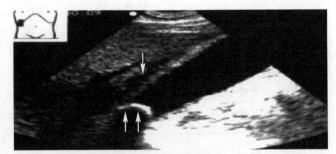

图 3-1-5　胆囊长轴切面（1）　　　　　图 3-1-6　胆囊长轴切面（2）

超声所见：

肝脏：大小正常，肝右叶最大斜径__cm，包膜光滑，实质回声均匀。CDFI：肝内未见异常血流信号。肝内血管走行正常。门静脉主干内径约__cm，流速__cm/s。

胆囊：大小正常／缩小，胆囊长径__cm，前后径__cm，形态正常／异常。胆囊壁增厚，厚约__cm，壁不光滑，胆囊内透声差（图 3-1-5，图 3-1-6）。胆总管上段内径__cm，肝内／外胆管扩张／不扩张。

　　胰腺：大小正常，实质回声均匀，主胰管不扩张，未见占位病变。CDFI：未见异常血流信号。
　　脾脏：大小正常，肋间厚__cm，实质回声均匀，未见占位病变。CDFI：未见异常血流信号。

超声诊断：
　　胆囊回声改变，考虑慢性胆囊炎。

四、胆囊内胆汁淤积

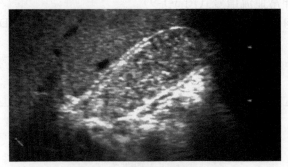

图 3-1-7　胆囊长轴切面（1）

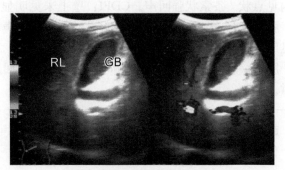

图 3-1-8　胆囊长轴切面（2）
RL. 肝右叶；GB. 胆囊

超声所见：
　　肝脏：大小正常，肝右叶最大斜径__cm，包膜光滑，肝脏实质回声均匀。CDFI：未见异常血流信号。肝内血管走行正常。门静脉主干内径约__cm，流速__cm/s。
　　胆囊：胆囊长径__cm，前后径__cm，大小正常 / 增大 / 缩小，形态正常 / 异常。壁光滑 / 不光滑，壁厚，厚度约__cm，胆囊内部透声不清晰，可见细小密集细点状回声漂浮（沉积物回声 / 呈团块状），后方无声影，可随 / 不随体位移动（图 3-1-7，图 3-1-8）。胆总管上段内径__cm，肝内 / 外胆管扩张 / 不扩张。CDFI：未见异常血流信号。
　　胰腺：大小正常，实质回声均匀，主胰管不扩张，未见占位病变。CDFI：未见异常血流信号。
　　脾脏：大小正常，肋间厚__cm，实质回声均匀，未见占位病变。CDFI：未见异常血流信号。

超声诊断：
　　胆囊内胆汁淤积。

五、化脓性胆管炎

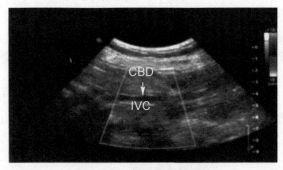

图 3-1-9　胆总管长轴切面
CBD. 胆总管；IVC. 下腔静脉

超声所见：

肝脏：形态、大小正常，肝右叶最大斜径__cm，包膜光滑连续，实质回声均匀，肝内管状结构清晰，走行正常，门静脉内径正常，门静脉主干内径__cm。CDFI：未见异常血流信号。

胆囊：形态正常，前后径约__cm，壁增厚，厚度约__cm，囊腔内见/未见异常回声。CDFI：胆囊壁未见异常血流信号。肝内胆管 1/2/3/4 级分支扩张，最大内径__cm，壁增厚，回声增强，管内见点状/条索状强回声。CDFI：壁上未见明显异常血流信号。肝外胆管扩张，最大内径__cm，壁增厚，回声增强，管内见点状/条索状强回声。CDFI：壁上未见明显异常血流信号（图 3-1-9）。

胰腺：形态、大小正常，轮廓规整，实质回声均匀，主胰管无扩张，胰周动静脉走行正常。CDFI：未见明显异常血流信号。

脾脏：形态、大小正常，肋间厚__cm，实质回声均匀，未见占位。CDFI：脾动静脉充盈良好，走行正常。

超声诊断：

化脓性肝内/外胆管炎。

六、硬化性胆管炎

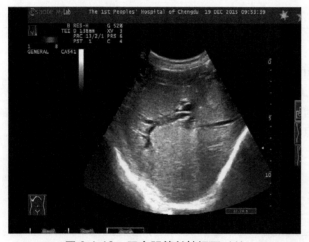 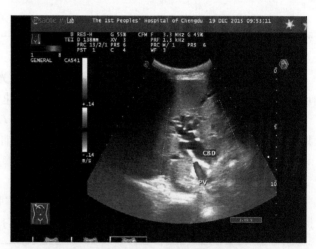

图 3-1-10　肝内胆管长轴切面（1）　　　　图 3-1-11　肝内胆管长轴切面（2）

超声所见：

肝脏：形态、大小正常，肝右叶最大斜径__cm，包膜光滑连续，实质回声均匀，肝内管状结构清晰，走行正常，门静脉主干内径__cm。CDFI：未见异常血流信号。

胆囊：形态正常，前后径约__cm，壁毛糙，增厚，厚度约__cm，囊腔内见/未见异常回声。CDFI：胆囊壁未见异常血流信号。肝内胆管 1/2/3/4 级分支壁增厚，回声增强，管腔不显示/呈多数"等号"状强回声线。肝外胆管壁增厚，回声增强，管腔变窄，可见段长约__cm，管腔内未见团块（图 3-1-10，图 3-1-11）。

胰腺：形态、大小正常，轮廓规整，实质回声均匀，主胰管无扩张。CDFI：未见异常血流信号。

脾脏：大小正常，肋间厚__cm，实质回声均匀，未见占位病变。CDFI：脾动静脉充盈良好，走行正常。

超声诊断：

硬化性肝内/外胆管炎。

七、胆道积气

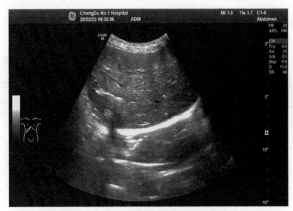

图 3-1-12　肝内胆管长轴切面 (1)

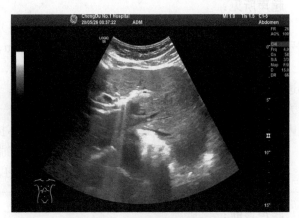

图 3-1-13　肝内胆管长轴切面 (2)

超声所见：

肝脏：形态、大小正常，肝右叶最大斜径__cm，包膜光滑连续，实质回声均匀，肝内管状结构清晰，走行正常，门静脉内径正常，其内见气体强回声移动，门静脉主干内径__cm。CDFI：未见异常血流信号。

胆囊：形态正常，前后径约__cm，壁毛糙，增厚，厚约__cm，囊腔内见 / 未见异常回声。CDFI：胆囊壁未见异常血流信号。肝内胆管 1/2/3/4 级分支可见 / 未见扩张，最大内径__cm，胆管内见点状 / 条索状强回声，沿胆管排列，呈串珠状 / 粗线状，有移动 / 闪烁感，大小__cm，后方伴彗星尾征。肝外胆管见 / 未见扩张，管内见 / 未见点状强回声 / 条索状强回声，有移动 / 闪烁感，大小__cm，后方伴彗星尾征（图 3-1-12，图 3-1-13）。

胰腺：形态、大小正常，轮廓规整，实质回声均匀，主胰管无扩张，胰周动静脉走行正常。CDFI：未见明显异常血流信号。

脾脏：形态、大小正常，肋间厚__cm，肋下__cm/最大长径__cm，实质回声均匀，未见明显占位病变。脾门静脉未见增宽。CDFI：脾动静脉充盈良好，走行正常。

超声诊断：

胆道积气。

第二节　胆道结石

一、胆囊结石

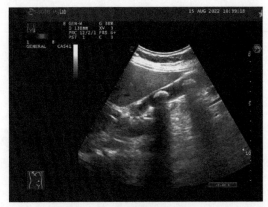

图 3-2-1　胆囊长轴切面 (1)

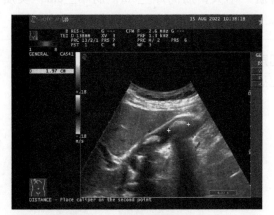

图 3-2-2　胆囊长轴切面 (2)

超声所见：

肝脏：大小正常，肝右叶最大斜径__cm，包膜光滑，肝脏实质回声均匀。CDFI：肝内未见异常血流信号。肝内血管走行正常。门静脉主干内径约__cm，流速__cm/s。

胆囊：大小正常 / 增大 / 缩小，胆囊长径__cm，前后径__cm，壁光滑 / 不光滑，厚约__cm，胆囊内部透声清晰 / 不清晰，内可见一个 / 多个强回声团，胆囊颈部可见 / 未见强回声团块，最大直径约__cm，后方伴声影，可随 / 不随体位移动。CDFI：胆囊壁未见异常血流信号（图 3-2-1，图 3-2-2）。胆总管上段内径__cm，其内未见团块，肝内外胆管扩张 / 不扩张。

胰腺：大小正常，实质回声均匀，主胰管不扩张，未见占位病变。CDFI：未见异常血流信号。

脾脏：大小正常，肋间厚__cm，实质回声均匀，未见占位病变。CDFI：未见异常血流信号。

超声诊断：

胆囊结石。

二、充满型胆囊结石

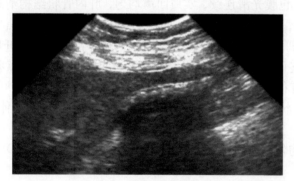

图 3-2-3 胆囊长轴切面（1）

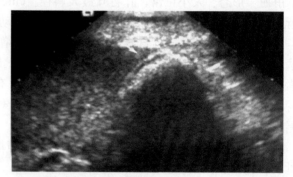

图 3-2-4 胆囊长轴切面（2）

超声所见：

肝脏：形态、大小正常，肝右叶最大斜径__cm，包膜光滑，实质回声均匀。CDFI：肝内未见异常血流信号。肝内血管走行正常。门静脉主干内径约__cm，流速__cm/s。

胆囊：壁呈半月状 / 间断性凸状强回声，后方伴宽大声影，胆囊内腔显示 / 不显示（图 3-2-3，图 3-2-4）。肝内外胆管未见扩张。CDFI：未见异常血流信号。

胰腺：大小正常，实质回声均匀，主胰管不扩张，未见占位病变。CDFI：未见异常血流信号。

脾脏：不大，肋间厚__cm，肋下__cm，实质回声均匀，未见占位病变。CDFI：未见异常血流信号。

超声诊断：

充满型胆囊结石或符合陶瓷样胆囊声像图。

三、胆囊胆固醇沉积

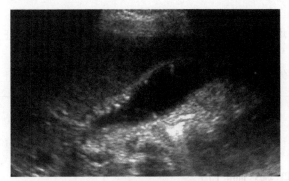

图 3-2-5　胆囊长轴切面（1）

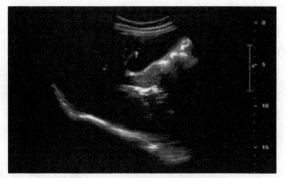

图 3-2-6　胆囊长轴切面（2）

超声所见：

肝脏：大小正常，肝右叶最大斜径__cm，包膜光滑，肝脏实质回声均匀。CDFI：肝内未见异常血流信号。肝内血管走行正常。门静脉主干内径约__cm，流速__cm/s。

胆囊：大小正常/增大/缩小，胆囊长径__cm，前后径__cm，形态正常/异常。胆囊壁不光滑，局限性/弥漫性增厚，厚度__cm，壁上可见多个点状强回声，最大__cm，后方伴彗星尾征，不随体位移动（图3-2-5，图3-2-6）。胆总管上段内径__cm，肝内外胆管扩张/不扩张。CDFI：未见异常血流信号。

胰腺：大小正常，实质回声均匀，主胰管不扩张，未见占位病变。CDFI：未见异常血流信号。

脾脏：大小正常，肋间厚__cm，实质回声均匀，未见占位病变。CDFI：未见异常血流信号。

超声诊断：

胆囊壁胆固醇沉积。

四、肝内外胆管结石

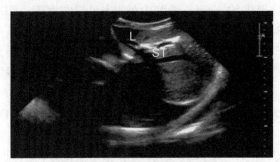

图 3-2-7　左肝内胆管长轴切面
L. 肝脏；ST. 结石

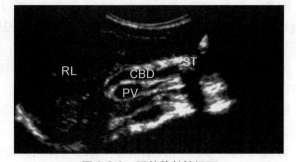

图 3-2-8　胆总管长轴切面
RL. 胆囊；CBD. 胆总管；ST. 结石

超声所见：

肝脏：形态、大小正常，肝右叶最大斜径__cm，包膜光滑连续，实质回声均匀，肝内管状结构清晰，走行正常，门静脉内径正常，门静脉主干内径__cm。CDFI：未见异常血流信号。

胆囊：形态正常/增大，前后径约__cm，壁光滑/增厚，厚度约__cm，囊腔内见/未见异常回声。CDFI：胆囊壁未见异常血流。肝内胆管1/2/3/4级分支扩张，最大内径__cm，管内见强回声团块/点状强回声/条索状强回声,大小__cm,后方伴声影。肝外胆管见/未见扩张,肝外胆管最大内径__cm,可见段长约__cm,管内见/未见异常强回声团块/点状强回声/条索状强回声,大小__cm,后方伴声影,以下显示不满意(图3-2-7,图3-2-8)。

胰腺:形态、大小正常,轮廓规整,实质回声均匀,主胰管无/有扩张,胰周动静脉走行正常。CDFI:未见明显异常血流信号。

脾脏:形态、大小正常,肋间厚__cm,实质回声均匀,未见占位。CDFI:脾动静脉充盈良好,走行正常。

超声诊断:

肝内/外胆管结石。

第三节 胆道蛔虫

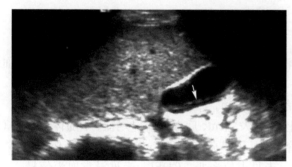

图3-3-1 胆囊长轴切面

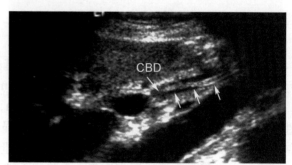

图3-3-2 胆总管长轴切面
CBD. 胆总管

超声所见:

肝脏:形态、大小正常,右叶最大斜径__cm,包膜光滑连续,实质回声均匀,肝内管状结构清晰,走行正常,门静脉内径正常,门静脉主干内径__cm。CDFI:肝内未见异常血流信号。

胆囊:形态正常,前后径约__cm,壁光滑/增厚,厚度约__cm,囊腔内见/未见异常回声。CDFI:胆囊壁未见异常血流信号(图3-3-1)。肝内胆管1/2/3/4级分支扩张,最大内径__cm,管内见两条平行的强/等回声,呈"通心面"征,大小__cm,后方无声影,可见/未见蠕动。肝外胆管扩张,最大内径__cm,管内见两条平行的强/等回声,呈"通心面"征,大小__cm,后方无声影,可见/未见蠕动。CDFI:其内未见明显异常血流信号(图3-3-2)。

胰腺:形态、大小正常,轮廓规整,实质回声均匀,主胰管无扩张,胰周动静脉走行正常。CDFI:未见异常血流信号。

脾脏:大小、形态正常,肋间厚__cm,实质回声均匀,未见占位。CDFI:脾动静脉充盈良好,走行正常。

超声诊断:

肝内/外胆管蛔虫。

第四节　胆囊腺肌症

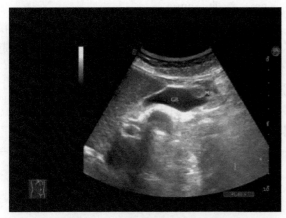

图 3-4-1　胆囊长轴切面 (1)

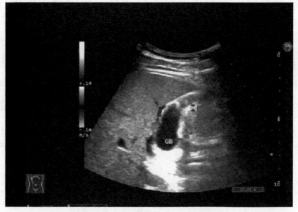

图 3-4-2　胆囊长轴切面 (2)

超声所见：

肝脏：形态、大小正常，肝右叶最大斜径__cm，包膜光滑，实质回声均匀。CDFI：肝内未见异常血流信号。肝内血管走行正常。门静脉主干内径约__cm，流速__cm/s。

胆囊：大小正常 / 增大 / 缩小，胆囊长径__cm，前后径__cm，形态正常 / 异常，胆囊壁不光滑，底部 / 前壁 / 后壁 / 颈部可见局限性节段性 / 弥漫性增厚，范围约__cm×__cm，增厚的胆囊壁内可见 / 未见小囊状回声结节，同时见斑点状强回声，后方伴彗星尾征。脂肪餐试验显示胆囊收缩功能亢进。CDFI：胆囊壁增厚处未见血流信号（图 3-4-1，图 3-4-2）。

胰腺：大小正常，实质回声均匀，主胰管不扩张，未见占位病变。CDFI：未见异常血流信号。

脾脏：大小正常，肋间厚__cm，实质回声均匀，未见占位病变。CDFI：未见异常血流信号。

超声诊断：

胆囊局限性（节段性 / 弥漫性）腺肌症。

第五节　胆囊良性病变

一、胆囊息肉

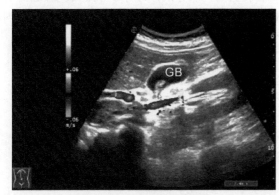

图 3-5-1　胆囊长轴切面

GB.胆囊

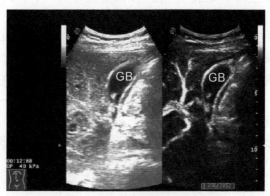

图 3-5-2　胆囊长轴切面超声造影

GB.胆囊

超声所见：

肝脏：形态、大小正常，肝右叶最大斜径__cm，包膜光滑，肝脏实质回声均匀。CDFI：肝内未见异常血流信号。肝内血管走行正常。门静脉主干内径约__cm，流速__cm/s。

胆囊：胆囊长径__cm，前后径__cm，大小正常/增大/缩小，形态正常/异常。胆囊壁光滑/不光滑，厚__cm，胆囊颈/底/体部壁上可见一个/多个乳头状/结节状高/中等回声结节，自胆囊壁向腔内凸起，最大__cm×__cm，基底部增宽/不增宽，后方无声影，不随体位移动。CDFI：结节基底部及内部可见（未见）血流信号（图3-5-1，图3-5-2）。肝内外胆管不扩张。

胰腺：大小正常，实质回声均匀，主胰管不扩张，未见占位病变。CDFI：未见异常血流信号。

脾脏：大小正常，肋间厚__cm，实质回声均匀，未见占位病变。CDFI：未见异常血流信号。

超声诊断：

胆囊壁小隆起样病变（息肉）。

二、胆囊腺瘤

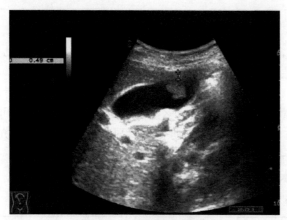

图 3-5-3　胆囊长轴切面

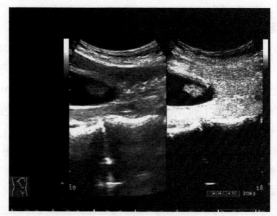

图 3-5-4　胆囊长轴切面超声造影

超声所见：

肝脏：形态、大小正常，肝右叶最大斜径__cm，包膜光滑，实质回声均匀。CDFI：未见异常血流信号。肝内血管走行正常。门静脉主干内径约__cm，流速__cm/s。

胆囊：胆囊长径__cm，前后径__cm，大小正常/增大/缩小，形态正常/异常。胆囊壁光滑/不光滑，厚__cm，胆囊颈/底/体部壁上可见一个乳头状/结节状高/中等回声结节，自胆囊壁向腔内凸起，最大__cm×__cm，基底部增宽/不增宽，后方无声影，不随体位移动。CDFI：结节基底部及内部可见/未见血流信号（图3-5-3，图3-5-4）。肝内外胆管不扩张。

胰腺：大小正常，实质回声均匀，主胰管不扩张，未见占位病变。CDFI：未见异常血流信号。

脾脏：大小正常，肋间厚__cm，实质回声均匀，未见占位病变。CDFI：未见异常血流信号。

超声诊断：

胆囊壁新生物形成（考虑腺瘤），建议超声造影。

第六节　胆道恶性肿瘤

一、胆囊癌

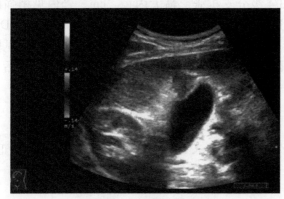

图 3-6-1　胆囊长轴切面

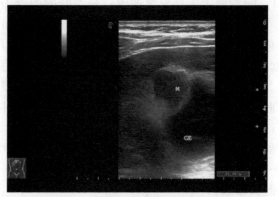

图 3-6-2　胆囊短轴切面（高频超声）

超声所见：

肝脏：形态、大小正常，肝右叶最大斜径__cm，包膜光滑，肝脏实质回声均匀。CDFI：肝内未见异常血流信号。肝内血管走行正常。门静脉主干内径约__cm，流速__cm/s。

胆囊：胆囊长径__cm，前后径__cm，大小正常增大/缩小，形态正常/异常。胆囊形态规则/不规则，壁不光滑，厚__cm，胆囊壁与周围肝脏组织分界清晰/不清晰，内部透声差，于前壁/后壁/底部/颈部可见一个低/中等/不均质回声团块，最大__cm×__cm，与胆囊壁相连，基底部宽__cm，不随体位移动，后方伴/不伴声影（图 3-6-1，图 3-6-2）。胆总管上段内径__cm，内透声清晰/不清晰。CDFI：团块及周边可见血流信号，测得动脉频谱，血流速度__cm/s，RI=__。

胰腺：大小正常，实质回声均匀，主胰管不扩张，未见占位病变。CDFI：未见异常血流信号。

脾脏：大小正常，肋间厚__cm，实质回声均匀，未见占位病变。CDFI：未见异常血流信号。

超声诊断：

胆囊实性占位，不除外胆囊癌（结节型/厚壁型/实块型/混合型），建议进行超声造影。

二、胆管癌

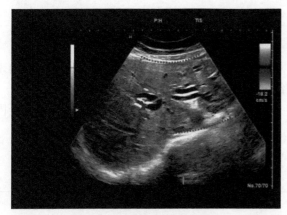

图 3-6-3　肝内胆管长轴切面

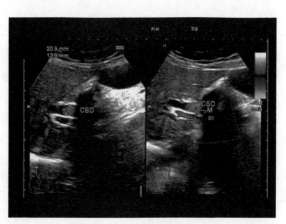

图 3-6-4　胆总管长轴切面

超声所见：

肝脏：形态、大小正常，肝右叶最大斜径__cm，包膜光滑连续，实质回声均匀，肝内管状结构清晰，走行正常，门静脉内径正常，门静脉主干内径__cm。CDFI：未见异常血流信号。

胆囊：形态正常／异常，前后径约__cm，壁光滑／（增厚，厚约__cm），囊腔内见／未见异常回声。CDFI：胆囊壁上未见异常血流信号。肝内胆管1/2/3/4级分支扩张，最大内径__cm，管内见稍强回声团块／点状稍强回声／条索状稍强回声，大小__cm，边缘不规整，后方无声影，胆管壁不连续。CDFI：团块内见点状／线状血流信号（图3-6-3）。肝外胆管见／未见扩张，肝外胆管最大内径__cm，可见段长约__cm，管内见／未见异常稍强回声团块／点状稍强回声／条索状稍强回声，大小__cm×__cm，后方无声影。CDFI：团块内见点状／线状血流信号（图3-6-4）。

胰腺：形态、大小正常，轮廓规整，实质回声均匀，主胰管无／有扩张，胰周动静脉走行正常。CDFI：未见明显异常血流信号。

脾脏：形态、大小正常，肋间厚__cm，实质回声均匀，未见占位。CDFI：脾动静脉充盈良好，走行正常。

超声诊断：

肝内／外胆管癌伴肝内外胆管扩张，建议进行超声造影。

第七节　胆道先天性畸形

一、胆囊缺如

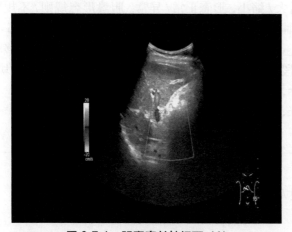 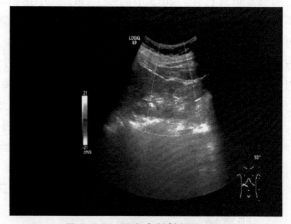

图 3-7-1　胆囊窝长轴切面（1）　　　　　图 3-7-2　胆囊窝长轴切面（2）

超声所见：

肝脏：形态、大小正常，肝右叶最大斜径__cm，包膜光滑，肝脏实质回声均匀。CDFI：肝内未见异常血流信号。肝内血管走行正常。门静脉主干内径约__cm，流速__cm/s。

胆囊：胆囊区多切面扫查，未见胆囊回声（图3-7-1，图3-7-2）。胆总管上段内径不扩张。肝内外胆管未见扩张。CDFI：未见异常血流信号。

胰腺：大小正常，实质回声均匀，主胰管不扩张，未见占位病变。CDFI：未见异常血流信号。

脾脏：大小正常，肋间厚__cm，实质回声均匀，未见占位病变。CDFI：未见异常血流信号。

超声诊断：

胆囊未探及：胆囊缺如可能。

二、异位胆囊

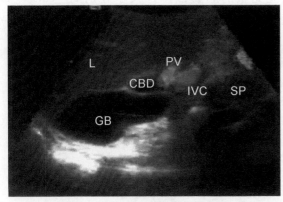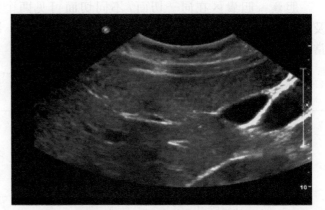

图 3-7-3　右侧位胆囊长轴切面　　　　　　　　图 3-7-4　左侧位胆囊长轴切面

L. 肝；GB. 胆囊；CBD. 胆总管；IVC. 下腔静脉；

PV. 门静脉；SP. 脾

超声所见：

肝脏：形态、大小正常，肝右叶最大斜径__cm，包膜光滑，肝脏实质回声均匀。CDFI：肝内未见异常血流信号。肝内血管走行正常。门静脉主干内径约__cm，流速__cm/s。

胆囊：胆囊区未探及胆囊回声，于肝脏左外叶下方 / 左侧近正中线 / 肝右后叶上段可见胆囊回声，大小约__cm×__cm。壁光滑，厚约__cm，内透声清晰 / 不清晰（图 3-7-3，图 3-7-4）。肝内外胆管未见扩张。CDFI：未见异常血流信号。

胰腺：大小正常，实质回声均匀，主胰管不扩张，未见占位病变。CDFI：未见异常血流信号。

脾脏：大小正常，肋间厚__cm，实质回声均匀，未见占位病变。CDFI：未见异常血流信号。

超声诊断：

胆囊先天性畸形：异位胆囊（左 / 右侧位胆囊）。

三、双胆囊

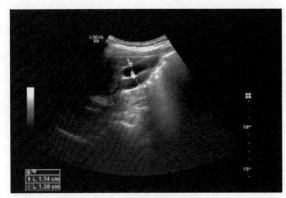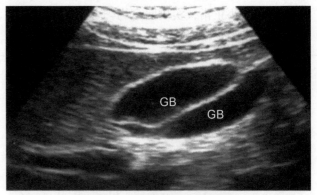

图 3-7-5　双胆囊长轴切面（1）　　　　　　　图 3-7-6　双胆囊长轴切面（2）

GB. 胆囊

超声所见：

肝脏：形态、大小正常，肝右叶最大斜径＿cm，包膜光滑，肝脏实质回声均匀。CDFI：肝内未见异常血流信号。肝内血管走行正常。门静脉主干内径约＿cm，流速＿cm/s。

胆囊：胆囊区在同一切面／不同切面可见两个独立完整的胆囊回声，大小分别约＿cm×＿cm及＿cm×＿cm。壁光滑，囊内透声清晰（图3-7-5，图3-7-6）。肝内外胆管未见扩张。CDFI：未见异常血流信号。

胰腺：大小正常，实质回声均匀，主胰管不扩张，未见占位病变。CDFI：未见异常血流信号。

脾脏：大小正常，肋间厚＿cm，实质回声均匀，未见占位病变。CDFI：未见异常血流信号。

超声诊断：

胆囊先天性畸形：双胆囊。

四、皱褶胆囊

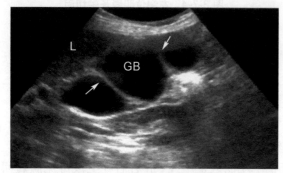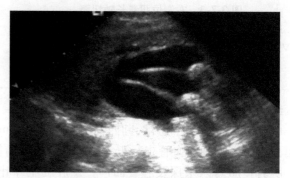

图 3-7-7　胆囊长轴切面（1）　　　　　　　　　图 3-7-8　胆囊长轴切面（2）

L.肝；GB.胆囊

超声所见：

肝脏：形态、大小正常，肝右叶最大斜径＿cm，包膜光滑，肝脏实质回声均匀。CDFI：肝内未见异常血流信号。肝内血管走行正常。门静脉主干内径约＿cm，流速＿cm/s。

胆囊：胆囊长径＿cm，前后径＿cm，壁光滑增厚，厚约＿cm。胆囊内部透声清晰，胆囊腔内可见一增强回声光带纵向走行，光带在胆囊颈部缺损，可见两腔相通（图3-7-7，图3-7-8）。肝内外胆管未见扩张。CDFI：未见异常血流信号。

胰腺：大小正常，实质回声均匀，主胰管不扩张，未见占位病变。CDFI：未见异常血流信号。

脾脏：大小正常，肋间厚＿cm，实质回声均匀，未见占位病变。CDFI：未见异常血流信号。

超声诊断：

胆囊先天性畸形：皱褶胆囊。

五、胆囊憩室

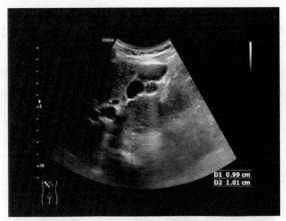

图 3-7-9　胆囊长轴切面（1）

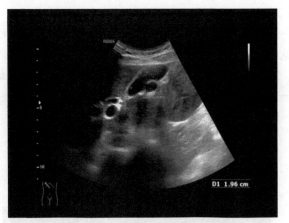

图 3-7-10　胆囊长轴切面（2）

超声所见：

肝脏：形态、大小正常，肝右叶最大斜径＿＿cm，包膜光滑，肝脏实质回声均匀。CDFI：肝内未见异常血流信号。肝内血管走行正常。门静脉主干内径约＿＿cm，流速＿＿cm/s。

胆囊：胆囊长径＿＿cm，前后径＿＿cm，壁不光滑，厚约＿＿cm。胆囊内部透声清晰。胆囊壁底部 / 前壁 / 后壁向外突起呈一圆形的囊腔，大小约＿＿cm×＿＿cm，内透声清晰 / 不清晰，内可见 / 未见结石回声（图 3-7-9，图 3-7-10）。肝内外胆管未见扩张。CDFI：未见异常血流信号。

胰腺：大小正常，实质回声均匀，主胰管不扩张，未见占位病变。CDFI：未见异常血流信号。

脾脏：大小正常，肋间厚＿＿cm，实质回声均匀，未见占位病变。CDFI：未见异常血流信号。

超声诊断：

胆囊先天发育畸形：胆囊憩室。

六、先天性胆道闭锁

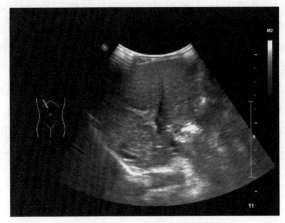

图 3-7-11　胆总管长轴切面

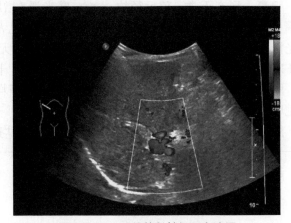

图 3-7-12　胆总管长轴切面血流图

超声所见：

肝脏：形态、正常 / 增大，右叶最大斜径＿＿cm，包膜光滑连续，实质回声均匀，稍增强，肝内管状结构清晰，走行正常，门静脉内径正常 / 扩张，门静脉主干内径＿cm。CDFI：未见异常血流信号。

胆囊：胆囊区未见胆囊图像 / 见条状强回声。肝内胆管 1/2/3/4 级分支不显示 / 扩张。胆总管未显示（图 3-7-11，图 3-7-12）。

胰腺：形态、大小正常，轮廓规整，实质回声均匀，主胰管无扩张，胰周动静脉走行正常。CDFI：未见明显异常血流信号。

脾脏：形态、大小正常，肋间厚＿cm，实质回声均匀，未见占位。CDFI：脾动静脉充盈良好，走行正常。

超声诊断：

先天性胆道闭锁（肝内型 / 肝外型 / 混合型）。

七、先天性胆总管囊状扩张

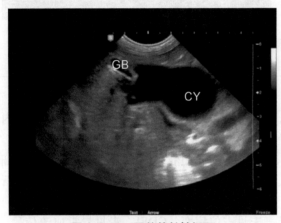 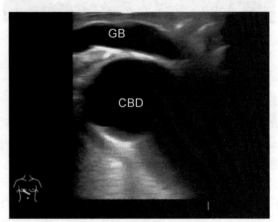

图 3-7-13 胆总管长轴切面　　　　图 3-7-14 胆总管短轴切面
GB. 胆囊；CY. 囊肿　　　　　　　GB. 胆囊；CBD. 胆总管

超声所见：

肝脏：形态、大小正常，肝右叶最大斜径＿cm，包膜光滑连续，实质回声均匀，肝内管状结构清晰，走行正常，门静脉内径正常，门静脉主干内径＿cm。CDFI：未见异常血流信号。

胆囊：形态正常，前后径约＿cm，壁光滑 / 增厚，厚约＿cm，囊腔内见 / 未见异常回声。CDFI：胆囊壁未见异常血流。肝内胆管 1/2/3/4 级分支见 / 未见扩张。胆总管部分球形肿大，呈囊性无回声，壁光滑，大小约＿cm×＿cm，后方回声增强，囊性无回声的近侧胆管不扩张，可显示与囊性无回声相连。CDFI：囊壁上未见明显异常血流信号（图 3-7-13，图 3-7-14）。

胰腺：形态、大小正常，轮廓规整，实质回声均匀，主胰管无扩张，胰周动静脉走行正常。CDFI：未见明显异常血流信号。

脾脏：形态、大小正常，肋间厚＿cm，实质回声均匀，未见占位。CDFI：脾动静脉充盈良好，走行正常。

超声诊断：

先天性胆总管囊状扩张。

八、先天性肝内胆管囊性扩张

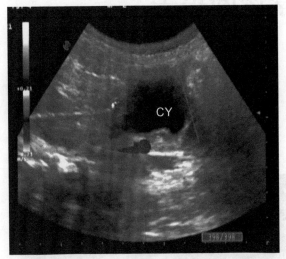

图 3-7-15　肝内胆管短轴切面血流图（1）
CY. 囊肿

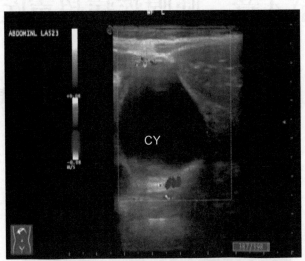

图 3-7-16　肝内胆管短轴切面血流图（2）
CY. 囊肿

超声所见：

肝脏：形态、大小正常，肝右叶最大斜径__cm，包膜光滑连续，实质回声均匀，肝内管状结构清晰，走行正常，门静脉内径正常，门静脉主干内径__cm。CDFI：肝内未见异常血流信号。

胆囊：形态正常，前后径约__cm，壁光滑／增厚，厚约__cm，囊腔内见／未见异常回声。CDFI：胆囊壁未见异常血流信号。肝内胆管 1/2/3/4 级分支走行区见囊状／柱状无回声区，与胆管相连，大小约__cm×__cm，囊壁回声增强，不规整，欠光滑，透声性好／差。CDFI：囊壁上未见明显异常血流信号（图 3-7-15，图 3-7-16）。肝外胆管见／未见扩张。

胰腺：形态、大小正常，轮廓规整，实质回声均匀，主胰管无扩张，胰周动静脉走行正常。CDFI：未见明显异常血流信号。

脾脏：形态、大小正常，肋间厚__cm，实质回声均匀，未见占位。CDFI：脾动静脉充盈良好，走行正常。

超声诊断：

先天性肝内胆管囊性扩张。

第4章 胰腺疾病超声医学诊断报告

第一节 胰 腺 炎

一、急性胰腺炎

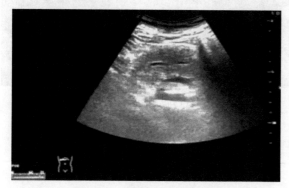

图 4-1-1 胰腺炎伴胰腺水肿

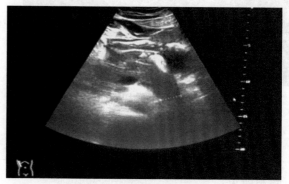

图 4-1-2 胰腺炎伴胰周积液

超声所见：

肝脏：形态、大小正常，肝右叶最大斜径__cm，包膜光滑，实质回声均匀。CDFI：肝内未见异常血流信号。肝内血管走行正常。门静脉主干内径约__cm，流速__cm/s。

胆囊：前后径__cm，胆囊壁不厚，其内未见异常回声；肝内外胆管未见扩张。CDFI：未见异常血流信号。

胰腺：形态饱满，体积弥漫性增大，胰头径__cm，胰体径__cm，胰尾径__cm，轮廓规整，边界清楚，实质回声减弱，其内见分布均匀的细小无回声，主胰管扩张，胰周动静脉走行正常。CDFI：未见明显异常血流信号（图 4-1-1，图 4-1-2）。

脾脏：大小正常，肋间厚__cm，实质回声均匀，未见占位病变。CDFI：未见异常血流信号。

超声诊断：

急性胰腺炎（水肿型）。

二、急性胰腺炎（出血坏死型）

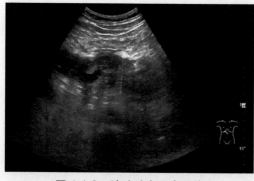

图 4-1-3 胰腺肿大回声不均

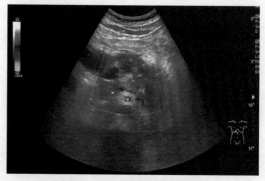

图 4-1-4 胰腺肿大伴水肿

超声所见：

肝脏：形态、大小正常，肝右叶最大斜径＿＿cm，包膜光滑，实质回声均匀。CDFI：肝内未见异常血流信号。肝内血管走行正常。门静脉主干内径约＿＿cm，流速＿＿cm/s。

胆囊：前后径＿＿cm，胆囊壁不厚，其内未见异常回声；肝内外胆管未见扩张。CDFI：未见异常血流信号。

胰腺：形态失常，体积重度增大，胰头径＿＿cm，胰体径＿＿cm，胰尾径＿＿cm，轮廓不规整，边界不清，实质回声不均匀，其内见分布不均匀的混合回声，大小约＿＿cm×＿＿cm×＿＿cm（图4-1-3，图4-1-4）。主胰管扩张。CDFI：未见明显异常血流信号。胰周探及液性暗区，厚度2.5cm，透声性差。腹腔探及液性暗区，厚度＿＿cm，透声性差。

脾脏：大小正常，肋间厚＿＿cm，实质回声均匀，未见占位病变。CDFI：未见异常血流信号。

超声诊断：

急性胰腺炎（出血坏死型）。

三、慢性胰腺炎

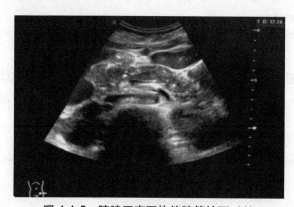

图 4-1-5　胰腺回声不均伴胰管结石（1）

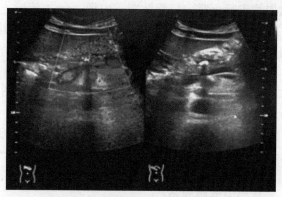

图 4-1-6　胰腺回声不均伴胰管结石（2）

超声所见：

肝脏：大小正常，肝右叶最大斜径＿＿cm，包膜光滑，实质回声均匀。CDFI：肝内未见异常血流信号。肝内血管走行正常。门静脉主干内径＿＿cm，流速＿＿cm/s。

胆囊：前后径＿＿cm，胆囊壁不厚，其内未见异常回声；肝内外胆管未见扩张。CDFI：未见异常血流信号。

胰腺：形态、大小尚正常，胰头径＿＿cm，胰体径＿＿cm，胰尾径＿＿cm，轮廓不规整，边界欠清，实质回声增强，不均匀，主胰管不规则扩张，走行扭曲/串珠状，其内见多个强回声斑，最大＿＿cm×＿＿cm（图4-1-5，图4-1-6）。胰未见无回声团块。胰周动静脉走行正常。CDFI：未见明显异常血流信号。

脾脏：大小正常，肋间厚＿＿cm，实质回声均匀，未见占位病变。CDFI：未见异常血流信号。

超声诊断：

慢性胰腺炎。

四、慢性局限性胰腺炎

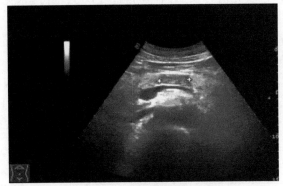 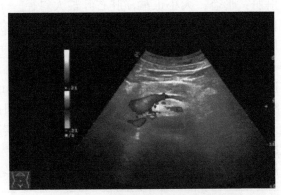

图 4-1-7　胰腺体部低回声团　　　　　　　　图 4-1-8　胰腺体部低回声团血流图

超声所见：

肝脏：大小正常，肝右叶最大斜径__cm，包膜光滑，实质回声均匀。CDFI：肝内未见异常血流信号。肝内血管走行正常。门静脉主干内径__cm，流速__cm/s。

胆囊：前后径__cm，胆囊壁不厚，其内未见异常回声；肝内外胆管未见扩张。CDFI：未见异常血流信号。

胰腺：形态失常，胰头径__cm，胰体径__cm，胰尾径__cm，轮廓清楚，实质回声不均匀，胰体部见大小约__cm×__cm的低回声团，边界清楚（图 4-1-7，图 4-1-8），主胰管不规则扩张，胰周动静脉走行正常。CDFI：未见明显异常血流信号。

脾脏：大小正常，肋间厚__cm，实质回声均匀，未见占位病变。CDFI：未见异常血流信号。

超声诊断：

慢性局限性胰腺炎。

五、自身免疫性胰腺炎

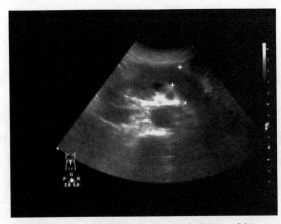 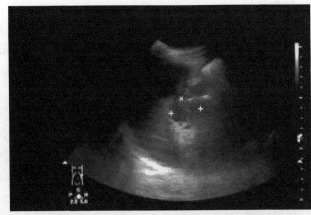

图 4-1-9　胰腺整体增大，回声增粗、减低　　　　图 4-1-10　肿大的胰尾及低回声团血流图

超声所见：

肝脏：大小正常，肝右叶最大斜径__cm，包膜光滑，实质回声均匀。CDFI：肝内未见异常血流信号。肝内血管走行正常。门静脉主干内径__cm，流速__cm/s。

胆囊：前后径__cm，胆囊壁不厚，其内未见异常回声；肝内外胆管未见扩张。CDFI：未见异常血流信号。

胰腺：弥漫性增大，胰头径__cm，胰体径__cm，胰尾径__cm，实质回声减低，呈"腊肠样"局限性增大（图 4-1-9），其内见低回声团块，大小__cm×__cm，边界清（图 4-1-10）。主胰管不扩张。胰周动静脉走行正常。CDFI：未见明显异常血流信号。

脾脏：大小正常，肋间厚__cm，实质回声均匀，未见占位病变。CDFI：未见异常血流信号。

超声诊断：

胰腺肿大伴回声改变，考虑自身免疫性胰腺炎，建议进行超声造影。

第二节　胰腺囊肿

一、胰腺真性囊肿

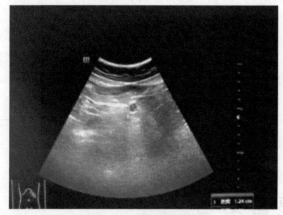

图 4-2-1　胰腺体部囊肿

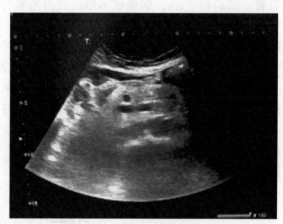

图 4-2-2　胰腺体部囊肿血流图

超声所见：

肝脏：大小正常，肝右叶最大斜径__cm，包膜光滑，实质回声均匀。CDFI：肝内未见异常血流信号。肝内血管走行正常。门静脉主干内径__cm，流速__cm/s。

胆囊：前后径__cm，胆囊壁不厚，其内未见异常回声；肝内外胆管未见扩张。CDFI：未见异常血流信号。

胰腺：形态失常，胰头径__cm，胰体径__cm，胰尾径__cm，实质回声不均匀，胰颈部见一个无回声团块，大小__cm×__cm，边界清/不清。CDFI：其内未见明显异常血流信号（图 4-2-1，图 4-2-2）。主胰管不扩张。胰周动静脉走行正常。

脾脏：大小正常，肋间厚__cm，实质回声均匀，未见占位病变。CDFI：未见异常血流信号。

超声诊断：

胰腺真性囊肿。

二、胰腺假性囊肿

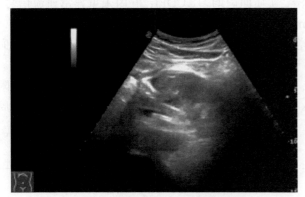

图 4-2-3 胰体部前方假性囊肿 (1)

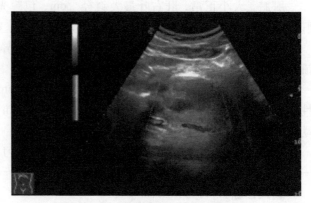

图 4-2-4 胰体部前方假性囊肿 (2)

超声所见:

肝脏: 大小正常, 肝右叶最大斜径__cm, 包膜光滑, 实质回声均匀。CDFI: 肝内未见异常血流信号。肝内血管走行正常。门静脉主干内径__cm, 流速__cm/s。

胆囊: 前后径__cm, 胆囊壁不厚, 其内未见异常回声; 肝内外胆管未见扩张。CDFI: 未见异常血流信号。

胰腺: 增大, 形态饱满, 胰头径__cm, 胰体径__cm, 胰尾径__cm, 实质回声不均匀, 胰体部前方探及一混合回声团块, 大小__cm×__cm, 边界不清, 模糊, 壁厚, 其内透声性差。CDFI: 其内未见血流信号 (图 4-2-3, 图 4-2-4)。主胰管不扩张。胰周动静脉走行正常。

脾脏: 大小正常, 肋间厚__cm, 实质回声均匀, 未见占位病变。CDFI: 未见异常血流信号。

超声诊断:

胰腺假性囊肿。

第三节　胰　管　结　石

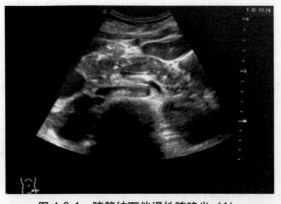

图 4-3-1 胰管结石伴慢性胰腺炎 (1)

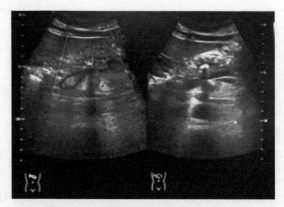

图 4-3-2 胰管结石伴慢性胰腺炎 (2)

超声所见：

肝脏：大小正常，肝右叶最大斜径__cm，包膜光滑，实质回声均匀。CDFI：肝内未见异常血流信号。肝内血管走行正常。门静脉主干内径__cm，流速__cm/s。

胆囊：前后径__cm，胆囊壁不厚，其内未见异常回声；肝内外胆管未见扩张。CDFI：未见异常血流信号。

胰腺：形态、大小尚正常，胰头径__cm，胰体径__cm，胰尾径__cm，轮廓不规整，边界欠清，实质回声增强，不均匀，主胰管不规则扩张，走行扭曲/串珠状，其内见多个强回声斑，最大__cm×__cm（图4-3-1，图4-3-2）。胰未见无回声团块。胰周动静脉走行正常。CDFI：未见明显异常血流信号。

脾脏：大小正常，肋间厚__cm，实质回声均匀，未见占位病变。CDFI：未见异常血流信号。

超声诊断：

胰管结石伴慢性胰腺炎。

第四节　胰腺肿瘤

一、胰腺囊腺瘤

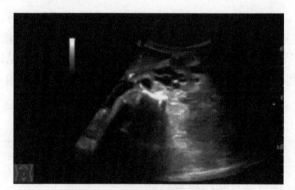
图 4-4-1　胰体尾部囊腺瘤（1）

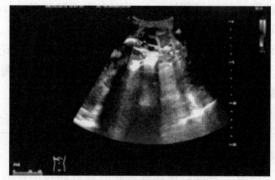
图 4-4-2　胰腺尾部囊腺瘤（2）

超声所见：

肝脏：大小正常，肝右叶最大斜径__cm，包膜光滑，实质回声均匀。CDFI：肝内未见异常血流信号。肝内血管走行正常。门静脉主干内径__cm，流速__cm/s。

胆囊：前后径__cm，胆囊壁不厚，其内未见异常回声；肝内外胆管未见扩张。CDFI：未见异常血流信号。

胰腺：胰腺尾部局部增大，形态失常，胰头径__cm，胰体径__cm，胰尾径__cm，实质回声不均匀，胰腺体尾部可见无回声区，呈多房改变，大小__cm×__cm，边界尚清晰，形态不规则，囊壁及间隔增厚，其上可见多个乳头状中等回声团块突向腔内，最大__cm×__cm。CDFI：囊壁及间隔未见血流信号，乳头状突起内可见点状血流信号（图4-4-1，图4-4-2）。余胰腺实质回声均匀，胰管未见扩张。

脾脏：大小正常，肋间厚__cm，实质回声均匀，未见占位病变。CDFI：未见异常血流信号。

超声诊断：

胰腺多房囊性占位，考虑胰腺囊腺瘤可能性大，建议进行超声造影。

二、胰腺囊腺癌

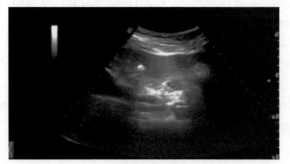

图 4-4-3 胰腺体部多层囊性占位

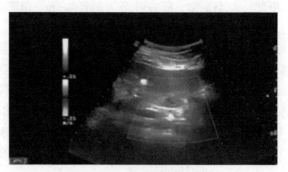

图 4-4-4 胰腺体部血流图

超声所见：

肝脏：大小正常，肝右叶最大斜径__cm，包膜光滑，实质回声均匀。CDFI：肝内未见异常血流信号。肝内血管走行正常。门静脉主干内径__cm，流速__cm/s。

胆囊：前后径__cm，胆囊壁不厚，其内未见异常回声；肝内外胆管未见扩张。CDFI：未见异常血流信号。

胰腺：胰腺局部增大，形态失常，胰头径__cm，胰体径__cm，胰尾径__cm，实质回声不均匀，胰腺内可见混合回声团，呈多房改变，大小__cm×__cm，边界尚清晰，形态不规则，囊壁及间隔增厚，其上可见乳头状中等回声团块突向腔内，呈"菜花"状，大小__cm×__cm。CDFI：囊壁及间隔见较丰富血流信号，乳头状突起内可见丰富血流信号，测得动脉频谱，流速__cm/s，RI=__（图 4-4-3，图 4-4-4）。胰管未见扩张。

脾脏：大小正常，肋间厚__cm，实质回声均匀，未见占位病变。CDFI：未见异常血流信号。

超声诊断：

胰腺多房囊性占位，考虑胰腺囊腺癌可能性大，建议进行超声造影。

三、胰腺黏液瘤／癌

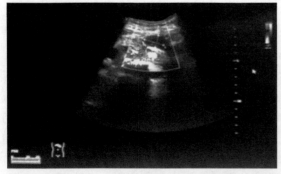

图 4-4-5 胰腺体部黏液瘤或癌（1）

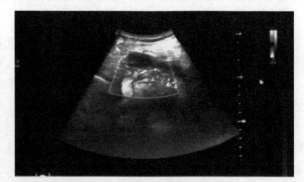

图 4-4-6 胰腺体部黏液瘤或癌（2）

超声所见：

肝脏：大小正常，肝右叶最大斜径__cm，包膜光滑，实质回声均匀。CDFI：肝内未见异常血流信号。肝内血管走行正常。门静脉主干内径__cm，流速__cm/s。

　　胆囊：前后径__cm，胆囊壁不厚，其内未见异常回声；肝内外胆管未见扩张。CDFI：未见异常血流信号。

　　胰腺：形态、大小正常/异常，胰头径__cm，胰体径__cm，胰尾径__cm，实质回声不均匀，胰腺体部探及一无回声团块，局部外突，大小__cm×__cm，边界不清，壁厚，其内透声性差，其内可见多个无回声小囊，呈密集蜂巢状，后方回声增强。CDFI：其内见丰富血流信号，测得动脉频谱，流速__cm/s，RI=__（图 4-4-5，图 4-4-6）。主胰管不扩张。

　　脾脏：大小正常，肋间厚__cm，实质回声均匀，未见占位病变。CDFI：未见异常血流信号。

超声诊断：

胰腺黏液瘤/癌。

四、胰腺癌

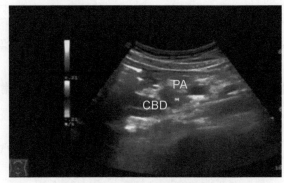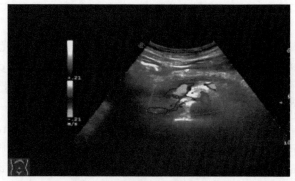

图 4-4-7　胰腺头部胰腺癌（1）	图 4-4-8　胰腺头部胰腺癌（2）
CBD. 胆总管；PA. 胰头	

超声所见：

　　肝脏：大小正常，肝右叶最大斜径__cm，包膜光滑，实质回声均匀。CDFI：肝内未见异常血流信号。肝内血管走行正常。门静脉主干内径__cm，流速__cm/s。

　　胆囊：前后径__cm，胆囊壁不厚，其内未见异常回声；肝内外胆管扩张，肝外胆管内径约__cm。CDFI：未见异常血流信号。

　　胰腺：胰腺不规则增大，形态失常，胰头径__cm，胰体径__cm，胰尾径__cm，胰头可见大小约__cm×__cm 的低回声团块，形态不规则，边缘可呈蟹足状改变，边界不清晰，无包膜，内部回声不均匀，后方回声衰减。CDFI：上述低回声内部可见点条状血流信号，测得动脉频谱，流速__cm/s，RI=__。其远端主胰管均匀性扩张，内径__cm，胰周可见多个大小不等的低回声团块，最大__cm×__cm，边界清晰，未见明确淋巴门结构（图 4-4-7，图 4-4-8）。

　　脾脏：大小正常，肋间厚__cm，实质回声均匀，未见占位病变。CDFI：未见异常血流信号。

超声诊断：

胰腺实质性占位，考虑胰腺癌可能性大，腹腔淋巴结肿大，建议进行超声造影。

五、胰腺神经内分泌肿瘤

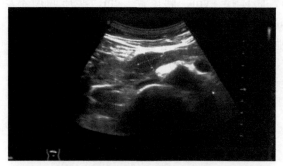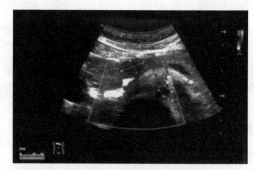

图 4-4-9　胰腺体部神经内分泌肿瘤（1）　　　图 4-4-10　胰腺体部神经内分泌肿瘤（2）

超声所见：

肝脏：大小正常，肝右叶最大斜径__cm，包膜光滑，实质回声均匀。CDFI：肝内未见异常血流信号。肝内血管走行正常。门静脉主干内径__cm，流速__cm/s。

胆囊：前后径__cm，胆囊壁不厚，其内未见异常回声；肝内外胆管未见扩张。CDFI：未见异常血流信号。

胰腺：胰腺局部增大，形态失常，胰头径__cm，胰体径__cm，胰尾径__cm，实质回声不均匀，胰体可见低回声团块，大小__cm×__cm，团块形态规则，边界清/不清。CDFI：团块内见较丰富血流信号，测得动脉频谱，流速__cm/s，RI=__（图 4-4-9，图 4-4-10）。胰管未见扩张。

脾脏：大小正常，肋间厚__cm，实质回声均匀，未见占位病变。CDFI：未见异常血流信号。

超声诊断：

胰腺实质性占位，考虑胰腺内分泌肿瘤可能性大，建议进行超声造影。

六、胰腺实性假乳头状瘤

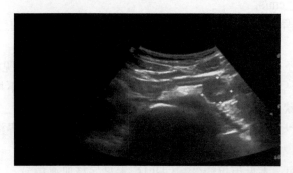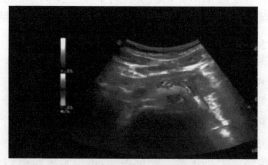

图 4-4-11　胰腺尾部实性假乳头状瘤（1）　　　图 4-4-12　胰腺尾部实性假乳头状瘤（2）

超声所见：

肝脏：大小正常，肝右叶最大斜径__cm，包膜光滑，实质回声均匀。CDFI：肝内未见异常血流信号。肝内血管走行正常。门静脉主干内径__cm，流速__cm/s。

胆囊：前后径__cm，胆囊壁不厚，其内未见异常回声；肝内外胆管未见扩张。CDFI：未见异常血流信号。

胰腺：胰腺局部增大，形态失常，胰头径__cm，胰体径__cm，胰尾径__cm，实质回声不均匀，胰尾部可见不均质低回声团块，大小__cm×__cm，团块内部回声不均匀，其内见小片状无回声与实性回声相间，团块形态规则，边界清。CDFI：团块内似见较稀疏血流信号，不易测得频谱（图4-4-11，图4-4-12）。胰管未见扩张。

脾脏：大小正常，肋间厚__cm，实质回声均匀，未见占位病变。CDFI：未见异常血流信号。

超声诊断：

胰腺实质性占位，考虑胰腺实性假乳头状瘤可能性大，建议进行超声造影。

七、壶腹周围癌

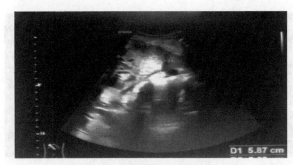 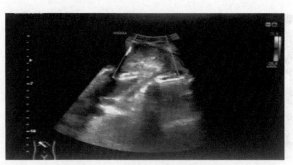

图 4-4-13 胰腺壶腹周围癌（1）   图 4-4-14 胰腺壶腹周围癌（2）

超声所见：

肝脏：大小正常，肝右叶最大斜径__cm，包膜光滑，实质回声均匀。CDFI：肝内未见异常血流信号。肝内血管走行正常。门静脉主干内径__cm，流速 =__cm/s。

胆囊：体积增大，前后径__cm，胆囊壁不厚，胆汁透声性差；肝内胆管 1/2/3/4 级分支扩张，管径__cm，其内未见团块。胆总管扩张，管径__cm，其内未见团块。CDFI：未见异常血流信号。

胰腺：胰腺不规则增大，形态失常，胰头径__cm，胰体径__cm，胰尾径__cm，胰头与十二指肠部可见一个大小约__cm×__cm 的低回声团块，形态不规则，边缘可呈蟹足状改变，边界不清晰，无包膜。CDFI：低回声内部可见点条状血流信号，可见动脉频谱，流速__cm/s，RI=__。其远端主胰管均匀性扩张，内径__cm，胰周可见多个大小不等的低回声团块，最大__cm×__cm，边界清晰，未见明确淋巴门结构（图4-4-13，图4-4-14）。

脾脏：大小正常，肋间厚__cm，实质回声均匀，未见占位病变。CDFI：未见异常血流信号。

超声诊断：

胰腺实质性占位，肝内外胆管扩张，考虑壶腹周围癌可能性大，腹腔淋巴结肿大。建议进行超声造影。

第5章 脾脏疾病超声医学诊断报告

第一节 脾脏先天性异常

一、副脾

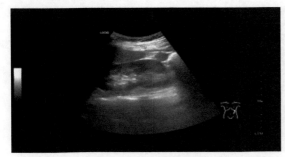

图 5-1-1 脾下极副脾

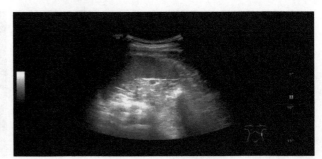

图 5-1-2 脾门部副脾

超声所见：

肝脏：形态、大小正常，肝右叶最大斜径__cm，包膜光滑，实质回声均匀。CDFI：肝内未见异常血流信号。肝内血管走行正常。门静脉主干内径约__cm，流速__cm/s。

胆囊：前后径__cm，胆囊壁不厚，其内未见异常回声；肝内外胆管未见扩张。CDFI：未见异常血流信号。

胰腺：大小正常，实质回声均匀，主胰管不扩张，未见占位病变。CDFI：未见异常血流信号。

脾脏：形态、大小正常，厚度__cm，脾脏内部回声分布均匀，未见明显占位性病变，脾门部上/下极探及__cm×__cm的低回声团块，边界清晰。CDFI：团块内未见异常血流信号（图5-1-1，图5-1-2）。

超声诊断：

副脾。

二、先天性脾缺如

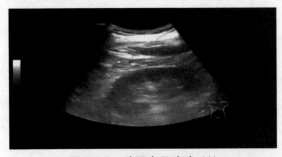

图 5-1-3 脾区未见脾脏（1）

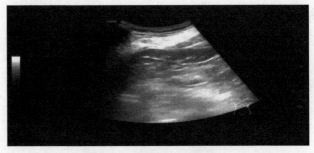

图 5-1-4 脾区未见脾脏（2）

超声所见：

肝脏：形态、大小正常，肝右叶最大斜径 cm，包膜光滑，实质回声均匀。CDFI：肝内未见异常血流信号。肝内血管走行正常。门静脉主干内径约__cm，流速__cm/s。

胆囊：前后径__cm，胆囊壁不厚，其内未见异常回声；肝内外胆管未见扩张。CDFI：未见异常血流信号。

胰腺：大小正常，实质回声均匀，主胰管不扩张，未见占位病变。CDFI：未见异常血流信号。

脾脏：脾区未见脾脏图像。腹腔、盆腔未见似脾脏图像（图 5-1-3，图 5-1-4）。

超声诊断：

先天性脾缺如。

三、多脾综合征

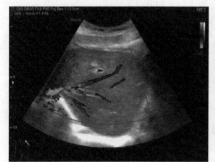 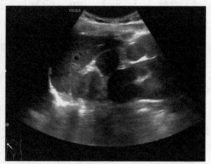 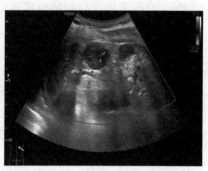

图 5-1-5　肝脏反位（左侧）　　图 5-1-6　右肾区查见多个脾脏回声　　图 5-1-7　脾门静脉及多脾血流

超声所见：

肝脏：形态、大小正常／位于左侧，最大斜径__cm，包膜光滑连续，实质回声均匀，肝内管状结构清晰，走行正常，门静脉内径正常，门静脉主干内径__cm。CDFI：未见异常血流信号（图 5-1-5）。

胆囊：位于左侧，大小正常／增大，前后径约__cm，壁光滑／（增厚，厚约__cm），囊腔内见／未见异常回声。CDFI：胆囊壁未见异常血流信号。肝内外胆管见／未见扩张，管内见／未见强回声团块／点状强回声／条索状强回声，大小__cm。

胰腺：反位／正常，大小正常，实质回声均匀，主胰管不扩张，未见占位病变。CDFI：未见异常血流信号。

脾脏：脾脏位置正常／位于右侧，脾区查见多个大小相似的脾回声，边界清晰。CDFI：查见脾静脉血流（图 5-1-6，图 5-1-7）。

心脏：异常。

超声诊断：

多脾综合征，内脏反位。

四、先天性脾反位

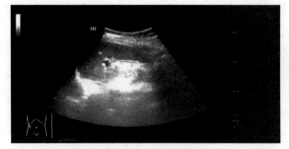

图 5-1-8　脾脏位于右侧（1）

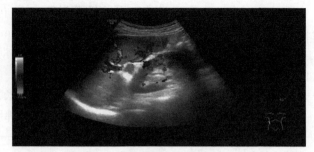

图 5-1-9　脾脏位于右侧（2）

超声所见：

肝脏：形态、大小正常／位于左侧，最大斜径＿＿cm，包膜光滑连续，实质回声均匀，肝内管状结构清晰，走行正常，门静脉内径正常，门静脉主干内径＿＿cm。CDFI：未见异常血流信号。

胆囊：位于左侧，大小正常／增大，前后径约＿＿cm，壁光滑／（增厚，厚约＿＿cm），囊腔内见／未见异常回声。CDFI：胆囊壁未见异常血流信号。肝内外胆管见／未见扩张，管内见／未见强回声团块／点状强回声／条索状强回声，大小＿＿cm。

胰腺：反位／正常，大小正常，实质回声均匀，主胰管不扩张，未见占位病变。CDFI：未见异常血流信号。

脾脏：脾脏位于右侧，脾大小正常，回声均匀，边界清晰。CDFI：查见脾静脉血流（图 5-1-8，图 5-1-9）。

超声诊断：

先天性脾反位。

五、游走脾

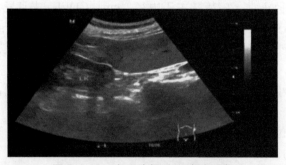

图 5-1-10　左下腹探及似脾脏回声

超声所见：

肝脏：形态、大小正常，肝右叶最大斜径＿＿cm，包膜光滑，实质回声均匀。CDFI：肝内未见异常血流信号。肝内血管走行正常。门静脉主干内径约＿＿cm，流速＿＿cm/s。

胆囊：前后径＿＿cm，胆囊壁不厚，其内未见异常回声；肝内外胆管未见扩张。CDFI：未见异常血流信号。

胰腺：大小正常，实质回声均匀，主胰管不扩张，未见占位病变。CDFI：未见异常血流信号。

脾脏：脾区未见正常脾脏，左下腹探及似脾脏声像图，前后径＿＿cm，回声分布均匀，未见明显占位性病变（图 5-1-10）。CDFI：查见脾静脉血流。

超声诊断：
游走脾。

第二节　脾　大

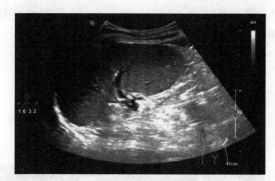

图 5-2-1　脾大

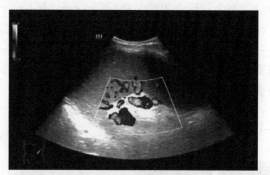

图 5-2-2　脾静脉增宽

超声所见：
肝脏：形态、大小正常，肝右叶最大斜径__cm，包膜光滑，实质回声均匀。CDFI：肝内未见异常血流信号。肝内血管走行正常。门静脉主干内径约__cm，流速__cm/s。
胆囊：前后径__cm，胆囊壁不厚，其内未见异常回声，肝内外胆管未见扩张。CDFI：未见异常血流信号。
胰腺：大小正常，实质回声均匀，主胰管不扩张，未见占位病变。CDFI：未见异常血流信号。
脾脏：增大，形态失常，前后径__cm，长径__cm，（脾脏下缘达盆腔），脾切迹消失（图 5-2-1），脾脏内部回声增粗，分布均匀，未见明显占位病变，脾门部脾静脉增宽，内径__cm（图 5-2-2）。CDFI：脾动静脉充盈良好，走行正常。

超声诊断：
脾大（轻 / 中 / 重度）。

第三节　脾脏良性局限性病变

一、脾囊肿

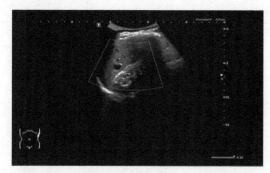

图 5-3-1　脾实质内无回声团块，无血流（1）

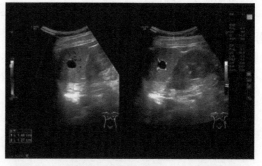

图 5-3-2　脾实质内无回声团块，无血流（2）

超声所见：

肝脏：形态、大小正常，肝右叶最大斜径__cm，包膜光滑，实质回声均匀。CDFI：肝内未见异常血流信号。肝内血管走行正常。门静脉主干内径约__cm，流速__cm/s。

胆囊：前后径__cm，胆囊壁不厚，其内未见异常回声；肝内外胆管未见扩张。CDFI：未见异常血流信号。

胰腺：大小正常，实质回声均匀，主胰管不扩张，未见占位病变。CDFI：未见异常血流信号。

脾脏：增大，形态失常，前后径__cm，长径__cm，脾实质回声不均匀，内见一个/多个无回声团块，大小__cm×__cm，边界清晰，后方见回声增强。CDFI：其内未见血流信号（图5-3-1，图5-3-2）。

超声诊断：

脾囊肿。

二、脾脓肿

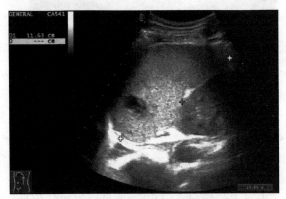 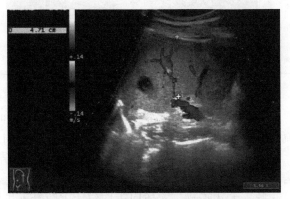

图 5-3-3　脾上极弱至无回声团块　　　　　图 5-3-4　弱至无回声团块内未见明显血流信号

超声所见：

肝脏：形态、大小正常，肝右叶最大斜径__cm，包膜光滑，实质回声均匀。CDFI：肝内未见异常血流信号。肝内血管走行正常。门静脉主干内径约__cm，流速__cm/s。

胆囊：前后径__cm，胆囊壁不厚，其内未见异常回声；肝内外胆管未见扩张。CDFI：未见异常血流信号。

胰腺：大小正常，实质回声均匀，主胰管不扩张，未见占位病变。CDFI：未见异常血流信号。

脾脏：增大，形态失常，前后径__cm，长径__cm，脾实质回声不均匀，内见一个/多个弱至无回声团块，形态不规则，大小__cm×__cm，团块内见散在分布的小点状及斑片状回声漂动，边缘不整齐。CDFI：其内未见血流信号（图5-3-3，图5-3-4）。

超声诊断：

脾脓肿，建议进行超声造影。

三、脾结核

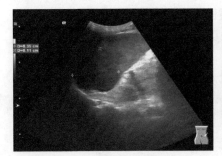

图 5-3-5 脾内低回声结节

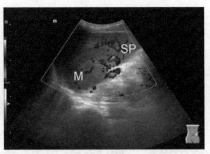

图 5-3-6 低回声结节血流

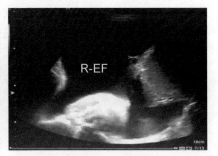

图 5-3-7 腹水
R-EF. 积液

超声所见：

肝脏：形态、大小正常，肝右叶最大斜径__cm，包膜光滑，实质回声均匀。CDFI：肝内未见异常血流信号。肝内血管走行正常。门静脉主干内径约__cm，流速__cm/s。

胆囊：前后径__cm，胆囊壁不厚，其内未见异常回声；肝内外胆管未见扩张。CDFI：未见异常血流信号。

胰腺：大小正常，实质回声均匀，主胰管不扩张，未见占位病变。CDFI：未见异常血流信号。

脾脏：增大，形态正常 / 失常，前后径__cm，长径__cm，脾实质回声不均匀，内见散在分布点状及斑片状稍强回声，同时见一个 / 多个弱至无回声团块，形态不规则，最大约__cm×__cm，团块内见散在分布的小点状及斑片状回声漂动，边缘不整齐。CDFI：团块内未见血流信号（图 5-3-5，图 5-3-6）。

腹腔：探及液性暗区（图 5-3-7）。

超声诊断：

脾结核、腹水，建议进行超声造影。

四、脾梗死

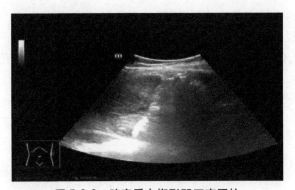

图 5-3-8 脾实质内楔形弱回声团块

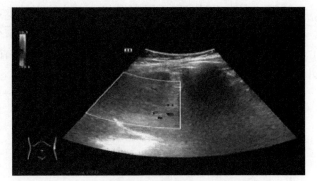

图 5-3-9 楔形弱回声团块内未见血流信号

超声所见：

肝脏：形态、大小正常，肝右叶最大斜径__cm，包膜光滑，实质回声均匀。CDFI：肝内未见异常血流信号。肝内血管走行正常。门静脉主干内径约__cm，流速__cm/s。

胆囊：前后径__cm，胆囊壁不厚，其内未见异常回声；肝内外胆管未见扩张。CDFI：未见异常血流信号。

胰腺：大小正常，实质回声均匀，主胰管不扩张，未见占位病变。CDFI：未见异常血流信号。

脾脏：增大，形态正常/失常，前后径__cm，长径__cm，脾实质回声不均匀，内见楔形/不规则弱至无回声团块，大小__cm×__cm，基底宽，尖端指向脾门。CDFI：其内未见血流信号（图5-3-8，图5-3-9）。

超声诊断：

脾梗死，建议进行超声造影。

第四节 脾脏良性肿瘤

一、脾血管瘤

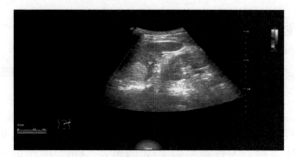

图5-4-1 脾实质内稍强回声团块（1）

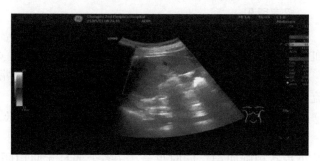

图5-4-2 脾实质内稍强回声团块（2）

超声所见：

肝脏：形态、大小正常，肝右叶最大斜径__cm，包膜光滑，实质回声均匀。CDFI：肝内未见异常血流信号。肝内血管走行正常。门静脉主干内径约__cm，流速__cm/s。

胆囊：前后径__cm，胆囊壁不厚，其内未见异常回声；肝内外胆管未见扩张。CDFI：未见异常血流信号。

胰腺：大小正常，实质回声均匀，主胰管不扩张，未见占位病变。CDFI：未见异常血流信号。

脾脏：大小正常/增大，形态正常/失常，前后径__cm，长径__cm，脾实质回声不均匀，内见一个/多个稍强回声团块，大小__cm×__cm，边界清/不清。CDFI：团块周边见绕行的动脉样和门静脉样血流，团块内部无血流信号（图5-4-1，图5-4-2）。

超声诊断：

脾血管瘤（一个/多个），建议进行超声造影。

二、脾错构瘤

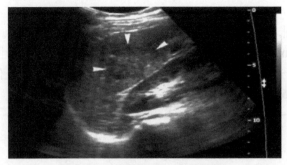
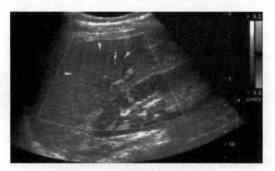

图 5-4-3　脾实质内稍强回声团块　　　　　图 5-4-4　团块内未见明显血流

图片来源：Chou YH, Chiou HJ, Tiu CM, et al, 2004. Splenic hamartoma: presentation on contrast-enhanced sonography. J Clin Ultrasound, 32(8) :425-428.

超声所见：

肝脏：形态、大小正常，肝右叶最大斜径＿cm，包膜光滑，实质回声均匀。CDFI：肝内未见异常血流信号。肝内血管走行正常。门静脉主干内径约＿cm，流速＿cm/s。

胆囊：前后径＿cm，胆囊壁不厚，其内未见异常回声；肝内外胆管未见扩张。CDFI：未见异常血流信号。

胰腺：大小正常，实质回声均匀，主胰管不扩张，未见占位病变。CDFI：未见异常血流信号。

脾脏：大小正常/增大，形态正常/失常，前后径＿cm，长径＿cm，脾实质回声不均匀，内见一个/多个强回声团块，大小＿cm×＿cm，边界清。CDFI：团块周边及内部无血流信号（图 5-4-3，图 5-4-4）。

超声诊断：

脾错构瘤（一个/多个），建议进行超声造影。

第五节　脾脏恶性肿瘤

一、脾淋巴瘤

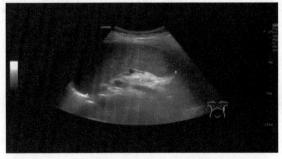
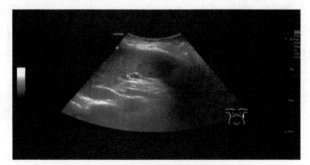

图 5-5-1　脾实质回声不均匀（多发小低回声灶）　　　图 5-5-2　脾大伴实质回声不均匀

超声所见：

肝脏：形态、大小正常，肝右叶最大斜径＿cm，包膜光滑，实质回声均匀。CDFI：肝内未见异常血流信号。肝内血管走行正常。门静脉主干内径约__cm，流速__cm/s。

胆囊：前后径__cm，胆囊壁不厚，其内未见异常回声；肝内外胆管未见扩张。CDFI：未见异常血流信号。

胰腺：大小正常，实质回声均匀，主胰管不扩张，未见占位病变。CDFI：未见异常血流信号。

脾脏：增大，形态失常，前后径__cm，长径__cm，脾实质回声不均匀，内见一个/多个低回声团块，最大约__cm×__cm，团块内部呈"网格样"回声，边界清/不清。CDFI：团块内部见较丰富血流信号，测得动脉频谱，流速__cm/s，RI=__（图5-5-1，图5-5-2）。

超声诊断：

脾淋巴瘤（一个/多个），建议进行超声造影。

二、脾血管内皮肉瘤

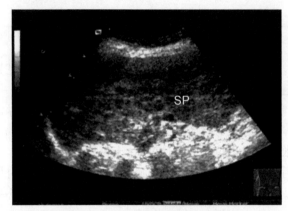 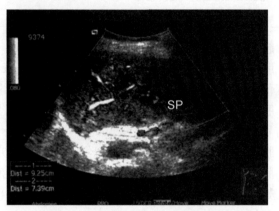

图5-5-3　脾实质内混杂回声团　　　　　　　　图5-5-4　脾实质内混杂回声团血流

超声所见：

肝脏：形态、大小正常，肝右叶最大斜径__cm，包膜光滑，实质回声均匀。CDFI：肝内未见异常血流信号。肝内血管走行正常。门静脉主干内径约__cm，流速__cm/s。

胆囊：前后径__cm，胆囊壁不厚，其内未见异常回声；肝内外胆管未见扩张。CDFI：未见异常血流信号。

胰腺：大小正常，实质回声均匀，主胰管不扩张，未见占位病变。CDFI：未见异常血流信号。

脾脏：明显增大，前后径__cm，长径__cm，形态失常，表面不平整，脾实质回声不均匀，内见一个/多个混合回声团块，最大约__cm，内部回声杂乱，形态不规则，呈分叶状，边界不清。CDFI：团块内部见丰富血流信号，测得动脉频谱，流速__cm/s，RI=__（图5-5-3，图5-5-4）。

超声诊断：

脾血管内皮肉瘤（一个/多个），建议进行超声造影。

三、脾转移癌

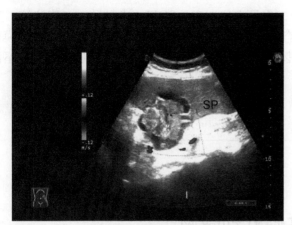 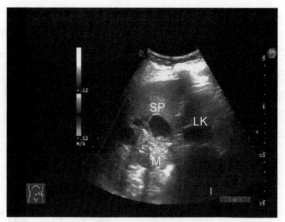

图 5-5-5　脾转移癌（1）
SP. 脾脏

图 5-5-6　脾转移癌（2）
SP. 脾脏；LK 左肾

超声所见：

肝脏：形态、大小正常，肝右叶最大斜径__cm，包膜光滑，实质回声均匀。CDFI：肝内未见异常血流信号。肝内血管走行正常。门静脉主干内径约__cm，流速__cm/s。

胆囊：前后径__cm，胆囊壁不厚，其内未见异常回声；肝内外胆管未见扩张。CDFI：未见异常血流信号。

胰腺：大小正常，实质回声均匀，主胰管不扩张，未见占位病变。CDFI：未见异常血流信号。

脾脏：增大，前后径__cm，长径__cm，形态失常，表面不平整。脾实质回声不均匀，内见一个 / 多个低回声团块，最大约__cm×__cm，形态较规则，周边可见低回声晕，边界清。CDFI：团块内部见丰富血流信号，测得动脉频谱，流速__cm/s，RI=__。脾门部可见肿大淋巴结（图 5-5-5，图 5-5-6）。

超声诊断：

脾转移癌（一个 / 多个），建议进行超声造影。

第六节　脾脏破裂

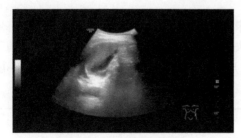 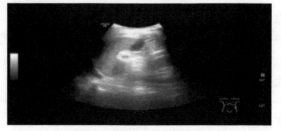

图 5-6-1　脾门区无回声区

图 5-6-2　脾下极无回声区

超声所见：

肝脏：形态、大小正常，肝右叶最大斜径__cm，包膜光滑，实质回声均匀。CDFI：肝内未见异常血流信号。肝内血管走行正常。门静脉主干内径约__cm，流速__cm/s。

胆囊：前后径__cm，胆囊壁不厚，其内未见异常回声；肝内外胆管未见扩张。CDFI：未见异常血流信号。

胰腺：大小正常，实质回声均匀，主胰管不扩张，未见占位病变。CDFI：未见异常血流信号。

脾脏：体积增大，前后径__cm，长径__cm，形态失常，表面不平整，脾包膜可见部分中断/模糊。脾实质回声不均匀，内见一个/多个低回声/无回声团块，大小__cm×__cm，形态不规则，边界不清。CDFI：团块内部无血流信号（图5-6-1，图5-6-2）。

脾周见/未见液性暗区，厚度__cm，透声性差。

腹腔见/未见液性暗区，厚度__cm，透声性差。

超声诊断：

脾破裂伴腹腔积血/包膜下破裂。

第七节 脾脏假性动脉瘤

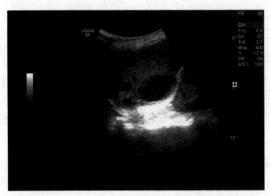 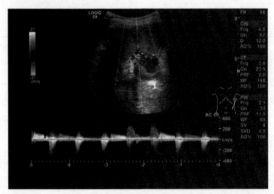

图5-7-1 左上腹不均质包块与脾动脉密切　　图5-7-2 可探及不规则动脉样频谱伴红蓝相间血流

图片引自现代医学 Modern Medical Journal 2015, Sep:43(9):1196-1197.

超声所见：

肝脏：形态、大小正常，肝右叶最大斜径__cm，包膜光滑，实质回声均匀。CDFI：肝内未见异常血流信号。肝内血管走行正常。门静脉主干内径约__cm，流速__cm/s。

胆囊：前后径__cm，胆囊壁不厚，其内未见异常回声；肝内外胆管未见扩张。CDFI：未见异常血流信号。

胰腺：大小正常，实质回声均匀，主胰管不扩张，未见占位病变。CDFI：未见异常血流信号。

脾脏：体积增大，前后径__cm，长径__cm，形态失常/正常，脾包膜完整。脾实质回声不均匀，脾门附近见一个搏动性无回声团块，大小__cm×__cm，形态规则，边界清。CDFI：团块内部可见半蓝半红血流信号，测得动脉频谱（图5-7-1，图5-7-2）。

超声诊断：

脾假性动脉瘤。

参 考 文 献

王新北，2012.脾脏血管内皮肉瘤1例超声表现.实用老年医学，26(4):352.

Chou YH, Chiou HJ, Tiu CM, et al, 2004.Splenic hamartoma:presentation on contrast-enhanced sonography. J Clin Ultrasound, 32(8):425-428.

第6章 食管疾病超声医学诊断报告

第一节 贲门失弛缓症

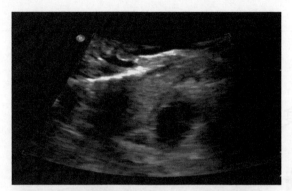

图6-1-1 腹段食管扩张,近贲门处逐渐变窄(1)

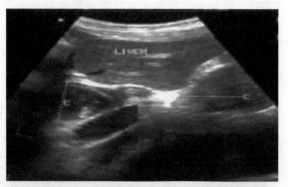

图6-1-2 腹段食管扩张,近贲门处逐渐变窄(2)

超声所见:

食管:颈段食管管壁未见增厚,层次清晰,内未见异常回声。CDFI:未见异常血流信号。腹段食管扩张,最宽处内径约__cm,显示段长约__cm,近贲门处食管向下逐渐变窄,长轴断面上呈"鸟嘴状/尖锥状",内可见造影剂滞留,动态观察可见贲门开放延迟/呈间歇开放。管壁增厚/不增厚,管壁较光滑(图6-1-1,图6-1-2)。

超声诊断:

贲门失弛缓症可能。

第二节 食管裂孔疝

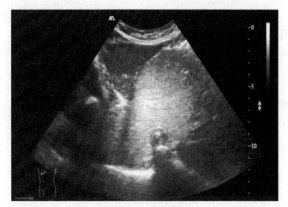

图6-2-1 食管裂孔疝(1)

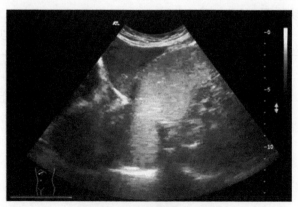

图6-2-2 食管裂孔疝(2)

超声所见：

胃：饮助显剂 1500ml 后胃腔内充盈良好，贲门及部分胃底、胃体位于膈上胸腔内，膈肌食管裂孔间隙明显增大，宽度约＿cm，可见助显剂在食管裂孔间隙上下来回流动；胃壁各部位厚度正常，五层结构显示尚清晰，胃黏膜层尚光滑，连续性尚可，未见确切溃疡及肿块图像。幽门孔显示清晰，幽门瓣关闭正常，胃蠕动尚可，排空尚可（图 6-2-1，图 6-2-2）。

十二指肠：球部形态、大小正常，前后尚光滑，十二指肠各部未见确切溃疡及肿块图像，无十二指肠胃反流征象。

CDFI：胃及十二指肠未见异常血流信号。

超声诊断：

食管裂孔疝。

第三节 食管憩室

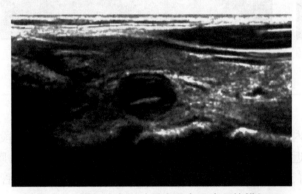 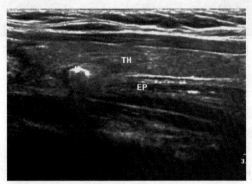

图 6-3-1 甲状腺左侧叶后方混合回声团块横切面　　图 6-3-2 甲状腺左侧叶后方混合回声团块长轴切面

超声所见：

食管：甲状腺左侧叶后方探及大小约＿cm×＿cm×＿cm 的混合回声团块，边界清晰，形态规则，内可见强回声伴声影。团块与食管壁相连续，吞咽时团块与甲状腺呈相对运动，饮水时团块内可见液体流动（图 6-3-1，图 6-3-2）。

CDFI：团块内未见明显血流信号，团块边缘见少许血流信号。

超声诊断：

甲状腺左侧叶后方混合回声团块（食管憩室可能）。

第四节　食管异物

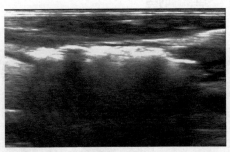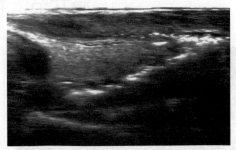

图 6-4-1　颈部伴声影混合回声团 (1) 　　　图 6-4-2　颈部伴声影混合回声团 (2)

超声所见：

颈部：左侧甲状腺水平查见混合回声团块，范围约__cm×__cm×__cm，边界可见，形态不规则，团块内部为不均匀的高回声伴声尾，团块内另可见条状强回声（异物），团块与颈段食管相通（图 6-4-1，图 6-4-2）。

CDFI：团块内未查见明显血流信号，团块边缘见血流信号。

超声诊断：

颈部左侧混合回声团块伴条状强回声（结合病史考虑食管异物伴周围脓肿形成）。

第五节　食管间质瘤

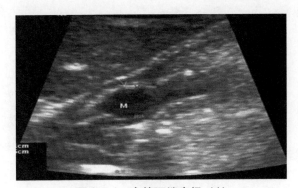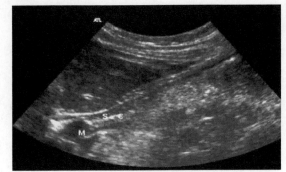

图 6-5-1　食管下端贲门 (1) 　　　　图 6-5-2　食管下端贲门 (2)
M. 团块　　　　　　　　　　　　　　M. 团块

超声所见：

食管：食管下端近贲门处食管壁查见低回声团块，大小约__cm×__cm×__cm，边界清晰，形态规则，饮用胃助显剂时显示团块与食管壁分界不清，呈内生性（或外生性）生长，食管内腔通畅（或受阻），黏膜表面完整（图 6-5-1，图 6-5-2）。

CDFI：团块内未见血流信号。

超声诊断：

食管下端近贲门处食管壁低回声团块（考虑良性，间质瘤可能，建议进行胃双重超声造影检查）。

第六节 食 管 癌

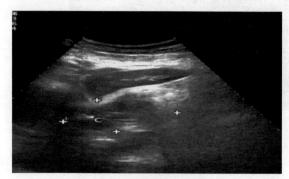

图 6-6-1 腹段食管贲门肿块

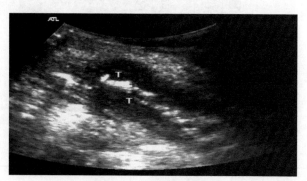

图 6-6-2 颈段食管肿块

T. 团块

超声所见：

食管：颈段／腹段食管层次紊乱／消失，内见低回声团块，大小约__cm×__cm×__cm，边界欠清，形态不规则，与周围组织结构分界不清（图 6-6-1，图 6-6-2）。

CDFI：团块内可见血流信号。患者做吞咽动作时肿块中央区域可见气体强回声通过。

超声诊断：

颈段／腹段食管低回声团块（考虑食管癌）。

第7章　胃肠疾病超声医学诊断报告

第一节　贲门胃底疾病

一、贲门及胃底静脉曲张

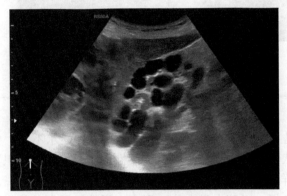

图 7-1-1　贲门静脉曲张

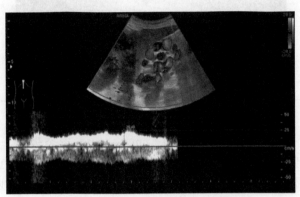

图 7-1-2　贲门静脉曲张血流频谱

超声所见：

贲门：大小__cm×__cm，形态正常，空腹胃腔内无潴留，饮助显剂 500ml 后通过顺利。

胃：饮助显剂 500ml 后通过顺利，胃腔内充盈良好，在贲门及胃底部黏膜下见多条迂曲管状无回声分布，管径约__mm，部分扭曲成团，向胃腔内突起；CDFI：内见丰富的血流信号，并测得低速静脉频谱，流速为__cm/s（图 7-1-1，图 7-1-2）。余胃壁各部位厚度正常，五层结构显示尚清晰，胃黏膜层增厚、毛糙，连续性差，未见确切溃疡及肿块图像。幽门孔显示清晰，幽门瓣关闭正常，胃蠕动缓慢，排空差。

十二指肠：球部大小形态正常，前后壁尚光滑，十二指肠各部未见确切溃疡及肿块图像，无十二指肠胃反流征象。

超声诊断：

（1）贲门及胃底静脉曲张。

（2）慢性浅表性胃炎。

（3）胃动力差。

二、胃贲门癌

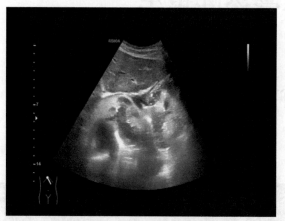

图 7-1-3 吞服助显剂时贲门长轴

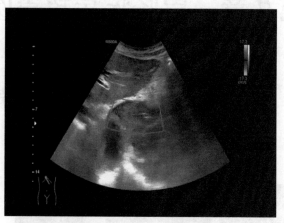

图 7-1-4 贲门长轴血流

超声所见：

贲门：增大，大小约__cm×__cm，形态失常，见__cm×__cm的低回声团块，边界显示不清，管腔明显变窄，不规则，黏膜层连续性差，见有散在点状强回声嵌入，浆膜层连续性中断，与周围组织界限不清，饮助显剂500ml后受阻，通过缓慢，呈细线样通过（图7-1-3，图7-1-4）。

胃：空腹胃腔内无潴留，饮助显剂后胃腔内充盈良好，胃腔未见占位，胃底、胃体及胃窦各部位厚度正常，层次结构显示尚清晰，胃黏膜层尚光滑，连续性尚可，未见确切溃疡及肿块图像。幽门孔显示清晰，幽门瓣关闭正常，胃蠕动尚可，排空尚可。

十二指肠：球部大小形态正常，前后壁尚光滑，十二指肠各部未见确切溃疡及肿块图像，无十二指肠胃反流征象。

CDFI：胃及十二指肠未见异常血流信号。

超声诊断：

胃贲门部实质性肿块伴贲门狭窄，考虑胃贲门癌（T4N0M0）。

三、胃食管反流

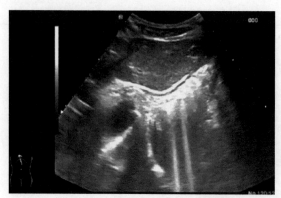

图 7-1-5 空腹食管下段与胃腔

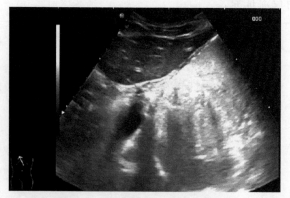

图 7-1-6 食管下段与胃腔相通

超声所见:

贲门: 大小__cm×__cm, 形态正常, 空腹胃腔内无潴留, 饮助显剂 500ml 后通过顺利。

胃: 饮助显剂后胃腔内充盈良好, 贲门关闭欠佳, 可见助显剂从胃腔流向食管, 食管最大管径约__cm (图 7-1-5, 图 7-1-6)。胃底未见占位。胃壁各部位厚度正常, 五层结构显示尚清晰, 胃黏膜层尚光滑, 连续性尚可, 未见确切溃疡及肿块图像。幽门孔显示清晰, 幽门瓣关闭正常, 胃蠕动尚可, 排空尚可。

十二指肠: 球部大小形态正常, 前后壁尚光滑, 十二指肠各部未见确切溃疡及肿块图像, 无十二指肠胃反流征象。

CDFI: 胃及十二指肠未见异常血流信号。

超声诊断:

胃食管反流。

第二节　胃　炎

一、急性胃炎

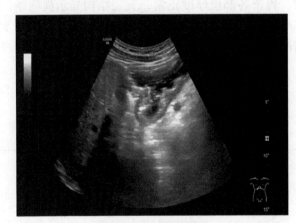
图 7-2-1　增厚胃壁

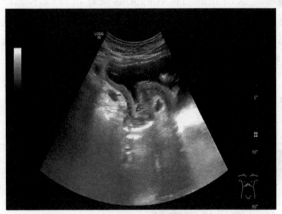
图 7-2-2　增厚胃窦壁

超声所见:

贲门: 大小__cm×__cm, 形态正常, 空腹胃腔内无潴留, 饮助显剂 500ml 后通过顺利。

胃: 饮助显剂后胃腔内充盈良好, 胃底未见占位。胃窦壁呈弥漫性、均匀性、对称性增厚, 厚约__cm, 肌层增厚明显, 回声减低, 层次显示尚清晰, 黏膜层增厚, 回声增强, 连续性差, 胃窦腔相对变窄, 该处胃蠕动波通过缓慢 (图 7-2-1, 图 7-2-2)。余壁各部位厚度正常, 五层结构显示尚清晰, 黏膜层连续性欠佳, 未见确切溃疡及肿块图像。幽门孔显示清晰, 幽门瓣开放尚可, 关闭欠佳, 胃蠕动稍减慢, 排空欠佳。

十二指肠: 球部大小形态正常, 前后尚光滑, 十二指肠各部未见确切溃疡及肿块图像, 见有少许十二指肠胃反流征象。

CDFI: 胃及十二指肠未见异常血流信号。

超声诊断:

急性胃窦炎。

二、慢性胃炎

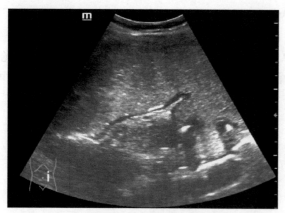

图 7-2-3 胃体冠状面

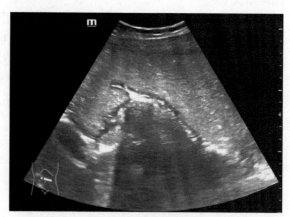

图 7-2-4 胃体横切面

超声所见：

贲门：大小__cm×__cm，形态正常，空腹胃腔内无潴留，饮助显剂 500ml 后通过顺利。

胃：饮助显剂后胃腔内充盈良好，胃底未见占位。胃壁各部位厚度正常，五层结构显示尚清晰，胃黏膜层稍增厚，回声稍增强，连续性较差，其上见多个针点状强回声附着，不随液体流动，以胃角及胃窦部明显，未见确切溃疡及肿块图像。幽门孔显示清晰，幽门瓣关闭正常，胃蠕动尚可，排空尚可（图 7-2-3，图 7-2-4）。

十二指肠：球部大小形态正常，前后壁尚光滑，十二指肠各部未见确切溃疡及肿块图像，无十二指肠胃反流征象。

CDFI：胃及十二指肠未见异常血流信号。

超声诊断：

慢性浅表性胃炎。

三、糜烂性胃窦炎

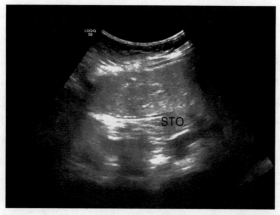

图 7-2-5 胃体

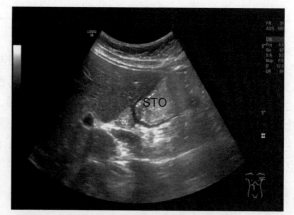

图 7-2-6 胃窦及十二指肠

超声所见：

贲门：大小__cm×__cm，形态正常，空腹胃腔内无潴留，饮助显剂 500ml 后通过顺利。

胃：饮助显剂后胃腔内充盈良好，胃底未见占位。胃窦壁呈弥漫性、均匀性、对称性增厚，厚约__cm，肌层增厚明显，回声减低，层次显示尚清晰，黏膜层增厚，连续性差，见有散在点状强回声嵌入，不随胃蠕动而移动，胃窦腔相对变窄，该处胃蠕动波通过缓慢；余壁各部位厚度正常，五层结构显示尚清晰，黏膜层连续性欠佳，未见确切溃疡及肿块图像。幽门孔显示清晰，幽门瓣开放尚可，关闭欠佳，胃蠕动减慢，排空差（图 7-2-5）。

十二指肠：球部大小形态正常，前后壁尚光滑，十二指肠各部未见确切溃疡及肿块图像，见少许十二指肠胃反流征象（图 7-2-6）。

CDFI：胃及十二指肠未见异常血流信号。

超声诊断：

（1）糜烂性胃窦炎，建议治疗 2 周后复查。

（2）胃动力差。

第三节　胃　下　垂

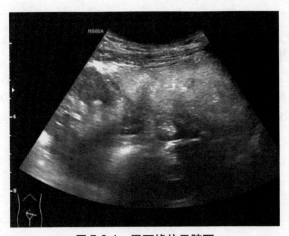

图 7-3-1　胃下缘位于脐下

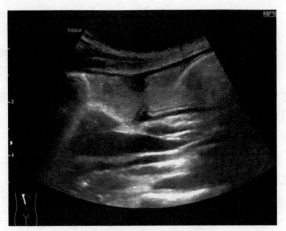

图 7-3-2　胃窦及十二指肠

超声所见：

贲门：大小__cm×__cm，形态正常，空腹胃腔内无潴留，饮助显剂 500ml 后通过顺利。

胃：饮助显剂后胃腔内充盈良好，胃底未见占位。胃壁各部位厚度正常，五层结构显示尚清晰，胃黏膜层增厚、毛糙，连续性差，未见确切溃疡及肿块图像。幽门孔显示清晰，幽门瓣关闭正常，胃蠕动尚可，排空尚可；胃下缘位于脐下__cm（图 7-3-1）。

十二指肠：球部大小形态正常，前后壁尚光滑，十二指肠各部未见确切溃疡及肿块图像，无十二指肠胃反流征象（图 7-3-2）。

CDFI：胃及十二指肠未见异常血流信号。

超声诊断：

（1）慢性浅表性胃炎。

（2）胃中度下垂（胃下垂分度：轻度，脐下 3cm 以内；中度，脐下 3～5cm；重度：脐下 5cm 以上）。

第四节 胃 结 石

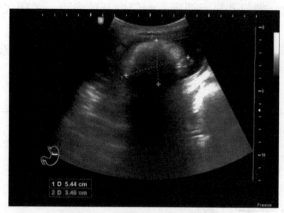

图 7-4-1　胃腔内强回声团块（1）

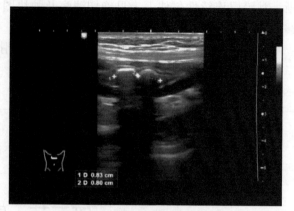

图 7-4-2　胃腔内强回声团块（2）

超声所见：

贲门：大小___cm×___cm，形态正常，空腹胃腔内有潴留，饮助显剂 500ml 后通过顺利。

胃：饮助显剂后胃腔内充盈良好，胃底未见占位。胃壁各部位厚度正常，五层结构显示尚清晰，胃黏膜层尚光滑，连续性尚可，未见确切溃疡及肿块图像，胃腔内见一个弧形强回声团，后方伴宽大声影，该团块被助显剂包围，可随体位改变而移动（图 7-4-1，图 7-4-2）。幽门孔显示清晰，幽门瓣关闭正常，胃蠕动尚可，排空尚可。

十二指肠：球部大小形态正常，前后壁尚光滑，十二指肠各部未见确切溃疡及肿块图像，无十二指肠胃反流征象。

CDFI：胃及十二指肠未见异常血流信号。

超声诊断：

胃腔内强回声，考虑胃结石。

第五节 胃 异 物

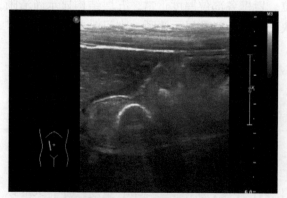

图 7-5-1　胃腔内强回声（1）

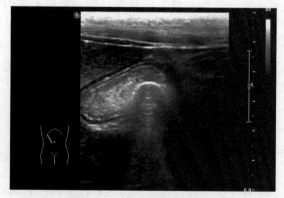

图 7-5-2　胃腔内强回声（2）

超声所见：

贲门：大小＿＿cm×＿＿cm，形态正常，空腹胃腔内有潴留，饮助显剂 500ml 后通过顺利。

胃：饮助显剂后胃腔内充盈良好，胃底未见占位。胃壁各部位厚度正常，五层结构显示尚清晰，胃黏膜层尚光滑，连续性尚可，未见确切溃疡及肿块图像，胃腔内见一个圆形强回声团，形态规则，后方伴宽大声影，该团块被助显剂包围，可随体位改变而移动（图 7-5-1，图 7-5-2）。幽门孔显示清晰，幽门瓣关闭正常，胃蠕动尚可，排空尚可。

十二指肠：球部大小形态正常，前后壁尚光滑，十二指肠各部未见确切溃疡及肿块图像，无十二指肠胃反流征象。

CDFI：胃及十二指肠未见异常血流信号。

超声诊断：

胃腔内圆形强回声，考虑胃异物。

第六节　胃　溃　疡

胃溃疡

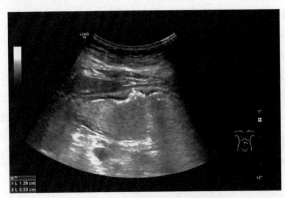

图 7-6-1　胃窦小弯前壁溃疡

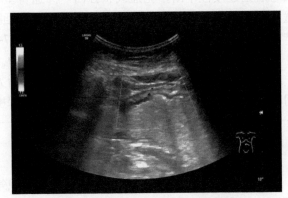

图 7-6-2　胃窦小弯前壁溃疡血流

超声所见：

贲门：大小＿＿cm×＿＿cm，形态正常，空腹胃腔内无潴留，饮助显剂 500ml 后通过顺利。

胃：饮助显剂后胃腔内充盈良好，胃底未见占位。于胃小弯处见胃壁局限性增厚，回声减低，其黏膜层增厚，连续性中断，中央见一大小约＿＿cm×＿＿cm凹陷，其表面见强回声斑点附着，不随胃蠕动而移动，其周围胃壁层次尚清晰，该处胃壁蠕动缓慢，减弱。CDFI：增厚胃壁内 Adler 血流分级＿＿级（图 7-6-1，图 7-6-2）。余胃壁各部位厚度正常，五层结构显示尚清晰，胃黏膜层尚光滑，连续性尚可。幽门孔显示清晰，幽门瓣关闭正常，胃蠕动尚可，排空尚可。

十二指肠：球部大小形态正常，前后壁尚光滑，十二指肠各部未见确切溃疡及肿块图像，无十二指肠胃反流征象。

CDFI：十二指肠未见异常血流信号。

超声诊断：

胃小弯溃疡，建议进行胃镜检查或治疗 2 周后复查。

第七节 胃 穿 孔

胃穿孔

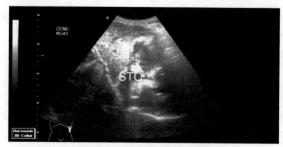

图 7-7-1 胃底壁中断回声

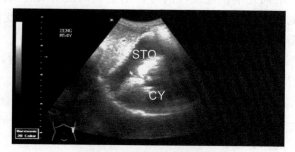

图 7-7-2 胃底壁中断回声

超声所见：

贲门：大小__cm×__cm，形态正常，空腹胃腔内无潴留，饮助显剂500ml后通过顺利。

胃：空腹见胃窦壁增厚，以小弯前壁肌层明显，回声减弱，层次显示欠清，黏膜层增厚、毛糙，胃底大弯后壁连续性中断，见短线状强回声穿通胃壁，宽约__mm，与腹腔相通，可见壁间强回声往返于胃壁间，该处胃壁旁见有游离气体及线状弱至无回声。CDFI：增厚胃窦壁处 Adler 血流分级__级，因气体及呼吸动度影响频谱不易测得（图7-7-1，图7-7-2）。余胃壁各部位未见明显异常声像。

十二指肠：十二指肠各部位未见明显异常声像。

肝左叶前上方与膈肌间可见短棒状强回声，后方有多重反射，可随体位改变而移动；胃脾间隙、脾肾间隙、左侧髂窝处探及小片状液性暗区，最大深度约__cm，其内透声差。

超声诊断：

(1) 胃底大弯后壁声像改变，考虑穿孔。

(2) 肝左叶前上方与膈肌间、胃底大弯后壁积气。

(3) 胃脾间隙、脾肾间隙、左侧髂窝少量积液。

第八节 胃占位性病变

一、胃囊肿

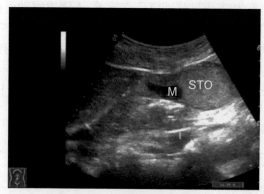

图 7-8-1 胃窦后壁囊性团块

M.肿瘤

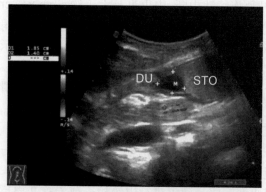

图 7-8-2 胃窦后壁囊性团块血流

STO.胃；DU.十二指肠

超声所见：

贲门：大小__cm×__cm，形态正常，空腹胃腔内无潴留，饮助显剂 500ml 后通过顺利。

胃：饮助显剂后胃腔内充盈良好，在胃窦后壁见一大小约__cm×__cm 无回声团块，边缘清晰、规则，突向胃腔内，其黏膜面光滑。CDFI：其内未见血流信号（图 7-8-1，图 7-8-2）。余胃壁各部位厚度正常，五层结构显示尚清晰，胃黏膜层尚光滑，连续性尚可，未见确切溃疡及肿块图像。幽门孔显示清晰，幽门瓣关闭正常，胃蠕动尚可，排空尚可。

十二指肠：球部大小形态正常，前后壁尚光滑，十二指肠各部未见确切溃疡及肿块图像，无十二指肠胃反流征象。

CDFI：十二指肠未见异常血流信号。

超声诊断：

胃窦后壁无回声团块，考虑胃窦壁囊肿。

二、胃息肉

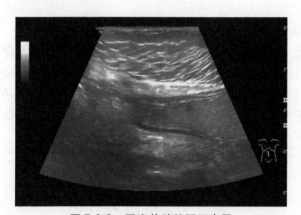 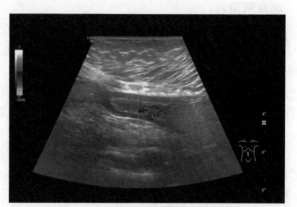

图 7-8-3　胃窦前壁稍弱回声团　　　　　图 7-8-4　胃窦前壁稍弱回声团血流

超声所见：

贲门：大小__cm×__cm，形态正常，空腹胃腔内无潴留，饮助显剂 500ml 后通过顺利。

胃：饮助显剂后胃腔内充盈良好，胃壁各部位厚度正常，五层结构显示欠清晰，黏膜层毛糙，连续性尚可，在胃窦部前壁见一大小约__cm×__cm 稍弱回声团块，自黏膜面向胃腔内隆起，表面尚光滑，可随胃蠕动而移动，但不消失。CDFI：团块内 Adler 血流分级__级（图 7-8-3，图 7-8-4）。未见确切溃疡图像。幽门孔显示清晰，幽门瓣关闭正常，胃蠕动尚可，排空尚可。

十二指肠：球部大小形态正常，前后壁尚光滑，十二指肠各部未见确切溃疡及肿块图像，无十二指肠胃反流征象。

CDFI：胃及十二指肠未见异常血流信号。

超声诊断：

胃窦部前壁稍弱回声团，考虑胃息肉。

三、胃间质瘤

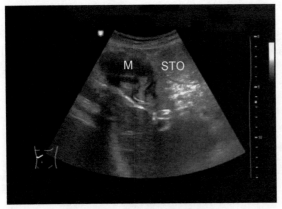

图 7-8-5　胃窦壁稍弱回声团

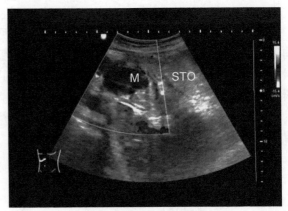

图 7-8-6　胃窦壁稍弱回声团血流

超声所见：

贲门：大小＿cm×＿cm，形态正常，空腹胃腔内无潴留，饮助显剂 500ml 后通过顺利。

胃：饮助显剂后胃腔内充盈良好，在胃窦前壁见一大小约＿cm×＿cm 的实质性稍弱回声团，向胃腔内或胃腔外突起，其内回声欠均匀，该团块边缘清晰，形态规则，呈椭圆形，其黏膜面光滑，连续性尚可。CDFI：其内 Adler 血流分级＿级；频谱不易测得，该团块周围胃壁层次清晰（图 7-8-5，图 7-8-6）。余胃壁各部位厚度正常，五层结构显示尚清晰，胃黏膜层尚光滑，连续性尚可，未见确切溃疡及肿块图像。幽门孔显示清晰，幽门瓣关闭正常，胃蠕动尚可，排空尚可。

十二指肠：球部大小形态正常，前后壁尚光滑，十二指肠各部未见确切溃疡及肿块图像，无十二指肠胃反流征象。

CDFI：十二指肠未见异常血流信号。

胃周未见明显肿大淋巴结。

超声诊断：

胃窦前壁实质性稍弱回声团，考虑胃间质瘤（壁间型，低危）。

四、胃癌

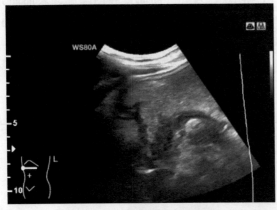

图 7-8-7　胃窦壁不均匀增厚

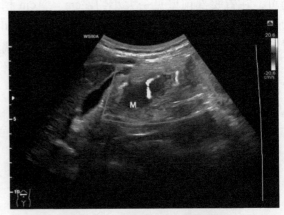

图 7-8-8　胃周肿大淋巴结血流

超声所见：

贲门：大小__cm×__cm，形态正常，空腹胃腔内见少量潴留，饮助显剂后通过顺利。

胃：饮助显剂后胃腔内充盈好，胃窦壁不规则性增厚，长约__cm，壁最厚约__cm，该处胃壁回声减弱，层次结构不清，黏膜层连续性中断，范围约__mm×__mm，呈"火山口"征，表面见强回声斑块附着，不随胃蠕动而移动，其浆膜层连续性差，与周围组织分界不清，该处胃壁僵硬，未见蠕动波通过。CDFI：其内 Adler 血流分级__级，测得动脉频谱，流速__cm/s，RI=__（图 7-8-7）。余胃壁各部位厚度正常，层次显示尚清晰，黏膜稍水肿，连续性欠佳，未见明显肿块和溃疡灶。幽门瓣显示尚清晰，胃蠕动尚可，排空差。

十二指肠：各部大小形态正常，前后壁欠光滑，球部未见确切溃疡及肿块图像，无反流。

胃周围见数个低回声结节，较大约__mm，边缘欠清晰、欠规则（图 7-8-8）。CDFI：其内 Adler 血流分级__级，频谱不易测得。

超声诊断：

(1) 胃窦壁回声改变，考虑胃窦癌（T4N2M0），建议进行超声造影。

(2) 空腹胃潴留。

五、胃淋巴瘤

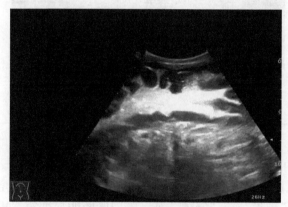

图 7-8-9　胃壁增厚

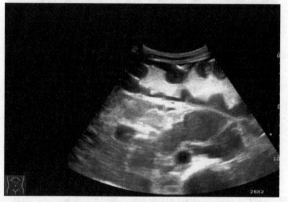

图 7-8-10　腹腔肿大淋巴结

超声所见：

贲门：大小__cm×__cm，形态正常，空腹胃腔内见少量潴留，饮助显剂 500ml 后通过顺利。

胃：饮助显剂后胃腔内充盈良好，胃体及胃窦壁弥漫性不均匀性增厚，较厚处约2.9cm，局部呈肿块样，增厚胃壁回声明显减弱，呈弱至无回声，后方回声稍增强，胃壁层次结构尚可辨，胃腔明显变窄，增厚胃壁未见明显蠕动波通过（图 7-8-9）；胃黏膜层尚光滑，连续性尚可，未见确切溃疡声像。幽门孔显示清晰，幽门瓣关闭正常，排空差。

十二指肠：球部大小形态正常，前后壁尚光滑，十二指肠各部未见确切溃疡及肿块图像，无十二指肠胃反流征象。

CDFI：胃及十二指肠未见异常血流信号。

胃周见多个低回声结节，较大约__cm×__cm，边缘欠清晰、欠规则。CDFI：其内 Adler 血流分级__级，测得动脉频谱，流速__cm/s，RI=__（图 7-8-10）。

超声诊断：

（1）胃壁回声改变，考虑胃恶性淋巴瘤，建议进行超声造影。

（2）胃动力差。

（3）胃潴留。

（4）胃周淋巴结增大，考虑转移可能。

第九节　幽门管疾病

一、先天性肥厚性幽门管狭窄

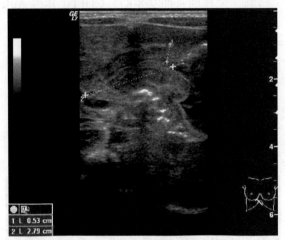

图 7-9-1　胃窦长轴

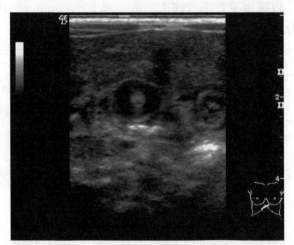

图 7-9-2　胃窦短轴

超声所见：

贲门：大小__cm×__cm，形态正常，空腹胃腔内潴留物较多，哺乳或适量饮水后通过顺利。

胃：胃窦幽门部胃壁呈均匀性、对称性增厚，以肌层增厚为主，肌层厚约__mm，回声减弱，增厚胃壁长约__cm，其横切面呈"靶环"征，长轴面呈"梭形"或"宫颈"征，幽门管腔明显变窄，胃内容物通过受阻（图 7-9-1，图 7-9-2）。余胃壁各部位厚度正常，五层结构显示尚清晰，胃黏膜层尚光滑，连续性尚可，胃腔扩张，胃内容物多。幽门孔显示不清晰，幽门瓣关闭好，未见明显开放声像，胃蠕动增强，可见逆蠕动，未见明显排空征象。

十二指肠：球部大小形态正常，前后壁尚光滑，十二指肠各部未见确切溃疡及肿块图像，无十二指肠胃反流征象。

CDFI：胃及十二指肠未见异常血流信号。

超声诊断：

（1）先天性肥厚性幽门狭窄。

（2）空腹胃腔潴留。

二、幽门管肿瘤伴狭窄

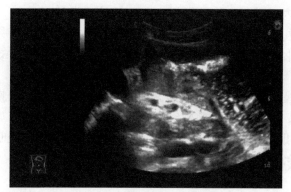

图 7-9-3　胃窦后壁稍弱回声团

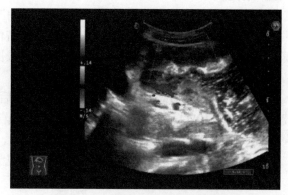

图 7-9-4　胃窦后壁稍弱回声团血流

超声所见:

贲门:大小__cm×__cm,形态正常,空腹胃腔内见大量食物残渣潴留,饮助显剂后通过顺利。

胃:饮助显剂后胃腔内充盈好,在幽门管处见胃壁不规则增厚,范围约__cm×__cm,回声减弱,层次结构显示不清,表面高低不平,该处黏膜层连续性差,见散在斑块状强回声附着,该处胃壁僵硬,未见蠕动波通过,幽门管腔明显变窄,助显剂通过缓慢;浆膜层连续性尚可,与周围组织分界尚清。CDFI:该处胃壁 Alder 血流分级__级,频谱不易测得(图 7-9-3,图 7-9-4)。余胃壁各部位厚度正常,五层结构显示尚清晰,黏膜层尚光滑,连续性尚可;幽门瓣显示尚清晰,胃蠕动尚可,排空差。

十二指肠:形态正常,十二指肠球部充盈不良,前后壁欠光滑,球部未见确切溃疡及肿块图像,无反流。CDFI:胃及十二指肠未见异常血流信号。

胃周围未见明显肿大淋巴结声像。CDFI:未见明显异常血流信号。

超声诊断:

(1)幽门管回声改变,考虑幽门管癌(T3N0M0)伴幽门梗阻。

(2)空腹胃腔潴留。

第十节　十二指肠病变

一、十二指肠溃疡

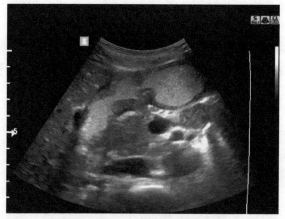

图 7-10-1　十二指肠球部壁增厚

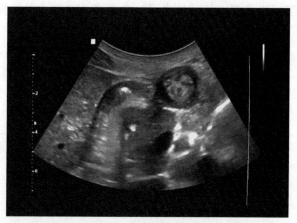

图 7-10-2　十二指肠球部壁增厚及溃疡

超声所见：

贲门：大小__cm×__cm，形态正常，空腹胃腔内无潴留，饮助显剂 500ml 后通过顺利。

胃：饮助显剂后胃腔内充盈良好，胃底未见占位。胃壁各部位厚度正常，五层结构显示尚清晰，胃黏膜层尚光滑，连续性尚可，未见确切溃疡及肿块图像。幽门孔显示清晰，幽门瓣关闭正常，胃蠕动尚可，排空尚可。

十二指肠：球部形态失常，体积变小，前、后壁局限性增厚，回声减弱，层次显示欠清，黏膜层连续性差（图 7-10-1），前后壁均见"弹坑"样凹陷，较大者位于前壁，大小约__cm×__cm，表面见强回声附着（图 7-10-2），不随十二指肠蠕动而移动，助显剂快速通过球部，有明显的激惹征象，无明显十二指肠胃反流征象。十二指肠降部、水平部未见异常。

CDFI：胃及十二指肠未见异常血流信号。

超声诊断：

十二指肠球部溃疡。

二、十二指肠肿瘤

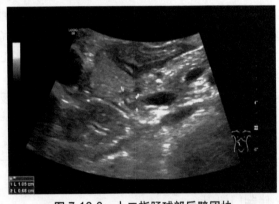 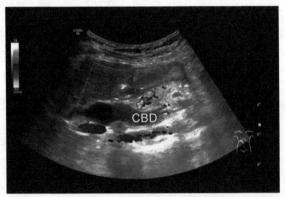

图 7-10-3 十二指肠球部后壁团块   图 7-10-4 胆总管扩张及血流
                                          CBD. 胆总管

超声所见：

贲门：大小__cm×__cm，形态正常，空腹胃腔内无潴留，饮助显剂 500ml 后通过顺利。

胃：饮助显剂后胃腔内充盈良好，胃底未见占位。胃壁各部位厚度正常，五层结构显示尚清晰，胃黏膜层尚光滑，连续性尚可，未见确切溃疡及肿块图像。幽门孔显示清晰，幽门瓣关闭正常，胃蠕动尚可，排空尚可。

十二指肠：球部至降部近端扩张，内径达__cm，降部后壁上见一个大小约__cm×__cm 的低回声团块，边界不清（图 7-10-3），该处管腔变窄，助显剂通过缓慢，十二指肠各部未见确切溃疡及肿块图像，其周围和腹腔后腹膜区未见明显肿块声像；有明显十二指肠胃反流征象（图 7-10-4）。

CDFI：胃及十二指肠未见异常血流信号。

超声诊断：

十二指肠降部后壁稍弱回声团，考虑降部肿瘤，建议进行超声造影。

第十一节　肠道炎性病变

一、溃疡性结肠炎

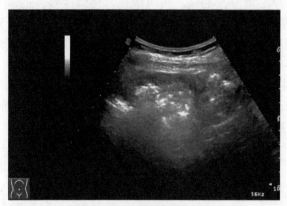

图 7-11-1　升结肠纵切面

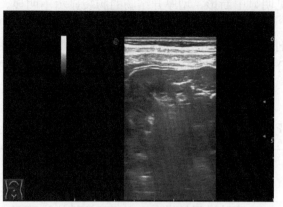

图 7-11-2　升结肠横切面

超声所见：

经肛门灌入胃肠助显剂约 2000ml，直肠充盈好，乙状结肠及降结肠充盈欠佳，肠壁增厚，厚约__cm，以肌层增厚明显，回声减弱，层次显示欠清，结肠袋显示不明显，该段肠壁浆膜层连续，欠光滑，未见明显中断声像，黏膜层增厚、毛糙，回声增强，连续性差，见数个凹陷，表面有强回声斑附着，较大约__cm×__cm，增厚肠壁处管腔稍变窄，助显剂通过尚可，该处肠蠕动缓慢。CDFI：该段肠壁血流增多，Adler 血流分级__级，频谱不易测得（图 7-11-1，图 7-11-2）。

余结肠充盈好，肠壁厚度正常，层次显示清晰，未见明显肿块声像。CDFI：未见明显异常血流信号。

增厚肠管周围探及多个淋巴结声像，较大约__cm×__cm，皮质增厚，回声减弱，皮髓分界尚清。CDFI：其内探及分支状血流信息，Adler 血流分级__级，测得动脉频谱，流速__cm/s，RI=__。

超声诊断：

（1）乙状结肠及降结肠肠壁回声改变，考虑溃疡性结肠炎，建议进行肠镜等进一步检查。

（2）腹腔淋巴结增大，考虑反应性增生。

二、克罗恩病

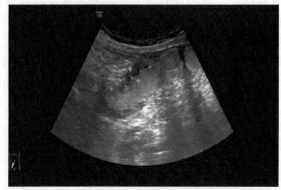

图 7-11-3　增厚升结肠

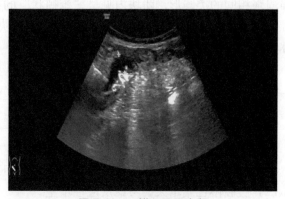

图 7-11-4　增厚回肠末段

超声所见：

经肛门灌入胃肠助显剂约2000ml后扫查，直肠、乙状结肠、降结肠、结肠脾区、横结肠、结肠肝曲充盈好，升结肠、回盲部及回肠末段充盈欠佳，肠壁厚薄不均，呈节段性，最厚处约__cm，最薄处约__cm，该段肠壁回声减弱，层次显示欠清，浆膜层增厚，回声减弱，表面不光滑，与周边组织分界欠清，未见明显中断影，增厚升结肠的肠袋显示不明显，黏膜层增厚、毛糙，回声增强，连续性差，见多个凹陷，表面有强回声斑附着，较大约__cm×__cm，管腔粗细不均，肠壁增厚处管腔明显变窄，其内见助显剂呈粗细不均的线条状通过；病变处肠管未见明显肠蠕动声像。CDFI：该段肠壁血流增多，Adler血流分级__级，因肠道气体干扰，频谱不易测得（图7-11-3，图7-11-4）。

余结肠充盈好，肠壁厚度正常，层次显示清晰，未见明显肿块声像。CDFI：未见明显异常血流信号。

增厚肠管周围探及多个淋巴结声像，较大约__cm×__cm，皮质增厚，回声减弱，皮髓分界尚清。CDFI：其内探及分支状血流信息，Adler血流分级__级，测得动脉频谱，流速__cm/s，RI=__。

超声诊断：

（1）升结肠、回盲部及回肠末段肠壁回声改变，考虑克罗恩病可能，建议进行肠镜等进一步检查。

（2）腹腔淋巴结增大，考虑反应性增生可能。

第十二节 肠 套 叠

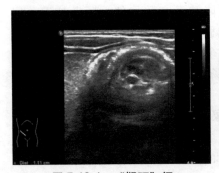 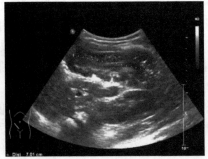 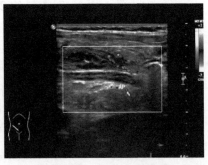

图 7-12-1 "靶环"征　　　　　图 7-12-2 "套筒"征　　　　　图 7-12-3 肠管套入阑尾

超声所见：

在右中上腹探及一大小约__cm×__cm的不均匀回声团，中央为高回声，周边为对称性、多层的稍弱回声结构，短轴呈"靶环"征（图7-12-1），长轴呈"套筒"征（图7-12-2），该团块周边光滑，内部呈强弱强相间的类圆形，团块内见呈"蚯蚓状"的盲管状回声，该团块处可见肠蠕动声像，近端肠管稍扩张，肠腔胀气，远端肠管不扩张。CDFI：该团块内探及较丰富血流信号，Adler血流分级__级，测得动脉频谱，流速__cm/s，RI=__（图7-12-3）。

该团块周围探及数个稍弱回声团，呈椭圆形，边缘清晰、规则，内部回声尚均匀，较大约__cm×__cm。CDFI：其内探及分支状血流信号，Adler血流分级__级，测得动脉频谱，流速__cm/s，RI=__。

超声诊断：

（1）右中上腹不均匀回声团，考虑肠套叠（回盲型）。

（2）腹腔淋巴结增大，考虑反应性增生。

第十三节　肠　穿　孔

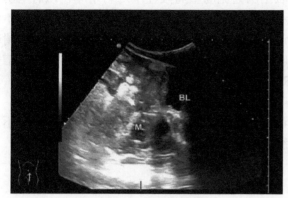

图 7-13-1　肠间隙积气

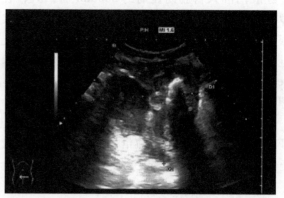

图 7-13-2　腹腔脓液及粪石

超声所见：

在下腹见肠壁局限性增厚，呈团块样改变，范围约__cm×__cm，结构杂乱，肠壁层次显示不清，黏膜层增厚、粗糙，连续性差，乙状结肠壁连续性中断，见线状强回声穿通肠壁，与腹腔相通，其旁边见短线状强回声，后方有多重反射，可随体位改变而移动（图 7-13-1）；增厚肠壁处未见明显肠蠕动声像，近端肠管稍扩张，肠腔胀气，肠蠕动增强，远端肠管未见明显扩张；CDFI：增厚肠壁处血流较丰富，Adler 血流分级__级，频谱不易测得。

在肝左叶上前方与膈肌间见气体强回声带，后方有多重反射，可随体位改变而移动。同时在增厚肠壁处肠间隙及下腹腔肠间隙探及片状液性暗区，最大深度约__cm，其内透声差，内可见细小强回声点分布（图 7-13-2）。

超声诊断：

（1）下腹部肠壁回声改变，考虑乙状结肠肿瘤伴穿孔可能。

（2）腹腔积气。

（3）腹水。

第十四节　肠道肿瘤性病变

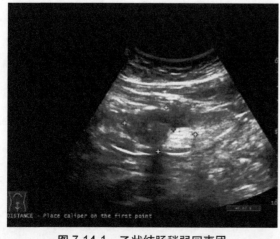

图 7-14-1　乙状结肠稍弱回声团

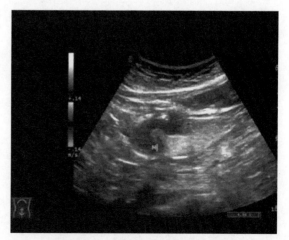

图 7-14-2　乙状结肠稍弱回声团血流

超声所见：

经肛门灌入胃肠助显剂约 2000ml 后扫查，在乙状结肠处见肠壁局限性不均匀增厚，以后壁明显，最厚约__cm，长约__cm，该段肠壁回声减弱，层次显示不清，浆膜层连续性中断，与周边组织分界不清，黏膜层增厚，回声增强，连续性差，见一个大小约__cm×__cm 的凹陷，底大口小，表面有强回声斑附着，该处肠腔变窄，助显剂呈细条状通过；肠壁僵硬，未见明显蠕动波通过；CDFI：增厚肠壁内探及血流信号，Adler 血流分级__级，测得动脉频谱，流速__cm/s，RI=__（图 7-14-1，图 7-14-2）。余结肠充盈好，肠壁厚度正常，层次显示清晰，未见明显肿块声像。

增厚肠管周围探及多个淋巴结声像，较大约__cm×__cm，皮质增厚，回声减弱，皮髓分界不清。CDFI：其内探及分支状血流信号，Adler 血流分级__级，测得动脉频谱，流速__cm/s，RI=__。

超声诊断：

乙状结肠及周围声像改变，考虑乙状结肠癌伴区域淋巴结转移（T4N1M0），建议进行超声造影。

第8章 泌尿系统疾病超声医学诊断报告

第一节 肾、输尿管发育异常

一、先天性肾缺如

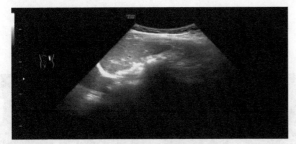

图 8-1-1 左肾

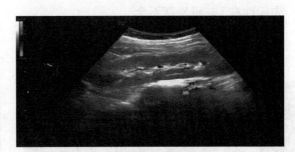

图 8-1-2 右肾

超声所见：

　　肾脏：左/右肾肾区未见正常实质回声，CDFI：左/右肾肾区未探及肾血流信号。左/右肾大小__cm×__cm，（图 8-1-1，图 8-1-2）。实质回声均匀，未见占位；集合部未见分离。CDFI：肾血流未见异常。

　　输尿管：双侧输尿管不扩张，输尿管沿途未见似肾脏回声。

　　膀胱：充盈好，其内未见团块。CDFI：壁上未见异常血流信号。

　　前列腺：大小正常，回声均匀，未见占位。CDFI：未见异常血流信号。

　　腹腔内未见似肾脏回声。

超声诊断：

　　先天性右肾/左肾缺如。

二、先天性肾发育不全

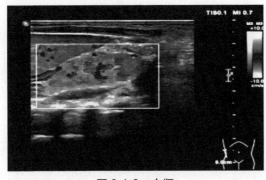

图 8-1-3 右肾

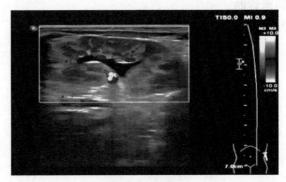

图 8-1-4 左肾

超声所见：

肾脏：左/右肾形态正常，体积较小（图8-1-3），大小__cm×__cm，实质回声均匀，未见占位；集合部未见分离，CDFI：肾血流未见异常。左/右肾形态正常，体积正常（图8-1-4），大小__cm×__cm，实质回声均匀，未见占位；集合部未见分离。CDFI：肾血流未见异常。

输尿管：双侧输尿管不扩张，未见团块。

膀胱：充盈好，其内未见团块。CDFI：壁上未见异常血流信号。

前列腺：大小正常，回声均匀，未见占位。CDFI：未见异常血流信号。

超声诊断：

先天性右/左肾发育不全。

三、异位肾

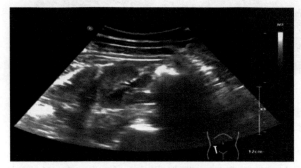 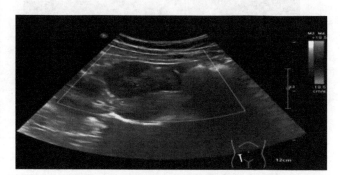

图 8-1-5　右肾位于右下腹腔　　　　　　　　图 8-1-6　右肾位于右下腹腔血流图

超声所见：

肾脏：右肾大小__cm×__cm/右肾区未见正常实质回声（图8-1-5）。实质回声均匀，未见占位；集合部未见分离，CDFI：肾血流未见异常（图8-1-6）。左肾大小__cm×__cm/左肾区未见正常实质回声。实质回声均匀，未见占位；集合部未见分离。CDFI：肾血流未见异常。

输尿管：双侧输尿管不扩张，输尿管沿途未见似肾脏回声。

膀胱：充盈好，其内未见团块。CDFI：壁上未见异常血流信号。

前列腺：大小正常，回声均匀，未见占位。CDFI：未见异常血流信号。

腹腔/盆腔内见似肾脏回声，大小__cm×__cm。

超声诊断：

异位肾（右肾/左肾）。

四、重复肾

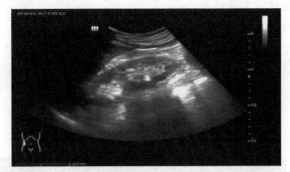

图 8-1-7　右肾

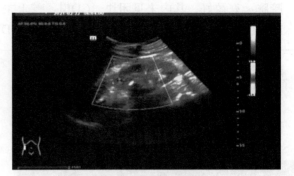

图 8-1-8　右肾血流图

超声所见：

肾脏：左 / 右 / 双肾形态失常，呈狭长形，大小__cm×__cm，实质回声均匀，未见团块；集合部见两组肾窦回声，上肾窦见 / 未见分离，分离暗区约__cm，下肾窦见 / 未见分离，分离暗区约__cm，其内未见团块（图 8-1-7）；可见两个肾门回声，肾门与输尿管相连。CDFI：两组肾血流未见异常（图 8-1-8）。

左肾形态失常，呈狭长形，大小__cm×__cm，实质回声均匀，未见团块；集合部见两组肾窦回声，上肾窦见 / 未见分离，分离暗区约__cm，下肾窦见 / 未见分离，分离暗区约__cm，其内未见团块；可见两个肾门回声，肾门与输尿管相连。CDFI：两组肾血流未见异常。

输尿管：双侧输尿管不扩张，输尿管沿途未见似肾脏回声。

膀胱：充盈好，其内未见团块。CDFI：壁上未见异常血流信号。

前列腺：大小正常，回声均匀，未见占位。CDFI：未见异常血流信号。

超声诊断：

左 / 右 / 双侧重复肾。

五、分叶肾 / 肾叶发育异常

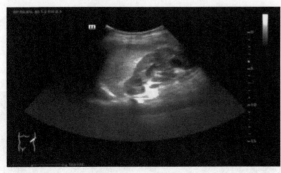

图 8-1-9　左肾（1）

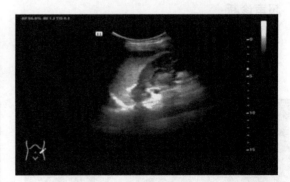

图 8-1-10　左肾（2）

超声所见：

肾脏：左 / 右肾大小__cm×__cm，肾包膜不平滑，局部隆起呈分叶状，可见深浅不一的肾叶切迹，似"花瓣状"，实质回声均匀，未见团块。集合部未见分离。CDFI：肾血流未见异常。

左肾大小__cm×__cm，肾包膜不平滑，局部隆起呈分叶状，可见深浅不一的肾叶切迹，似"花瓣状"，实质回声均匀，未见团块。集合部未见分离（图8-1-9，图8-1-10）。CDFI：肾血流未见异常。

输尿管：双侧输尿管不扩张。

膀胱：充盈好，其内未见团块。CDFI：壁上未见异常血流信号。

前列腺：大小正常，回声均匀，未见占位。CDFI：未见异常血流信号。

超声诊断：

分叶肾/肾叶发育异常。

六、肾旋转异常

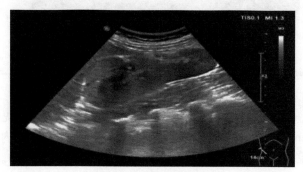
图8-1-11 右肾旋转异常

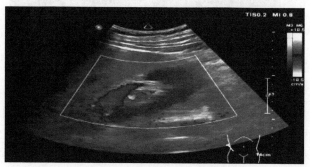
图8-1-12 右肾旋转异常血流图

超声所见：

肾脏：左/右/双肾大小__cm×__cm，实质回声均匀，未见占位；集合部未见分离。肾门指向腹壁/外侧/后方（图8-1-11）。CDFI：肾血流未见异常（图8-1-12）。左肾大小__cm×__cm，实质回声均匀，未见占位；集合部未见分离。肾门指向腹壁/外侧/后方。CDFI：肾血流未见异常。

输尿管：双侧输尿管不扩张。

膀胱：充盈好，其内未见团块。CDFI：壁上未见异常血流信号。

前列腺：大小正常，回声均匀，未见占位。CDFI：未见异常血流信号。

超声诊断：

肾旋转不良/反向旋转/旋转过度。

七、融合肾

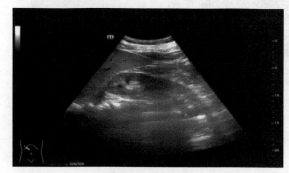
图8-1-13 右肾

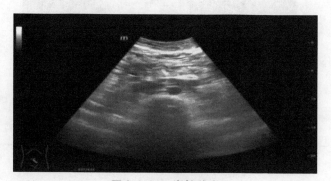
图8-1-14 脊柱前方

超声所见：

肾脏：右肾位置偏低，大小__cm×__cm，长径不易测得（图 8-1-13），其下极向内横跨脊柱与左肾下极相连（图 8-1-14）。实质回声均匀，未见占位；集合部未见分离。CDFI：肾血流未见异常。

左肾位置偏低，大小__cm×__cm，长径不易测得，其下极向内横跨脊柱与右肾下极相连。实质回声均匀，未见占位；集合部未见分离。CDFI：肾血流未见异常。

输尿管：双侧输尿管不扩张。

膀胱：充盈好，其内未见团块。CDFI：壁上未见异常血流信号。

前列腺：大小正常，回声均匀，未见占位。CDFI：未见异常血流信号。

超声诊断：

融合肾。

八、先天性巨输尿管

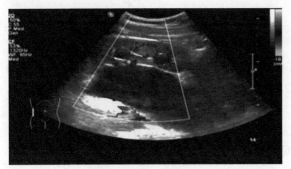

图 8-1-15 右肾积水

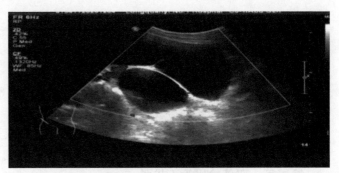

图 8-1-16 右输尿管扩张

超声所见：

肾脏：左 / 右 / 双肾大小正常，大小__cm×__cm，形态规则，包膜完整，实质回声均匀，未见占位。集合部轻度 / 中度 / 重度分离，分离间距约__cm，其内透声尚可，形态规则 / 不规则，其内未见团块。CDFI：肾血流未见异常（图 8-1-15）。

左肾大小正常，大小__cm×__cm，形态规则，包膜完整，实质回声均匀，未见占位。集合部轻度 / 中度 / 重度分离，分离间距约__cm，其内透声尚可，形态规则 / 不规则，其内未见团块。CDFI：肾血流未见异常。

输尿管：双侧 / 右侧 / 左侧输尿管显著扩张，以中段为主，管径__cm，输尿管末端较长，可见反折，输尿管膀胱段狭窄，实时观察，无膀胱输尿管反流，输尿管内无 / 可见强回声团块，大小约__cm（图 8-1-16）。

膀胱：充盈好，其内未见团块。CDFI：壁上未见异常血流信号。

前列腺：大小正常，回声均匀，未见占位。CDFI：未见异常血流信号。

超声诊断：

先天性输尿管异常——巨输尿管（输尿管结石 / 伴肾脏积水）。

第二节 肾、输尿管囊性疾病

一、肾囊肿

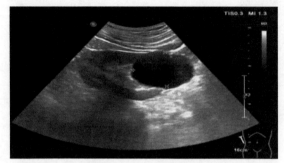

图 8-2-1 右肾囊肿

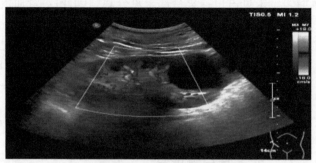

图 8-2-2 右肾囊肿血流图

超声所见：

肾脏：右肾大小__cm×__cm，实质回声不均匀，其内可探及一个/多个无回声团，壁薄光滑，内部透声尚可，后方回声增强，最大约__cm×__cm（图 8-2-1）；集合部未见分离。CDFI：团块内无血流，肾血流未见异常（图 8-2-2）。

左肾大小__cm×__cm，实质回声不均匀，其内可探及一个/多个无回声团，壁薄光滑，内部透声尚可，后方回声增强，最大约__cm×__cm；集合部未见分离。CDFI：团块内无血流，肾血流未见异常。

输尿管：双侧输尿管不扩张。

膀胱：充盈好，其内未见团块。CDFI：壁上未见异常血流信号。

前列腺：大小正常，回声均匀，未见占位。CDFI：未见异常血流信号。

超声诊断：

左/右/双肾囊性占位，考虑单纯性肾囊肿。

二、多囊肾

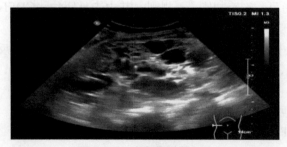

图 8-2-3 右肾多囊肾（1）

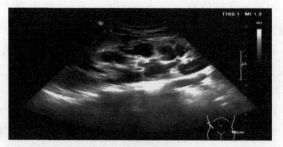

图 8-2-4 右肾多囊肾（2）

超声所见：

肾脏：左/右/双肾增大，形态失常，大小__cm×__cm，实质显示不清，其内可探及多个大小不等的无回声团，最大约__cm×__cm，壁薄光滑，内部透声尚可，后方回声增强，集合部未见分离（图 8-2-3，图 8-2-4）。CDFI：团块内无血流，肾血流未见异常。

左肾增大，形态失常，大小__cm×__cm，实质显示不清，其内可探及多个大小不等的无回声团，最大约__cm×__cm，壁薄光滑，内部透声尚可，后方回声增强，集合部未见分离。CDFI：团块内无血流，肾血流未见异常。

输尿管：双侧输尿管不扩张。

膀胱：充盈好，其内未见团块。CDFI：壁上未见异常血流信号。

前列腺：大小正常，回声均匀，未见占位。CDFI：未见异常血流信号。

超声诊断：

右 / 左 / 双肾多囊肾。

三、钙乳性肾囊肿

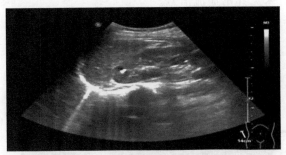 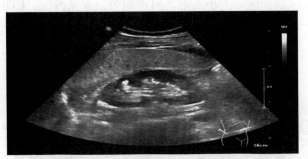

图 8-2-5　右肾囊肿伴强回声（1）　　　图 8-2-6　右肾囊肿伴强回声（2）

超声所见：

肾脏：左 / 右 / 双肾大小__cm×__cm，实质回声均匀，未见占位；集合部未见分离，其内 / 其旁可探及一个 / 多个无回声团，最大约__cm×__cm，壁薄光滑 / 不光滑，内部透声差，可见点状强回声（图8-2-5，图8-2-6）。CDFI：团块内无血流，肾血流未见异常。左肾大小__cm×__cm，实质回声均匀，未见占位；集合部未见分离，其内 / 其旁可探及一个 / 多个无回声团，最大约__cm×__cm，壁薄光滑 / 不光滑，内部透声差，可见点状强回声。CDFI：团块内无血流，肾血流未见异常。

输尿管：双侧输尿管不扩张。

膀胱：充盈好，其内未见团块。CDFI：壁上未见异常血流信号。

前列腺：大小正常，回声均匀，未见占位。CDFI：未见异常血流信号。

超声诊断：

左 / 右 / 双肾钙乳性肾囊肿。

四、肾包虫囊肿

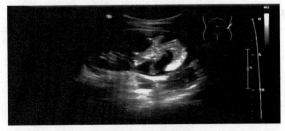 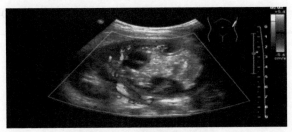

图 8-2-7　左肾团块　　　　　　图 8-2-8　左肾团块血流图

超声所见：

肾脏：右肾大小正常 / 增大，大小＿＿cm×＿＿cm，实质回声不均匀，其内 / 上极 / 下极探及一个 / 多个囊性团块，最大约＿＿cm×＿＿cm，囊内见多条分隔，呈条状 / 弧形 / 圆形，囊中无回声内可见点状强回声沉积，团块形态规则 / 不规则，边界清晰；集合部未见分离。CDFI：团块内无血流，肾血流未见异常。左肾大小正常 / 增大，大小＿＿cm×＿＿cm，实质回声不均匀，其内 / 上极 / 下极探及一个 / 多个囊性团块，最大约＿＿cm×＿＿cm，囊内见多条分隔，呈条状 / 弧形 / 圆形，囊中无回声内可见点状强回声沉积，团块形态规则 / 不规则，边界清晰；集合部未见分离（图 8-2-7）。CDFI：团块内无血流，肾血流未见异常（图 8-2-8）。

输尿管：双侧输尿管不扩张。

膀胱：充盈好，其内未见团块。CDFI：壁上未见异常血流信号。

前列腺：大小正常，回声均匀，未见占位。CDFI：未见异常血流信号。

超声诊断：

左 / 右 / 双肾包虫囊肿（子囊 / 孙囊）。

五、输尿管口囊肿

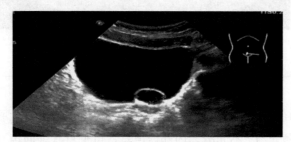
图 8-2-9　左输尿管口囊肿

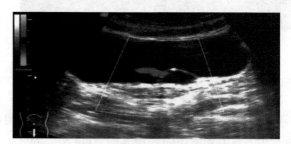
图 8-2-10　左输尿管口囊肿血流图

超声所见：

肾脏：右肾大小正常，大小＿＿cm×＿＿cm，形态规则，包膜完整，实质回声均匀，未见占位。集合部轻度 / 中度分离，分离间距约＿＿cm，其内透声尚可，形态规则，其内未见团块。CDFI：肾血流未见异常。左肾大小正常，大小＿＿cm×＿＿cm，形态规则，包膜完整，实质回声均匀，未见占位。集合部轻度 / 中度分离，分离间距约＿＿cm，其内透声尚可，形态规则，其内未见团块。CDFI：肾血流未见异常。

输尿管：双侧 / 右侧 / 左侧输尿管上、中、下段不扩张，输尿管末端、膀胱三角区的一侧 / 两侧探及圆形 / 椭圆形囊性团块，大小＿＿cm×＿＿cm，可见周期性增大和缩小，囊壁光滑，其内透声性好（图 8-2-9）；CDFI：可见红色尿流线状回声经囊肿一侧喷出（图 8-2-10）。

膀胱：充盈好，其内未见团块。CDFI：壁上未见异常血流信号。

前列腺：大小正常，回声均匀，未见占位。CDFI：未见异常血流信号。

超声诊断：

输尿管口囊肿伴肾盂积水。

第三节　泌尿系统良性肿瘤

一、肾血管平滑肌脂肪瘤

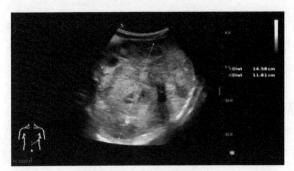

图 8-3-1　左肾实性占位

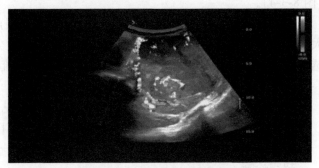

图 8-3-2　左肾实性占位血流图

超声所见：

　　肾脏：右肾大小正常 / 增大，大小__cm×__cm，实质回声不均匀，其内 / 上极 / 下极探及一个 / 多个稍强回声团块，最大约__cm×__cm，形态规则，边界清晰；集合部未见分离。CDFI：团块内无血流，肾血流未见异常。

　　左肾大小正常 / 增大，大小__cm×__cm，实质回声不均匀，其内 / 上极 / 下极探及一个 / 多个稍强回声团块，最大约__cm×__cm，形态规则，边界清晰；集合部未见分离（图 8-3-1）。CDFI：团块内可见 / 无血流，肾血流未见异常（图 8-3-2）。

　　输尿管：双侧输尿管不扩张。

　　膀胱：充盈好，其内未见团块。CDFI：壁上未见异常血流信号。

　　前列腺：大小正常，回声均匀，未见占位。CDFI：未见异常血流信号。

超声诊断：

左 / 右 / 双肾血管平滑肌脂肪瘤。

二、肾囊性肾瘤

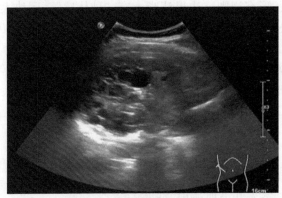

图 8-3-3　右肾分隔性囊性占位

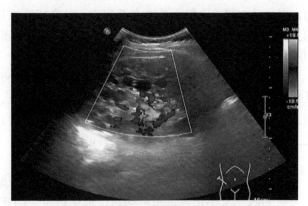

图 8-3-4　右肾分隔性囊性占位血流图

超声所见：

肾脏：右肾大小正常 / 增大，大小__cm×__cm，实质回声不均匀，其内 / 上极 / 下极探及一个无回声团块，大小约__cm×__cm，团块内见多条纵横不定的细带状分隔，分隔带回声较均匀，团块形态规则，边界清晰，透声性尚可（图 8-3-3）；集合部未见分离。CDFI：团块内无血流，肾血流未见异常（图 8-3-4）。

左肾大小正常 / 增大，大小__cm×__cm，实质回声不均匀，其内 / 上极 / 下极探及一个无回声团块，大小约__cm×__cm，团块内见多条纵横不定的细带状分隔，分隔带回声较均匀，团块形态规则，边界清晰，透声性尚可；集合部未见分离。CDFI：团块内无血流，肾血流未见异常。

输尿管：双侧输尿管不扩张。

膀胱：充盈好，其内未见团块。CDFI：壁上未见异常血流信号。

前列腺：大小正常，回声均匀，未见占位。CDFI：未见异常血流信号。

超声诊断：

左 / 右 / 双肾囊性肾瘤。

第四节　泌尿系统恶性肿瘤

一、肾细胞癌

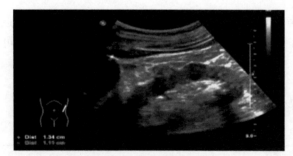

图 8-4-1　左肾实性占位

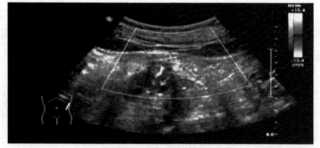

图 8-4-2　左肾实性占位血流图

超声所见：

肾脏：右肾形态正常 / 失常，包膜规整 / 凸起，大小正常 / 增大，大小__cm×__cm，实质回声不均匀，其内 / 上极 / 下极探及一个低回声 / 混合回声团块，形态规则，边界清晰，有"球体感"；团块大小约__cm×__cm，内部回声均匀 / 不均匀；CDFI：团块内有较丰富血流，测得动脉频谱，流速__cm/s，RI=__。集合部未见分离。

左肾形态正常 / 失常，包膜规整 / 凸起，大小正常 / 增大，大小__cm×__cm，实质回声不均匀，其内 / 上极 / 下极探及一个低回声 / 混合回声团块，形态规则，边界清晰，有"球体感"；团块大小约__cm×__cm，内部回声均匀 / 不均匀（图 8-4-1）；CDFI：团块内有较丰富血流，测得动脉频谱，流速__cm/s，RI=__（图 8-4-2）。集合部未见分离。

输尿管：双侧输尿管不扩张。

膀胱：充盈好，其内未见团块。CDFI：壁上未见异常血流信号。

前列腺：大小正常，回声均匀，未见占位。CDFI：未见异常血流信号。

超声诊断：

左 / 右 / 双肾肾细胞癌（透明细胞癌、乳头状细胞癌、嫌色细胞癌），建议进一步检查（如超声造影）。

二、囊性肾癌

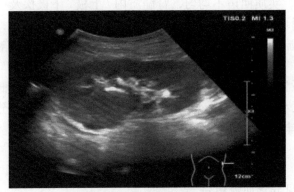

图 8-4-3　左肾分隔性囊性团块

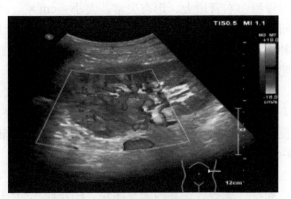

图 8-4-4　左肾分隔性囊性团块血流图

超声所见：

肾脏：右肾增大，形态失常，大小__cm×__cm，实质回声不均匀，其内 / 上极 / 下极探及一个囊性团块，形态不规则，边界不清，团块大小约__cm×__cm，内部见多条稍强回声分隔带，分隔带回声不均匀，厚薄不均匀，最厚处约__cm。CDFI：分隔带上可见星点状血流信号，不易测得频谱 / 测得动脉频谱，流速__cm/s，RI=__。囊性团块透声性稍差，集合部无分离。

左肾增大，形态失常，大小__cm×__cm，实质回声不均匀，其内 / 上极 / 下极探及一个囊性团块，形态不规则，边界不清，团块大小约__cm×__cm，内部见多条稍强回声分隔带，分隔带回声不均匀，厚薄不均匀，最厚处约__cm（图 8-4-3）。CDFI：分隔带上可见星点状血流信号，不易测得频谱 / 测得动脉频谱，流速__cm/s，RI=__（图 8-4-4）。囊性团块透声性稍差，集合部无分离。

输尿管：双侧输尿管不扩张。

膀胱：充盈好，其内未见团块。CDFI：壁上未见异常血流信号。

前列腺：大小正常，回声均匀，未见占位。CDFI：未见异常血流信号。

超声诊断：

左 / 右 / 双肾囊性肾癌，建议进一步检查（如超声造影）。

三、肾髓质癌

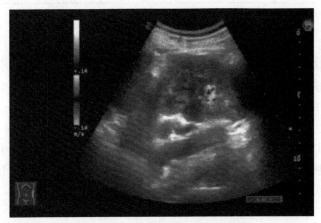

图 8-4-5　左肾髓质部位实性占位

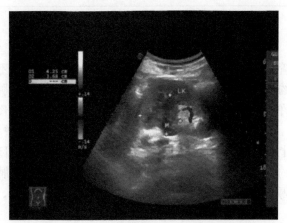

图 8-4-6　左肾髓质部位实性占位血流图

超声所见:

肾脏:右肾增大,形态失常,大小__cm×__cm,实质回声不均匀,肾髓质内/上极/下极探及一个低回声/混合回声团块,形态不规则,边界不清,团块大小约__cm×__cm,内部回声均匀/不均匀,部分肿块侵入肾盏、肾盂。CDFI:团块内有较丰富血流,测得动脉频谱,流速__cm/s,RI=__。集合部未见明显分离。

左肾增大,形态失常,大小__cm×__cm,实质回声不均匀,肾髓质内/上极/下极探及一个低回声/混合回声团块,形态不规则,边界不清,团块大小约__cm×__cm,内部回声均匀/不均匀,部分肿块侵入肾盏、肾盂(图8-4-5)。CDFI:团块内有较丰富血流,测得动脉频谱,流速__cm/s,RI=__(图8-4-6)。集合部未见明显分离。

输尿管:双侧输尿管不扩张。

膀胱:充盈好,其内未见团块。CDFI:壁上未见异常血流信号。

前列腺:大小正常,回声均匀,未见占位。CDFI:未见异常血流信号。

超声诊断:

左/右/双肾髓质癌,建议进一步检查(如超声造影)。

四、肾集合管癌

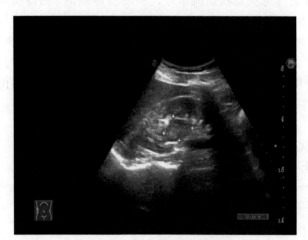 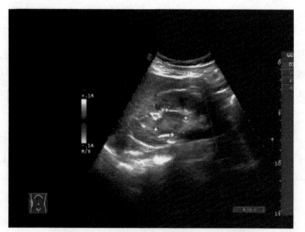

图 8-4-7 右肾集合部实性占位　　　　　　图 8-4-8 右肾集合部实性占位血流图

超声所见:

肾脏:右肾形态饱满,包膜规整,大小正常/增大,大小__cm×__cm,实质回声均匀。肾集合管内/上极/下极探及一个低回声/混合回声团块,形态规则,边界清晰,有"球体感";团块大小约__cm×__cm,内部回声均匀/不均匀,部分肿块侵入肾盏、肾盂(图8-4-7)。CDFI:团块内可见少许血流,测得动脉频谱,流速__cm/s,RI=__(图8-4-8)。集合部分离,分离暗区约__cm。

左肾形态饱满,包膜规整,大小正常/增大,大小__cm×__cm,实质回声均匀。肾集合管内/上极/下极探及一个实质性低回声/混合回声团块,形态规则,边界清晰,有"球体感";团块大小约__cm×__cm,内部回声均匀/不均匀,部分肿块侵入肾盏、肾盂。CDFI:团块内有较丰富血流,测得动脉频谱,流速__cm/s,RI=__。集合部分离,分离暗区约__cm。

输尿管:双侧输尿管扩张/不扩张。

膀胱:充盈好,其内未见团块。CDFI:壁上未见异常血流信号。

前列腺：大小正常，回声均匀，未见占位。CDFI：未见异常血流信号。

超声诊断：

左 / 右 / 双肾集合管癌，建议进一步检查（如超声造影）。

五、肾淋巴瘤

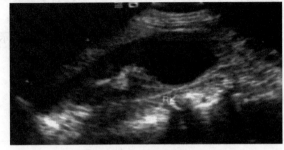

图 8-4-9　右肾实性占位

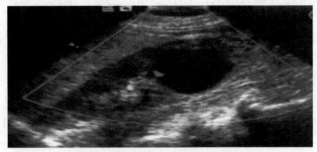

图 8-4-10　右肾实性占位血流图

图片来源：王旸，李俊来，高永艳，等，2008.原发性肾淋巴瘤的超声诊断 [J]. 中国医学影像学杂志，16（3）：176-178.

超声所见：

肾脏：左 / 右双肾形态失常，包膜凸起，大小增大，大小__cm×__cm，实质回声不均匀，其内 /
上极 / 下极探及一个 / 多个实质性低回声团块，形态不规则，边界欠清晰，最大团块约__cm×__cm，
内部回声均匀 / 不均匀（图 8-4-9）；CDFI：团块内有较丰富血流，测得动脉频谱，流速__cm/s，
RI=__（图 8-4-10）。集合部未见分离。

左 / 右双肾形态正常，包膜规整，大小正常，大小__cm×__cm，实质回声均匀，其内 / 上极 / 下极
探及一个 / 多个实质性低回声团块，形态不规则，边界欠清晰，最大团块约__cm×__cm，内部回声均
匀 / 不均匀；CDFI：肾血流未见异常团块内有较丰富血流，测得动脉频谱，流速__cm/s，RI=__。集合
部未见分离。

输尿管：双侧输尿管不扩张。

膀胱：充盈好，其内未见团块。CDFI：壁上未见异常血流信号。

前列腺：大小正常，回声均匀，未见占位。CDFI：未见异常血流信号。

超声诊断：

左 / 右 / 双肾淋巴瘤，建议进一步检查（如超声造影）。

六、肾母细胞瘤

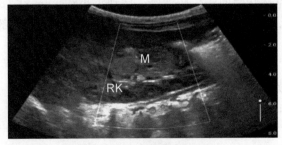

图 8-4-11　右肾实性占位

RK. 右肾；M. 稍高水平回声

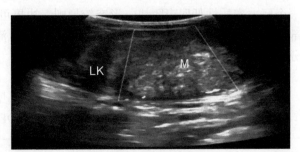

图 8-4-12　左肾实性占位

LK. 左肾；M. 稍高水平回声

超声所见：

肾脏：左/右/双肾显著增大，大小__cm×__cm，形态失常，包膜凸起，实质被团块挤压变薄，实质内探及一个巨大实质性低回声团块，形态较规则，边界清晰，大小约__cm×__cm，内部回声均匀/不均匀。CDFI：团块内有较丰富血流，测得动脉频谱，流速__cm/s，RI=__（图8-4-11）。集合部未见分离/显示不清。

左肾显著增大，大小__cm×__cm，形态失常，包膜凸起，实质被团块挤压变薄，实质内探及一个巨大实质性低回声团块，形态较规则，边界清晰，大小约__cm×__cm，内部回声均匀/不均匀；CDFI：团块内有较丰富血流，测得动脉频谱，流速__cm/s，RI=__（图8-4-12）。集合部未见分离/显示不清。

输尿管：双侧输尿管不扩张。

膀胱：充盈好，其内未见团块。CDFI：壁上未见异常血流信号。

前列腺：大小正常，回声均匀，未见占位。CDFI：未见异常血流信号。

超声诊断：

左/右/双肾母细胞瘤，建议进一步检查（如超声造影）。

七、肾肉瘤

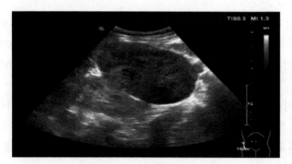

图 8-4-13　右肾实性占位

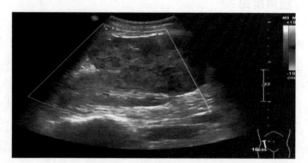

图 8-4-14　右肾实性占位血流图

超声所见：

肾脏：左/右双肾显著增大，大小__cm×__cm，形态失常，包膜凸起，实质内探及一个巨大低回声团块，形态较规则，边界可见环状强回声，较清晰，团块大小约__cm×__cm，内部回声均匀/不均匀（图8-4-13）。CDFI：团块内有较丰富血流，测得动脉频谱，流速__cm/s，RI=__（图8-4-14）。集合部未见分离/显示不清。

左/右双肾显著增大，大小__cm×__cm，形态失常，包膜凸起，实质被团块挤压变薄，实质内探及一个巨大实质性低回声团块，形态较规则，边界可见环状强回声，较清晰，团块大小约__cm×__cm，内部回声均匀/不均匀。CDFI：团块内有较丰富血流，测得动脉频谱，流速__cm/s，RI=__。集合部未见分离/显示不清。

输尿管：双侧输尿管不扩张。

膀胱：充盈好，其内未见团块。CDFI：壁上未见异常血流信号。

前列腺：大小正常，回声均匀，未见占位。CDFI：未见异常血流信号。

超声诊断：

左/右/双肾肉瘤，建议进一步检查（如超声造影）。

八、肾转移癌

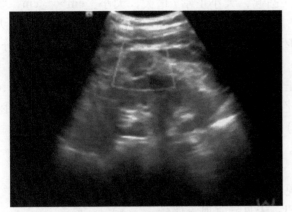
图 8-4-15　右肾实性占位

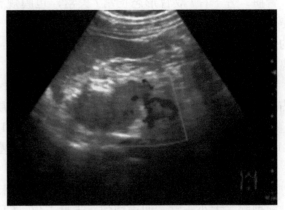
图 8-4-16　左肾实性占位血流图

超声所见：

肾脏：左 / 右 / 双肾形态正常 / 失常，包膜规整 / 凸起，大小正常 / 增大，大小__cm×__cm，实质回声不均匀，其内 / 上极 / 下极探及一个 / 多个低回声团块，形态规则 / 形态不规则，边界清晰，最大团块约__cm×__cm，内部回声均匀 / 不均匀；CDFI：团块内有稀少血流，不易测得频谱（图 8-4-15）。集合部未见分离。

左肾形态正常 / 失常，包膜规整 / 凸起，大小正常 / 增大，大小__cm×__cm，实质回声不均匀，其内 / 上极 / 下极探及一个 / 多个实质性低回声团块，形态规则 / 形态不规则，边界清晰，最大团块约__cm×__cm，内部回声均匀 / 不均匀；CDFI：团块内有稀少血流，不易测得频谱（图 8-4-16）。集合部未见分离。

输尿管：双侧输尿管不扩张。

膀胱：充盈好，其内未见团块。CDFI：壁上未见异常血流信号。

前列腺：大小正常，回声均匀，未见占位。CDFI：未见异常血流信号。

超声诊断：

左 / 右 / 双肾转移癌，建议进一步检查（如超声造影）。

九、肾盂肿瘤

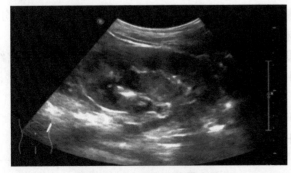
图 8-4-17　左肾盂实性占位

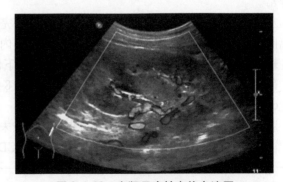
图 8-4-18　左肾盂实性占位血流图

超声所见：

肾脏：左/右/双肾形态正常/失常，包膜规整/凸起，大小正常/增大，大小__cm×__cm，实质回声均匀，未见占位。肾盂内/上极/下极探及一个/多个低回声团块，形态规则，边界清晰，最大团块约__cm×__cm，内部回声均匀/不均匀；CDFI：团块内有稀少血流，不易测得频谱。集合部见分离，分离间距约__cm，透声差。

左肾形态正常/失常，包膜规整/凸起，大小正常/增大，大小__cm×__cm，实质回声均匀，未见占位。肾盂内/上极/下极探及一个/多个实质性低回声团块，形态规则，边界清晰，最大团块约__cm×__cm，内部回声均匀/不均匀（图8-4-17）；CDFI：团块内有稀少血流，不易测得频谱（图8-4-18）。集合部见分离，分离间距约__cm，透声差。

输尿管：双侧输尿管不扩张。

膀胱：充盈好，其内未见团块。CDFI：壁上未见异常血流信号。

前列腺：大小正常，回声均匀，未见占位。CDFI：未见异常血流信号。

超声诊断：

左/右/双肾盂肿瘤，建议进一步检查（如超声造影）。

十、输尿管肿瘤

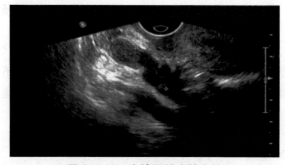 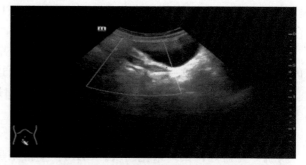

图 8-4-19　右输尿管实性占位　　　　　图 8-4-20　右输尿管实性占位血流图

超声所见：

肾脏：左/右/双肾增大，大小__cm×__cm，形态规则，包膜完整，实质回声均匀，未见占位。集合部轻度/中度分离，分离间距约__cm，其内透声尚可，形态规则，其内未见团块。CDFI：肾血流未见异常。

左肾增大，大小__cm×__cm，形态规则，包膜完整，实质回声均匀，未见占位。集合部轻度/中度分离，分离间距约__cm，其内透声尚可，形态规则，其内未见团块。CDFI：肾血流未见异常。

输尿管：双侧/右侧/左侧输尿管上/中/下段扩张，其内见低/等回声团块，呈乳头状或结节状，部分输尿管壁增厚，输尿管连续性中断（图8-4-19）。CDFI：其内见丰富血流，测得动脉频谱，流速__cm/s，RI=__（图8-4-20）。

膀胱：充盈好，其内未见团块。CDFI：壁上未见异常血流信号。

前列腺：大小正常，回声均匀，未见占位。CDFI：未见异常血流信号。

超声诊断：

左/右/双侧输尿管上/中/下段肿瘤伴输尿管扩张及肾盂积水。

十一、膀胱肿瘤

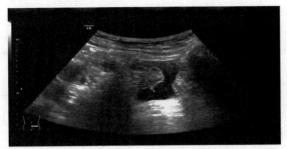

图 8-4-21　膀胱实性占位

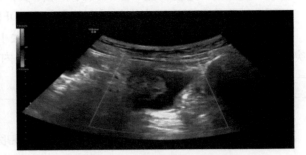

图 8-4-22　膀胱实性占位血流图

超声所见：

肾脏：右肾大小正常，大小＿cm×＿cm，形态规则，包膜完整，实质回声均匀，未见占位。集合部未见分离，其内未见团块。CDFI：肾血流未见异常。

左肾大小正常，大小＿cm×＿cm，形态规则，包膜完整，实质回声均匀，未见占位。集合部未见分离，其内未见团块。CDFI：肾血流未见异常。

输尿管：双侧输尿管不扩张，未见占位。CDFI：其内未见血流。

膀胱：充盈好，其内 / 膀胱三角 / 侧壁 / 后壁探及稍强回声团块，大小约＿cm×＿cm，形态不规则，突向膀胱，同时见较细 / 粗的蒂与膀胱黏膜相连（图 8-4-21）。CDFI：团块内见较丰富的血流，测得动脉频谱，流速＿cm/s，RI=＿（图 8-4-22）。

前列腺：大小正常，回声均匀，未见占位。CDFI：未见异常血流信号。

超声诊断：

膀胱实性占位（膀胱肿瘤：上皮性肿瘤 / 间质性肿瘤 / 淋巴瘤 / 转移癌），建议进一步检查（如超声造影）。

十二、尿道肿瘤

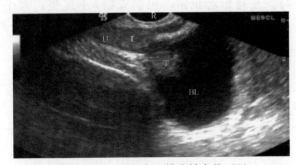

图 8-4-23　尿道内口处实性占位（1）

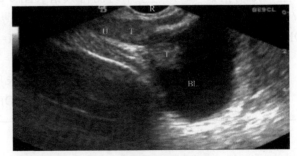

图 8-4-24　尿道内口处实性占位（2）

图片来源：王培颖，申明宇，2010. 经直肠超声诊断后尿道肿瘤 1 例 [J]. 中华超声影像学杂志，19（1）：50.

超声所见：

肾脏：右肾大小正常，大小＿cm×＿cm，形态规则，包膜完整，实质回声均匀，未见占位。集合部未见分离，其内未见团块。CDFI：肾血流未见异常。左肾大小正常，大小＿cm×＿cm，形态规则，包膜完整，实质回声均匀，未见占位。集合部未见分离，其内未见团块。CDFI：肾血流未见异常。

输尿管：双侧输尿管不扩张，未见占位。CDFI：其内未见血流信号。

膀胱：充盈好/过度，壁不厚，其内未见团块，CDFI：未见异常血流信号。

前列腺：大小正常，回声均匀，未见占位。CDFI：未见异常血流信号。

尿道腔内见一个/多个实质性低回声团块，大小约__cm×__cm，形态不规则，基底较宽/窄，部分突向膀胱（图8-4-23，图8-4-24）。CDFI：团块内可见较丰富的血流，测得动脉频谱，流速__cm/s，RI=__。

超声诊断：

尿道肿瘤（侵及膀胱/未侵及膀胱），建议进一步检查（如超声造影）。

第五节　肾实质损害与肾衰竭

一、肾实质损害

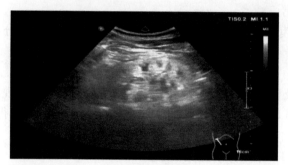

图 8-5-1　右肾

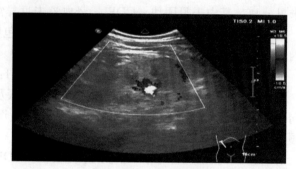

图 8-5-2　右肾血流图

超声所见：

肾脏：右肾形态正常，包膜规整/不规整，大小正常/增大/缩小，大小__cm×__cm，实质增厚/变薄，厚度约__cm，回声减低/增强；集合部未见分离（图8-5-1）。CDFI：肾动脉血流丰富/稀少，测得动脉频谱，RI=__，搏动指数（PI）=__/不易测得频谱（图8-5-2）。左肾形态正常，包膜规整/不规整，大小正常/增大/缩小，大小__cm×__cm，实质增厚/变薄，厚度约__cm，回声减低/增强；集合部未见分离。CDFI：肾动脉血流丰富/稀少，测得动脉频谱，RI=__，PI=__/不易测得频谱。

输尿管：双侧输尿管不扩张。

膀胱：充盈好，其内未见团块。CDFI：壁上未见异常血流信号。

前列腺：大小正常，回声均匀，未见占位。CDFI：未见异常血流信号。

超声诊断：

双肾实质损害（急性/慢性）。

二、肾衰竭

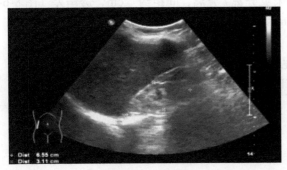

图 8-5-3　右肾

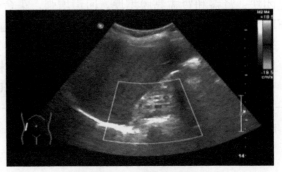

图 8-5-4　右肾血流图

超声所见：

　　肾脏：右肾明显缩小，包膜不规整，大小＿cm×＿cm，实质变薄，厚度约＿cm，回声增强；集合部增宽未见分离（图 8-5-3）。CDFI：肾动脉血流稀少，不易测得频谱（图 8-5-4）。左肾明显缩小，包膜不规整，大小＿cm×＿cm，实质变薄，厚度约＿cm，回声增强；集合部增宽未见分离。CDFI：肾动脉血流稀少，不易测得频谱。

　　输尿管：双侧输尿管不扩张。

　　膀胱：充盈差，其内未见团块。CDFI：壁上未见异常血流信号。

　　前列腺：大小正常，回声均匀，未见占位。CDFI：未见异常血流信号。

　　腹腔探及液性暗区，深约＿cm，透声尚可。

超声诊断：

肾衰竭（大量 / 中量腹水）。

第六节　泌尿系统感染性疾病

一、急性肾盂肾炎

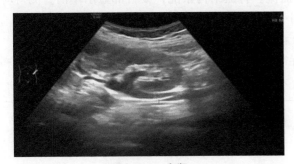

图 8-6-1　左肾

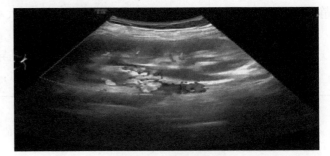

图 8-6-2　左肾血流图

超声所见：

　　肾脏：左 / 右 / 双肾形态正常 / 饱满，包膜规整，大小正常 / 增大，大小＿cm×＿cm，实质回声均匀，回声减低 / 增强，未见团块；肾盏和肾盂黏膜增厚，回声增强，集合部未见分离 / 分离，间距约＿cm，透声差（图8-6-1）。CDFI：肾窦内血流较丰富，测得动脉频谱，流速__cm/s，RI=__（图8-6-2）。

左肾形态正常/饱满，包膜规整，大小正常/增大，大小__cm×__cm，实质回声均匀，回声减低/增强，未见团块；肾盏和肾盂黏膜增厚，回声增强，集合部未见分离/分离，间距约__cm，透声差（图8-6-1）。CDFI：肾窦内血流较丰富，测得动脉频谱，流速__cm/s，RI=__。

输尿管：双侧输尿管不扩张/扩张。

膀胱：充盈好，其内未见团块。CDFI：壁上未见异常血流信号。

前列腺：大小正常，回声均匀，未见占位。CDFI：未见异常血流信号。

超声诊断：

肾盂肾炎（急性）。

二、肾脓肿

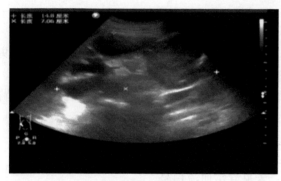 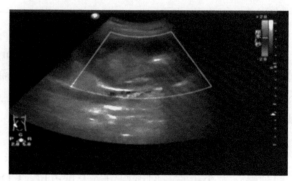

图8-6-3 右肾   图8-6-4 右肾血流图

超声所见：

肾脏：左/右/双肾增大，大小__cm×__cm，形态饱满，包膜规整，实质回声不均匀，局部明显增厚，其内见不规则高/低/无回声区，边界不清（图8-6-3）。CDFI：其内见丰富血流（图8-6-4）。肾盂结构紊乱，集合部显示不清。测得动静脉频谱，流速__m/s，RI=__。肾周见无回声区，大小约__cm×__cm，透声差。

左肾增大，大小__cm×__cm，形态饱满，包膜规整，实质回声不均匀，局部明显增厚，其内见不规则高/低/无回声区，边界不清。CDFI：其内见丰富血流。肾盂结构紊乱，集合部显示不清。测得动静脉频谱，流速__cm/s，RI=__。肾周见无回声区，大小约__cm×__cm，透声差。

输尿管：双侧输尿管不扩张/扩张。

膀胱：充盈好，其内未见团块。CDFI：壁上未见异常血流信号。

前列腺：大小正常，回声均匀，未见占位。CDFI：未见异常血流信号。

超声诊断：

左/右/双肾脓肿伴肾周围炎/脓肿。

三、肾结核

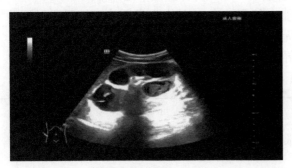

图 8-6-5　右肾（1）

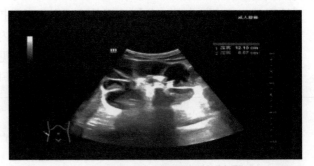

图 8-6-6　右肾（2）

超声所见：

肾脏：左/右/双肾增大，大小__cm×__cm，形态饱满，包膜不规整，实质回声不均匀，其内见多个大小不等的不规则低至无回声区，边界不清，其周围可见斑片状强回声，最大约__cm×__cm。CDFI：其内无血流。肾盂结构紊乱，集合部分离，分离间距约__cm，透声差，其内可见云雾状回声漂浮（图 8-6-5，图 8-6-6）。

左肾增大，大小__cm×__cm，形态饱满，包膜不规整，实质回声不均匀，其内见多个大小不等的不规则低至无回声区，边界不清，其周围可见斑片状强回声，最大约__cm×__cm。CDFI：其内无血流。肾盂结构紊乱，集合部分离，分离间距约__cm，透声差，内可见云雾状回声漂浮。

输尿管：双侧输尿管不扩张/扩张。

膀胱：充盈好，其内未见团块。CDFI：壁上未见异常血流信号。

前列腺：大小正常，回声均匀，未见占位。CDFI：未见异常血流信号。

超声诊断：

左/右/双肾回声改变（结核可能，请结合临床及其他相关检查）。

四、输尿管狭窄

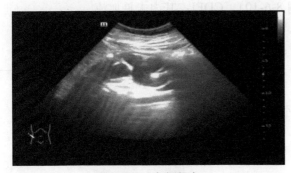

图 8-6-7　右肾积水

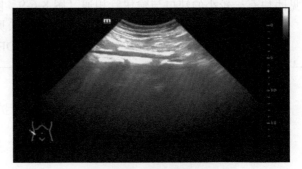

图 8-6-8　右输尿管扩张

超声所见：

肾脏：左/右/双肾增大，大小__cm×__cm，形态规则，包膜完整，实质回声均匀，未见占位。集合部轻度/中度分离，分离间距约__cm，其内透声尚可，形态规则，其内未见团块（图 8-6-7）。CDFI：肾血流未见异常。

左肾增大，大小＿＿cm×＿＿cm，形态规则，包膜完整，实质回声均匀，未见占位。集合部轻度／中度分离，分离间距约＿＿cm，其内透声尚可，形态规则，其内未见团块。CDFI：肾血流未见异常。

输尿管：双侧／右侧／左侧输尿管上／中／下段扩张，管径＿＿cm，其内未见团块，扩张段以下输尿管突然变窄，其内未见团块（图8-6-8）。CDFI：其内无血流。

膀胱：充盈好，其内未见团块。CDFI：壁上未见异常血流信号。

前列腺：大小正常，回声均匀，未见占位。CDFI：未见异常血流信号。

超声诊断：

左／右／双侧输尿管上／中／下段狭窄伴输尿管扩张及肾盂积水。

五、输尿管憩室

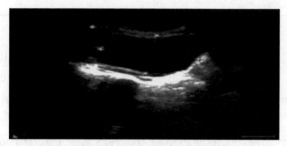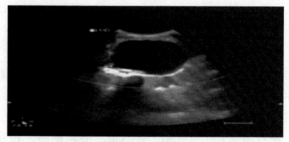

图8-6-9 左输尿管中段旁囊性团块（1）　　　图8-6-10 左输尿管中段旁囊性团块（2）

图片来源：李凤，黄伟俊，陈瀚勋，2017.巨大输尿管憩室误诊1例 [J].中国超声医学杂志，33（10）：959.

超声所见：

肾脏：左／右／双肾增大，大小＿＿cm×＿＿cm，形态规则，包膜完整，实质回声均匀，未见占位。集合部轻度／中度分离，分离间距约＿＿cm，其内透声尚可，形态规则，其内未见团块。CDFI：肾血流未见异常。

左肾增大，大小＿＿cm×＿＿cm，形态规则，包膜完整，实质回声均匀，未见占位。集合部轻度／中度分离，分离间距约＿＿cm，其内透声尚可，形态规则，其内未见团块。CDFI：肾血流未见异常。

输尿管：双侧／右侧／左侧输尿管上／中／下段扩张／不扩张，其内见圆形／椭圆形无回声团块，边界清晰，可见团块有一较小的缺口与输尿管相通（图8-6-9，图8-6-10）。CDFI：其内未见血流。

膀胱：充盈好，其内未见团块。CDFI：壁上未见异常血流信号。

前列腺：大小正常，回声均匀，未见占位。CDFI：未见异常血流信号。

超声诊断：

左／右／双侧输尿管上／中／下段憩室伴输尿管扩张及肾盂积水。

六、膀胱憩室

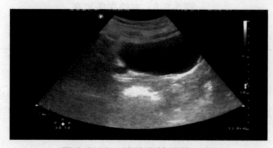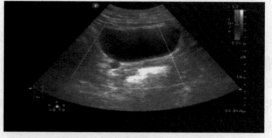

图8-6-11 膀胱囊性团块（1）　　　图8-6-12 膀胱囊性团块（2）

超声所见：

肾脏：右肾大小正常，大小＿＿cm×＿＿cm，形态规则，包膜完整，实质回声均匀，未见占位。集合部未见分离，其内未见团块。CDFI：肾血流未见异常。

左肾大小正常，大小＿＿cm×＿＿cm，形态规则，包膜完整，实质回声均匀，未见占位。集合部未见分离，其内未见团块。CDFI：肾血流未见异常。

输尿管：双侧输尿管不扩张，未见占位。CDFI：其内未见血流。

膀胱：充盈好，壁厚毛糙，壁上见多条粗细不一的稍强回声，同时在膀胱内见一个囊性团块，透声性好／不好，直径约＿＿cm，其囊壁上可见回声中断，大小约＿＿cm，与膀胱相通，排尿后囊肿可缩小（图8-6-11）。CDFI：团块内未见血流（图8-6-12）。

前列腺：大小正常，回声均匀，未见占位。CDFI：未见异常血流信号。

超声诊断：

膀胱憩室、膀胱炎。

第七节　泌尿系统损伤

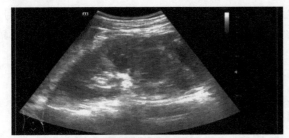

图 8-7-1　左肾

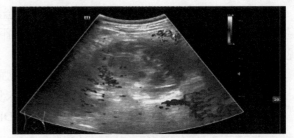

图 8-7-2　左肾血流图

超声所见：

肾脏：左／右／双肾增大，大小＿＿cm×＿＿cm，形态不规则，包膜完整／不完整，实质回声不均匀，其内／上极／下极探及一个不规则低至无回声区，边界不清，范围约＿＿cm×＿＿cm（图8-7-1）。CDFI：其内无血流（图8-7-2）。肾盂结构紊乱，集合部分离，分离间距约＿＿cm，透声差，其内可见云雾状回声漂浮。肾周未见／见无回声区，范围约＿＿cm×＿＿cm，透声差。

左肾增大，大小＿＿cm×＿＿cm，形态不规则，包膜完整／不完整，实质回声不均匀，其内／上极／下极探及一个不规则低至无回声区，边界不清，范围约＿＿cm×＿＿cm。CDFI：其内无血流。肾盂结构紊乱，集合部分离，分离间距约＿＿cm，透声差，其内可见云雾状回声漂浮。肾周未见／见无回声区，范围约＿＿cm×＿＿cm，透声差。

输尿管：双侧输尿管不扩张／扩张。

膀胱：充盈好，其内未见团块。CDFI：壁上未见异常血流信号。

前列腺：大小正常，回声均匀，未见占位。CDFI：未见异常血流信号。

腹腔探及无回声区，范围约＿＿cm×＿＿cm，透声差。

超声诊断：

左／右／双肾损伤（挫伤／裂伤／复合伤）不伴／伴腹水。

第八节 肾 积 水

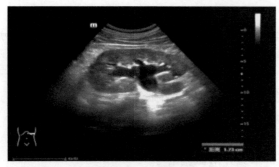
图 8-8-1 左肾积水

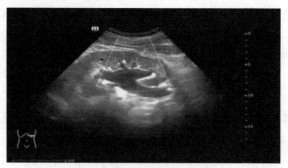
图 8-8-2 左肾积水血流图

超声所见：

肾脏：左 / 右 / 双肾大小正常 / 增大，大小＿cm×＿cm，形态规则，包膜完整，实质厚度正常 / 变薄，回声均匀，未见占位。集合部轻度 / 中度 / 重度分离，分离间距约＿cm，其内透声尚可，形态规则 / 不规则，其内未见团块（图 8-8-1）。CDFI：肾血流显示稀少（图 8-8-2）。

左肾大小正常 / 增大，大小＿cm×＿cm，形态规则，包膜完整，实质厚度正常 / 变薄，回声均匀，未见占位。集合部轻度 / 中度 / 重度分离，分离间距约＿cm，其内透声尚可，形态规则 / 不规则，其内未见团块。CDFI：肾血流显示稀少。

输尿管：双侧输尿管不扩张 / 扩张，其内未见强回声团块。

膀胱：充盈好，其内未见团块。CDFI：壁上未见异常血流信号。

前列腺：大小正常，回声均匀，未见占位。CDFI：未见异常血流信号。

超声诊断：

左 / 右 / 双肾积水（轻度 / 中度 / 重度）。

第九节 泌尿系统结石

一、肾结石

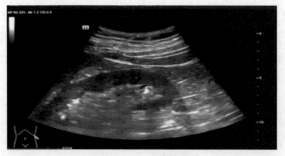
图 8-9-1 左肾结石

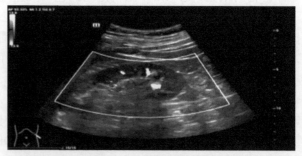
图 8-9-2 左肾结石血流图

超声所见：

肾脏：左 / 右 / 双肾大小正常，大小＿cm×＿cm，形态规则，包膜完整，实质回声均匀，未见占位。集合部分离 / 不分离，分离间距约＿cm，其内见一个 / 多个强回声团块，直径约＿cm，后方伴声影。

CDFI：肾血流未见异常。

左肾大小正常，大小__cm×__cm，形态规则，包膜完整，实质回声均匀，未见占位。集合部分离 / 不分离，分离间距约__cm，其内见一个 / 多个强回声团块，直径约__cm，后方伴声影（图 8-9-1）。CDFI：肾血流未见异常（图 8-9-2）。

输尿管：双侧输尿管不扩张 / 扩张，其内未见强回声团块。

膀胱：充盈好，其内未见团块。CDFI：壁上未见异常血流信号。

前列腺：大小正常，回声均匀，未见占位。CDFI：未见异常血流信号。

超声诊断：

左 / 右 / 双肾结石伴 / 不伴肾盂积水。

二、肾尿盐结晶

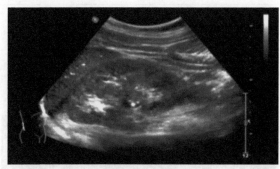

图 8-9-3　右肾

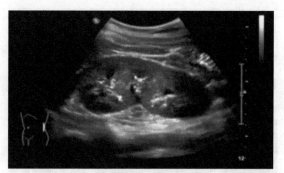

图 8-9-4　左肾

超声所见：

肾脏：右肾大小正常，大小__cm×__cm，形态规则，包膜完整，实质回声均匀，未见占位。集合部不分离，其内见多个点状强回声，直径约__cm，后方不伴声影（图 8-9-3）。

左肾大小正常，大小__cm×__cm，形态规则，包膜完整，实质回声均匀，未见占位。集合部不分离，其内见多个点状强回声，直径约__cm，后方不伴声影（图 8-9-4）。

输尿管：双侧输尿管不扩张，其内未见强回声团块。

膀胱：充盈好，其内未见团块。CDFI：壁上未见异常血流信号。

前列腺：大小正常，回声均匀，未见占位。CDFI：未见异常血流信号。

超声诊断：

双肾尿盐结晶。

三、输尿管结石

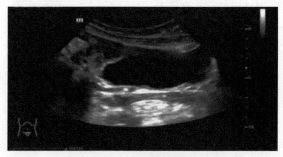

图 8-9-5　右输尿管结石（1）

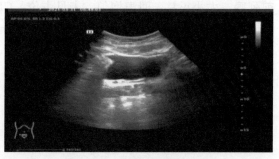

图 8-9-6　右输尿管结石（2）

超声所见：

肾脏：右肾大小正常／稍大，大小__cm×__cm，形态规则，包膜完整，实质回声均匀，未见占位。集合部轻度／中度分离，分离间距约__cm，其内透声尚可，形态规则，其内未见团块。CDFI：肾血流未见异常。

左肾大小正常／稍大，大小__cm×__cm，形态规则，包膜完整，实质回声均匀，未见占位。集合部轻度／中度分离，分离间距约__cm，其内透声尚可，形态规则，其内未见团块。CDFI：肾血流未见异常。

输尿管：双侧／右侧／左侧输尿管上／中／下段扩张，其内探及强回声团块，直径约__cm，后方伴声影（图8-9-5，图8-9-6）。CDFI：其内无血流信号。

膀胱：充盈好，其内未见团块。CDFI：壁上未见异常血流信号。

前列腺：大小正常，回声均匀，未见占位。CDFI：未见异常血流信号。

超声诊断：

左／右／双侧输尿管上／中／下段结石伴输尿管扩张及肾盂积水。

四、膀胱结石

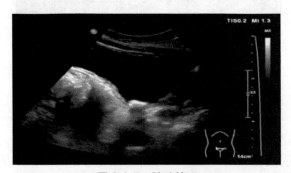 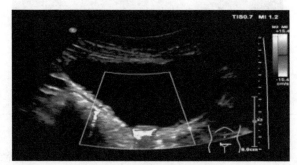

图8-9-7 膀胱结石　　　　　　　　　　图8-9-8 膀胱结石血流图

超声所见：

肾脏：右肾大小正常，大小__cm×__cm，形态规则，包膜完整，实质回声均匀，未见占位。集合部未见分离，其内未见团块。CDFI：肾血流未见异常。

左肾大小正常，大小__cm×__cm，形态规则，包膜完整，实质回声均匀，未见占位。集合部未见分离，其内未见团块。CDFI：肾血流未见异常。

输尿管：双侧输尿管不扩张，未见占位。CDFI：其内未见血流信号。

膀胱：充盈好，壁厚毛糙，膀胱内探及一个／多个强回声团块，直径约__cm，后方伴声影，随体位变化而移动（图8-9-7）。CDFI：团块内未见血流（图8-9-8）。

前列腺：大小正常，回声均匀，未见占位。CDFI：未见异常血流信号。

超声诊断：

膀胱结石、膀胱炎。

第十节　前列腺疾病

一、前列腺良性增生

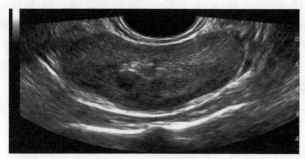

图 8-10-1　前列腺增大

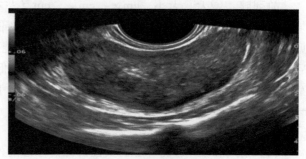

图 8-10-2　前列腺增大血流图

超声所见:

肾脏:右肾大小正常,大小__cm×__cm,形态规则,包膜完整,实质回声均匀,未见占位。集合部未见分离,其内未见团块。CDFI:肾血流未见异常。

左肾大小正常,大小__cm×__cm,形态规则,包膜完整,实质回声均匀,未见占位。集合部未见分离,其内未见团块。CDFI:肾血流未见异常。

输尿管:双侧输尿管不扩张,未见占位。CDFI:其内未见血流信号。

膀胱:充盈好,壁不厚,其内未见团块,CDFI:未见异常血流信号。

前列腺:增大,大小__cm×__cm×__cm(左右径 × 前后径 × 上下径),两侧对称,包膜完整,内部回声不均匀,未见占位 / 查见多个较小囊性团块,大小约__cm×__cm(图 8-10-1)。CDFI:未见异常血流信号(图 8-10-2)。纵切面可见基底部突入膀胱腔达__cm,内腺呈球形增大,外腺明显受压变薄,内外腺界限整齐、清晰,见多个 / 一个强回声,大小约__cm×__cm,后方伴声影。

超声诊断:

前列腺增生(伴小囊肿 / 结石)。

二、前列腺肿瘤

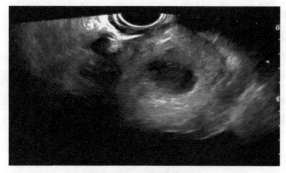

图 8-10-3　前列腺占位

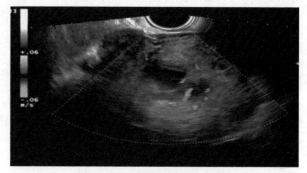

图 8-10-4　前列腺占位血流图

超声所见:

肾脏:右肾大小正常,大小__cm×__cm,形态规则,包膜完整,实质回声均匀,未见占位。集合部未见分离，其内未见团块。CDFI：肾血流未见异常。

　　左肾大小正常，大小__cm×__cm，形态规则，包膜完整，实质回声均匀，未见占位。集合部未见分离，其内未见团块。CDFI：肾血流未见异常。

　　输尿管：双侧输尿管不扩张，未见占位。CDFI：其内未见血流信号。

　　膀胱：充盈好，壁不厚，其内未见团块，CDFI：未见异常血流信号。

　　前列腺：增大，大小__cm×__cm×__cm（左右径 × 前后径 × 上下径），形态不规则，回声不均匀，于左 / 右侧外腺区可见__cm×__cm 的不规则低回声团块，边缘不清，内部回声不均匀，内见 / 未见散在强回声斑，约为__cm×__cm，其前缘与膀胱颈部分界清 / 不清，膀胱颈部回声增厚、隆起不规则。后缘与直肠分界清 / 不清，盆腔内未见 / 可见多个低回声肿大淋巴结。CDFI：前列腺低回声团内可见丰富血流信号，测得动脉频谱，流速__cm/s，RI=__（图 8-10-3，图 8-10-4）。

超声诊断：

（1）前列腺左 / 右侧外腺区实性占位，考虑前列腺癌 / 淋巴瘤可能性大，建议超声引导下穿刺活检。

（2）盆腔多发低回声团，考虑淋巴结转移。

第十一节　精 囊 疾 病

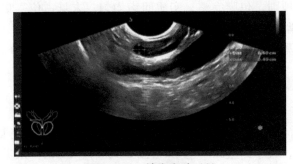

图 8-11-1　精囊囊肿（1）

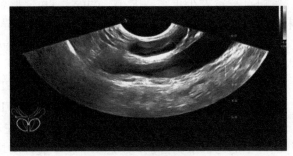

图 8-11-2　精囊囊肿（2）

超声所见：

　　肾脏：右肾大小正常，大小__cm×__cm，形态规则，包膜完整，实质回声均匀，未见占位。集合部未见分离，其内未见团块。CDFI：肾血流未见异常。

　　左肾大小正常，大小__cm×__cm，形态规则，包膜完整，实质回声均匀，未见占位。集合部未见分离，其内未见团块。CDFI：肾血流未见异常。

　　输尿管：双侧输尿管不扩张，未见占位。CDFI：其内未见血流信号。

　　膀胱：充盈好，壁不厚，其内未见团块。CDFI：未见异常血流信号。

　　前列腺：大小正常，大小__cm×__cm×__cm（左右径 × 前后径 × 上下径），回声均匀，未见占位。CDFI：其内未见血流信号。

　　精囊腺：明显增大，左侧精囊大小__cm×__cm，右侧精囊大小__cm×__cm，囊壁模糊不清，内可见点状高或强回声 / 见多个无回声团块，边界清晰（图 8-11-1，图 8-11-2）。CDFI：未探及异常血流信号。

超声诊断：

精囊炎 / 精囊囊肿。

第9章　肾上腺疾病超声医学诊断报告

第一节　肾上腺肿瘤

一、肾上腺皮质腺瘤

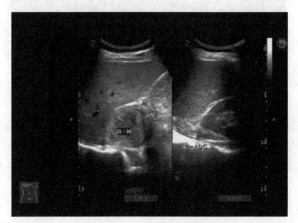

图 9-1-1　右肾上腺区占位

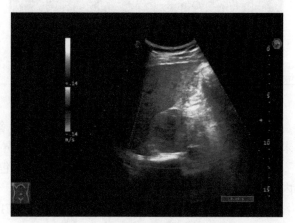

图 9-1-2　右肾上腺区占位血流图

超声所见：

　　肾脏：右肾大小正常，大小__cm×__cm，形态规则，包膜完整，实质回声均匀，未见占位。集合部未见分离，其内未见团块。CDFI：肾血流未见异常。

　　左肾大小正常，大小__cm×__cm，形态规则，包膜完整，实质回声均匀，未见占位。集合部未见分离，其内未见团块。CDFI：肾血流未见异常。

　　输尿管：双侧输尿管不扩张，未见占位。CDFI：其内未见血流信号。

　　膀胱：充盈好，壁不厚，其内未见团块，CDFI：未见异常血流信号。

　　前列腺：大小正常 / 增大，大小__cm×__cm×__cm（左右径 × 前后径 × 上下径），两侧对称，包膜完整，内部回声欠均匀，未见占位。CDFI：未见异常血流信号。

　　肾上腺：右侧肾上腺大小__cm×__cm；左侧肾上腺大小__cm×__cm。左 / 右 / 双侧肾上腺区可见大小约__cm×__cm 的低回声团，呈圆形 / 椭圆形，边界清晰，可见完整包膜。内部回声均匀 / 不均匀，内可见不规则无回声区（图 9-1-1）。CDFI：团块周边及内部可见 / 未见血流信号（图 9-1-2）。肾上腺外、肾门、腹主动脉旁、髂动脉两侧、膀胱内可见 / 未见异常回声，大小约__cm×__cm，边界清晰，内部回声均匀 / 不均匀。CDFI：团块周边及内部可见 / 未见血流信号。

超声诊断：

　　左 / 右 / 双侧肾上腺区实性占位，肾上腺外见 / 未见实性占位：考虑皮质腺瘤可能性大，建议进行超声造影。

二、肾上腺皮质腺癌

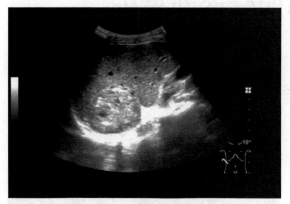
图 9-1-3 右肾上腺区占位

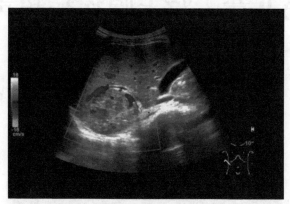
图 9-1-4 右肾上腺区占位血流图

超声所见：

肾脏：右肾大小正常，大小__cm×__cm，形态规则，包膜完整，实质回声均匀，未见占位。集合部未见分离，其内未见团块。CDFI：肾血流未见异常。

左肾大小正常，大小__cm×__cm，形态规则，包膜完整，实质回声均匀，未见占位。集合部未见分离，其内未见团块。CDFI：肾血流未见异常。

输尿管：双侧输尿管不扩张，未见占位。CDFI：其内未见血流信号。

膀胱：充盈好，壁不厚，其内未见团块。CDFI：未见异常血流信号。

前列腺：大小正常 / 增大，大小__cm×__cm×__cm（左右径 × 前后径 × 上下径），两侧对称，包膜完整，内部回声欠均匀，未见占位。CDFI：未见异常血流信号。

肾上腺：右侧肾上腺大小__cm×__cm；左侧肾上腺大小__cm×__cm。左 / 右 / 双侧肾上腺区可见较大的低回声团，大小约__cm×__cm，形态不规则，边界清楚 / 不清楚，包膜不完整，内部回声不均匀，内可见不规则无回声区及点片状强回声（图 9-1-3）。CDFI：团块周边及内部可见较丰富血流信号，测得动脉频谱，流速__cm/s，RI=__（图 9-1-4）。

超声诊断：

左 / 右 / 双侧肾上腺区实性占位，考虑皮质腺癌可能性大，建议进行超声造影。

三、肾上腺转移性癌

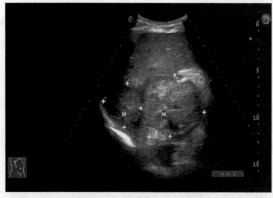
图 9-1-5 肾上腺转移癌

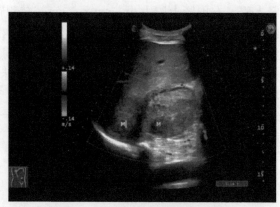
图 9-1-6 肾上腺转移癌血流图

超声所见：

肾脏：右肾大小正常，大小＿＿cm×＿＿cm，形态规则，包膜完整，实质回声均匀，未见占位。集合部未见分离，其内未见团块。CDFI：肾血流未见异常。

左肾大小正常，大小＿＿cm×＿＿cm，形态规则，包膜完整，实质回声均匀，未见占位。集合部未见分离，其内未见团块。CDFI：肾血流未见异常。

输尿管：双侧输尿管不扩张，未见占位。CDFI：其内未见血流信号。

膀胱：充盈好，壁不厚，其内未见团块。CDFI：未见异常血流信号。

前列腺：大小正常／增大，大小＿＿cm×＿＿cm×＿＿cm（左右径 × 前后径 × 上下径），两侧对称，包膜完整，内部回声欠均匀，未见占位。CDFI：未见异常血流信号。

肾上腺：右侧肾上腺大小＿＿cm×＿＿cm；左侧肾上腺大小＿＿cm×＿＿cm。左／右／双侧肾上腺区可见一个／多个低回声团，最大约＿＿cm×＿＿cm，形态规则／不规则，边界清楚／不清楚，包膜完整，内部回声不均匀，内可见不规则无回声区（图 9-1-5）。CDFI：团块周边及内部可见较丰富血流信号，测得动脉频谱，流速＿＿cm/s，RI=＿＿（图 9-1-6）。

超声诊断：

左／右／双侧肾上腺区实性占位，考虑肾上腺转移性癌可能性大，建议进行超声造影。

四、肾上腺嗜铬细胞瘤

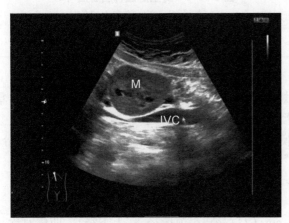

图 9-1-7　肾上腺嗜铬细胞瘤

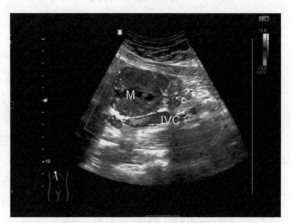

图 9-1-8　肾上腺嗜铬细胞瘤血流图

超声所见：

肾脏：右肾大小正常，大小＿＿cm×＿＿cm，形态规则，包膜完整，实质回声均匀，未见占位。集合部未见分离，其内未见团块。CDFI：肾血流未见异常。

左肾大小正常，大小＿＿cm×＿＿cm，形态规则，包膜完整，实质回声均匀，未见占位。集合部未见分离，其内未见团块。CDFI：肾血流未见异常。

输尿管：双侧输尿管不扩张，未见占位。CDFI：其内未见血流信号。

膀胱：充盈好，壁不厚，其内未见团块。CDFI：未见异常血流信号。

前列腺：大小正常／增大，大小＿＿cm×＿＿cm×＿＿cm（左右径 × 前后径 × 上下径），两侧对称，包膜完整，内部回声欠均匀，未见占位。CDFI：未见异常血流信号。

肾上腺：右侧肾上腺大小＿＿cm×＿＿cm；左侧肾上腺大小＿＿cm×＿＿cm。左／右／双侧肾上腺区可见一个低回声团，大小约＿＿cm×＿＿cm，形态规则，边界清楚，可见完整明亮高回声包膜，团块与肾上极脂肪囊连接构成强回声的"海鸥"征。内部回声较均匀/内可见不规则无回声区及强回声团块，部分强回声团块后方伴声影（图9-1-7）。CDFI：团块周边可见环状血流，内部可见较丰富血流信号，测得动脉频谱，流速__cm/s，RI=__（图9-1-8）。

超声诊断：

左/右/双侧肾上腺区实性占位：考虑肾上腺嗜铬细胞瘤可能性大，建议进行超声造影。

五、肾上腺髓样脂肪瘤

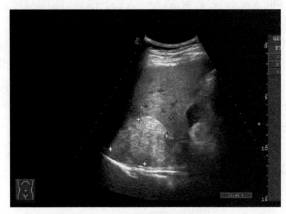

图9-1-9 肾上腺髓样脂肪瘤（1）

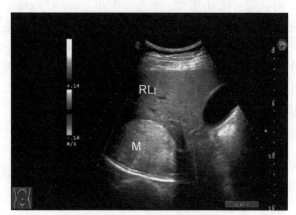

图9-1-10 肾上腺髓样脂肪瘤（2）

RL.肝右叶；M.稍高水平回声

超声所见：

肾脏：右肾大小正常，大小__cm×__cm，形态规则，包膜完整，实质回声均匀，未见占位。集合部未见分离，其内未见团块。CDFI：肾血流未见异常。

左肾大小正常，大小__cm×__cm，形态规则，包膜完整，实质回声均匀，未见占位。集合部未见分离，其内未见团块。CDFI：肾血流未见异常。

输尿管：双侧输尿管不扩张，未见占位。CDFI：其内未见血流信号。

膀胱：充盈好，壁不厚，其内未见团块，CDFI：未见异常血流信号。

前列腺：大小正常/增大，大小__cm×__cm×__cm（左右径×前后径×上下径），两侧对称，包膜完整，内部回声欠均匀，未见占位。CDFI：未见异常血流信号。

肾上腺：右侧肾上腺大小__cm×__cm；左侧肾上腺大小__cm×__cm。左/右/双侧肾上腺区见一个较大的稍强回声团块，大小约__cm×__cm，形态规则，边界清楚，有包膜回声。内部回声较均匀（图9-1-9）。CDFI：团块周边及内部血流信号稀少，不易测得动脉频谱（图9-1-10）。

超声诊断：

左/右/双侧肾上腺区实性占位，考虑肾上腺髓样脂肪瘤可能性大，建议进行超声造影。

六、肾上腺皮质腺神经母细胞瘤

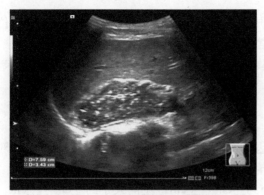

图 9-1-11　肾上腺神经母细胞瘤

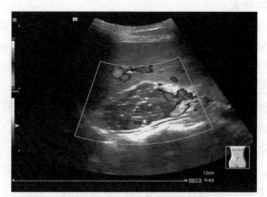

图 9-1-12　肾上腺神经母细胞瘤血流图

超声所见：

肾脏：右肾大小正常，大小__cm×__cm，形态规则，包膜完整，实质回声均匀，未见占位。集合部未见分离，其内未见团块。CDFI：肾血流未见异常。左肾大小正常，大小__cm×__cm，形态规则，包膜完整，实质回声均匀，未见占位。集合部未见分离，其内未见团块。CDFI：肾血流未见异常。

输尿管：双侧输尿管不扩张，未见占位。CDFI：其内未见血流信号。

膀胱：充盈好，壁不厚，其内未见团块。CDFI：未见异常血流信号。

前列腺：大小正常 / 增大，大小__cm×__cm×__cm（左右径 × 前后径 × 上下径），两侧对称，包膜完整，内部回声欠均匀，未见占位。CDFI：未见异常血流信号。

肾上腺：右侧肾上腺大小__cm×__cm；左侧肾上腺大小__cm×__cm。左 / 右 / 双侧肾上腺区可见巨大的实质性低回声 / 混合回声团块，大小约__cm×__cm，形态不规则，呈分叶状，边界清楚 / 不清楚，包膜不完整，内部回声不均匀，内可见不规则无回声区及点片状强回声（图 9-1-11）。CDFI：团块周边及内部可见较丰富血流信号，测得动脉频谱，流速__cm/s，RI=__（图 9-1-12）。

超声诊断：

左 / 右 / 双侧肾上腺区实性占位，考虑皮质腺神经母细胞瘤可能性大，建议进行超声造影。

第二节　肾上腺疾病

一、肾上腺皮质增生

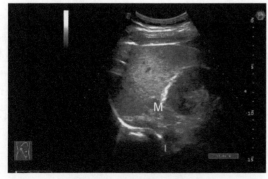

图 9-2-1　右肾上腺增生
M. 稍高水平回声

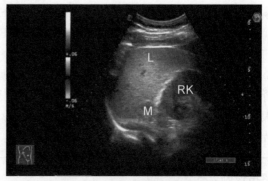

图 9-2-2　右肾上腺增生血流图
L. 肝；RK. 右肾；M. 稍高水平回声

超声所见：

肾脏：右肾大小正常，大小__cm×__cm，形态规则，包膜完整，实质回声均匀，未见占位。集合部未见分离，其内未见团块。CDFI：肾血流未见异常。

左肾大小正常，大小__cm×__cm，形态规则，包膜完整，实质回声均匀，未见占位。集合部未见分离，其内未见团块。CDFI：肾血流未见异常。

输尿管：双侧输尿管不扩张，未见占位。CDFI：其内未见血流信号。

膀胱：充盈好，壁不厚，其内未见团块。CDFI：未见异常血流信号。

前列腺：大小正常／增大，大小__cm×__cm×__cm（左右径 × 前后径 × 上下径），两侧对称，包膜完整，内部回声欠均匀，未见占位。CDFI：未见异常血流信号。

肾上腺：双侧肾上腺增大，形态饱满，右侧大小约__cm×__cm，左侧大小约__cm×__cm，肾上腺区可见细条状／带状较强回声／圆形低回声区（图 9-2-1）。CDFI：其内未见异常血流信号（图 9-2-2）。

超声诊断：

左／右／双侧肾上腺区回声改变，考虑肾上腺皮质增生。

二、肾上腺出血

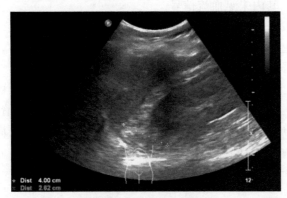

图 9-2-3　左侧肾上腺出血

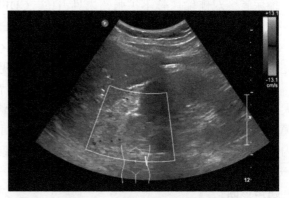

图 9-2-4　左侧肾上腺出血血流图

超声所见：

肾脏：右肾大小正常，大小__cm×__cm，形态规则，包膜完整，实质回声均匀，未见占位。集合部未见分离，其内未见团块。CDFI：肾血流未见异常。

左肾大小正常，大小__cm×__cm，形态规则，包膜完整，实质回声均匀，未见占位。集合部未见分离，其内未见团块。CDFI：肾血流未见异常。

输尿管：双侧输尿管不扩张，未见占位。CDFI：其内未见血流信号。

膀胱：充盈好，壁不厚，其内未见团块。CDFI：未见异常血流信号。

前列腺：大小正常／增大，大小__cm×__cm×__cm（左右径 × 前后径 × 上下径），两侧对称，包膜完整，内部回声欠均匀，未见占位。CDFI：未见异常血流信号。

肾上腺：右侧肾上腺大小__cm×__cm；左侧肾上腺大小__cm×__cm。左／右／双侧肾上腺区见一个较大的混合回声团块，大小约__cm×__cm，形态规则，边界清楚，有包膜回声。内部回声不均匀，可见片状无回声区及稍强回声（图 9-2-3）。CDFI：团块内部无血流信号（图 9-2-4）。

超声诊断：

左／右／双侧肾上腺区混合回声团块，考虑肾上腺出血可能性大，建议进行超声造影。

三、肾上腺囊肿

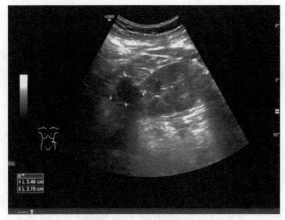

图 9-2-5　肾上腺囊肿

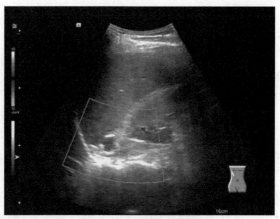

图 9-2-6　肾上腺囊肿血流图

超声所见：

肾脏：右肾大小正常，大小__cm×__cm，形态规则，包膜完整，实质回声均匀，未见占位。集合部未见分离，其内未见团块。CDFI：肾血流未见异常。

左肾大小正常，大小__cm×__cm，形态规则，包膜完整，实质回声均匀，未见占位。集合部未见分离，其内未见团块。CDFI：肾血流未见异常。

输尿管：双侧输尿管不扩张，内见占位。CDFI：其内未见血流信号。

膀胱：充盈好，壁不厚，其内未见团块。CDFI：未见异常血流信号。

前列腺：大小正常/增大，大小__cm×__cm×__cm（左右径×前后径×上下径），两侧对称，包膜完整，内部回声欠均匀，未见占位。CDFI：未见异常血流信号。

肾上腺：右侧肾上腺大小__cm×__cm；左侧肾上腺大小__cm×__cm。左/右/双侧肾上腺区见一个囊性无回声团块，大小约__cm×__cm，形态规则，边界清楚，有包膜回声。内部回声均匀，透声性好（图9-2-5）。CDFI：团块内部无血流信号（图9-2-6）。

超声诊断：

左/右/双侧肾上腺区无回声团块，考虑肾上腺囊肿可能性大，建议进行超声造影。

四、肾上腺结核

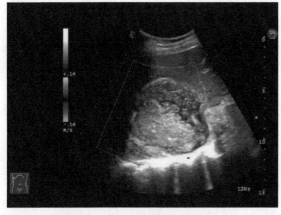

图 9-2-7　右肾上腺结核性脓肿（1）

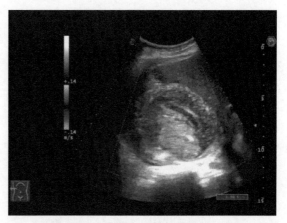

图 9-2-8　右肾上腺结核性脓肿（2）

超声所见：

肾脏：右肾大小正常，大小＿cm×＿cm，形态规则，包膜完整，实质回声均匀，未见占位。集合部未见分离，其内未见团块。CDFI：肾血流未见异常。

左肾大小正常，大小＿cm×＿cm，形态规则，包膜完整，实质回声均匀，未见占位。集合部未见分离，其内未见团块。CDFI：肾血流未见异常。

输尿管：双侧输尿管不扩张，未见占位。CDFI：其内未见血流信号。

膀胱：充盈好，壁不厚，其内未见团块。CDFI：未见异常血流信号。

前列腺：大小正常／增大，大小＿cm×＿cm×＿cm（左右径 × 前后径 × 上下径），两侧对称，包膜完整，内部回声欠均匀，未见占位。CDFI：未见异常血流信号。

肾上腺：肾上腺增大／缩小，右侧肾上腺大小＿cm×＿cm；左侧肾上腺大小＿cm×＿cm。左／右／双侧肾上腺区见一个不规则的低回声团块，大小约＿cm×＿cm，边界不清楚，无包膜回声。内部回声不均匀，可见点片状强回声／无回声，部分强回声伴声影。CDFI：团块内部无血流信号（图 9-2-7，图 9-2-8）。

超声诊断：

左／右／双侧肾上腺区回声改变，考虑肾上腺结核可能性大，建议进行超声造影或治疗后复查。

第二篇　浅表脏器篇

第10章　眼部超声医学诊断报告

第一节　正常双眼

检查时间：　　　　　　　　　　　　　　检查编号：
仪器型号：　　　　　　　　　　　　　　门诊 / 体检号：

姓名：　　　　　性别：　　　　年龄：　　　　登记号（住院号）：　　　　床号：
送检科室：　　　　　　　　检查部位：

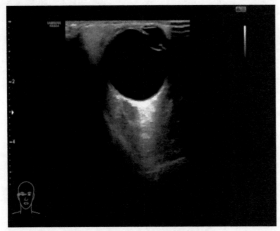

图 10-1-1　正常眼球及球后

正常右眼二维图

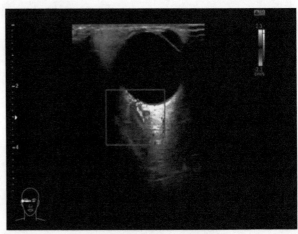

图 10-1-2　球后血流图

正常右眼球后血流图

超声所见：
双眼球形态未见明显异常，双眼前后轴径在正常范围。
双眼前房深度大致正常，未见异常回声。
双眼晶状体回声、位置、形态未见明显异常。
双眼玻璃体呈无回声，未见明显异常回声。
双眼眶内未见明显异常回声（图 10-1-1）。
CDFI：双眼球后肌锥内未见明显异常回声（图 10-1-2）。

超声诊断：
双侧眼部超声未见明显异常。

打印时间：　　　　　　　　记录者：　　　　　　　　医师签字：

本报告仅反映受检者当时情况，供临床医师参考。

第二节　正常眼球后血管

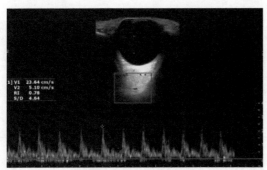

图 10-2-1　球后血管
左侧眼动脉血流频谱

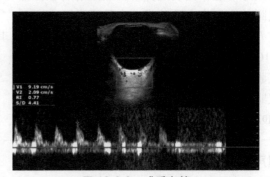

图 10-2-2　球后血管
左侧视网膜中央动脉血流频谱

超声所见：

双眼球后血管血流频谱见表 10-2-1（图 10-2-1，图 10-2-2）。

表 10-2-1　双眼球后血流频谱

	最大流速（cm/s）	最小流速（cm/s）	阻力指数
右眼视网膜中央动脉	9.7	3.1	0.68
右眼睫后动脉	6.4	2.3	0.64
右眼动脉	31.9	7.5	0.76
左眼视网膜中央动脉	9.2	2.1	0.77
左眼睫后动脉	7.7	2.2	0.71
左眼动脉	23.6	5.1	0.78

超声诊断：

双眼球后血管未见明显异常。

第三节　常见眼球疾病

一、白内障

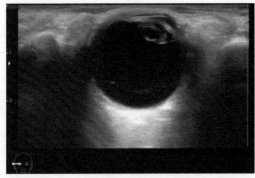

图 10-3-1　白内障
右眼晶状体二维图

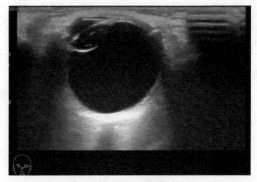

图 10-3-2　白内障
左眼晶状体二维图

超声所见：

双眼球形态未见明显异常，双眼前后轴径在正常范围。

双眼前房深度大致正常，未见异常回声。

左 / 右 / 双晶状体位置、形态未见明显异常，其内可见点絮状强回声 / 双眼晶体囊膜增厚（图 10-3-1，图 10-3-2）。

双眼玻璃体呈无回声，未见明显异常回声。

双眼眶内未见明显异常回声。

CDFI：双眼球后肌锥内未见明显异常。

超声诊断：

左 / 右 / 双白内障。

二、人工晶状体

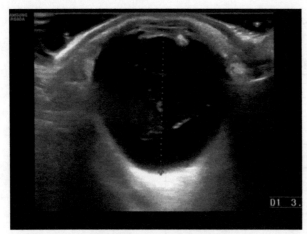
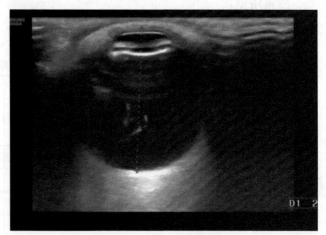

图 10-3-3　人工晶状体	图 10-3-4　人工晶状体
右眼晶状体二维图	左眼晶状体二维图

超声所见：

双眼球形态未见明显异常，双眼前后轴径在正常范围。

双眼前房深度大致正常，未见异常回声。

左 / 右 / 双眼人工晶体回声，位置、形态未见明显异常（图 10-3-3，图 10-3-4）。

双眼玻璃体呈无回声，未见明显异常回声。

双眼眶内未见明显异常回声。

CDFI：双眼球后肌锥内未见明显异常。

超声诊断：

左 / 右 / 双眼人工晶状体回声、位置、形态未见异常。

三、玻璃体积血

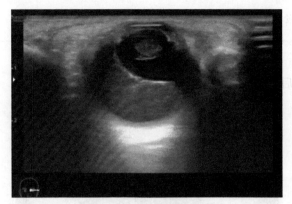 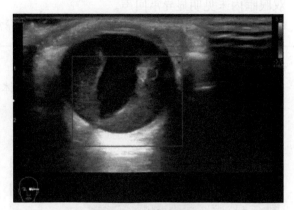

图 10-3-5 玻璃体积血
左眼玻璃体二维图

图 10-3-6 玻璃体积血
左眼玻璃体血流图

超声所见：

双眼球形态未见明显异常，双眼前后轴径在正常范围。

双眼前房深度大致正常，未见异常回声。

双眼晶状体回声、位置、形态未见明显异常。

左/右/双眼玻璃体内探及细密点状强回声，不与周边球壁相连，嘱患者转动眼球，运动及后运动试验（+）（图 10-3-5）。CDFI：其上未见血流信号（图 10-3-6）。

双眼眶内未见明显异常回声。

CDFI：双眼球后肌锥内及球后血管未见明显异常。

超声诊断：

左/右/双眼玻璃体内细密点状强回声，考虑玻璃体积血。

四、玻璃体后脱离

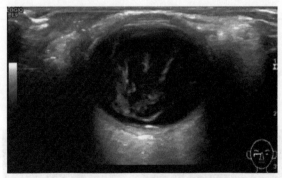 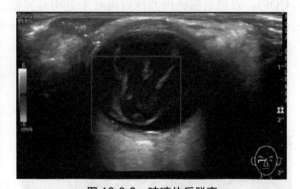

图 10-3-7 玻璃体后脱离
右眼玻璃体后脱离二维图

图 10-3-8 玻璃体后脱离
右眼玻璃体后脱离血流图

超声所见：

双眼球形态未见明显异常，双眼前后轴径在正常范围。

双眼前房深度大致正常，未见异常回声。

双眼晶状体回声、位置、形态未见明显异常。

左/右/双眼玻璃体内探及一连续光滑纤细的带状强回声，嘱患者转动眼球，后运动试验（+）带状强回声呈波浪状摆动（图 10-3-7）。CDFI：其上未见血流信号（图 10-3-8）。

双眼眶内未见明显异常回声。

CDFI：双眼球后肌锥内及球后血管未见明显异常。

超声诊断：

左/右/双眼玻璃体内带状强回声，考虑玻璃体后脱离。

五、玻璃体混浊

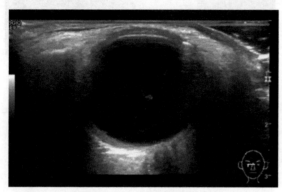 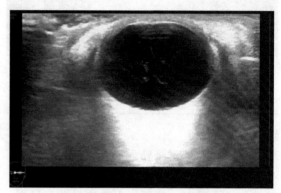

图 10-3-9　玻璃体混浊（1）　　　　　图 10-3-10　玻璃体混浊（2）

超声所见：

双眼球形态未见明显异常，双眼前后轴径在正常范围。

双眼前房深度大致正常，未见异常回声。

双眼晶状体回声、位置、形态未见明显异常。

左/右/双眼玻璃体内探及少量点状、条带状强回声漂浮，嘱患者转动眼球，后运动试验（+）（图 10-3-9，图 10-3-10）。CDFI：其上未见血流信号。

双眼眶内未见明显异常回声。

CDFI：双球后肌锥内及球后血管未见明显异常。

超声诊断：

左/右/双眼玻璃体轻度混浊。

六、永存原始玻璃体增生症

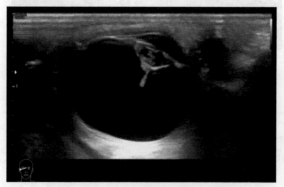 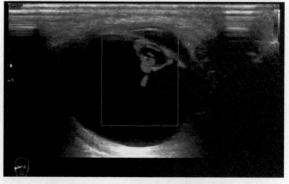

图 10-3-11　永存原始玻璃体增生症　　　图 10-3-12　永存原始玻璃体增生症
右眼玻璃体内条状高回声二维图　　　　　右眼玻璃体内条状高回声血流图

超声所见：

双眼球形态未见明显异常，双眼前后轴径在正常范围。

双眼晶状体回声、位置、形态未见明显异常。

右眼前房较浅，未见异常回声；左眼前房深度大致正常，未见异常回声。

右眼玻璃体内（Cloquet 管附近）探及一条状高回声，表面欠光滑，前端包绕晶状体，后端与视盘紧密相连，运动不明显（图 10-3-11）；CDFI：其上可见 / 未见与视网膜中央动静脉延续的血流信号（图 10-3-12）；左 / 右眼玻璃体透声好，内未见明显异常回声。

双眼眶内未见明显异常回声及血流信号。

超声诊断：

右眼玻璃体内条状高回声，考虑永存原始玻璃体增生症。

七、玻璃体动脉残留

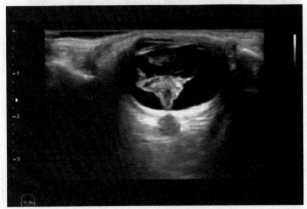 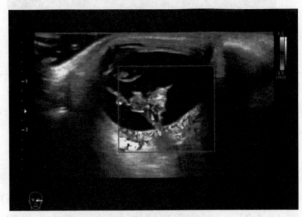

图 10-3-13　玻璃体动脉残留
左眼玻璃体内不规则高回声二维图

图 10-3-14　玻璃体动脉残留
左眼玻璃体内不规则高回声血流图

超声所见：

双眼球形态未见明显异常，双眼前后轴径在正常范围。

双眼晶状体回声、位置、形态未见明显异常。

双眼前房深度大致正常，未见异常回声。

左 / 右 / 双眼玻璃体内（视盘前方）探及一不规则高回声，表面欠光滑，与视盘相连（图 10-3-13）；CDFI：其上可见与视网膜中央动静脉延续的血流信号 / 其上未见明显血流信号（图 10-3-14）；左 / 右眼玻璃体透声好，内未见明显异常回声。

双眼眶内未见明显异常回声及血流信号。

超声诊断：

左 / 右 / 双眼玻璃体内不规则高回声，考虑玻璃体动脉不完全残留（视盘前部残留）。

第四节　视网膜疾病

一、完全性视网膜脱离

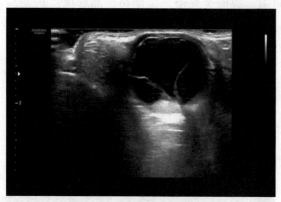 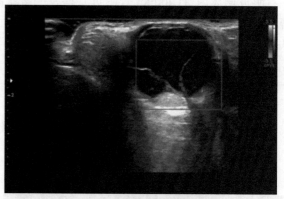

图 10-4-1　完全性视网膜脱离
左眼玻璃体内条带状强回声二维图

图 10-4-2　完全性视网膜脱离
左眼玻璃体内条带状强回声血流图

超声所见：

双眼球形态未见明显异常，双眼前后轴径在正常范围。

双眼前房深度大致正常，未见异常回声。

双眼晶状体回声、位置、形态未见明显异常。

左 / 右 / 双眼玻璃体内探及条带状强回声，与视盘及周边球壁相连，呈"V"形，嘱患者转动眼球，可见轻度运动，后运动试验（－）（图 10-4-1）；CDFI：其上可见与视网膜中央动静脉相延续的血流信号（图 10-4-2）；左 / 右眼玻璃体透声好，其内未见明显异常回声。

双眼眶内未见明显异常回声。

CDFI：双眼球后肌锥内及球后血管未见明显异常。

超声诊断：

左 / 右 / 双眼玻璃体内条带状强回声，考虑完全性视网膜脱离。

二、不完全性视网膜脱离

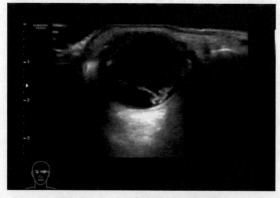 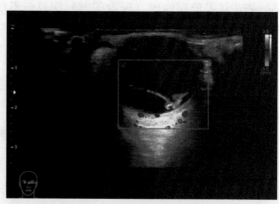

图 10-4-3　不完全性视网膜脱离
左眼玻璃体内条状强回声带二维图

图 10-4-4　不完全性视网膜脱离
左眼玻璃体内条状强回声带血流图

超声所见：

双眼球形态未见明显异常，双眼前后轴径在正常范围。

双眼前房深度大致正常，未见异常回声。

双眼晶状体回声、位置、形态未见明显异常。

左 / 右 / 双眼玻璃体内探及一条带状强回声，一端与视盘相连，另一端与周边球壁相连，嘱患者转动眼球，可见轻度运动，后运动试验（－）（图 10-4-3）；CDFI：其上可见与视网膜中央动静脉相延续的血流信号（图 10-4-4）；左 / 右眼玻璃体透声好，其内未见明显异常回声。

双眼眶内未见明显异常回声。

CDFI：双眼球后肌锥内及球后血管未见明显异常。

超声诊断：

左 / 右 / 双眼玻璃体内条带状强回声，考虑不完全性视网膜脱离。

三、视网膜母细胞瘤

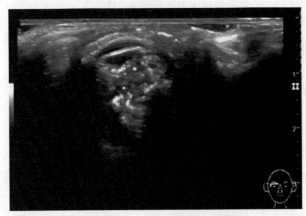
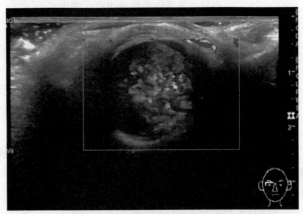

图 10-4-5　视网膜母细胞瘤　　　　　　　图 10-4-6　视网膜母细胞瘤
右眼球低回声团二维图　　　　　　　　右眼球低回声团血流图

超声所见：

双眼球形态未见明显异常，双眼前后轴径在正常范围。

双眼晶状体回声、位置、形态未见明显异常。

双眼前房深度大致正常，未见异常回声。

左 / 右眼球内探及一实性低回声团，形态不规则，团块内部回声不均匀，可见数个强回声灶（图 10-4-5）；CDFI：其内可见 Ⅰ / Ⅱ / Ⅲ 级血流信号（图 10-4-6）。左 / 右眼视盘回声未见明显异常。左 / 右眼玻璃体透声好，内未见明显异常回声。

双眼眶内未见明显异常回声。

CDFI：双眼球后肌锥内及球后血管未见明显异常。

超声诊断：

左 / 右眼球内实性低回声团，考虑视网膜母细胞瘤可能。

第五节　常见脉络膜疾病

一、脉络膜脱离

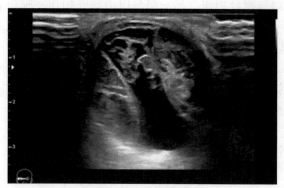

图 10-5-1　脉络膜脱离
右眼玻璃体内弧形强回声二维图

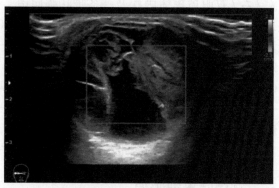

图 10-5-2　脉络膜脱离
右眼玻璃体内弧形强回声血流图

超声所见：

双眼球形态未见明显异常，双眼前后轴径在正常范围。

双眼前房深度大致正常，未见异常回声。

双眼晶状体回声、位置、形态未见明显异常。

左 / 右 / 双眼玻璃体内探及一稍厚的弧形带状强回声，与赤道部及周边球壁相连，未见与视盘相连，嘱患者转动眼球（图 10-5-1），运动及后运动试验（－）；CDFI：其上可见血流信号（图 10-5-2）；左 / 右眼玻璃体透声好，内未见明显异常回声。

双眼眶内未见明显异常回声。

CDFI：双眼球后肌锥内及球后血管未见明显异常。

超声诊断：

左 / 右 / 双眼玻璃体内弧形带状强回声，考虑脉络膜脱离。

二、脉络膜黑色素瘤

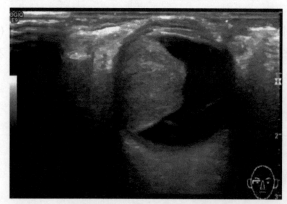

图 10-5-3　脉络膜黑色素瘤（1）
右眼玻璃体内低回声团二维图

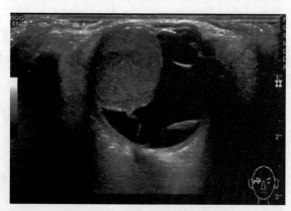

图 10-5-4　脉络膜黑色素瘤（2）
右眼玻璃体内低回声团二维图

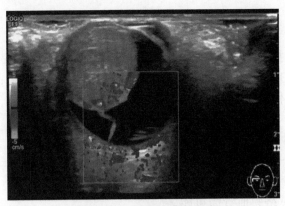
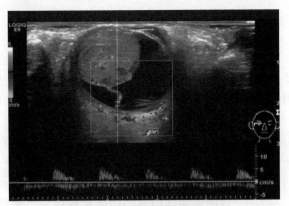

图 10-5-5　脉络膜黑色素瘤
右眼玻璃体内低回声团血流图

图 10-5-6　脉络膜黑色素瘤
右眼玻璃体内低回声团血流频谱图

超声所见：

双眼球形态未见明显异常，双眼前后轴径在正常范围。

双眼前房深度大致正常，未见异常回声。

双眼晶状体回声、位置、形态未见明显异常。

左 / 右 / 双眼球后极部眼前段颞侧 / 眼前段鼻侧 / 眼前段下方 / 眼前段上方探及一实性低回声团 / 等回声团（与球后脂肪垫回声对照），大小约 __mm×__mm，呈蕈状 / 半月形 / 球形（图 10-5-3，图 10-5-4），团块内部回声欠均匀，挖空征（+）/（−），脉络膜凹陷征（+）/（−）；CDFI：其内可见 Ⅱ / Ⅲ 级血流信号，低回声团 / 等回声团周边可见一带状强回声见（图 10-5-5，图 10-5-6），与视盘及周边球壁相连，运动（−），其内可见血流信号；左 / 右眼玻璃体透声好，内未见明显异常回声。

双眼眶内未见明显异常回声。

CDFI：双眼球后肌锥内及球后血管未见明显异常。

超声诊断：

左 / 右 / 双眼玻璃体内实性低回声团 / 等回声团，考虑脉络膜黑色素瘤可能。

三、脉络膜血管瘤

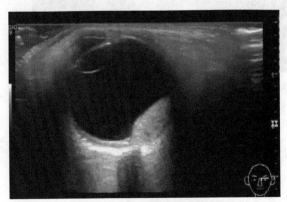
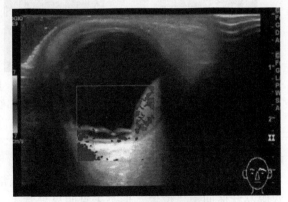

图 10-5-7　脉络膜血管瘤
左眼球后极部高回声隆起二维图

图 10-5-8　脉络膜血管瘤
左眼球后极部高回声隆起血流图

超声所见：

双眼球形态未见明显异常，双眼前后轴径在正常范围。

双眼前房深度大致正常，未见异常回声。

双眼晶状体回声、位置、形态未见明显异常。

左 / 右 / 双眼球后极部视盘颞侧 / 鼻侧 / 下方 / 上方探及一大小约＿＿mm×＿＿mm高回声隆起性病变（图10-5-7），呈梭形 / 半月形，表面光滑，内部回声均匀，挖空征（－），脉络膜凹陷征（－）；CDFI：其内可见Ⅰ / Ⅱ级血流信号（图10-5-8）；左 / 右眼玻璃体透声好，其内未见明显异常回声。

双眼眶内未见明显异常回声。

CDFI：双眼球后肌锥内及球后血管未见明显异常。

超声诊断：

左 / 右 / 双眼玻璃体内高回声隆起性病变，考虑脉络膜血管瘤可能。

四、脉络膜转移癌

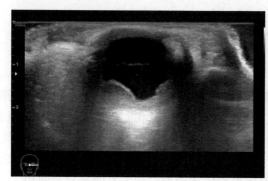
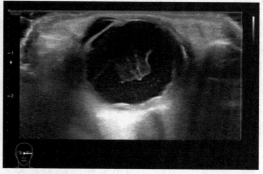

图 10-5-9　脉络膜转移癌
左眼球后极部低回声团二维图

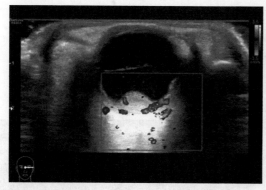
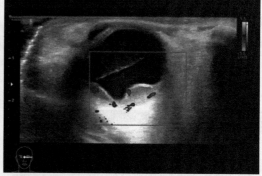

图 10-5-10　脉络膜转移癌
左眼球后极部低回声团血流图

超声所见：

双眼球形态未见明显异常，双眼前后轴径在正常范围。

双眼晶状体回声、位置、形态未见明显异常。

双眼前房深度大致正常，未见异常回声。

左 / 右 / 双眼球后极部探及一扁平实性低回声团块，边界较清楚，内部回声较均匀，表面呈波浪状 / 表面可见切迹（图10-5-9）；CDFI：其内可见Ⅱ / Ⅲ级血流信号（图10-5-10）；左 / 右眼玻璃体透声好，其内未见明显异常回声。

双眼眶内未见明显异常回声及血流信号。

超声诊断：

左 / 右 / 双眼球后极部实性低回声团，结合病史考虑脉络膜转移性肿瘤可能。

第六节　泪腺病变

一、多形性腺瘤

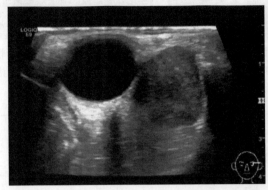 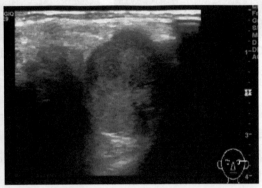

图 10-6-1　泪腺良性多形性腺瘤

左眼眶外上方低回声团二维图

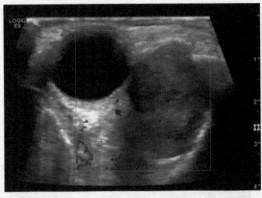 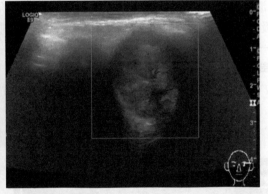

图 10-6-2　泪腺良性多形性腺瘤

左眼眶外上方低回声团血流图

超声所见：

双眼球形态未见明显异常，双眼前后轴径在正常范围。

双眼前房深度大致正常，未见异常回声。

双眼晶状体回声、位置、形态未见明显异常。

双眼玻璃体透声好，其内未见明显异常回声。

左 / 右眼眶外上方（泪腺区）探及一实性低回声团块，大小约__mm×__mm（左右径 × 前后径），边界清楚，形态欠规则 / 规则，呈分叶状 / 长椭圆形，团块与左 / 右侧泪腺分界不清（图 10-6-1），CDFI：团块内未见明显血流信号 / 周边可见血流信号 / 团块内见Ⅰ / Ⅱ级血流信号（图 10-6-2）；左 / 右眼眶内未见明显异常回声。

CDFI：双眼球后肌锥内及球后血管未见明显异常。

超声诊断：

左 / 右眼眶外上方（泪腺区）实性低回声团，考虑来源于左 / 右侧泪腺，多形性腺瘤可能。

二、腺样囊性癌

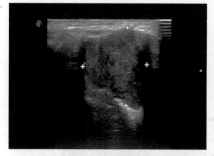

图 10-6-3　泪腺腺样囊性癌
左眼眶低回声团二维图

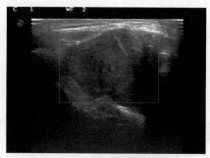

图 10-6-4　泪腺腺样囊性癌
左眼眶低回声团血流图

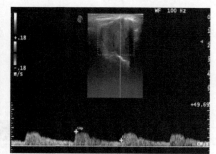

图 10-6-5　泪腺腺样囊性癌
左眼眶低回声团血流频谱图

超声所见：

双眼球形态未见明显异常，双眼前后轴径在正常范围。

双眼晶状体回声、位置、形态未见明显异常。

双眼前房深度大致正常，未见异常回声。

双眼玻璃体透声好，其内未见明显异常回声。

左 / 右眼眶外上方（泪腺区）探及一实性低回声团块，大小约__mm×__mm（左右径 × 前后径），边界欠清楚形态不规则，团块与左 / 右侧泪腺及周围组织分界不清（图 10-6-3）；CDFI：团块内见Ⅱ / Ⅲ级血流信号（图 10-6-4，图 10-6-5）；左 / 右眼眶内未见明显异常回声及血流信号。

超声诊断：

左 / 右眼眶外上方实性低回声团，考虑来源于左 / 右侧泪腺，腺样囊性癌可能。

三、泪腺脱垂

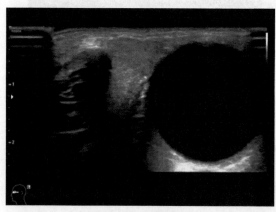

图 10-6-6　泪腺脱垂
左眼脱垂泪腺二维图

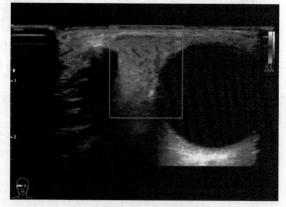

图 10-6-7　泪腺脱垂
左眼脱垂泪腺血流图

超声所见：

双眼球形态未见明显异常，双眼前后轴径在正常范围。

双眼晶状体回声、位置、形态未见明显异常。

双眼前房深度大致正常，未见异常回声。

双眼玻璃体透声好，其内未见明显异常回声。

双侧泪腺增大，右侧大小约__mm×__mm，左侧大小约__mm×__mm，内部回声欠均匀（图 10-6-6）；CDFI：其内见Ⅰ/Ⅱ/Ⅲ级血流信号（图 10-6-7）。

超声诊断：

双侧泪腺声像改变，考虑泪腺脱垂可能。

第七节　眼眶海绵状血管瘤

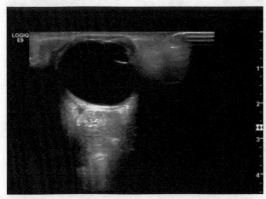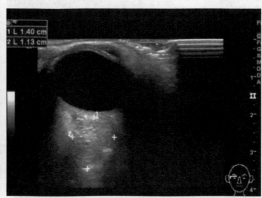

图 10-7-1　海绵状血管瘤
右眼球后等回声团二维图

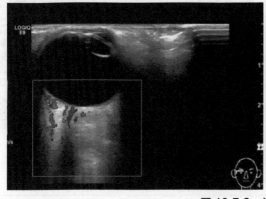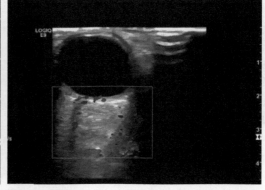

图 10-7-2　海绵状血管瘤
右眼球后等回声团血流图

超声所见：

双眼球形态未见明显异常，双眼前后轴径在正常范围。

双眼前房深度大致正常，未见异常回声。

双眼晶状体回声、位置、形态未见明显异常。

双眼玻璃体透声好，其内未见明显异常回声。

左/右眼球后肌锥内靠鼻侧/靠颞侧/靠下方/靠上方探及一等回声团块，大小约__mm×__mm（左右径×前后径），边界清楚，呈椭圆形，按肿块部位描述与视神经的关系，按肿块部位描述与外直肌的关系（图 10-7-1）；CDFI：团块内未见明显血流信号（图 10-7-2）。

左/右眼眶内未见明显异常回声。

CDFI：双眼球后血管未见明显异常。

超声诊断：

左／右眼球后肌锥内等回声团，考虑海绵状血管瘤可能。

第八节 眼眶炎性假瘤

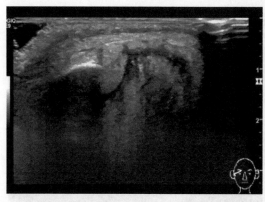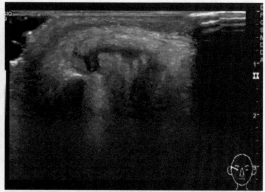

图 10-8-1 眼眶炎性假瘤

右眼眶低回声团二维图

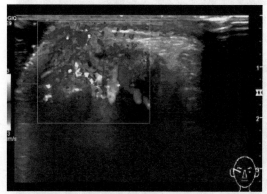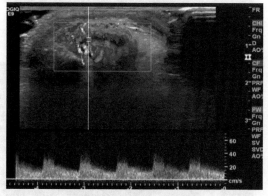

图 10-8-2 眼眶炎性假瘤

右眼眶低回声团血流图

图 10-8-3 眼眶炎性假瘤

右眼眶低回声团血流频谱图

超声所见：

双眼球形态未见明显异常，双眼前后轴径在正常范围。

双眼前房深度大致正常，未见异常回声。

双眼晶状体回声、位置、形态未见明显异常。

双眼玻璃体透声好，其内未见明显异常回声。

左／右眼眶外上方／眼球后方探及一实性低回声团块，大小约__mm×__mm×__mm（左右径×前后径×上下径），边界较清楚／不清楚，呈扁圆形／不规则形，团块内部回声大致均匀／不均匀（图 10-8-1），与左／右侧泪腺／外直肌分界不清；CDFI：团块内可见Ⅰ～Ⅱ级血流信号（图 10-8-2，图 10-8-3）。

左／右眼眶内未见明显异常回声及血流信号。

超声诊断：

左／右眼眶外上方／眼球后方实性低回声团块，考虑炎性假瘤可能。

第九节　眼眶淋巴瘤

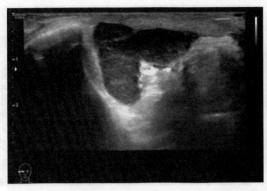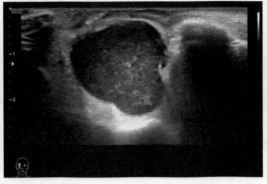

图 10-9-1　淋巴瘤
右眼眶低回声团二维图

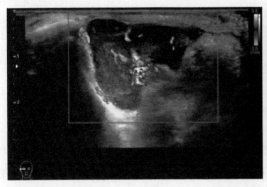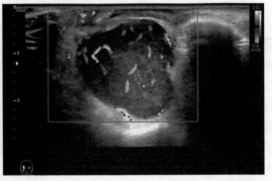

图 10-9-2　淋巴瘤
右眼眶低回声团血流图

超声所见：

双眼球形态未见明显异常，双眼前后轴径在正常范围。

双眼前房深度大致正常，未见异常回声。

双眼晶状体回声、位置、形态未见明显异常。

双眼玻璃体透声好，其内未见明显异常回声。

左/右眼眶外侧探及一实性低回声团块，大小约__mm×__mm×__mm（左右径×前后径×上下径），内部回声不均匀，可见多个散在分布短条状稍强回声，团块边界欠清楚，形态不规则，围绕眼球生长，呈倒三角形，与左/右侧泪腺及外直肌分界不清（图 10-9-1）；CDFI：团块内可见Ⅲ级血流信号，呈树枝状分布，见图 10-9-2。

左/右眼眶内未见明显异常回声。

CDFI：双眼球后血管未见明显异常。

超声诊断：

左/右眼眶外侧室性低回声团块，考虑淋巴瘤可能。

第十节　眼睑基底细胞腺癌

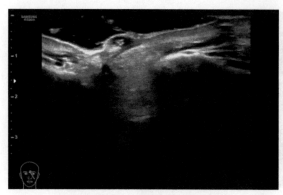
图 10-10-1　眼睑基底细胞腺癌
左眼下睑低回声团二维图

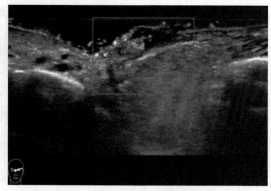
图 10-10-2　眼睑基底细胞腺癌
左眼下睑低回声团血流图

超声所见：

双眼球形态未见明显异常，双眼前后轴径在正常范围。

双眼前房深度大致正常，未见异常回声。

双眼晶状体回声、位置、形态未见明显异常。

双眼玻璃体透声好，其内未见明显异常回声。

左 / 右眼下睑不均匀性增厚，下睑表皮层内探及一低回声结节，大小约__mm×__mm（左右径 ×
前后径），边界不清，形态不规则，团块表面皮肤回声不连续（图 10-10-1）；CDFI：团块内可见Ⅱ / Ⅲ
级血流信号（图 10-10-2）。

超声诊断：

左 / 右眼下睑探及一低回声结节，考虑基底细胞癌可能。

第十一节　眼眶表皮样囊肿 / 皮样囊肿

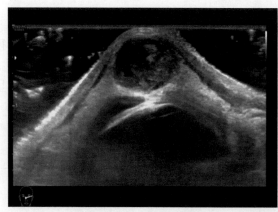
图 10-11-1　表皮样囊肿
左眼睑低回声团二维图

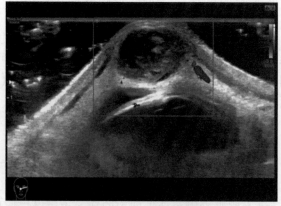
图 10-11-2　表皮样囊肿
左眼睑低回声团血流图

超声所见：

双眼球形态未见明显异常，双眼前后轴径在正常范围。

双眼前房深度大致正常，未见异常回声。

双眼晶状体回声、位置、形态未见明显异常。

双眼玻璃体透声好，其内未见明显异常回声。

左 / 右眼眶外上方探及一低回声团块，大小约__mm×__mm（左右径 × 前后径），边界清楚，呈椭圆形，团块内部回声大致均匀（图 10-11-1）；CDFI：团块内未见明显血流信号（图 10-11-2）。

左 / 右眼眶内未见明显异常回声及血流信号。

超声诊断：

左 / 右眼眶外上方低回声团块，考虑表皮样囊肿 / 皮样囊肿可能。

第十二节　睑板腺癌

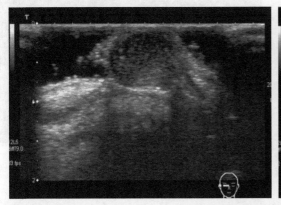 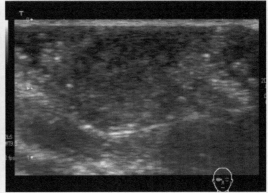

图 10-12-1　睑板腺癌

右眼睑低回声团二维图

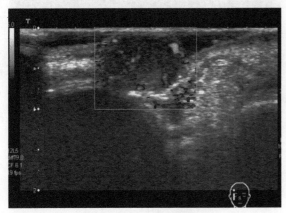 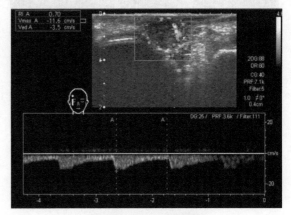

图 10-12-2　睑板腺癌

右眼睑低回声团血流图

图 10-12-3　睑板腺癌

右眼睑低回声团血流频谱图

超声所见：

双眼球形态未见明显异常，双眼前后轴径在正常范围。

双眼前房深度大致正常，未见异常回声。

双眼晶状体回声、位置、形态未见明显异常。

双眼玻璃体透声好，其内未见明显异常回声。

左 / 右眼上睑不均匀性增厚，其内探及一低回声团块，大小约__mm×__mm（左右径 × 前后径），边界不清，形态不规则，团块表面皮肤回声不连续（图 10-12-1）；CDFI：团块内可见Ⅱ / Ⅲ级血流信号（图 10-12-2，图 10-12-3）。

超声诊断：

左 / 右眼上睑低回声团块，考虑睑板腺癌可能。

第十三节　甲状腺相关性眼病

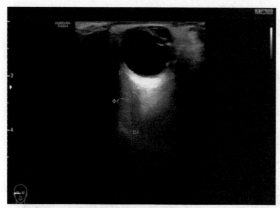

图 10-13-1　眼外肌（1）
右眼眼外肌二维图

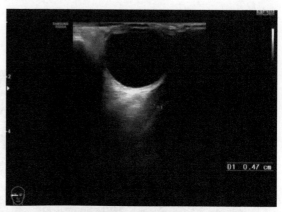

图 10-13-2　眼外肌（2）
右眼眼外肌二维图

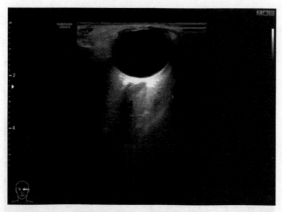

图 10-13-3　眼外肌（1）
左眼眼外肌二维图

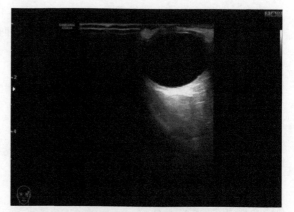

图 10-13-4　眼外肌（2）
左眼眼外肌二维图

超声所见：

双眼球形态未见明显异常，双眼前后轴径在正常范围。

双眼前房深度大致正常，未见异常回声。

双眼晶状体回声、位置、形态未见明显异常。

双眼玻璃体透声好，其内未见明显异常回声。

表 10-13-1　眼外肌肉测值　单位：mm（图 10-13-1 ～图 10-13-4）

	右侧厚度（mm）	左侧厚度（mm）
外直肌	9.0	5.0
内直肌	7.0	5.6
上直肌	8.7	7.8
下直肌	10.2	8.6

超声诊断：

双侧眼直肌增厚，结合病史，考虑为甲状腺相关性眼病。

参 考 文 献

陈琴，岳林先，2015.浅表器官超声造影诊断图谱 [M].北京：人民卫生出版社.

第11章　涎腺超声医学诊断报告

第一节　正常涎腺

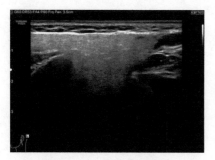
图 11-1-1　正常腮腺图像

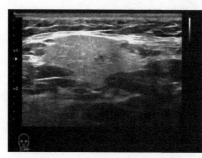
图 11-1-2　正常下颌下腺图像

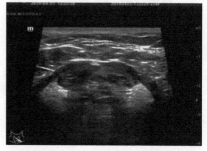
图 11-1-3　正常舌下腺图像

超声所见：

　　双侧腮腺、颌下腺、舌下腺对称，包膜完整，形态大小未见明显异常，实质回声均匀，其内未见确切占位（图 11-1-1 ～图 11-1-3）。

　　CDFI：双侧腮腺、颌下腺、舌下腺血流信号未见确切异常。

超声诊断：

　　双侧腮腺、颌下腺、舌下腺未见明显异常。

第二节　涎腺多形性腺瘤

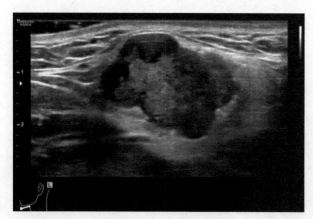
图 11-2-1　多形性腺瘤
左侧下颌下腺低回声团二维图

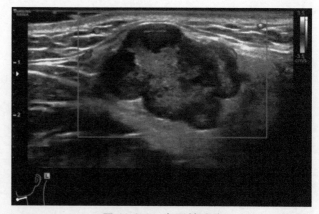
图 11-2-2　多形性腺瘤
左侧下颌下腺低回声团血流图

超声所见：

双侧腮腺（下颌下腺、舌下腺）对称／不对称，包膜完整，左／右侧腮腺（下颌下腺、舌下腺）体积增大，实质内探及大小约__mm×__mm 的实性低回声团，边界清楚，呈圆形／椭圆形／分叶状／不规则形，包膜完整／欠完整，团块内部回声不均匀，可见／未见囊变区及钙化灶（图 11-2-1）。CDFI：团块周边可见血流信号，内部可见 0／Ⅰ／Ⅱ级血流信号（图 11-2-2）。

左侧／右侧腮腺（下颌下腺、舌下腺）形态大小正常，实质回声均匀，其内未见确切异常。

超声诊断：

左／右侧腮腺（下颌下腺、舌下腺）实性低回声团，考虑多形性腺瘤可能。

第三节　腮腺 Warthin 瘤

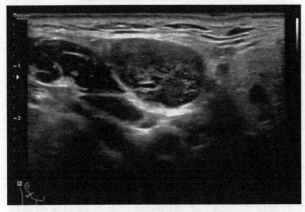

图 11-3-1　腮腺 Warthin 瘤
右侧腮腺低回声团二维图

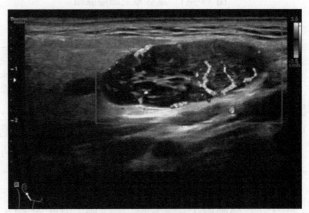

图 11-3-2　腮腺 Warthin 瘤
右侧腮腺低回声团血流图

超声所见：

双侧腮腺对称／不对称，包膜完整，左／右侧腮腺体积增大，形态失常，其（下极）实质内探及大小约__mm×__mm 的实性低回声团，呈扁椭圆形，边界清楚，形态规则，包膜完整，内部回声不均匀，呈"网格状"回声（内部可见小液性暗区）见图 11-3-1。CDFI：团块内可见Ⅱ／Ⅲ级（淋巴门型）血流信号，见图 11-3-2。

左／右侧腮腺形态大小正常，实质回声均匀，其内未见确切异常。

双侧下颌下腺形态大小正常，实质回声均匀，其内未见确切异常。

超声诊断：

左／右侧腮腺内实性低回声团，考虑 Warthin 瘤可能。

第四节　涎腺基底细胞腺瘤

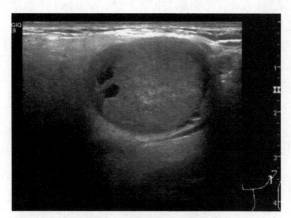

图 11-4-1　涎腺基底细胞腺瘤
左侧腮腺内低回声团二维图

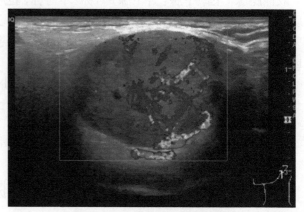

图 11-4-2　涎腺基底细胞腺瘤
左侧腮腺内低回声团血流图

超声所见：

　　双侧腮腺（下颌下腺、舌下腺）对称 / 不对称，包膜完整，左 / 右侧腮腺（下颌下腺、舌下腺）实质内探及大小__mm×__mm 低回声团，边界清楚，形态规则，包膜完整，内部回声均匀 / 不均匀（内可见片状囊变区）（图 11-4-1）。CDFI：团块内可见 Ⅱ / Ⅲ 级血流信号（图 11-4-2）。

　　左 / 右侧腮腺（下颌下腺、舌下腺）形态大小正常，实质回声均匀，其内未见确切异常。

超声诊断：

　　左 / 右侧腮腺（下颌下腺、舌下腺）内低回声团，提示为良性肿瘤，结合病史考虑基底细胞腺瘤可能。

第五节　涎腺恶性肿瘤

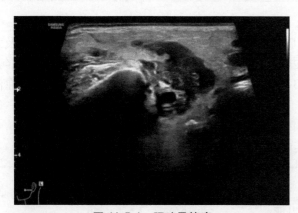

图 11-5-1　腮腺导管癌
左侧腮腺低回声团二维图

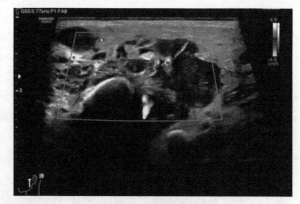

图 11-5-2　腮腺导管癌
左侧腮腺内低回声团血流图

超声所见：

　　双侧腮腺（下颌下腺、舌下腺）对称 / 不对称，包膜完整 / 不完整，左 / 右侧腮腺（下颌下腺、舌下腺）体积增大，形态失常，其内可见大小约__mm×__mm 实性低回声团，边界不清，形态不规则，包膜不完整，内部回声不均匀（可见细小点状强回声），团块与周围组织分界欠清 / 不清（图 11-5-1）。CDFI：团块内可见 Ⅱ / Ⅲ 级血流信号（图 11-5-2）。

　　左 / 右 / 双侧腮腺（下颌下腺、舌下腺）形态大小正常，实质回声均匀，其内未见确切异常。

超声诊断：

左 / 右侧腮腺（下颌下腺、舌下腺）内实性低回声团，恶性肿瘤可能大。

第六节　慢性硬化性下颌下腺炎

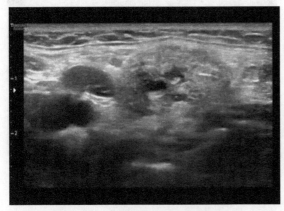

图 11-6-1　慢性硬化性下颌下腺炎
右侧下颌下腺二维图

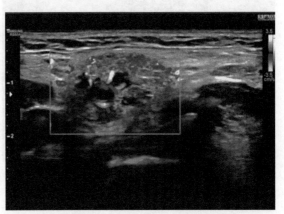

图 11-6-2　慢性硬化性下颌下腺炎
右侧下颌下腺血流图

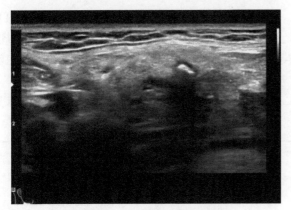

图 11-6-3　下颌下腺导管结石
右侧下颌下腺导管结石二维图

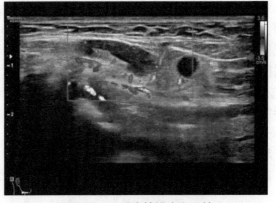

图 11-6-4　反应性增生淋巴结
右颈（Ⅰ区）淋巴结血流图

超声所见：

　　双侧下颌下腺对称 / 不对称，包膜完整，左 / 右侧下颌下腺体积增大 / 减小，形态失常，实质回声弥漫性增粗、不均匀（图 11-6-1）。左 / 右侧腺体内可见导管扩张，内径约__mm，导管内可见大小 / 大者约__mm×__mm 的强回声，后方伴声影（图 11-6-3）。CDFI：左 / 右侧下颌下腺内可见 Ⅰ / Ⅱ 级血流信号，见图 11-6-2。

　　左 / 右侧下颌下腺周围（颈部Ⅰa/Ⅰb区）探及大小 / 大者约__mm×__mm 淋巴结回声，皮质增厚，皮髓分界尚清。CDFI：其内可见门型血流信号，见图 11-6-4。

　　左 / 右侧下颌下腺形态大小正常，实质回声均匀，其内未见确切异常。

超声诊断：

（1）左 / 右侧下颌下腺导管结石伴扩张。

（2）左 / 右侧下颌下腺实质回声弥漫性增粗、不均匀，考虑慢性硬化性下颌下腺炎。

（3）左 / 右颈Ⅰ区增大淋巴结，考虑为反应性增生淋巴结。

第七节　涎腺淋巴上皮病

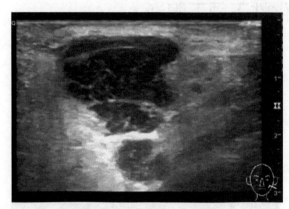

图 11-7-1　涎腺淋巴上皮病
左侧腮腺低回声团二维图

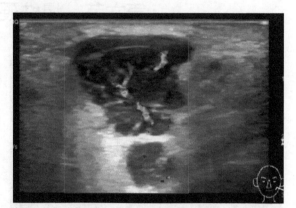

图 11-7-2　涎腺淋巴上皮病
左侧腮腺低回声团血流图

超声所见：

双侧腮腺（下颌下腺、舌下腺）对称 / 不对称，包膜完整，左 / 右侧腮腺（下颌下腺、舌下腺）体积增大，实质回声不均匀，其内可见大小约__mm×__mm 的低回声团，边界不清 / 欠清，形态欠规则 / 不规则，内部回声不均匀，可见条带状分隔样高回声（图 11-7-1）。CDFI：团块内可见Ⅱ / Ⅲ级血流信号（图 11-7-2）。

左 / 右 / 双侧腮腺（下颌下腺、舌下腺）形态大小正常，实质回声减低，不 / 欠均匀，其内未见确切异常占位。

超声诊断：

左 / 右侧腮腺（下颌下腺、舌下腺）声像改变，考虑淋巴上皮病可能。

第八节　舌下腺囊肿

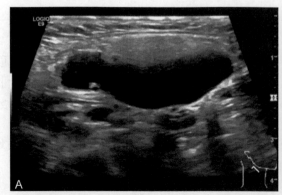

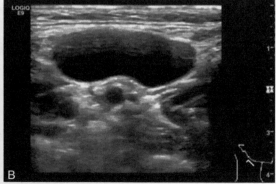

图 11-8-1　舌下腺囊肿
右侧舌下腺囊性团块

超声所见：

左 / 右侧舌下腺内探及一大小约＿mm×＿mm 囊性回声团，边界清楚，形态规则，内部透声好（图 11-8-1）。CDFI：团块内未见明显血流信号。

左 / 右侧舌下腺形态大小正常，实质回声均匀，其内未见确切占位。

超声诊断：

左 / 右侧舌下腺囊性回声团，考虑舌下腺囊肿。

参 考 文 献

陈琴 , 岳林先 , 2015. 浅表器官超声造影诊断图谱 [M]. 北京：人民卫生出版社 .

第 12 章 甲状腺超声医学诊断报告

第一节 正常甲状腺

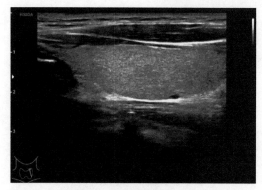

图 12-1-1 正常甲状腺
正常甲状腺左侧叶二维图

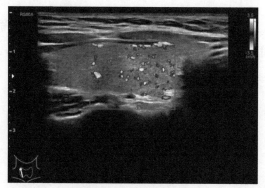

图 12-1-2 正常甲状腺
正常甲状腺右侧叶血流图

超声所见：

甲状腺：双侧甲状腺皮肤及皮下软组织层次清晰，双侧叶对称，包膜完整，形态正常，左侧叶前后径__mm，右侧叶前后径__mm，峡部前后径__mm，实质回声均匀，未见确切结节。CDFI：甲状腺实质可见Ⅰ级血流信号（图 12-1-1，图 12-1-2）。

淋巴结：双侧甲状腺周围无异常肿大淋巴结。

超声诊断：

甲状腺双侧叶及峡部未见明显异常。

第二节 甲状腺增生

一、毒性甲状腺肿

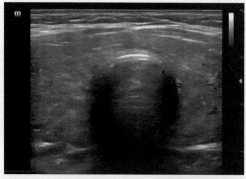

图 12-2-1 毒性甲状腺肿
毒性甲状腺肿二维图

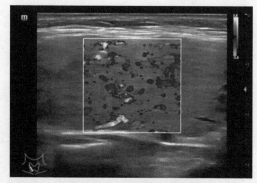

图 12-2-2 毒性甲状腺肿
毒性甲状腺肿血流图

超声所见：

　　甲状腺：双侧甲状腺皮肤及皮下软组织层次清晰，左侧叶前后径__mm，右侧叶前后径__mm，峡部前后径__mm，腺体回声正常 / 轻度不均 / 粗糙，增强 / 减低（图 12-2-1）。CDFI：甲状腺实质可见血流信号极丰富，呈"火海征"（图 12-2-2），甲状腺动脉流速增快，最大流速可达 70 ～ 90cm/s。

　　淋巴结：双侧甲状腺周围有 / 无肿大淋巴结。

超声诊断：

甲状腺双侧叶弥漫性声像改变，结合病史，考虑毒性甲状腺肿可能，请结合实验室检查。

二、亚急性甲状腺炎

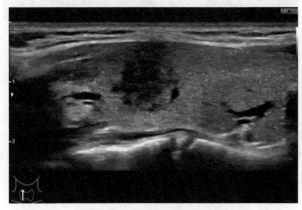

图 12-2-3　亚急性甲状腺炎
甲状腺右侧叶低回声区二维图

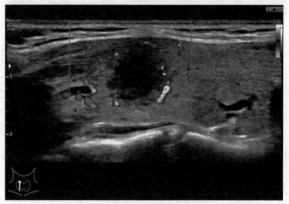

图 12-2-4　亚急性甲状腺炎
甲状腺右侧叶低回声区血流图

超声所见：

　　甲状腺：双侧甲状腺皮肤及皮下软组织层次清晰，左侧叶前后径__mm，右侧叶前后径__mm，峡部前后径__mm，峡部 / 左 / 右侧叶腺体层内探及单个 / 多个回声减低区，（大者）范围约__mm×__mm，边缘不规则，边界模糊，呈云雾状，后方回声增强，与颈前肌肉轻度分界清 / 不清（图 12-2-3）。CDFI：病变血流信号稀少 / 正常 / 增加（图 12-2-4）。

　　淋巴结：双侧甲状腺周围有 / 无肿大淋巴结。

超声诊断：

左 / 右 / 双侧甲状腺弥漫性声像改变，结合病史，考虑亚急性甲状腺炎可能。

三、桥本甲状腺炎

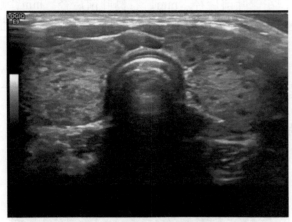

图 12-2-5　桥本甲状腺炎
甲状腺左侧叶桥本甲状腺炎二维图

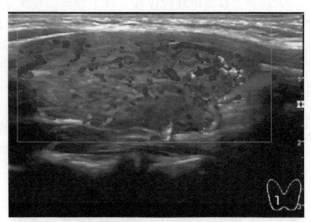

图 12-2-6　桥本甲状腺炎
甲状腺左侧叶桥本甲状腺炎血流图

超声所见：

甲状腺：双侧甲状腺皮肤及皮下软组织层次清晰，左侧叶前后径＿mm，右侧叶前后径＿mm，峡部前后径＿mm，腺体回声弥漫性减低，不均匀，其内散在条状中强回声，呈分格状或网络状（局限低回声区，形态不规则，呈地图样）（图 12-2-5）。CDFI：甲状腺实质血流信号丰富 / 正常 / 稀少（图 12-2-6）。

淋巴结：双侧甲状腺周围有 / 无肿大淋巴结。

超声诊断：

左 / 右 / 双侧甲状腺弥漫性声像改变，结合病史，考虑桥本甲状腺炎可能，请结合实验室检查。

第三节　甲状腺良性病变

一、甲状腺囊肿

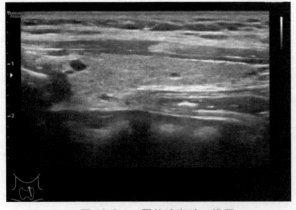

图 12-3-1　甲状腺囊肿二维图

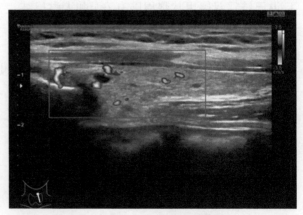

图 12-3-2　甲状腺囊肿血流图

超声所见：

甲状腺：双侧甲状腺皮肤及皮下软组织层次清晰，双侧叶对称 / 不对称，包膜完整，形态正常 / 稍失常，左侧叶前后径__mm，右侧叶前后径__mm，峡部前后径__mm，左 / 右侧叶腺体层内探及单个 / 多个囊性回声结节，内透声可，大小（大者）约__mm×__mm，后方增强（图 12-3-1）。CDFI：结节内未见明显血流信号（图 12-3-2）。

淋巴结：双侧甲状腺周围无 / 有肿大淋巴结。

超声诊断：

左 / 右侧叶甲状腺单个 / 多发囊性回声结节，TI-RADS 2 类，考虑甲状腺囊肿。

二、结节性甲状腺肿

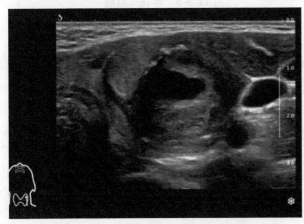
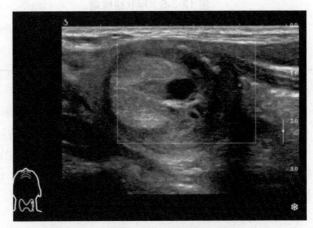

图 12-3-3　结节性甲状腺肿伴部分囊性变
甲状腺左侧叶混合回声结节二维图

图 12-3-4　结节性甲状腺肿伴部分囊性变
甲状腺左侧叶混合回声结节血流图

超声所见：

甲状腺：双侧甲状腺皮肤及皮下软组织层次清晰，双侧叶对称 / 不对称，包膜完整，形态正常 / 失常，左侧叶前后径__mm，右侧叶前后径__mm，峡部前后径__mm，双 / 左 / 右侧叶腺体层内探及单个 / 多个实性低回声结节，大小约__mm×__mm，呈圆形 / 椭圆形 / 不规则形，边缘规整，远场回声增强 / 不变 / 衰减，内部回声不均匀，有 / 无粗大钙化灶（图 12-3-3）。CDFI：结节内周边可见环状 / 半环状血流信号，内部血流信号Ⅰ / Ⅱ / Ⅲ级（图 12-3-4）。左 / 右侧叶实质回声均匀，未见确切结节。

淋巴结：双侧甲状腺周围无 / 有肿大淋巴结。

超声诊断：

双 / 左 / 右侧叶甲状腺单个 / 多个实性低回声结节，TI-RADS 3 类，结合病史，考虑结节性甲状腺肿可能。

三、甲状腺滤泡性腺瘤

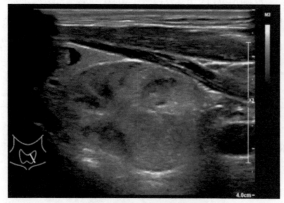 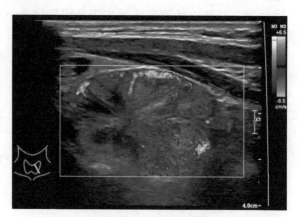

图 12-3-5　甲状腺腺瘤　　　　　　　　　　图 12-3-6　甲状腺腺瘤
甲状腺左侧叶低回声结节二维图　　　　　　甲状腺左侧叶低回声结节血流图

超声所见：

甲状腺：双侧甲状腺皮肤及皮下软组织层次清晰，双侧叶对称/不对称，包膜完整，形态稍失常/正常，左侧叶前后径__mm，右侧叶前后径__mm，峡部前后径__mm，峡部/左/右侧叶腺体层内探及单个/多个等/低回声结节，大小/大者约__mm×__mm，呈圆形/椭圆形/不规则形，有包膜，周边可见"晕环"征，远场回声增强/不变/衰减，内部有/无钙化灶（图12-3-5）。CDFI：结节内血流信号0/Ⅰ/Ⅱ级（图12-3-6）。左/右侧叶实质回声均匀，未见确切结节。

淋巴结：双侧甲状腺周围无/有肿大淋巴结。

超声诊断：

甲状腺左侧叶/右侧叶/峡部单/多发等/低回声结节，TI-RADS 3类，考虑甲状腺滤泡性腺瘤可能。

第四节　甲状腺恶性肿瘤

一、甲状腺乳头状癌

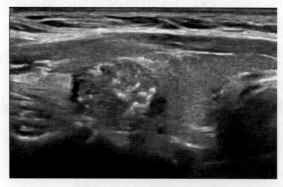 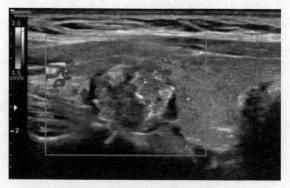

图 12-4-1　甲状腺乳头状癌　　　　　　　　图 12-4-2　甲状腺乳头状癌
甲状腺低回声结节二维图　　　　　　　　　甲状腺低回声结节血流图

超声所见：

甲状腺：双侧甲状腺皮肤及皮下软组织层次清晰，甲状腺双侧叶对称 / 不对称，包膜完整 / 不完整，形态正常 / 失常，左侧叶前后径＿＿mm，右侧叶前后径＿＿mm，峡部前后径＿＿mm，峡部 / 左 / 右侧叶腺体内探及大小 / 大者约＿＿mm×＿＿mm 低回声结节，边缘清楚 / 模糊，形态规则 / 不规则，纵横比≥ / ＜ 1，内部回声不均匀，可见 / 未见微钙化（图 12-4-1）。CDFI：结节内 0/ Ⅰ / Ⅱ级血流信号（图 12-4-2）。左 / 右侧叶实质回声均匀，未见确切结节。

淋巴结：左 / 右侧颈部（＿＿区）探及单个 / 多个肿大淋巴结，大者 / 大小约＿＿mm×＿＿mm，皮髓质分界清楚 / 不清，皮质均匀 / 不均匀增厚，淋巴门结构消失，内有 / 无钙化灶或囊性变。CDFI：内部呈周边型 / 混合型血流信号。

超声诊断：

（1）甲状腺左侧叶 / 右侧叶 / 峡部低回声结节，TI-RADS 4C/5 类，考虑甲状腺乳头状癌可能。

（2）左 / 右 / 双侧颈部（＿＿区）异常肿大淋巴结，考虑淋巴结转移可能性大。

二、弥漫硬化性甲状腺乳头状癌

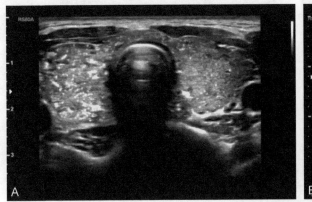
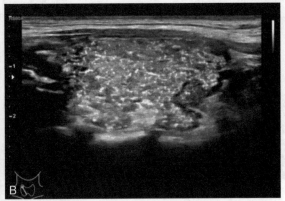

图 12-4-3　弥漫硬化性甲状腺癌

A. 甲状腺横切面二维图；B. 甲状腺右侧叶二维图

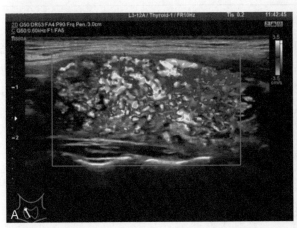
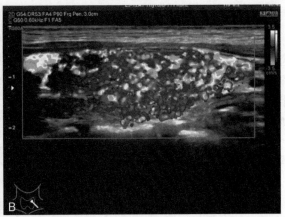

图 12-4-4　弥漫硬化性甲状腺癌

A. 甲状腺右侧叶血流图；B. 甲状腺左侧叶血流图

超声所见：

甲状腺：双侧甲状腺皮肤及皮下软组织层次清晰，甲状腺双侧叶不对称，包膜完整，形态稍失常，左侧叶前后径__mm，右侧叶前后径__mm，峡部前后径__mm，双侧叶轻度 / 中度 / 重度增大，腺体回声弥漫性不均匀，内探及弥漫细小点状强回声散在分布和部分聚集（图 12-4-3）。CDFI：双侧叶Ⅱ / Ⅲ级血流信号（图 12-4-4）。

淋巴结：左 / 右 / 双侧颈部（__区）探及单个 / 多个肿大淋巴结，大者 / 大小约__mm×__mm，皮质均匀 / 不均匀增厚，皮髓质分界清楚 / 不清，淋巴门结构消失，内有 / 无钙化灶或囊性变。CDFI：内部呈周边型 / 混合型血流信号。

超声诊断：

（1）甲状腺双侧叶轻度 / 中度 / 重度增大，实质内弥漫性微小钙化，考虑弥漫硬化性甲状腺癌可能。
（2）左 / 右 / 双侧颈部（__区）异常肿大淋巴结，考虑淋巴结转移可能性大。

三、甲状腺滤泡状癌

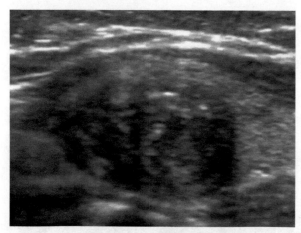 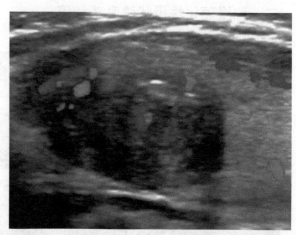

图 12-4-5　甲状腺滤泡状癌
甲状腺低回声结节二维图

图 12-4-6　甲状腺滤泡状癌
甲状腺低回声结节血流图

超声所见：

甲状腺：双侧甲状腺皮肤及皮下软组织层次清晰，甲状腺双侧叶对称 / 不对称，包膜完整 / 不完整，形态正常 / 失常，左侧叶前后径__mm，右侧叶前后径__mm，峡部前后径__mm，峡部 / 左 / 右侧叶腺内探及大小约__mm×__mm 低回声结节，边缘清楚 / 模糊，形态规则 / 欠规则，纵横比≥ / < 1，内有 / 无粗大 / 微钙化，周边无低回声晕（图 12-4-5）。CDFI：结节内 0/ Ⅰ / Ⅱ级血流信号（图 12-4-6）。左 / 右侧叶实质回声均匀，未见确切结节。

淋巴结：甲状腺周围未见确切异常肿大淋巴结。

超声诊断：

甲状腺右 / 左侧叶低回声结节，TI-RADS 4A/4B/4C 类，考虑甲状腺滤泡状癌可能。

四、甲状腺髓样癌

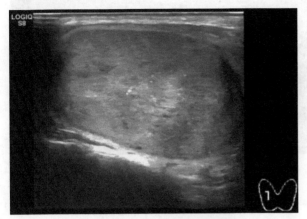

图 12-4-7　甲状腺髓样癌
甲状腺右侧叶低回声结节二维图

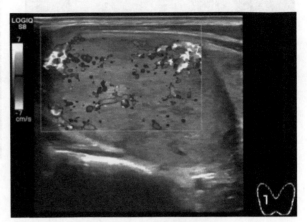

图 12-4-8　甲状腺髓样癌
甲状腺右侧叶低回声结节血流图

超声所见：

甲状腺：双侧甲状腺皮肤及皮下软组织层次清晰，甲状腺双侧叶对称 / 不对称，包膜完整 / 不完整，形态正常 / 失常，左侧叶前后径__mm，右侧叶前后径__mm，峡部前后径__mm。左 / 右侧叶腺体内探及大小约__mm×__mm 低 / 稍低 / 等回声结节，呈圆形 / 椭圆形 / 不规则形，边缘规整 / 不规整，纵横比≥ / ＜ 1，远场回声增强 / 不变 / 衰减，内部回声较均匀 / 不均匀，可见 / 未见粗大 / 微钙化（图 12-4-7）。CDFI：结节内Ⅱ / Ⅲ级血流信号（图 12-4-8）。左 / 右侧叶实质回声均匀，未见确切结节。

淋巴结：双侧甲状腺周围有 / 无肿大淋巴结。

超声诊断：

甲状腺左 / 右侧叶甲状腺低 / 稍低 / 等回声结节，TI-RADS 4A/4B/4C 类，考虑甲状腺髓样癌可能。

五、甲状腺淋巴瘤

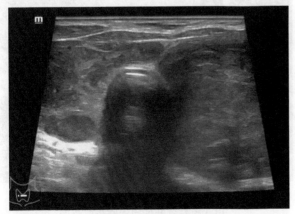

图 12-4-9　甲状腺淋巴瘤
甲状腺横切面二维图

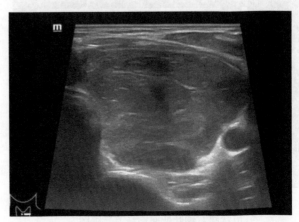

图 12-4-10　甲状腺淋巴瘤
甲状腺左侧叶二维图

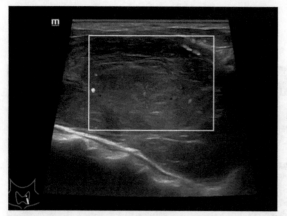

图 12-4-11 甲状腺淋巴瘤
甲状腺左侧叶血流图

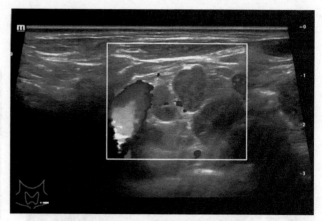

图 12-4-12 左侧锁骨上淋巴结
左侧锁骨上淋巴结血流图

超声所见：

甲状腺：甲状腺双侧叶不对称，包膜完整 / 不完整，形态正常 / 失常，右侧叶前后径约__mm，左侧叶前后径__mm，峡部前后径约__mm。右 / 左侧叶实质内探及大小约__mm×__mm 低 / 极低回声结节，呈圆形 / 椭圆形，内部回声不均匀，部分内部可见网格状回声，边缘规整 / 不规整，结节后方回声增强 / 不变，内未见明显钙化及囊性变（图 12-4-9，图 12-4-10）。CDFI：结节内 Ⅱ / Ⅲ 级血流信号（图 12-4-11）。

淋巴结：左 / 右 / 双侧颈部（__区）探及单个 / 多个肿大淋巴结，大者 / 大小约__mm×__mm，皮髓质分界不清，淋巴门结构消失，内未见明显钙化灶或囊性变。CDFI：内部呈周边型 / 混合型血流信号（图 12-4-12）。

超声诊断：

(1) 甲状腺右 / 左侧叶低回声结节，TI-RADS 4C/5 类，考虑甲状腺淋巴瘤可能。

(2) 左 / 右 / 双侧颈部（__区）异常肿大淋巴结，考虑淋巴结转移可能。

六、甲状腺未分化癌

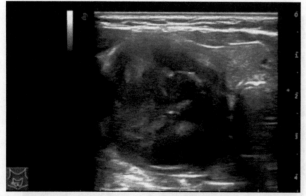

图 12-4-13 甲状腺未分化癌
甲状腺右侧叶低回声结节二维图

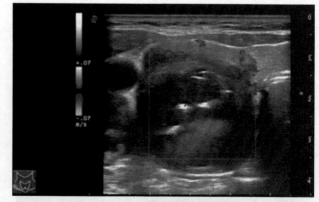

图 12-4-14 甲状腺未分化癌
甲状腺右侧叶低回声结节血流图

超声所见：

甲状腺：甲状腺双侧叶不对称，包膜完整 / 不完整，形态正常 / 失常，右侧叶前后径约__mm，左侧叶前后径__mm，峡部前后径约__mm。右 / 左侧叶实质内探及大小约__mm×__mm 低回声结节，边缘规整 / 不规整，形态规则 / 不规则，纵横比≥ 1/ ＜ 1，内部回声不均匀，可见 / 未见微 / 粗大钙化，结节后方回声增强 / 不变 / 衰减（图 12-4-13）。CDFI：结节内Ⅰ / Ⅱ / Ⅲ级血流信号（图 12-4-14）。

淋巴结：左 / 右 / 双侧颈部（__区）探及单个 / 多个肿大淋巴结，大者 / 大小约__mm×__mm，皮质均匀 / 不均匀增厚，皮髓质分界清楚 / 不清，淋巴门结构消失，内有 / 无钙化灶或囊性变。CDFI：内部呈周边型 / 混合型血流信号。

超声诊断：

（1）甲状腺右 / 左侧叶低回声结节，TI-RADS 4C/5 类，考虑甲状腺未分化癌可能。

（2）左 / 右 / 双侧颈部（__区）异常肿大淋巴结，考虑淋巴结转移可能。

参 考 文 献

周海燕 , 谭荣 , 黄静怡 , 2018. 甲状腺滤泡状癌与滤泡状腺瘤的高频超声鉴别诊断 [J]. 医学影像学杂志 , 28(7):1083-1086.

岳林先 , 2015. 甲状腺超声诊断 [M]. 北京 : 人民卫生出版社 .

第13章　甲状旁腺超声医学诊断报告

第一节　正常甲状旁腺

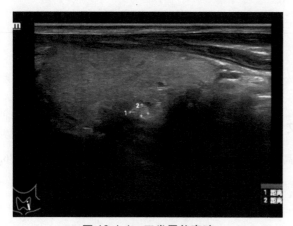

图 13-1-1　正常甲状旁腺
左下甲状旁腺二维图

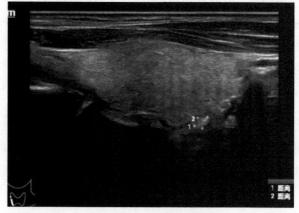

图 13-1-2　正常甲状旁腺
右下甲状旁腺二维图

超声所见：

甲状旁腺：

左上甲状旁腺大小约 4mm×3mm，呈均匀性高回声。

左下甲状旁腺大小约 7mm×4mm，呈均匀性高回声（图 13-1-1）。

右上甲状旁腺大小约 4mm×3mm，呈均匀性高回声。

右下甲状旁腺大小约 7mm×7mm，呈均匀性高回声（图 13-1-2）。

超声诊断：

甲状旁腺未见明显异常。

第二节 甲状旁腺良性病变

一、甲状旁腺增生

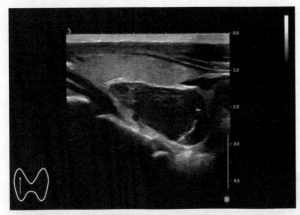

图 13-2-1 甲状旁腺增生
右侧甲状腺后方低回声团二维图

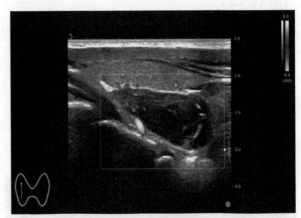

图 13-2-2 甲状旁腺增生
右侧甲状腺后方低回声团血流图

超声所见：

甲状旁腺：甲状腺右 / 左侧叶上 / 下极后方（甲状腺旁腺区）探及大小约__mm×__mm 低回声结节，呈圆形 / 椭圆形 / 不规则形，边缘规整 / 不规整，内部回声不均匀，内有 / 无囊变区，结节与甲状腺后方分界较清 / 欠清（图 13-2-1）。CDFI：结节内 0/ Ⅰ 级血流信号（图 13-2-2）。

淋巴结：双侧甲状旁腺周围无异常肿大淋巴结。

超声诊断：

甲状腺右 / 左侧叶上 / 下极后方（甲状腺旁腺区）低回声结节，结合病史，考虑甲状旁腺增生可能。

二、甲状旁腺腺瘤

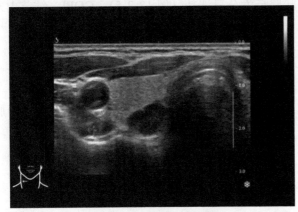

图 13-2-3 甲状旁腺腺瘤
右侧甲状腺后方低回声结节二维图

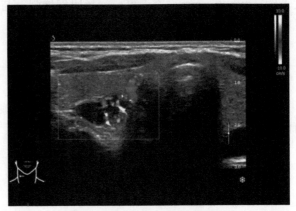

图 13-2-4 甲状旁腺腺瘤
右侧甲状腺后方低回声结节血流图

超声所见：

甲状旁腺：甲状腺右／左侧叶上／下极后方（甲状腺旁腺区）探及单个／多个实性低回声结节，大小／较大者约__mm×__mm，呈圆形／椭圆形／不规则形，边缘规整，有／无包膜，内部回声不均匀，可见／未见囊变区，结节与甲状腺后方分界较清／欠清（图13-2-3）。CDFI：结节内0／Ⅰ／Ⅱ级血流信号（图13-2-4）。

淋巴结：双侧甲状旁腺周围无异常肿大淋巴结。

超声诊断：

甲状腺右／左侧叶上／下极后方（甲状腺旁腺区）单个／多个低回声结节，结合病史，考虑甲状旁腺腺瘤可能。

三、甲状旁腺囊肿

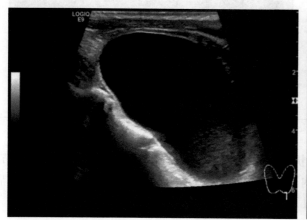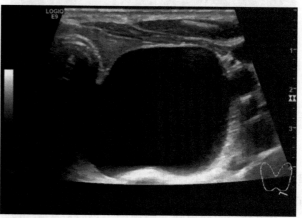

图 13-2-5　甲状旁腺囊肿

甲状旁腺囊肿二维图

超声所见：

甲状旁腺：甲状腺右／左侧叶上／下极后方（甲状旁腺区）探及单个／多个囊性回声结节，大小／大者约__mm×__mm，透声可，远场回声增强，与甲状腺后方分界清楚（图13-2-5）。CDFI：结节内未见明显血流信号。

淋巴结：双侧甲状旁腺周围无肿大淋巴结。

超声诊断：

甲状腺右／左侧叶上／下极后方（甲状腺旁腺区）单个／多个囊性回声结节，考虑甲状旁腺囊肿可能。

第三节　甲状旁腺癌

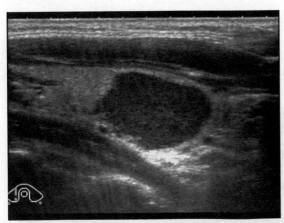

图 13-3-1　甲状旁腺癌
右侧甲状腺下方低回声结节二维图

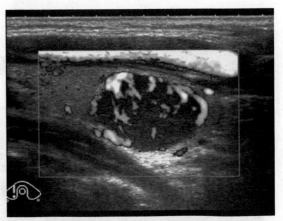

图 13-3-2　甲状旁腺癌
右侧甲状腺下方低回声结节血流图

超声所见：
　　甲状旁腺：甲状腺右/左侧叶上/下极后方（甲状旁腺区）探及单个/多个低回声结节，大小/大者约__mm×__mm，边界欠清，形态欠规则，内部回声不均匀，与甲状腺后方分界欠清（图 13-3-1）。CDFI：结节内可见Ⅰ/Ⅱ/Ⅲ级血流信号（图 13-3-2）。
　　淋巴结：双侧甲状旁腺周围无/有肿大淋巴结。

超声诊断：
　　甲状腺右/左侧叶上/下极后方（甲状腺旁腺区）单个/多个低回声结节，考虑来源于甲状旁腺可能，考虑癌。

第 14 章　乳腺及相关淋巴引流区超声医学诊断报告

第一节　正常乳腺、腋窝、锁骨上窝

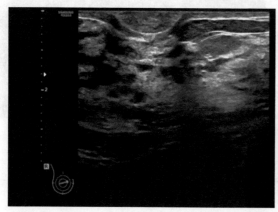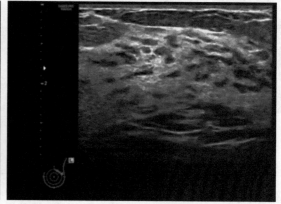

图 14-1-1　正常乳腺

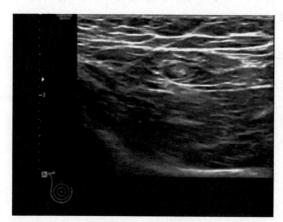

图 14-1-2　正常腋窝

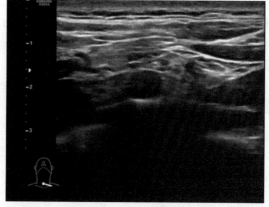

图 14-1-3　正常锁骨上窝

超声所见：

双侧乳腺皮肤回声清晰，腺体回声呈细密光点，分布大致均匀，以腺体为主，未见确切异常团块回声（图 14-1-1～图 14-1-3）。CDFI：双乳腺体内未见明显异常血流分布。

双侧腋窝及锁骨上窝未见确切异常肿大淋巴结。

超声诊断：

双侧乳腺未见明显异常。

第二节　女性乳腺良性病变

一、急性乳腺炎

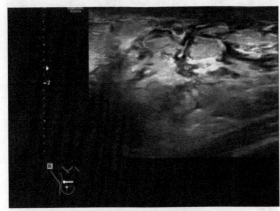

图 14-2-1　急性乳腺炎
右侧乳腺上象限乳腺炎二维图

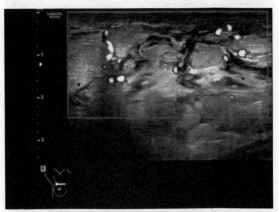

图 14-2-2　急性乳腺炎
右侧乳腺上象限乳腺炎血流图

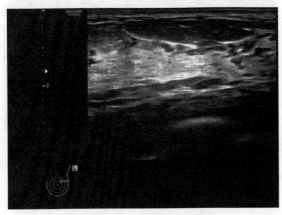

图 14-2-3　左侧乳腺腺体

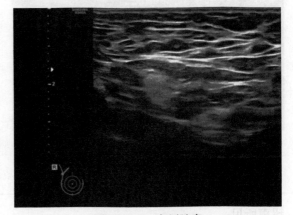

图 14-2-4　右侧腋窝

超声所见：
　　左 / 右侧乳腺＿象限局部肿胀，皮肤增厚约＿mm，皮下软组织增厚，回声不均，局部呈"铺路石"样，未见脓肿形成，远场回声无改变（图 14-2-1）；CDFI：内部及周围血流信号较丰富（图 14-2-2）。
　　左 / 右侧乳腺皮肤回声清晰，腺体回声呈细密光点，分布大致均匀，以腺体为主，未见确切异常团块回声（图 14-2-3）；CDFI：左 / 右侧乳腺腺体内未见明显异常血流分布。
　　双侧腋窝未见肿大淋巴结（图 14-2-4）。

超声诊断：
（1）左 / 右侧乳腺＿象限改变，BI-RADS 4A 类，结合病史，考虑急性乳腺炎。
（2）双侧腋窝未见肿大淋巴结。

二、纤维腺瘤

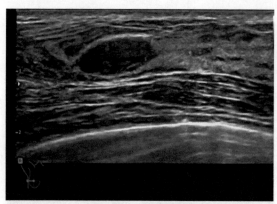

图 14-2-5　纤维腺瘤
右侧乳腺 9 点方向低回声结节二维图

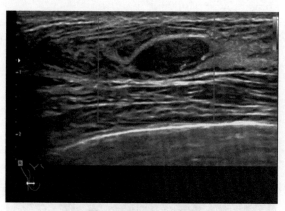

图 14-2-6　纤维腺瘤
右侧乳腺 9 点方向低回声结节血流图

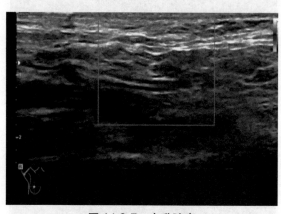

图 14-2-7　左乳腋窝
左侧腋窝二维图

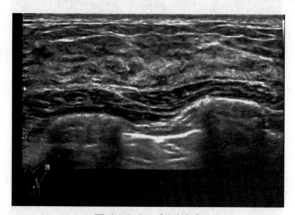

图 14-2-8　右侧腋窝
右侧腋窝血流图

超声所见：

双侧乳腺皮肤回声清晰，腺体回声呈细密光点，分布欠均匀。

左/右侧乳腺__点方向距乳头约__cm 探及一低回声结节，大小约__mm×__mm×__mm，椭圆形，平行方位生长，边缘清晰，完整，可见包膜，内部回声均匀，内未见粗大钙化，未见侧方声影，远场回声无改变（图 14-2-5）；CDFI：结节内可见 I 级血流信号（图 14-2-6）。

左/右侧乳腺未见确切异常团块回声（图 14-2-7）；CDFI：左/右侧乳腺腺体内未见明显异常血流分布。

双侧腋窝及锁骨上窝未见确切异常肿大淋巴结（图 14-2-8）。

超声诊断：

左/右侧乳腺低回声结节，BI-RADS 3 类，考虑纤维腺瘤，建议随访。

三、乳腺囊肿

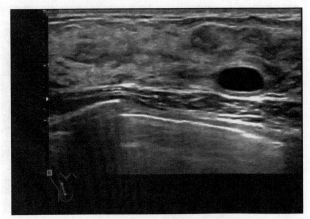

图 14-2-9　乳腺囊肿二维图

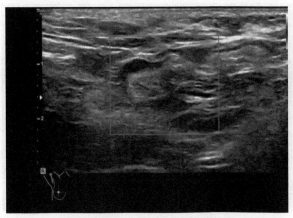

图 14-2-10　右侧腋窝血流图

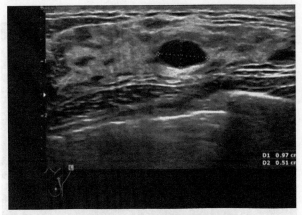

图 14-2-11　乳腺囊肿二维图

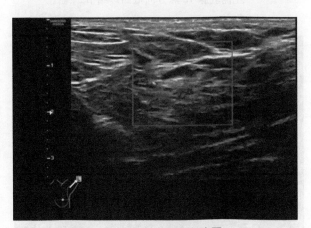

图 14-2-12　左侧腋窝血流图

超声所见：

双侧乳腺皮肤回声清晰，腺体回声呈细密光点，分布大致均匀，以腺体为主。

左 / 右 / 双侧乳腺探及多个囊肿，大者位于＿点方向距离乳头约＿cm，大小约＿mm×＿mm（右侧大者位于＿点方向距离乳头约＿cm，大小约＿mm×＿mm，左侧大者位于＿点方向距离乳头约＿cm，大小约＿mm×＿mm），壁薄液清，内部呈均匀无回声，不伴侧方声影，远场回声无明显改变；CDFI：囊壁及囊内未见血流信号。见图 14-2-9 ～图 14-2-12。

双侧腋窝未见确切肿大淋巴结回声。

超声诊断：

左 / 右 / 双侧乳腺囊肿（BI-RADS 2 类）。

四、乳腺腺病

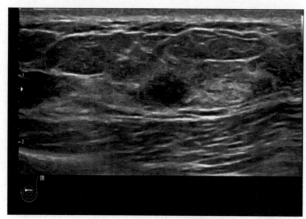

图 14-2-13　乳腺腺病
左侧乳腺 12 点方向低回声结节二维图

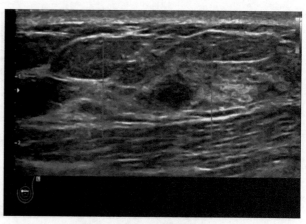

图 14-2-14　乳腺腺病
左侧乳腺 12 点方向低回声结节血流图

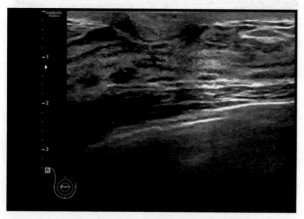

图 14-2-15　右侧乳腺腺体二维图

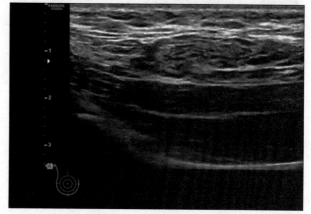

图 14-2-16　右侧腋窝二维图

超声所见：

双侧乳腺皮肤回声清晰，腺体回声呈细密光点，分布欠均匀。

左 / 右侧乳腺__点方向距乳头约__cm 探及一低回声结节，大小约__mm×__mm×__mm，平行方位生长，边缘欠光整，形态规则，未见包膜，内部回声欠均匀，其内未见粗大钙化，未见侧方声影，远场回声无改变（图 14-2-13）；CDFI：结节内未见确切血流信号（图 14-2-14）。

左 / 右侧乳腺未见确切异常团块回声（图 14-2-15）；CDFI：左 / 右侧乳腺腺体内未见明显异常血流分布。

双侧腋窝未见确切异常肿大淋巴结（图 14-2-16）。

超声诊断：

左 / 右侧乳腺低回声结节（BI-RADS 4A 类），考虑乳腺腺病，建议随访。

五、导管内乳头状瘤

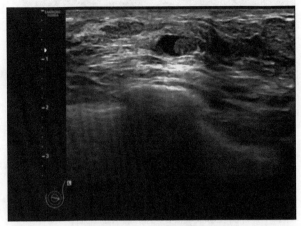

图 14-2-17　导管内乳头状瘤
左侧乳腺中央区扩张导管及结节二维图

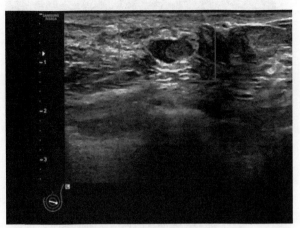

图 14-2-18　导管内乳头状瘤
左侧乳腺中央区扩张导管及结节血流图

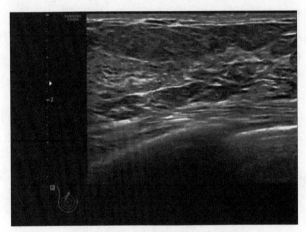

图 14-2-19　右侧乳腺腺体二维图

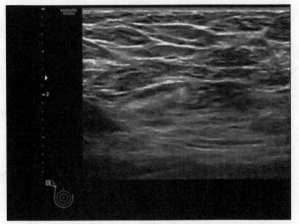

图 14-2-20　右侧腋窝二维图

超声所见：

双侧乳腺皮肤回声清晰，腺体回声呈细密光点，分布大致均匀，以腺体为主。

左 / 右侧乳腺中央区探及局限性扩张的导管回声，宽约__mm，内可见一等回声结节，范围约__mm×__mm×__mm，边界清楚，形态规则（图 14-2-17）；CDFI：其内可见 I 级血流信号（图 14-2-18）。

左 / 右侧乳腺未见确切异常团块回声（图 14-2-19）；CDFI：左 / 右侧乳腺腺体内未见明显异常血流分布。

双侧腋窝未见确切肿大淋巴结回声（图 14-2-20）。

超声诊断：

左 / 右侧乳腺中央区局限性导管扩张伴其内等回声结节（BI-RADS 4A 类），考虑乳腺导管内乳头状瘤可能，建议进一步检查。

六、良性叶状肿瘤

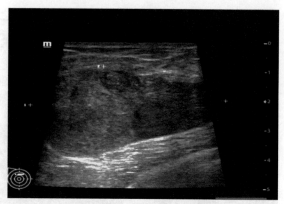

图 14-2-21　良性叶状肿瘤
右侧乳腺 12 点方向低回声团二维图

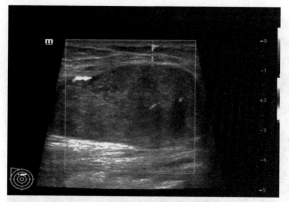

图 14-2-22　良性叶状肿瘤
右侧乳腺 12 点方向低回声团血流图

超声所见：

双侧乳腺皮肤回声清晰，腺体回声呈细密光点，分布欠均匀。

左 / 右侧乳腺__点方向距乳头约__cm 探及一低回声团，大小约__mm × __mm × __mm，呈椭圆形，平行方位生长，边缘清晰，完整，内部回声欠均匀，内未见粗大钙化，未见侧方声影，远场回声无改变（图 14-2-21）；CDFI：团块内可见Ⅰ级血流信号（图 14-2-22）。

左 / 右侧乳腺未见确切异常团块回声；CDFI：左 / 右侧乳腺腺体内未见明显异常血流分布。

双侧腋窝及锁骨上窝未见确切异常肿大淋巴结。

超声诊断：

左 / 右侧乳腺低回声团，BI-RADS__4A 类，考虑叶状肿瘤，建议必要时穿刺活检。

七、乳腺脓肿

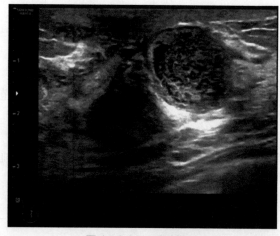

图 14-2-23　乳腺脓肿
右乳中央区低弱回声区二维图

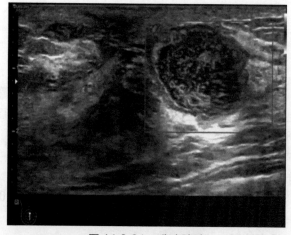

图 14-2-24　乳腺脓肿
右乳中央区低弱回声区血流图

超声所见：

双侧乳腺皮肤回声清晰，腺体回声呈细密光点，分布大致均匀，以腺体为主。

　　左 / 右侧乳腺中央区探及不均质低弱回声区，范围约__mm×__mm×__mm，边界不清，内可见无回声暗区，可见细密点状漂浮，探头加压后缓慢流动（图 14-2-23）；CDFI：其内未见确切血流信号，不均质低弱回声区周边彩色多普勒可见 Ⅱ 级血流信号（图 14-2-24）。

　　左 / 右侧乳腺未见确切异常团块回声；CDFI：左 / 右侧乳腺腺体内未见明显异常血流分布。

　　双侧腋窝未探及确切肿大淋巴结回声。

超声诊断：

（1）左 / 右侧乳腺不均质低弱回声区（BI-RADS 4A 类），考虑乳腺脓肿形成。

（2）双侧腋窝未探及确切肿大淋巴结回声。

第三节　女性乳腺恶性病变

一、乳腺原位癌

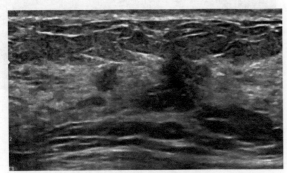

图 14-3-1　原位癌

右侧乳腺 10 点方向低回声结节二维图

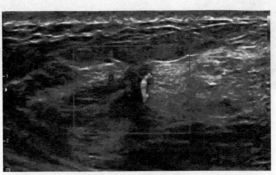

图 14-3-2　原位癌

右侧乳腺 10 点方向回声结节血流图

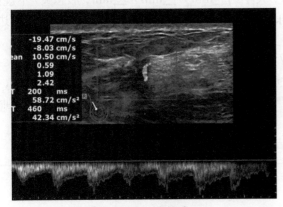

图 14-3-3　原位癌

右侧乳腺 10 点方向回声结节血流频谱

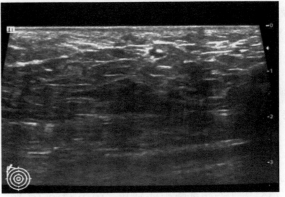

图 14-3-4　右侧腋窝

右侧腋窝二维图

超声所见：

　　双侧乳腺皮肤回声清晰，腺体回声呈细密光点，分布大致均匀，以腺体为主。

　　左 / 右侧乳腺__点方向距乳头约__cm 处探及一低回声结节，大小约__mm×__mm×__mm，呈平行 / 非平行生长，形态不规则，边缘模糊不清，可见成角（呈蟹足状），内部回声不均匀，可见 / 未见砂砾样钙化，伴 / 不伴侧方声影，周边可见 / 未见高回声晕，后方回声无改变 / 衰减（图 14-3-1）。CDFI：结节内可见粗大穿支血管，Ⅱ～Ⅲ级血流信号（图 14-3-2，图 14-3-3）。

左 / 右侧乳腺未见确切异常团块回声。CDFI：左 / 右侧乳腺腺体内未见明显异常血流分布。

双侧腋窝及锁骨上窝未见确切异常肿大淋巴结（图 14-3-4）。

超声诊断：

左 / 右侧乳腺实性结节，BI-RADS 4C 类。

二、浸润性导管癌

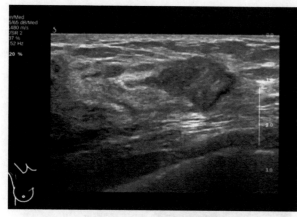

图 14-3-5　浸润性导管癌
右侧乳腺 2 点方向低回声团二维图

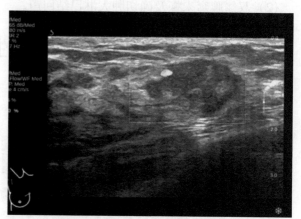

图 14-3-6　浸润性导管癌
右侧乳腺 2 点方向低回声团血流图

超声所见：

双侧乳腺皮肤回声清晰，腺体回声呈细密光点，分布大致均匀，以腺体为主。

左 / 右侧乳腺__点方向腺体边缘探及一低回声结节，大小约__mm×__mm×__mm，形态欠 / 不规则，边缘欠清 / 不清，内部回声不均匀，内可见 / 未见砂砾样微钙化，结节后方回声无变化 / 衰减，周边可见 / 未见高回声晕（图 14-3-5）；CDFI：结节内可见穿支血管，Ⅱ～Ⅲ级血流信号（图 14-3-6）。

左 / 右侧乳腺未见确切异常团块回声。CDFI：左 / 右侧乳腺腺体内未见明显异常血流分布。

左 / 右侧腋窝探及多个淋巴结，大者约__mm×__mm，形态趋圆，长径 / 短径＜2，边界模糊，皮质偏心性不均匀性增厚 / 皮髓质结构消失，内部可见 / 未见钙化灶。CDFI：内可见周边型 / 混合型血流信号。

左侧腋窝及双侧锁骨上窝未见确切异常肿大淋巴结。

超声诊断：

（1）左 / 右侧乳腺实性结节，BI-RADS 4C 类。

（2）左 / 右侧腋窝异常肿大淋巴结，考虑转移性癌。

三、乳腺黏液癌

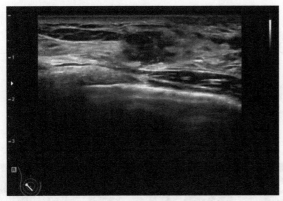

图 14-3-7　黏液癌
右侧乳腺 7 ~ 8 点方向低回声结节二维图

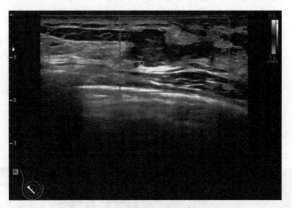

图 14-3-8　黏液癌
右侧乳腺 7 ~ 8 点方向低回声结节血流图

超声所见：

双侧乳腺皮肤回声清晰，腺体回声呈细密光点，分布大致均匀，以腺体为主。

左 / 右侧乳腺__点方向距乳头旁探及一低回声结节，大小约__mm×__mm×__mm，呈平行 / 非平行生长，形态欠规则 / 不规则，边缘模糊欠清 / 不清，可见成角（呈蟹足状），内部回声不均匀，可见 / 未见砂砾样钙化，伴 / 不伴侧方声影，后方回声不变 / 增强 / 减弱，周边可见 / 未见高回声晕（图 14-3-7）；CDFI：结节内未见明显血流信号（图 14-3-8）。

左 / 右侧乳腺未见确切异常团块回声。CDFI：左 / 右侧乳腺腺体内未见明显异常血流分布。

双侧腋窝及锁骨上窝未见确切异常肿大淋巴结。

超声诊断：

左 / 右侧乳腺实性结节，BI-RADS 4C 类。

四、乳腺髓样癌

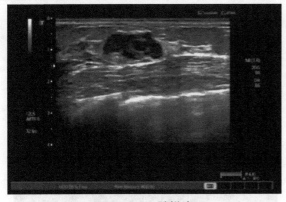

图 14-3-9　髓样癌
乳腺低回声结节二维图

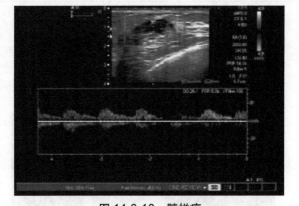

图 14-3-10　髓样癌
乳腺低回声结节血流频谱图

超声所见：

双侧乳腺皮肤回声清晰，腺体回声呈细密光点，分布大致均匀，以腺体为主。

左 / 右侧乳腺__点方向距乳头__cm 处探及一低回声结节，大小约__mm×__mm×__mm，呈非平行 /

平行生长，形态规则/欠规则，边缘清楚/欠清，内部回声不均匀，可见/未见囊变区，后方回声稍衰减/无变化，未见确切砂砾样钙化（图14-3-9）；CDFI：结节内未见明显血流信号（图14-3-10）。

左/右侧乳腺未见确切异常团块回声。CDFI：左/右侧乳腺腺体内未见明显异常血流分布。

双侧腋窝及锁骨上窝未见确切异常肿大淋巴结。

超声诊断：

左/右侧乳腺实性结节，BI-RADS 4B类。

五、乳腺恶性叶状肿瘤

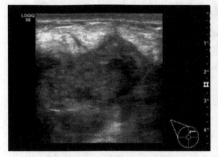 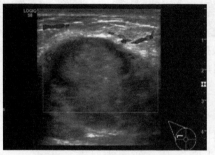 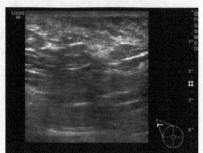

图14-3-11　恶性叶状肿瘤　　图14-3-12　恶性叶状肿瘤　　图14-3-13　右侧腋窝
右侧乳腺上象限低回声团二维图　右侧乳腺上象限低回声团血流图　右侧腋窝二维图

超声所见：

双侧乳腺皮肤回声清晰，腺体回声呈细密光点，分布大致均匀，以腺体为主。

左/右侧乳腺探及一（巨大）低回声团块，范围约__mm×__mm×__mm，形态不规则，边缘模糊不清，可见成角，内部回声不均匀，可见/未见砂砾样钙化，伴/不伴侧方声影，后方回声无变化/衰减，周边可见/未见高回声晕（图14-3-11）；CDFI：团块内未见明显血流信号（图14-3-12）。

左/右侧乳腺未见确切异常团块回声；CDFI：左/右侧乳腺腺体内未见明显异常血流分布。

双侧腋窝及锁骨上窝未见确切异常肿大淋巴结（图14-3-13）。

超声诊断：

左/右侧乳腺巨大实性团块，BI-RADS 4C类。

六、乳腺淋巴瘤

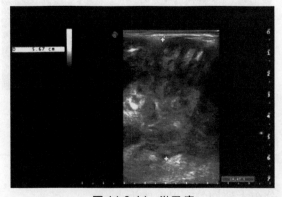 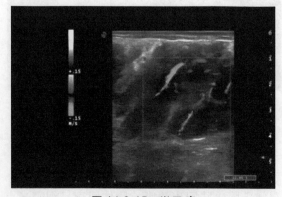

图14-3-14　淋巴瘤　　　　图14-3-15　淋巴瘤
乳腺极低回声团二维图　乳腺极低回声团血流图

超声所见：

双侧乳腺皮肤回声清晰，腺体回声呈细密光点，分布大致均匀，以腺体为主。

左／右侧乳腺__点方向距乳头__cm 处探及一低／极低回声团，大小约__mm×__mm×__mm，呈椭圆形／分叶状，形态规则／欠规则，边缘清楚／欠清，内部回声不均匀，可见条带状高回声，后方回声增强／无变化，未见确切砂砾样钙化（图 14-3-14）。CDFI：团块内可见Ⅱ／Ⅲ级血流信号（图 14-3-15）。

左／右侧乳腺未见确切异常团块回声。CDFI：左／右侧乳腺腺体内未见明显异常血流分布。

左／右侧腋窝探及多个淋巴结，大者约__mm×__mm，形态趋圆，长径／短径＜2，边界模糊，皮质偏心性不均匀性增厚／皮髓质结构消失，内部可见／未见钙化灶；CDFI：其内可见周边型／混合型血流信号。

左／右侧腋窝及双侧锁骨上窝未见确切异常肿大淋巴结。

超声诊断：

（1）左／右侧乳腺实性结节，BI-RADS 4C 类，考虑淋巴瘤可能。

（2）左／右侧腋窝异常肿大淋巴结，考虑转移性癌可能。

第四节　女性乳腺其他类异常

一、副乳

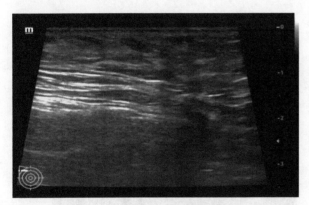

图 14-4-1　副乳
右侧腋窝副乳二维图

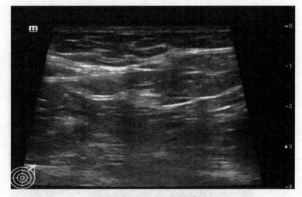

图 14-4-2　正常腋窝
左侧腋窝二维图

超声所见：

双侧乳腺皮肤回声清晰，腺体回声呈细密光点，分布大致均匀，以腺体为主，未见确切异常团块回声；CDFI：双乳腺体内未见明显异常血流分布。

左／右侧腋窝皮下探及范围约__mm×__mm 类似乳腺回声样稍强回声，边界较清（图 14-4-1），其内未见明显血流信号。

双侧腋窝及锁骨上窝未见确切异常肿大淋巴结（图 14-4-2）。

超声诊断：

左／右侧腋窝副乳。

二、导管扩张

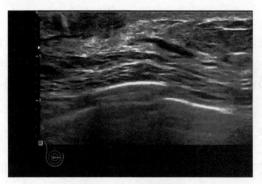

图 14-4-3　导管扩张

右侧乳腺中央区导管扩张二维图

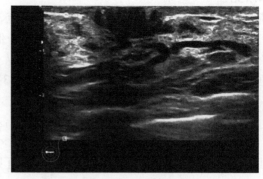

图 14-4-4　导管扩张

左侧乳腺中央区导管扩张二维图

超声所见：

双侧乳腺皮肤回声清晰，腺体回声呈细密光点，分布大致均匀，以腺体为主，双侧乳腺中央区各探及一管状回声，右侧宽约__mm，左侧宽约__mm，导管内未见确切异常回声（图 14-4-3，图 14-4-4）；CDFI：双侧乳腺未见确切异常血流信号。

双侧腋窝未见确切肿大淋巴结回声。

超声诊断：

双侧乳腺导管扩张（BI-RADS 2 类）。

三、假体植入

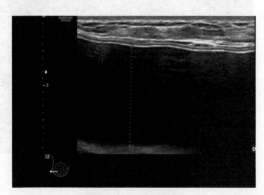

图 14-4-5　假体植入

右侧乳腺假体二维图

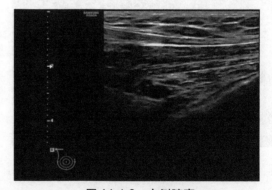

图 14-4-6　右侧腋窝

右侧腋窝二维图

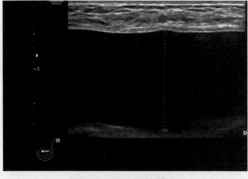

图 14-4-7　假体植入

左侧乳腺假体二维图

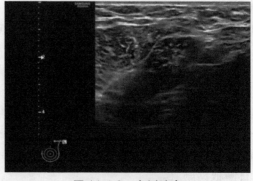

图 14-4-8　左侧腋窝

左侧腋窝二维图

超声所见：

　　双侧乳腺皮肤回声清晰，腺体回声呈细密光点，分布大致均匀，以腺体为主，未见确切异常团块回声；CDFI：双乳腺体内未见明显异常血流分布。

　　另于双侧乳腺后间隙探及囊袋状无回声暗区，左侧厚约__mm，右侧厚约__mm，边界清晰，边缘规则（图 14-4-5，图 14-4-7）。CDFI：其内未见确切血流信号。

　　双侧腋窝未见确切肿大淋巴结回声（图 14-4-6，图 14-4-8）。

超声诊断：

双侧乳腺假体植入术后。

四、假体破裂

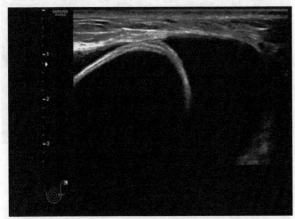

图 14-4-9　假体破裂
左侧乳腺假体破裂二维图

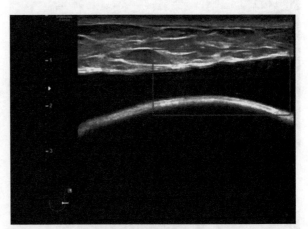

图 14-4-10　假体破裂
左侧乳腺假体破裂血流图

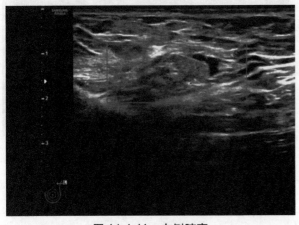

图 14-4-11　左侧腋窝
左侧腋窝血流图

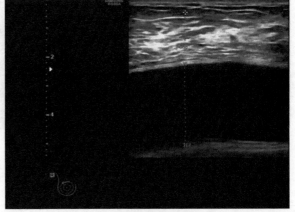

图 14-4-12　右侧乳腺假体
右侧乳腺假体二维图

超声所见：

　　双侧乳腺皮肤回声清晰，腺体回声呈细密光点，分布大致均匀，以腺体为主，未见确切异常团块回声；CDFI：双侧乳腺腺体内未见明显异常血流分布。

　　另于双侧乳腺后间隙探及无回声暗区，左侧厚约__mm，右侧厚约__mm，左/右侧形态不规则，边缘不规整，其内可见多发短线状强回声，CDFI 显示周围组织内未见确切血流信号（图 14-4-9 ～图 14-4-11），右侧边界清晰，边缘规整（图 14-4-12），CDFI 显示其内未见确切血流信号。

双侧腋窝未见确切肿大淋巴结回声。

超声诊断：

左 / 右侧乳腺假体破裂。

第五节 男性乳腺疾病

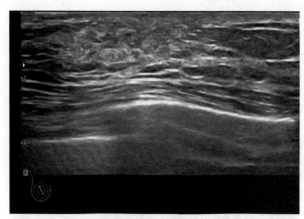

图 14-5-1 右侧乳腺发育
右侧乳腺腺体二维图

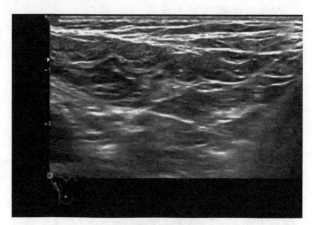

图 14-5-2 右侧腋窝
右侧腋窝二维图

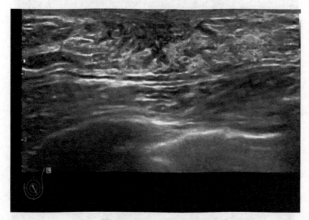

图 14-5-3 左侧乳腺发育
左侧乳腺腺体二维图

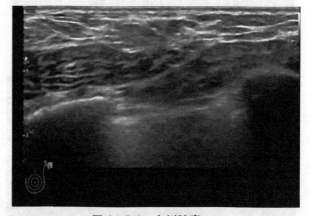

图 14-5-4 左侧腋窝
左侧腋窝二维图

超声所见：

双侧男性乳腺皮肤及皮下软组织层次清晰，左侧乳腺、右侧乳腺乳头深面均探及盘状增厚腺体组织，左侧范围约__mm×__mm，厚约__mm，右侧范围约__mm×__mm，厚约__mm，增厚腺体内未见确切占位病变及扩张导管（图 14-5-1，图 14-5-3）。CDFI：左侧乳腺、右侧乳腺增厚腺体内未见异常血流信号。

双侧腋窝未见肿大淋巴结，见图 14-5-2，14-5-4。

超声诊断：

双侧男性乳腺发育。

参 考 文 献

张红丽，姜珏，黄丽丽，等，2017. 乳腺髓样癌的彩色多普勒超声诊断价值 [J]. 现代肿瘤医学，25(24):4059-4061.

沈伟橙，高秀飞，2020. 原发性乳腺淋巴瘤的超声征象与病理特征分析. 重庆医学，(13): 2107-2110, 2114.

第 15 章　男性生殖系统超声医学诊断报告

第一节　正常睾丸及附睾

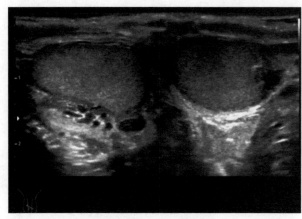

图 15-1-1　正常睾丸
正常睾丸二维图

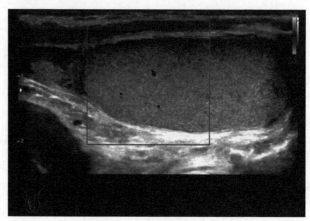

图 15-1-2　正常睾丸及附睾
正常睾丸血流图

超声所见：

双侧睾丸呈卵圆形，形态大小正常，内部回声均匀，呈细小、密集的光点回声，血流回声清晰（图 15-1-1，图 15-1-2）。

双侧附睾呈新月形，位于睾丸内上方，与睾丸紧贴，回声均匀。

双侧睾丸鞘膜未见液性暗区。

双侧精索静脉未探及明显迂曲扩张。

超声诊断：

双侧睾丸及附睾未见明显异常。

第二节　阴囊炎性病变

一、急性睾丸、附睾炎

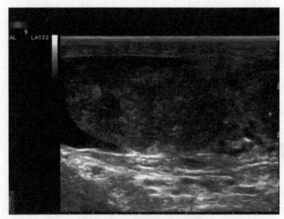

图 15-2-1　附睾、睾丸炎
左侧附睾、睾丸炎二维图

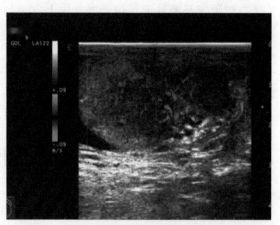

图 15-2-2　附睾、睾丸炎
左侧附睾、睾丸炎血流图

超声所见：

　　左 / 右侧睾丸实质回声减低伴不均匀，大小约__mm×__mm（图 15-2-1），内可探及丰富血流信号（图 15-2-2），左 / 右侧附睾增厚（头__mm，体__mm，尾__mm），回声不均匀，内探及丰富血流信号。

　　左 / 右侧睾丸呈卵圆形，形态大小正常，内部回声均匀，呈细小、密集的光点回声，血流回声清晰。

　　左 / 右侧附睾呈新月形，位于睾丸内上方，与睾丸紧贴，回声均匀。

　　左 / 右侧睾丸鞘膜未见液性暗区。

　　双侧精索静脉未探及明显迂曲扩张。

超声诊断：

左 / 右侧睾丸、附睾增大伴回声不均匀，考虑炎症可能。

二、睾丸及附睾结核

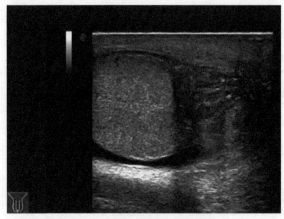

图 15-2-3　附睾、睾丸结核
右侧附睾、睾丸二维图

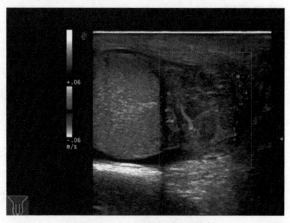

图 15-2-4　附睾、睾丸结核
右侧附睾、睾丸血流图

超声所见：

左 / 右侧睾丸及附睾内探及范围约＿＿mm×＿＿mm 的低回声区，边界欠清，形态欠规则（图 15-2-3），血流信号较丰富（图 15-2-4）。

左 / 右侧睾丸呈卵圆形，形态大小正常，内部回声均匀，呈细小、密集的光点回声，血流回声清晰。

左 / 右侧附睾呈新月形，位于睾丸内上方，与睾丸紧贴，回声均匀。

左 / 右 / 双侧睾丸鞘膜未见液性暗区。

双侧精索静脉未探及明显迂曲扩张。

超声诊断：

左 / 右侧附睾及睾丸超声改变，不除外结核可能。

第三节　阴囊缺血性病变

一、睾丸扭转

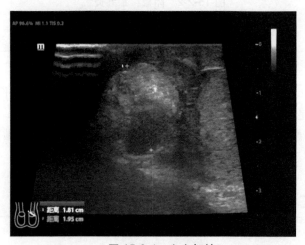 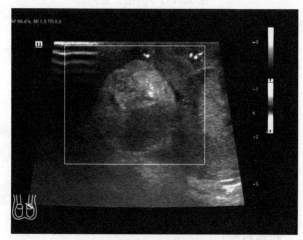

图 15-3-1　睾丸扭转　　　　　　　　　　图 15-3-2　睾丸扭转
左侧睾丸二维图　　　　　　　　　　　左侧睾丸血流图

超声所见：

左 / 右侧睾丸大小约＿＿mm×＿＿mm，实质回声欠均匀，其内未探及明显血流信号（图 15-3-1，图 15-3-2）。左 / 右侧睾丸鞘膜内见深约＿＿mm 液性暗区。

左 / 右侧睾丸呈卵圆形，形态大小正常，内部回声均匀，呈细小、密集的光点回声，血流回声清晰。

双侧附睾呈新月形，位于睾丸内上方，与睾丸紧贴，回声均匀。

左 / 右侧睾丸鞘膜未见液性暗区。

双侧精索静脉未探及明显迂曲扩张。

超声诊断：

左 / 右侧睾丸体积缩小 / 增大，无血流信号，考虑睾丸扭转。

二、附睾附件扭转

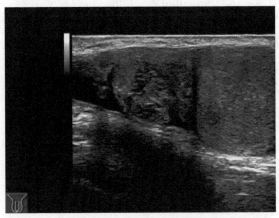

图 15-3-3　附睾附件扭转
左侧附睾附件二维图

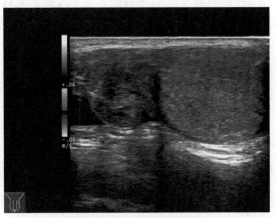

图 15-3-4　附睾附件扭转
左侧附睾附件血流图

超声所见：

左 / 右侧附睾旁探及大小约__mm×__mm 的不均质回声结节，边界尚清，形态欠规则，呈筛网状，结节内无明显血流信号，同侧睾丸回声及大小未见异常（图 15-3-3，图 15-3-4）。

左 / 右侧睾丸呈卵圆形，形态大小正常，内部回声均匀，呈细小、密集的光点回声，血流回声清晰。双侧附睾呈新月形，位于睾丸内上方，与睾丸紧贴，回声均匀。

双侧睾丸鞘膜未见液性暗区。

双侧精索静脉未探及明显迂曲扩张。

超声诊断：

左 / 右侧附睾旁结节，无血流信号，考虑附睾附件扭转可能性大。

第四节　睾 丸 外 伤

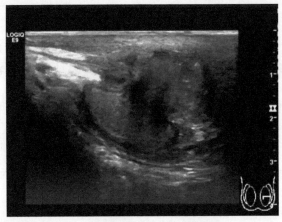

图 15-4-1　睾丸破裂伤
左侧睾丸二维图

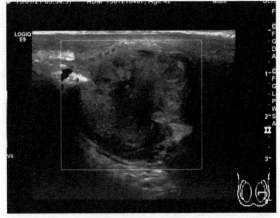

图 15-4-2　睾丸破裂伤
左侧睾丸血流图

超声所见：

　　左/右侧阴囊皮肤明显肿胀，左/右侧睾丸体积增大，大小约__mm×__mm，包膜似不连续，睾丸内可见片状低回声区（图15-4-1），可探及少许血流信号（图15-4-2）。

　　左/右侧睾丸呈卵圆形，形态大小正常，内部回声均匀，呈细小、密集的光点回声，血流回声清晰。

　　双侧附睾呈新月形，位于睾丸内上方，与睾丸紧贴，回声均匀。

　　双侧睾丸鞘膜未见液性暗区。

　　双侧精索静脉未探及明显迂曲扩张。

超声诊断：

　　左/右侧睾丸改变，考虑睾丸挫裂伤可能。

第五节　睾丸良性病变

一、睾丸囊肿

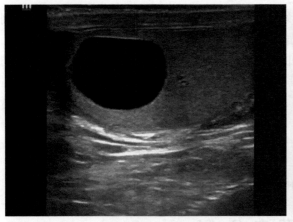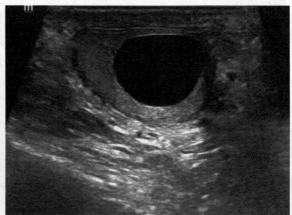

图 15-5-1　睾丸囊肿二维图

超声所见：

　　左/右侧睾丸内探及大小约__mm×__mm的囊性结节，边界清楚，形状规则（图15-5-1），其内无血流信号；左/右侧睾丸呈卵圆形，形态大小正常，内部回声均匀，呈细小、密集的光点回声，血流回声清晰。

　　双侧附睾呈新月形，位于睾丸内上方，与睾丸紧贴，回声均匀。

　　双侧睾丸鞘膜未见液性暗区。

　　双侧精索静脉未探及明显迂曲扩张。

超声诊断：

　　左/右侧睾丸囊肿。

二、睾丸畸胎瘤

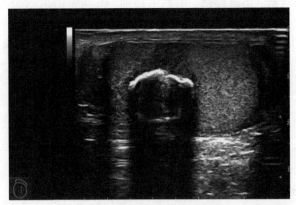

图 15-5-2　睾丸畸胎瘤
左侧睾丸二维图

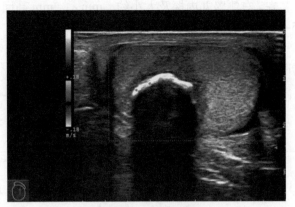

图 15-5-3　睾丸畸胎瘤
左侧睾丸血流图

超声所见：

左 / 右侧睾丸内探及大小约__mm×__mm 的实性结节，结节边界清楚，形态规则，回声不均匀，其内可见点片状强回声 / 低回声（图 15-5-2），未探及明显血流信号（图 15-5-3）。

左 / 右侧睾丸呈卵圆形，形态大小正常，内部回声均匀，呈细小、密集的光点回声，血流回声清晰。双侧附睾呈新月形，位于睾丸内上方，与睾丸紧贴，回声均匀。

双侧睾丸鞘膜未见液性暗区。

双侧精索静脉未探及明显迂曲扩张。

超声诊断：

左 / 右侧睾丸实性占位，考虑畸胎瘤可能性大。

三、睾丸间质细胞瘤

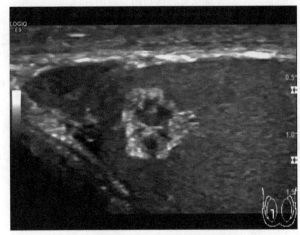

图 15-5-4　睾丸间质细胞瘤
右侧睾丸高回声结节二维图

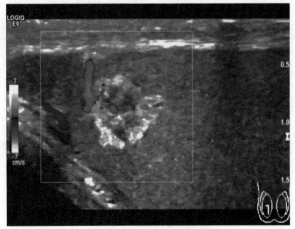

图 15-5-5　睾丸间质细胞瘤
右侧睾丸高回声结节血流图

超声所见：

左/右侧睾丸内探及大小约＿＿mm×＿＿mm高回声结节，边界较清，形态不规则，内部回声不均匀（图15-5-4），其内可见1级血流信号（图15-5-5）。

左/右侧睾丸呈卵圆形，形态大小正常，内部回声均匀，呈细小、密集的光点回声，血流回声清晰。

双侧附睾呈新月形，位于睾丸内上方，与睾丸紧贴，回声均匀。

双侧睾丸鞘膜未见液性暗区。

双侧精索静脉未探及明显迂曲扩张。

超声诊断：

左/右侧睾丸高回声结节，性质待定，建议进行超声造影。

第六节　睾丸恶性肿瘤

一、睾丸精原细胞瘤

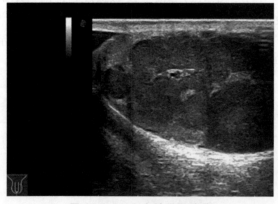 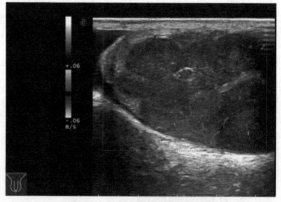

图15-6-1　睾丸精原细胞瘤
左侧睾丸低回声团二维图

图15-6-2　睾丸精原细胞瘤
左侧睾丸低回声团血流图

超声所见：

左/右侧睾丸内探及大小约＿＿mm×＿＿mm实性低回声团，边界清楚，形态尚规则（图15-6-1），其内可探及较丰富血流信号（图15-6-2）。

左/右侧睾丸呈卵圆形，形态大小正常，内部回声均匀，呈细小、密集的光点回声，血流回声清晰。

双侧附睾呈新月形，位于睾丸内上方，与睾丸紧贴，回声均匀。

双侧睾丸鞘膜未见液性暗区。

双侧精索静脉未探及明显迂曲扩张。

双侧腹股沟未见肿大淋巴结。

超声诊断：

左/右侧睾丸实性低回声团，考虑精原细胞瘤，建议进行超声造影。

二、睾丸卵黄囊瘤

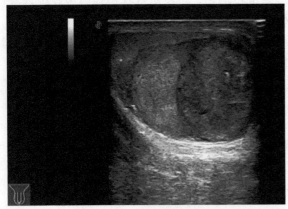

图 15-6-3　睾丸卵黄囊瘤

右侧睾丸实性低回声团二维图

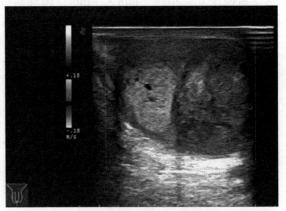

图 15-6-4　睾丸卵黄囊瘤

右侧睾丸实性低回声团血流图

超声所见：

左 / 右侧睾丸内探及大小约__mm×__mm 实性低回声团，边界尚清楚，形态不规则，内部回声不均匀（图 15-6-3），可探及少许血流信号（图 15-6-4）。

左 / 右侧睾丸呈卵圆形，形态大小正常，内部回声均匀，呈细小、密集的光点回声，血流回声清晰。

左侧附睾呈新月形，位于睾丸内上方，与睾丸紧贴，回声均匀。

双侧睾丸鞘膜未见液性暗区。

双侧精索静脉未探及明显迂曲扩张。

双侧腹股沟未见肿大淋巴结。

超声诊断：

左 / 右侧睾丸实性低回声团，考虑恶性肿瘤可能性大，卵黄囊瘤？建议进行超声造影。

三、睾丸胚胎癌

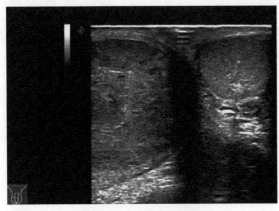

图 15-6-5　睾丸胚胎癌

双侧睾丸二维图

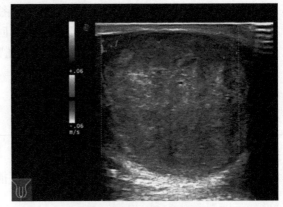

图 15-6-6　睾丸胚胎癌

右侧睾丸血流图

超声所见：

左/右侧睾丸大小约__mm×__mm，内部回声弥漫杂乱不均匀，可见点片状稍强回声及少许液性暗区（图15-6-5），睾丸内可见少许血流信号（图15-6-6）。

左/右侧睾丸呈卵圆形，形态大小正常，内部回声均匀，呈细小、密集的光点回声，血流回声清晰。

双侧附睾呈新月形，位于睾丸内上方，与睾丸紧贴，回声均匀。

双侧睾丸鞘膜未见液性暗区。

双侧精索静脉未探及明显迂曲扩张。

双侧腹股沟区未探及明显肿大淋巴结。

超声诊断：

左/右侧睾丸实性占位，考虑恶性肿瘤可能性大，建议进行超声造影。

四、睾丸混合性生殖细胞肿瘤

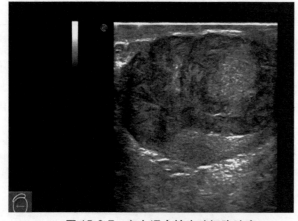

图 15-6-7　睾丸混合性生殖细胞肿瘤
右侧睾丸低回声团二维图

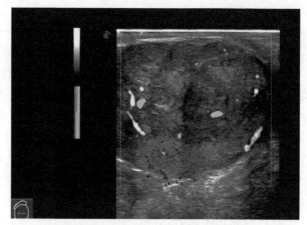

图 15-6-8　睾丸混合性生殖细胞肿瘤
右侧睾丸低回声团血流图

超声所见：

左/右侧睾丸内探及大小约__mm×__mm 实性低回声团，边界尚清楚，形态不规则，内部回声杂乱不均匀（图15-6-7），可探及较丰富血流信号（图15-6-8）。

左/右侧睾丸呈卵圆形，形态大小正常，内部回声均匀，呈细小、密集的光点回声，血流回声清晰。

双侧附睾呈新月形，位于睾丸内上方，与睾丸紧贴，回声均匀。

双侧睾丸鞘膜未见液性暗区。

双侧精索静脉未探及明显迂曲扩张。

双侧腹股沟未见肿大淋巴结。

超声诊断：

左/右侧睾丸实性低回声团，考虑恶性肿瘤可能性大，建议进行超声造影。

五、原发性睾丸淋巴瘤

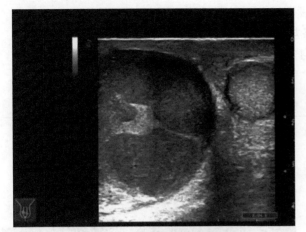 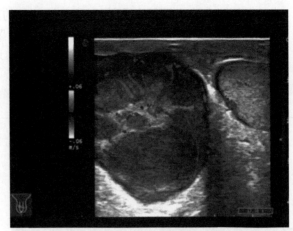

图 15-6-9　原发性睾丸淋巴瘤
右侧睾丸低回声团二维图

图 15-6-10　原发性睾丸淋巴瘤
右侧睾丸低回声团血流图

超声所见：

左/右侧睾丸内探及大小约＿＿mm×＿＿mm的实性低回声团，形态尚规则，部分边界不清，呈融合状（图15-6-9），内部血流极为丰富（图15-6-10）。

左/右侧睾丸呈卵圆形，形态大小正常，内部回声均匀，呈细小、密集的光点回声，血流回声清晰。

双侧附睾呈新月形，位于睾丸内上方，与睾丸紧贴，回声均匀。

双侧睾丸鞘膜未见液性暗区。

双侧精索静脉未探及明显迂曲扩张。

超声诊断：

右侧睾丸实性低回声团，考虑淋巴瘤可能性大，建议进行超声造影。

第七节　附睾病变

一、附睾头囊肿

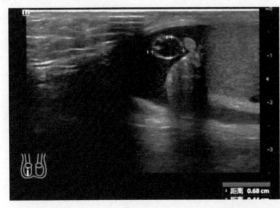 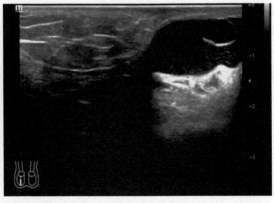

图 15-7-1　附睾头囊肿
右侧附睾头囊肿

超声所见：

左/右侧附睾头内探及大小约__mm×__mm 的囊性结节，壁薄液清（图 15-7-1）。

左/右侧附睾呈新月形，位于睾丸内上方，与睾丸紧贴，回声均匀。

双侧睾丸呈卵圆形，形态大小正常，内部回声均匀，呈细小、密集的光点回声，血流回声清晰。

双侧睾丸鞘膜未见液性暗区。

双侧精索静脉未探及明显迂曲扩张。

超声诊断：

左/右侧附睾头囊肿。

二、附睾腺瘤样瘤

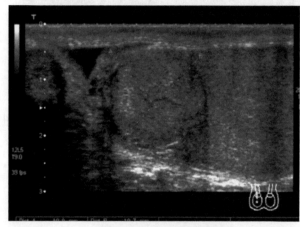
图 15-7-2　附睾腺瘤样瘤
右侧附睾等回声团二维图

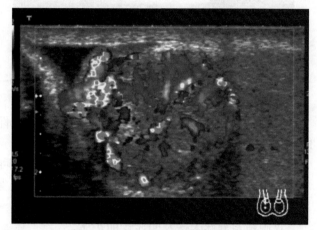
图 15-7-3　附睾腺瘤样瘤
右侧附睾等回声团血流图

超声所见：

左/右侧附睾头探及大小约__mm×__mm 的类圆形等回声结节，边界清楚，形态规则（图 15-7-2），其内可见较丰富血流信号（图 15-7-3）。

左/右侧附睾呈新月形，位于睾丸内上方，与睾丸紧贴，回声均匀。

双侧睾丸呈卵圆形，形态大小正常，内部回声均匀，呈细小、密集的光点回声，血流回声清晰。

双侧睾丸鞘膜未见液性暗区。

双侧精索静脉未探及明显迂曲扩张。

超声诊断：

左/右侧附睾实性结节，考虑良性肿瘤可能性大，建议进行超声造影。

第八节　隐　睾

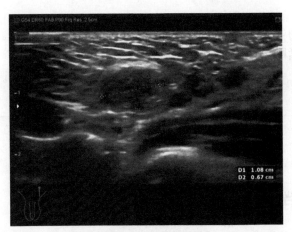

图 15-8-1　腹股沟隐睾
左侧腹股沟二维图

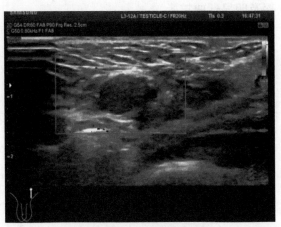

图 15-8-2　腹股沟隐睾
左侧腹股沟血流图

超声所见：

左 / 右侧阴囊内未探及明显睾丸组织，于左侧腹股沟内探及一类似睾丸回声结节，大小约__mm×__mm（图 15-8-1），其内可见血流信号（图 15-8-2）。

右侧睾丸呈卵圆形，形态大小正常，内部回声均匀，呈细小、密集的光点回声，血流回声清晰。

右侧附睾呈新月形，位于睾丸内上方，与睾丸紧贴，回声均匀。

双侧睾丸鞘膜未见液性暗区。

双侧精索静脉未探及明显迂曲扩张。

超声诊断：

左 / 右侧阴囊内未查见睾丸，于左侧腹股沟区探及睾丸样回声，考虑隐睾可能。

第九节　精索静脉曲张

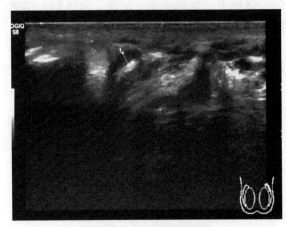

图 15-9-1　精索静脉曲张
左侧精索静脉曲张二维图

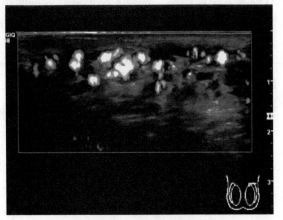

图 15-9-2　精索静脉曲张
左侧精索静脉曲张血流图

超声所见：

左 / 右侧精索静脉增宽迂曲，腹压增高时明显，约___mm（图 15-9-1，图 15-9-2）；左 / 右侧精索静脉未探及明显迂曲扩张。

双侧睾丸呈卵圆形，形态大小正常，内部回声均匀，呈细小、密集的光点回声，血流回声清晰。

双侧附睾呈新月形，位于睾丸内上方，与睾丸紧贴，回声均匀。

双侧睾丸鞘膜未见液性暗区。

双侧腹股沟未见肿大淋巴结。

超声诊断：

左 / 右侧精索静脉曲张。

第十节　鞘膜积液

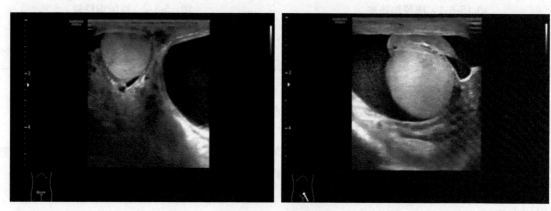

图 15-10-1　鞘膜积液
左侧睾丸鞘膜积液

超声所见：

左 / 右侧睾丸鞘膜内探及深约___mm 的液性暗区，右 / 左侧睾丸鞘膜内未见明显液性暗区（图 15-10-1）。

双侧睾丸呈卵圆形，形态大小正常，内部回声均匀，呈细小、密集的光点回声，血流回声清晰。

双侧附睾呈新月形，位于睾丸内上方，与睾丸紧贴，回声均匀。

双侧精索静脉未探及明显迂曲扩张。

超声诊断：

左 / 右侧睾丸鞘膜积液。

第十一节　其他男性生殖系统疾病

一、睾丸微石症

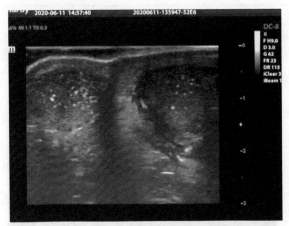

图 15-11-1　睾丸微石症二维图

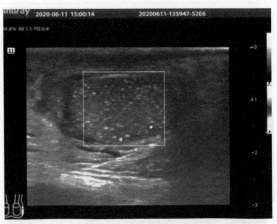

图 15-11-2　睾丸微石症血流图

超声所见：

双侧睾丸呈卵圆形，形态大小正常，内部弥漫点状强回声，血流回声清晰（图 15-11-1，图 15-11-2）。

双侧附睾呈新月形，位于睾丸内上方，与睾丸紧贴，回声均匀。

双侧睾丸鞘膜未见液性暗区。

双侧精索静脉未探及明显迂曲扩张。

超声诊断：

双侧睾丸微石症。

二、睾丸网扩张症

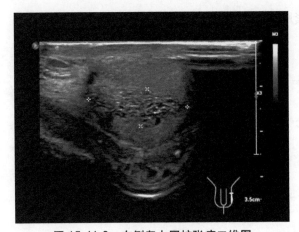

图 15-11-3　左侧睾丸网扩张症二维图

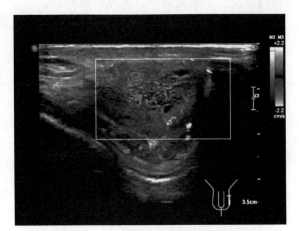

图 15-11-4　左侧睾丸网扩张症血流图

超声所见：

左 / 右侧睾丸门处睾丸网呈网状扩张，范围约__mm×__mm，周边可见血流信号（图 15-11-3，

图 15-11-4）。

左 / 右侧睾丸呈卵圆形，形态大小正常，内部回声均匀，呈细小、密集的光点回声，血流回声清晰。

双侧附睾呈新月形，位于睾丸内上方，与睾丸紧贴，回声均匀。

双侧睾丸鞘膜未见液性暗区。

双侧精索静脉未探及明显迂曲扩张。

超声诊断：

左 / 右侧睾丸网扩张症。

三、多睾症

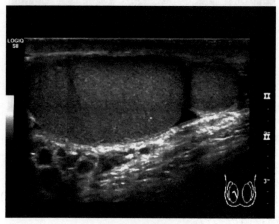

图 15-11-5　多睾症
右侧多睾症二维图

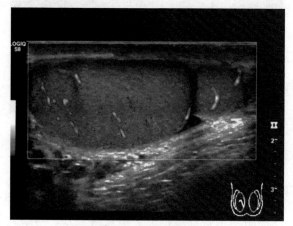

图 15-11-6　多睾症
右侧多睾症血流图

超声所见：

左 / 右侧阴囊内探及两个睾丸回声，大小分别为__mm × __mm、__mm × __mm，呈卵圆形，形态大小正常，内部回声均匀，呈细小、密集的光点回声，血流回声清晰（图 15-11-5，图 15-11-6）。右 / 左侧阴囊内探及一个睾丸回声，未见明显异常。

双侧附睾呈新月形，位于睾丸内上方，与睾丸紧贴，回声均匀。

双侧睾丸鞘膜未见液性暗区。

双侧精索静脉未探及明显迂曲扩张。

超声诊断：

左 / 右侧阴囊内声像改变，考虑左 / 右侧多睾症。

第 16 章　淋巴结病变超声医学诊断报告

第一节　淋巴结炎性病变

一、淋巴结炎

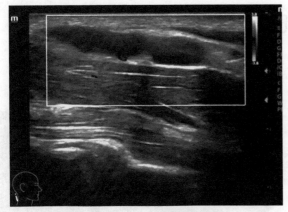

图 16-1-1　淋巴结炎
右侧颈部Ⅴ区淋巴结二维图

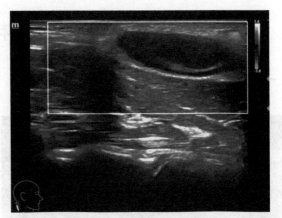

图 16-1-2　右颈Ⅴ区淋巴结
右侧颈部Ⅴ区淋巴结血流图

超声所见：

　　左 / 右 / 双侧颈部__区 / 锁骨上 / 腋窝 / 腹股沟探及多个淋巴结，大者约__mm×__mm，呈扁椭圆形，皮质增厚，皮髓质分界清楚 / 欠清 / 不清，淋巴门增宽，内部回声降低，呈"门中门"样改变；CDFI：其内可见Ⅰ / Ⅱ / Ⅲ级淋巴门型血流信号（图 16-1-1，图 16-1-2）。

超声诊断：

　　左 / 右 / 双侧颈部__区 / 锁骨上 / 腋窝 / 腹股沟肿大淋巴结，考虑淋巴结炎可能。

二、淋巴结结核

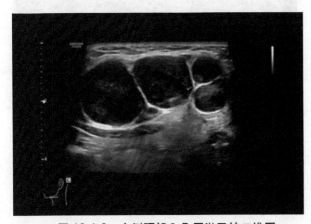

图 16-1-3　左侧颈部ⅠB区淋巴结二维图

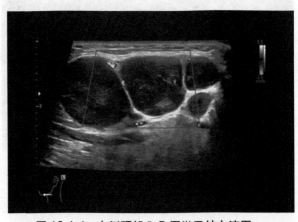

图 16-1-4　左侧颈部ⅠB区淋巴结血流图

超声所见：

左/右/双侧颈部__区/锁骨上/腋窝/腹股沟查见多个淋巴结，大小形态不一，呈簇状，大者为__mm×__mm，淋巴门结构消失（正常淋巴门结构破坏/受压/变细/凹陷/线状/锯齿状/虫蚀状/不规则）；内部回声不均匀，部分可见囊变区或高回声钙化灶，淋巴结间分界不清楚/模糊，部分局部融合呈串珠状（图16-1-3）；CDFI：其内可见Ⅰ/Ⅱ/Ⅲ级血流信号（图16-1-4）。

超声诊断：

左/右/双侧颈部__区/锁骨上/腋窝/腹股沟淋巴结声像改变，结合病史，考虑淋巴结结核可能。

第二节　淋巴系统肿瘤

一、淋巴瘤

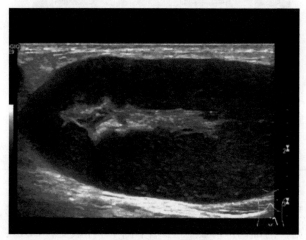

图 16-2-1　淋巴瘤
左侧腹股沟淋巴结二维图

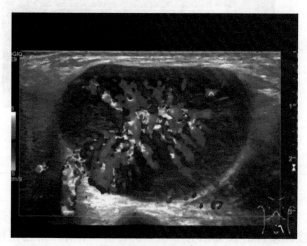

图 16-2-2　淋巴瘤
左侧腹股沟淋巴结血流图

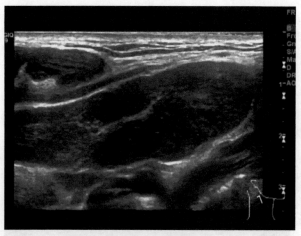

图 16-2-3　淋巴瘤
右侧颈部淋巴结二维图

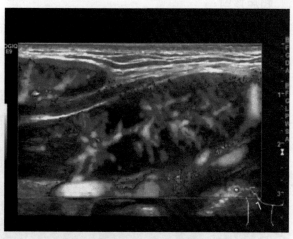

图 16-2-4　淋巴瘤
右侧颈部淋巴结血流图

超声所见：

左/右/双侧颈部＿区/锁骨上/腋窝/腹股沟可见多个肿大淋巴结，呈圆形及类圆形低回声/极低回声；皮质增厚/正常，皮髓质结构消失，淋巴门不清/变细/消失，大者位于＿，大小约＿mm×＿mm，内回声不均匀，可见条状及网状高回声，未见明显囊变及钙化（图 16-2-1，图 16-2-3）；CDFI：其内可见Ⅱ/Ⅲ级淋巴门型/混合型血流信号（图 16-2-2，图 16-2-4）。

超声诊断：

左/右/双侧颈部＿区/锁骨上/腋窝/腹股沟多个异常肿大淋巴结，考虑淋巴瘤可能。

二、转移性淋巴结

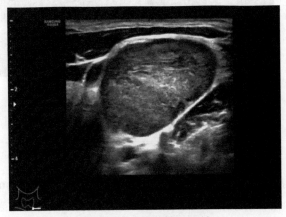

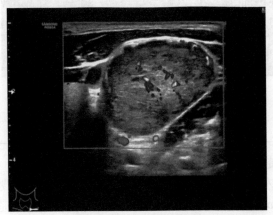

图 16-2-5　转移性淋巴结　　　　　　　图 16-2-6　转移性淋巴结
左侧锁骨上淋巴结二维图　　　　　　　左侧锁骨上淋巴结血流图

超声所见：

左/右/双侧颈部＿区/锁骨上/腋窝/腹股沟可见多个低回声团，大者为＿mm×＿mm；呈椭圆形/类圆形/圆形，边界清楚，内部回声不均匀，周边可见高回声包膜（图 16-2-5）；CDFI：团块内可见Ⅱ/Ⅲ混合型/边缘型血流信号（图 16-2-6）。

超声诊断：

左/右/双侧颈部＿区/锁骨上/腋窝/腹股沟多发低回声团，考虑为异常肿大淋巴结，结合病史，考虑转移性淋巴结。

第三节　免疫异常及不明原因性淋巴结病

一、淋巴结反应性增生

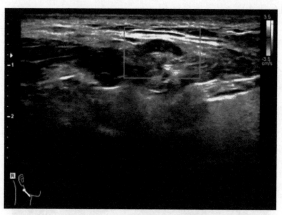

图 16-3-1　淋巴结反应性增生
右侧颈部ⅠB区淋巴结血流图

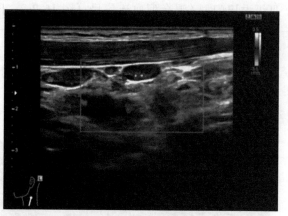

图 16-3-2　淋巴结反应性增生
左颈Ⅲ区淋巴结血流图

超声所见：

左/右/双侧颈部__区/锁骨上/腋窝/腹股沟查见多个淋巴结，呈扁椭圆形，大者为__mm×__mm，包膜完整光滑，皮质增厚，皮髓质分界清楚，淋巴门居中，无变形，淋巴结间分界清楚，无融合；CDFI：其内可见Ⅰ/Ⅱ/Ⅲ级淋巴门型血流信号（图 16-3-1，图 16-3-2）。

超声诊断：

左/右/双侧颈部__区/锁骨上/腋窝/腹股沟多个肿大淋巴结，考虑淋巴结反应性增生。

二、IgG4 相关性疾病

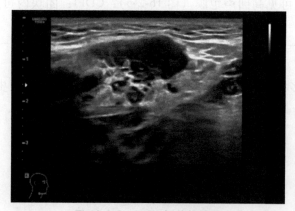

图 16-3-3　IgG4 相关性疾病
右侧腮腺内低回声团二维图

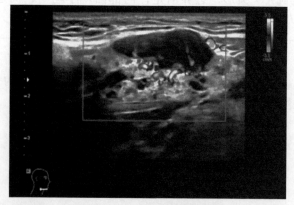

图 16-3-4　IgG4 相关性疾病
右侧腮腺内低回声团血流图

超声所见：

双侧腮腺实质回声减低不均匀，左侧/右侧内可见大小约__mm×__mm 低回声团，边界较清，形态欠规则，内可见条带状强回声（图 16-3-3）；CDFI：团块内可见Ⅱ / Ⅲ级血流信号（图 16-3-4）。

双侧下颌下腺、双侧泪腺大小形态正常，实质回声减低不均匀，未见确切占位。CDFI：双侧下颌下腺、泪腺未见异常血流信号。

超声诊断：

（1）双侧腮腺、双侧下颌下腺、双侧泪腺声像改变，考虑 IgG4 相关性疾病可能大。

（2）左侧 / 右侧腮腺内低回声团，考虑为异常肿大淋巴结，IgG4 相关性疾病可能，建议结合实验室检查。

三、巨大淋巴结增生症（Castleman 病）

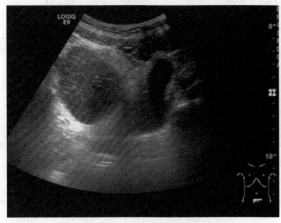
图 16-3-5　巨大淋巴结增生症
腹腔淋巴结二维图

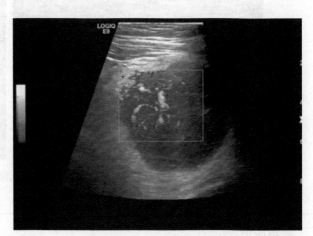
图 16-3-6　巨大淋巴结增生症
腹腔淋巴结血流图

超声所见：

左 / 右 / 双侧颈部__区 / 锁骨上 / 腋窝 / 腹股沟 / 腹腔查见一大小约__mm×__mm 低回声结节，呈圆形 / 类圆形，边界清楚，周边可见高回声包膜，未见淋巴门结构，其内可见多数短线状高回声（图 16-3-5）；CDFI：其内可见Ⅱ～Ⅲ级血流信号（图 16-3-6）。

超声诊断：

左 / 右 / 双侧颈部__区 / 锁骨上 / 腋窝 / 腹股沟 / 腹腔低回声结节，考虑来源于淋巴结可能大，巨大淋巴结增生症？

第 17 章 皮肤超声医学诊断报告

第一节 正常皮肤

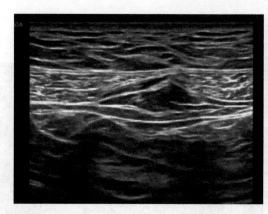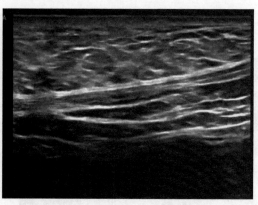

图 17-1-1 正常皮肤二维图

超声所见：

某处皮肤光滑，各层结构回声清晰，皮下组织分布大致均匀，未见确切占位（图 17-1-1）。CDFI：未见异常血流信号。

超声诊断：

某处皮肤及皮下未见明显异常。

第二节 皮肤非肿瘤性病变

一、带状疱疹

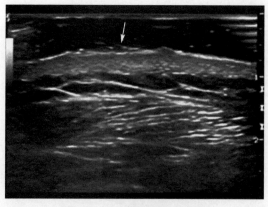

图 17-2-1 带状疱疹二维图

超声所见：

某处皮肤表皮变薄 / 缺损，有 / 无表皮下局限性积液，真皮层肿胀增厚，回声减低。皮神经增粗，回声减低，线性结构紊乱、模糊不清（图 17-2-1）。CDFI：未见明显血流信号 / 可见少许血流信号。

超声诊断：

某处皮肤声像改变，结合病史，考虑带状疱疹。

二、银屑病

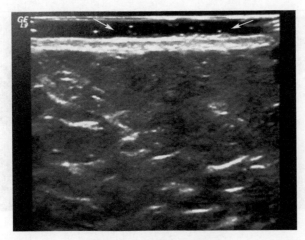

图 17-2-2　银屑病二维图

超声所见：

某处皮肤可见高回声鳞片，表皮层强回声带增厚，真皮乳头层内可见厚薄不一的低回声带，鳞屑间小气泡可产生声影（图 17-2-2）。CDFI：病变区血流信号未见明显异常 / 增多。

超声诊断：

某处皮肤声像改变，结合病史，考虑银屑病。

三、硬皮病

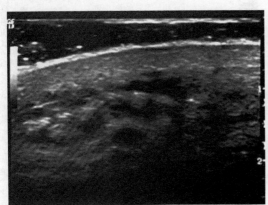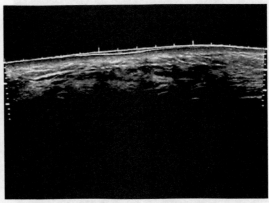

图 17-2-3　硬皮病二维图

超声所见：

某处皮肤增厚，回声减低不均匀，范围约__mm×__mm，低回声区内可见多发卵圆形强回声，皮下层内可见低回声带，组织结构模糊（图17-2-3）。CDFI：病变区血流信号未见明显异常/增多。

超声诊断：

某处皮肤声像改变，结合病史，考虑硬皮病可能性大。

四、蜂窝织炎

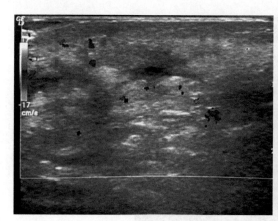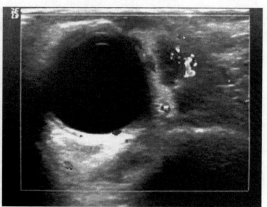

图 17-2-4　蜂窝织炎血流图

超声所见：

某处皮肤真皮层增厚，回声减低，范围约__mm×__mm，软组织肿胀，肌肉纹理模糊/不清，病灶内可见散在强光团回声，其间可见低回声区/液性暗区。CDFI：病变区血流信号丰富（图17-2-4）。

超声诊断：

某处皮肤声像改变，考虑炎性病变。

五、结节性红斑

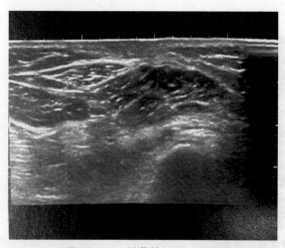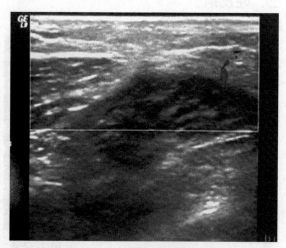

图 17-2-5　结节性红斑二维图　　　　　　　图 17-2-6　结节性红斑血流图

超声所见：

某处真皮层局限性增厚，回声增强，范围约__mm×__mm，与周围组织分界不清（图 17-2-5）。CDFI：病变区未见明显血流信号（图 17-2-6）。

超声诊断：

某处皮肤声像改变，结合病史，考虑结节性红斑可能性大。

六、跖疣

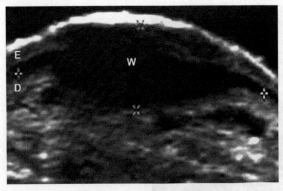 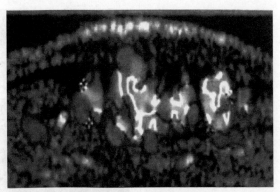

图 17-2-7　跖疣二维图　　　　　　　　　　图 17-2-8　跖疣血流图
W. 疣；E. 表皮层；D. 真皮层

超声所见：

左 / 右足某处表皮及真皮层可见大小约__mm×__mm 低回声结节，边界欠清 / 不清，形态欠规则 / 不规则（图 17-2-7）。CDFI：病变区未见明显血流信号 / 丰富血流信号（图 17-2-8）。

超声诊断：

左 / 右足某处皮肤低回声结节，考虑跖疣可能性大。

第三节　皮肤良性肿瘤

一、脂溢性角化病

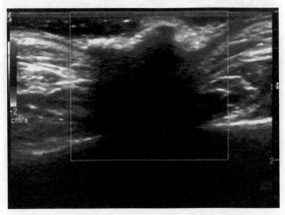

图 17-3-1　脂溢性角化病血流图

超声所见：

某处皮肤层内探及大小约＿＿mm×＿＿mm 低回声团块，边界清楚 / 欠清，形态欠规则 / 不规则，可见 / 未见后方声影。CDFI：病变区未见明显血流信号（图 17-3-1）。

超声诊断：

某处皮肤层低回声团，性质待查。

二、色素痣

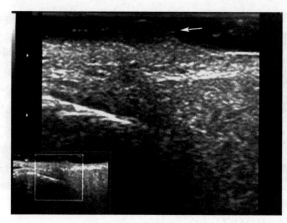

图 17-3-2　色素痣二维图

超声所见：

某处皮肤表皮层内探及大小约＿＿mm×＿＿mm 低回声结节，边界清楚 / 欠清，形态规则 / 欠规则，内部回声不均匀，可见 / 未见后方声影（图 17-3-2）。CDFI：病变区未见明显血流信号。

超声诊断：

某处皮肤表皮层内低回声结节，结合病史，考虑色素痣。

三、皮肤瘢痕

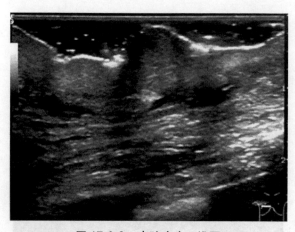

图 17-3-3　皮肤瘢痕二维图

超声所见：

某处皮肤表皮层变薄，表面不光整 / 回声中断，真皮层明显增厚，回声减低，范围约__mm × __mm（图 17-3-3）。CDFI：病变区未见明显血流信号。

超声诊断：

某处皮肤声像改变，结合病史，考虑皮肤瘢痕。

四、软纤维瘤

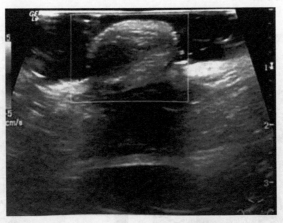

图 17-3-4　皮肤软纤维瘤血流图

超声所见：

某处皮肤表皮层及真皮层局限性隆起，隆起部分大小约__mm × __mm，边界清楚，表面光整，形态规则 / 较规则，内部回声均匀 / 较均匀 / 不均匀。CDFI：病变区未见明显血流信号（图 17-3-4）。

超声诊断：

某处皮肤声像改变，考虑皮肤软纤维瘤可能性大。

五、皮肤神经纤维瘤

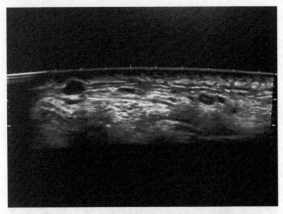

图 17-3-5　皮肤神经纤维瘤二维图

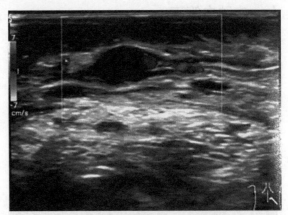

图 17-3-6　皮肤神经纤维瘤血流图

超声所见：

　　某处皮肤真皮层及皮下软组织增厚，回声减低，病灶呈片状／圆形／结节状／条形／梭形，边界清楚／欠清／不清，大小／范围约__mm×__mm（图 17-3-5）。CDFI：病变区可见丰富低速低阻型血流信号（图 17-3-6）。

超声诊断：

　　某处皮肤声像改变，性质待查。

六、皮肤肿瘤样钙质沉着

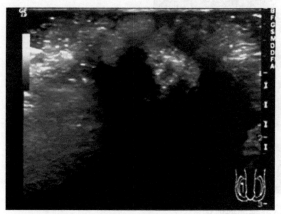

图 17-3-7　皮肤肿瘤样钙质沉着二维图

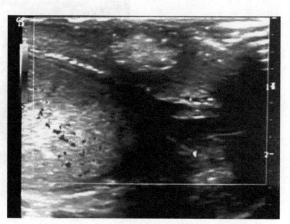

图 17-3-8　皮肤肿瘤样钙质沉着血流图

超声所见：

　　某处皮肤表皮层及真皮层内探及大小约__mm×__mm 高回声团，形态规则／不规则，边界清楚／不清，内部回声不均匀，其内可见大小不等团状钙化灶（图 17-3-7）。CDFI：病变区未见明显血流信号（图 17-3-8）。

超声诊断：

　　某处皮肤上述声像改变，性质待查。

七、皮肤血管瘤

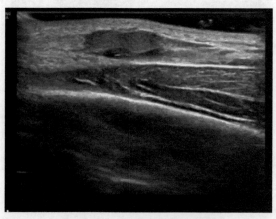

图 17-3-9　皮肤血管瘤二维图

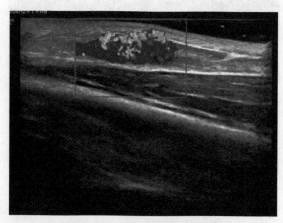

图 17-3-10　皮肤血管瘤血流图

超声所见：

　　某处皮肤层探及大小约__mm×__mm 低 / 混合 / 囊性回声结节，形态规则 / 不规则，边界清楚 / 不清，内部回声不均匀，其内可见高回声分隔（加压时可变形）（图 17-3-9）。CDFI：结节内可见丰富的血流信号（图 17-3-10）。

超声诊断：

　　某处皮肤层低 / 混合 / 囊性回声结节，考虑血管瘤可能性大。

八、皮肤淋巴管瘤

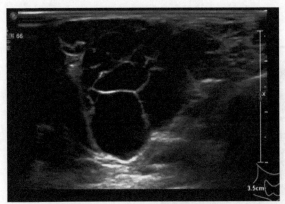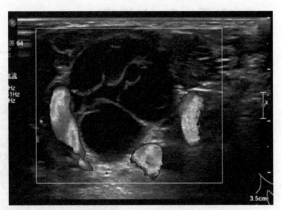

图 17-3-11　皮下淋巴管瘤二维图　　　　　　　图 17-3-12　皮下淋巴管瘤血流图

超声所见：

　　某处皮肤表皮层 / 真皮层 / 皮下组织内探及大小约__mm×__mm 多房囊性回声团，形态规则 / 不规则，边界不清，内部回声不均匀，其内可见高回声薄分隔（图 17-3-11）。CDFI：团块内可见少许线状 / 点状血流信号（图 17-3-12）。

超声诊断：

　　某处皮肤表皮层 / 真皮层 / 皮下组织内多房囊性回声团，考虑淋巴管瘤可能性大。

九、皮肤囊肿

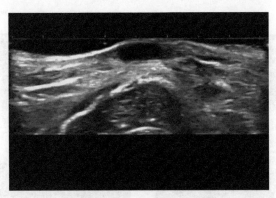

图 17-3-13　皮肤囊肿二维图

超声所见：

某处皮肤表皮层 / 真皮层 / 皮下组织内探及大小约__mm × __mm 低回声 / 无回声结节，形态规则，边界清楚（内部可见移动光点），后方回声增强（图 17-3-13）。CDFI：结节内未见明显血流信号。

超声诊断：

某处皮肤表皮层 / 真皮层 / 皮下组织内低回声 / 无回声结节，考虑皮肤囊肿可能性大。

第四节　皮肤恶性肿瘤

一、皮肤原位癌（鲍温病）

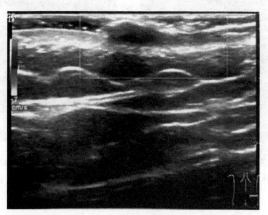

图 17-4-1　皮肤原位癌血流图

超声所见：

某处皮肤表皮层 / 真皮层内探及大小约__mm × __mm 低回声结节，形态不规则 / 欠规则，可见 / 未见向外突出，与周围组织分界清楚 / 不清。CDFI：结节内未见 / 可见血流信号（图 17-4-1）。

超声诊断：

某处皮肤表皮层 / 真皮层内低回声团，性质待定。

二、基底细胞癌

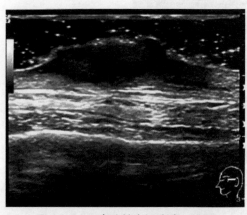

图 17-4-2　皮肤基底细胞癌二维图

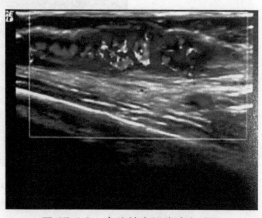

图 17-4-3　皮肤基底细胞癌血流图

超声所见：

某处皮肤表皮层 / 真皮层内探及大小约__mm×__mm 低回声结节，形态不规则 / 欠规则，突出于皮肤表面，表面不光整，与周围组织分界清楚 / 不清（图 17-4-2）。CDFI：结节内可见少许 / 丰富血流信号（图 17-4-3）。

超声诊断：

某处皮肤表皮层 / 真皮层内低回声结节，考虑恶性可能性大。

三、鳞状细胞癌

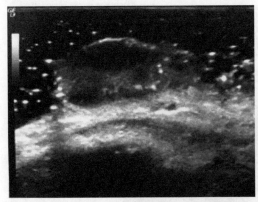
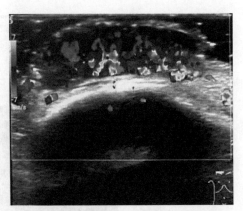

图 17-4-4　皮肤鳞状细胞癌二维图　　　　　图 17-4-5　皮肤鳞状细胞癌血流图

超声所见：

某处皮肤表皮层 / 真皮层内探及大小约__mm×__mm 低回声结节，形态不规则 / 欠规则，突出于皮肤表面，表面不光整，内部回声欠均匀 / 不均匀，与周围组织分界清楚 / 不清（图 17-4-4）。CDFI：结节内可见少许丰富 / 丰富血流信号（图 17-4-5）。

超声诊断：

某处皮肤表皮层 / 真皮层内低回声结节，考虑恶性可能性大。

四、乳房湿疹样癌

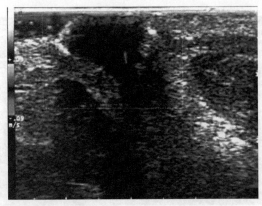

图 17-4-6　乳房湿疹样癌血流图

超声所见:

左 / 右侧乳房乳头增大, 表面不光滑, 回声减低, 范围约__mm×__mm, 形态不规则 / 欠规则, 边界欠清 / 不清, 可见 / 未见向外突出, 与周围组织分界清楚 / 不清, 内部回声不均匀。CDFI: 病灶内可见少许 / 丰富血流信号 (图 17-4-6)。

超声诊断:

左 / 右侧乳房乳头区声像改变, 结合病史, 考虑乳房湿疹样癌可能性大。

五、乳房外湿疹样癌

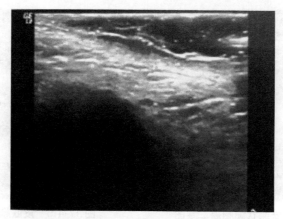

图 17-4-7　乳房外湿疹样癌 (阴囊) 二维图

超声所见:

阴囊 / 阴茎 / 大小阴唇 / 会阴 / 肛周皮肤表皮不光滑, 真皮层增厚, 回声减低, 范围约__mm×__mm, 形态不规则 / 欠规则, 边界欠清 / 不清, 可见 / 未见向外突出, 与周围组织分界清楚 / 不清 (图 17-4-7)。CDFI: 病灶内可见少许 / 丰富血流信号。

超声诊断:

阴囊 / 阴茎 / 大小阴唇 / 会阴 / 肛周皮肤声像改变, 结合病史, 考虑乳房外湿疹样癌可能性大。

六、恶性黑色素瘤

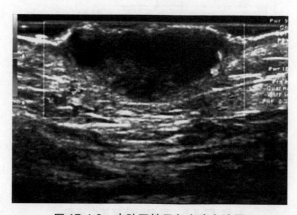

图 17-4-8　皮肤恶性黑色素瘤血流图

超声所见：

某处皮肤表皮层欠光滑 / 不光滑，真皮层增厚，回声减低，范围约__mm×__mm，边界欠清 / 不清，形态不规则 / 欠规则，可见 / 未见向外突出，与周围组织分界清楚 / 不清。CDFI：病灶内可见少许 / 丰富血流信号（图 17-4-8）。

超声诊断：

某处皮肤声像改变，考虑恶性可能性大。

七、瘢痕癌

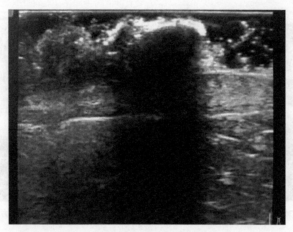

图 17-4-9 皮肤瘢痕癌二维图

超声所见：

某处瘢痕处皮肤真皮层明显增厚，回声减低，内可探及大小约__mm×__mm 低回声团，可见 / 未见向外突出，形态不规则，呈团块状 / 菜花状，表面不光滑，与周围组织分界清楚 / 不清（图 17-4-9）。CDFI：团块内可见少许 / 丰富血流信号。

超声诊断：

某处瘢痕处皮肤声像改变，考虑恶性可能性大。

八、皮脂腺癌

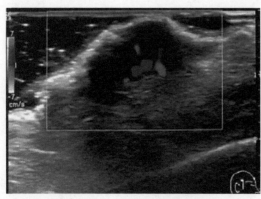

图 17-4-10 皮肤皮脂腺癌血流图

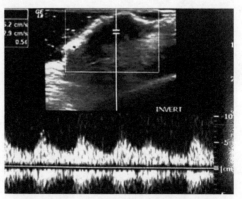

图 17-4-11 皮肤皮脂腺癌血流频谱图

超声所见:

某处皮肤层内探及大小约__mm×__mm 低回声团,形态不规则,表面不光滑,可见/未见向外突出,与周围组织分界清楚/不清,后方回声衰减明显。CDFI:团块内可见少许/丰富血流信号(图 17-4-10,图 17-4-11)。

超声诊断:

某处皮肤层内低回声团,考虑恶性可能性大。

九、皮肤转移性肿瘤

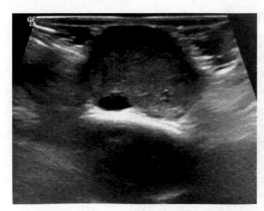

图 17-4-12　皮肤转移性肿瘤二维图

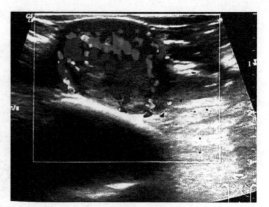

图 17-4-13　皮肤转移性肿瘤血流图

超声所见:

某处皮肤层内探及大小约__mm×__mm 低回声团,形态不规则,表面不光滑,可见/未见向外突出,与周围组织分界清楚/不清(图 17-4-12)。CDFI:团块内可见少许/丰富血流信号(图 17-4-13)。

超声诊断:

某处皮肤层内低回声团,考虑恶性可能性大。

参 考 文 献

岳林先,2017. 实用浅表器官和软组织超声诊断学 [M]. 北京:人民卫生出版社 .

第三篇　妇　产　篇

第18章 超声医学检查的规范化报告

第一节 一般信息

一、妇科超声检查报告

一般信息应包括姓名、性别、年龄、送检科室、登记号（住院号）、床号（针对住院患者）、送检医生、临床诊断、检查部位及仪器型号（表 18-1-1）。

表 18-1-1 妇科超声检查报告一般信息

姓名：	性别：	年龄：	送检科室：
登记号（住院号）：	床号：	送检医生：	临床诊断：
检查部位：			仪器型号：

二、产科超声检查报告

一般信息应包括姓名、年龄、登记号（住院号）、床号（针对住院患者）、末次月经、孕周、预产期及仪器型号（表 18-1-2）。

表 18-1-2 产科超声检查报告一般信息

姓名：	年龄：	登记号（住院号）：	床号：
末次月经：	孕周：	预产期：	仪器型号：

第二节 检查方法、内容、描述及图片

一、检查方法

1. 妇科超声检查方法 包括经腹部超声检查、经阴道超声检查、经直肠超声检查、经会阴超声检查。
2. 产科超声检查方法 主要采用经腹部超声检查，对于需要了解胎盘位置及宫颈管长度的孕妇，需结合经阴道超声检查。

二、内容

1. 妇科超声检查内容 子宫、双侧输卵管、双侧卵巢、盆腔内其他毗邻器官。

（1）子宫：二维超声观察子宫大小、形态是否正常，边界是否清楚；浆膜层回声是否完整、子宫肌层厚度是否对称、回声是否均匀、肌层内有无异常回声或占位病变；内膜厚度、内膜回声是否均匀、宫腔内有无异常回声或占位病变。CDFI 观察子宫肌层、内膜及病变的血流信号，并测量相关血流参数。

（2）输卵管：正常情况下难以显示，在输卵管积水、增粗或盆腔积液情况下可以显示。二维超声观察输卵管形态、大小是否正常，边界是否清楚；有无异常回声或占位病变。CDFI 观察输卵管及病变血

流信号，并测量相关血流参数。

（3）双侧卵巢：二维超声观察卵巢大小、皮髓质回声、卵巢内卵泡数量和大小、实质内有无异常回声或占位病变；CDFI 观察卵巢及病变的血流信号，并测量相关血流参数。

（4）盆腔：二维超声观察盆腔有无积液、毗邻器官有无占位病变；CDFI 观察病变血流信号，并测量相关血流参数。

2. 产科超声检查内容　胎儿、胎盘、脐带、羊水、孕妇子宫及双附件区。

（1）胎儿：二维超声测量胎儿生理参数、观察胎儿各组织器官的结构；CDFI 观察胎儿血流动力学状态，并测量相关血流参数。

（2）胎盘：二维超声观察胎盘附着部位、厚度、成熟度；胎盘后间隙是否清晰；胎盘实质内有无异常回声及占位病变。CDFI 观察胎盘及病变血流信号，并测量相关血流参数。

（3）脐带：二维超声观察脐带附着胎盘的位置，脐带长度和走行及有无绕颈、绕肢、缠绕或打结，脐带内血管数目，脐带有无异常回声及占位病变；CDFI 观察脐血管及病变血流信号，并测量相关血流参数。

（4）羊水：二维超声测量最大羊水池深度及羊水指数，观察羊水透声性。

（5）孕妇子宫及双附件区：二维超声观察孕妇子宫肌层回声是否均匀、浆膜层是否完整、宫颈内口是否扩张、测量宫颈管长度，观察子宫及双附件区有无异常回声或占位病变，如有异常，使用 CDFI 观察病变血流，并测量相关血流参数。

三、描述

1. 妇科超声检查

（1）正常子宫及双附件区：超声应描述子宫位置、宫体大小、内膜厚度、子宫形态规则、浆膜层回声完整、肌层回声均匀；必要时需测量宫颈前后径、描述宫颈回声及宫颈管结构；CDFI：肌层内无明显异常血流信号。

（2）子宫内膜病变：应描述内膜的厚度、回声特征、与子宫肌层关系、CDFI 检测的内膜血流情况及相应的血流参数。

（3）宫腔内占位病变：应描述病变的位置、大小、形态、回声特征、与内膜及子宫肌层的关系、CDFI 检测的病变血流情况及相应的血流参数。

（4）子宫肌层内病变：应描述病变的位置、大小、形态、回声特征、与周围正常肌层的分界、CDFI 检测的病变血流情况及相应的血流参数；另外，还需要描述与鉴别诊断相关的重要阴性特征。

（5）附件区病变：应描述病变的位置、大小、形态、回声特征（如为囊性病变，还需要描述是否分隔、隔膜及囊壁的厚度、内壁是否光滑、囊液透声情况等）、与周围组织的分界、与子宫及卵巢的相对位置关系、CDFI 检测的病变血流情况及相应的血流参数；另外，还需要描述与鉴别诊断相关的重要阴性特征。

2. 产科超声检查

（1）正常胎儿颈后透明层厚度（NT）超声检查：应测量胎儿顶 - 臀长并据此估测胎儿孕周及预产期、NT、胎儿有无胎心搏动并测量胎心率，描述胎盘附着部位、厚度、级别及羊水最大深度；孕妇子宫及双附件区有异常者需按照妇科超声检查要求进行描述。

（2）正常妊娠中晚期超声检查：应测量胎儿生理参数（双顶径、头围、腹围及股骨长），描述胎儿有无胎心胎动，胎盘附着部位、厚度、级别，羊水最大深度（妊娠 36 周后，同时测量羊水指数），有无脐带绕颈、绕肢及缠绕周数，测量脐动脉血流频谱；按照产科超声不同级别的检查要求对胎儿结构进行相应描述；孕妇子宫及双附件区有异常者需按照妇科超声检查要求进行描述。

（3）胎儿发育异常：超声应描述病变的部位 / 组织器官，病变大小、形态、回声特征 / 超声改变、与周围组织或毗邻器官的关系，CDFI 检测的病变血流情况及相应的血流参数；另外，还需要描述与鉴别诊断相关的重要阴性特征。

（4）胎儿附属物异常

1）胎盘占位病变：超声应描述病变的位置、大小、形态、回声特征、与周围正常胎盘组织的分界、CDFI 检测的病变血流情况及相应的血流参数；另外，还需要描述与鉴别诊断相关的重要阴性特征。

2）胎盘附着异常：超声应描述胎盘下缘与宫颈内口关系；怀疑胎盘植入者应描述胎盘后间隙是否清晰、胎盘与肌层分界及肌层厚度、胎盘内暗区、CDFI 检测血流情况；脐带插入口与胎盘实质及宫颈内口关系。

3）脐带异常：有脐带绕颈或绕肢者，超声应进行相应描述并描述缠绕周数；单绒毛膜单羊膜囊双胎，需要注意有无脐带缠绕并进行相应描述；脐带内血管数目；脐带有异常回声及占位病变者，超声应描述病变的位置、大小、形态、回声特征、与脐带及胎儿的关系、CDFI 检测的病变血流情况及相应的血流参数；另外，还需要描述与鉴别诊断相关的重要阴性特征。

4）羊水异常：羊水量异常，超声应测量羊水最大深度及羊水指数；羊水回声异常，超声应描述羊水回声特征。

四、图片

1. 妇科超声检查

（1）正常子宫及双附件区：包括子宫正中矢状切面、双附件区二维超声图片，并标注图注。

（2）子宫及双附件区有异常：包括病变二维及 CDFI 检测超声图片，并标注图注。

2. 产科超声检查

（1）NT 检查：胎儿发育正常者，添加胎儿正中矢状切面超声图片，并标注图注；有异常超声发现者（NT 异常增厚、其他发育异常或结构畸形、胎儿附属物异常及孕妇子宫、双附件区有异常），添加病变的二维及 CDFI 超声图片，并标注图注。

（2）妊娠中晚期超声检查：胎儿发育正常者，添加胎儿丘脑平面横切面及脐血流测量超声图片，并标注图注；有异常超声发现者（胎儿发育异常或结构畸形、胎儿附属物异常及孕妇子宫、双附件区有异常），添加病变的二维及 CDFI 超声图片，并标注图注。

第三节 超声结论

1. 妇科超声检查 子宫及双附件区正常者，结论为"子宫、双附件区未见明显异常"；有异常者，超声结论的顺序依次为肯定的阳性诊断、重要阳性怀疑诊断、次要阳性怀疑诊断、可能的鉴别诊断、阴性诊断。

2. 产科超声检查 胎儿发育正常者，结论为"宫内单 / 双活胎"；有异常超声发现者（胎儿发育异常或结构畸形、胎儿附属物异常及孕妇子宫、双附件区有异常），第一结论为"宫内单 / 双活胎"，之后的超声结论顺序为胎儿首要阳性超声表现、胎儿次要阳性超声表现、胎儿附属物异常、母体子宫及双附件区异常。

第四节 注 意 事 项

1. 本报告模板仅针对常见疾病的典型病例，对于特殊病例或某些少见的特殊疾病，需要根据疾病的具体超声改变进行相应描述。

2. 本报告模板对疾病的描述均针对单一疾病。但临床情况复杂多变，如患者同时合并多种疾病或病理状态，需要对所有的疾病分别进行描述，并在结论中分别进行诊断。

3. 超声结论中对病变的定性诊断一般是以物理定性为主，如囊性、实性或囊实性等。病理诊断仅作为可能性诊断。

4. 对孕妇子宫动脉、胎儿大脑中动脉及静脉导管等血管的多普勒血流检测不作为产科超声检查的常规项目。当母胎存在高危因素或出现病理状态（如孕妇妊娠期高血压和胎儿宫内生长受限、胎儿缺氧或贫血、胎儿心功能不全等），需要进行母胎血流监护时，可以对上述血管进行多普勒血流检测，并在超声报告中提供相应的血流参数。

5. 胎儿生物物理评分（biophysical profile，BPP）应用注意事项

（1）BPP 不是产前胎儿监护的首选手段，而是胎动减少、无应激试验（NST）无反应等情况下进一步的监测方法。

（2）BPP 结果可能受某些因素影响出现假阳性，如母体出现急性病理状况（如糖尿病酮症酸中毒或肺炎导致的低氧血症等）可导致胎儿监护结果异常，随着母体病情的好转，监护结果可转为正常；BPP 的急性指标（胎动、肌张力、呼吸运动）易受胎儿醒睡周期（20 ～ 40min）的影响，因此，如要对上述指标做出 0 分的评价，至少需持续超声观察 30min；未成熟胎儿易发生胎儿呼吸运动消失，胎儿呼吸运动消失不应作为早产儿预后的指标。

（3）BPP 检测起始孕周及频率：多数高危妊娠可于妊娠 32 ～ 34 周开始进行，对于合并严重并发症的妊娠，可于妊娠 26 ～ 28 周开始进行；如孕妇情况稳定，BPP 的间隔频率建议为每周 1 次。

第19章 妇科超声医学诊断报告

第一节 正常子宫及双附件

检查时间：　　　　　　　　　　　　　　检查编号：
仪器型号：　　　　　　　　　　　　　　门诊／体检号：

姓名：　　　　性别：　　　年龄：　　　登记号（住院号）：　　　床号：
送检科室：　　　　　　　　检查部位：

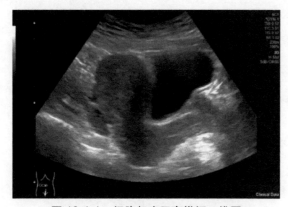

图 19-1-1　经腹扫查子宫纵切二维图

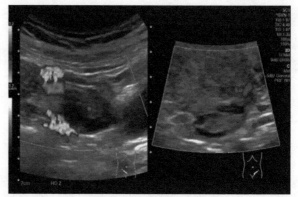

图 19-1-2　双侧卵巢血流图

超声所见：

子宫：子宫前／后／水平位，宫体大小__cm×__cm×__cm，子宫肌壁回声均匀，内膜居中，厚__cm（双／单层），回声均匀（图 19-1-1）。CDFI：子宫肌层内未探及异常血流信号。

附件：左卵巢大小__cm×__cm×__cm，右卵巢大小__cm×__cm×__cm，形态正常。CDFI：未见异常血流信号。双附件区未见异常回声（图 19-1-2）。

盆腔：子宫直肠陷凹未见游离无回声。

超声诊断：

子宫及双附件未见明显异常。

打印时间：　　　　　　　　记录者：　　　　　　　　医师签字：

本报告仅反映受检者当时情况，供临床医师参考。

第二节　宫内节育器

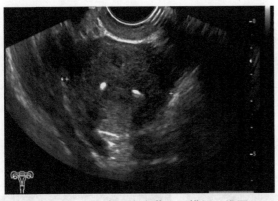 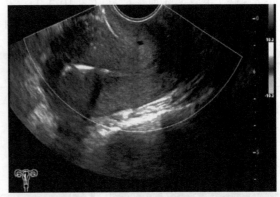

图 19-2-1　子宫及宫内节育器横切二维图　　　图 19-2-2　子宫及宫内节育器纵切血流图

超声所见：

子宫：子宫前 / 后 / 水平位，宫体大小__cm×__cm×__cm，子宫肌壁回声均匀。内膜居中，厚__cm（双 / 单层），回声均匀。宫腔内可见节育器回声，位置正常 / 下移，节育器顶部距宫底浆膜层__cm（或节育器位于子宫宫底 / 前肌壁 / 后肌壁）（图 19-2-1）；CDFI：子宫肌层内未探及异常血流信号（图 19-2-2）。

附件：左卵巢大小__cm×__cm×__cm，右卵巢大小__cm×__cm×__cm，形态正常；CDFI：未见异常血流信号。双附件区未见异常回声。

盆腔：子宫直肠陷凹未见游离无回声。

超声诊断：

宫腔内见节育器，位置正常 / 下移 / 节育器嵌顿。

第三节　子宫病变

一、子宫肌瘤

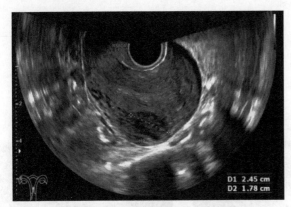 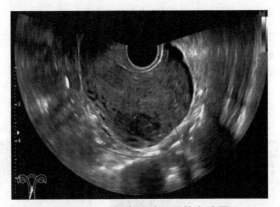

图 19-3-1　子宫肌壁间团块二维图　　　图 19-3-2　子宫肌壁间团块血流图

超声所见：

子宫：子宫前 / 后 / 水平位，形态正常 / 失常，宫体纵径__cm，前后径__cm，横径__cm。内膜居中，厚__cm（双／单层），回声均匀。子宫前壁／后壁／左前壁／左后壁／右前壁／右后壁／宫底肌壁间（或凸向浆膜层／黏膜下）查见一个／多个实性弱／等／强／不均质回声团块，大小／最大__cm×__cm×__cm，边界清楚（图19-3-1，如果肌瘤出现囊性变或钙化等则增加相应描述）；CDFI：团块周边／内部可探及半环状／环状／丰富条状血流信号（图19-3-2）。

附件：左卵巢大小__cm×__cm×__cm，右卵巢大小__cm×__cm×__cm，形态正常，CDFI：未见异常血流信号。双附件区未见异常回声。

盆腔：子宫直肠陷凹未见游离无回声。

超声诊断：
子宫实性占位，考虑子宫肌瘤。

二、子宫腺肌病

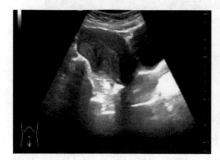 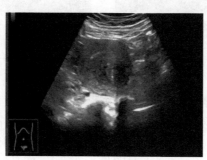 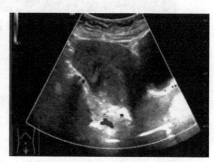

图19-3-3　子宫纵切二维图　　　　图19-3-4　子宫横切二维图　　　　图19-3-5　子宫血流图

超声所见：
子宫：子宫前／后／水平位，形态正常／失常／呈球形，宫体纵径__cm，前后径__cm，横径__cm。子宫肌层回声不均匀，前壁／后壁／左前壁／左后壁／右前壁／右后壁／宫底实质内查见弱／等／强／不均质／混杂回声区域，范围__cm×__cm×__cm，边界不清楚，内部回声均匀／不均匀（可见囊性无回声／低弱回声区）（图19-3-3，图19-3-4）；CDFI：团块内部可探及条状血流信号（图19-3-5）。内膜显示清晰／不清晰、居中／受压前移／受压后移，厚__cm（双／单层），回声均匀。

附件：左卵巢大小__cm×__cm×__cm，右卵巢大小__cm×__cm×__cm，形态正常；CDFI：未见异常血流信号。双附件区未见异常回声。

盆腔：子宫直肠陷凹未见游离无回声。

超声诊断：
子宫实质回声改变，考虑子宫腺肌病。

三、子宫内膜癌

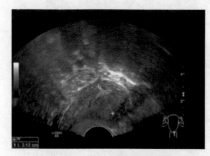 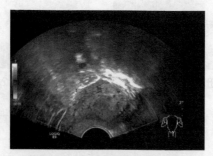 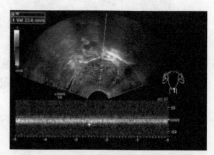

图19-3-6　子宫内膜增厚　　　　图19-3-7　子宫内膜血流图　　　　图19-3-8　子宫内膜血流频谱图

超声所见：

子宫：子宫前 / 后 / 水平位，形态正常 / 失常，宫体纵径__cm，前后径__cm，横径__cm。内膜显示清晰 / 不清，宫腔内可见 / 未见液性暗区，内膜厚__cm（双 / 单层 / 有宫腔积液时内膜厚度测量为单层），回声增强 / 减弱，呈条带状 / 团块状（或宫腔查见__cm×__cm×__cm 的不均质实性回声团块），与子宫肌层分界清晰 / 不清。子宫实质回声均匀 / 不均匀（前壁 / 后壁 / 左前壁 / 左后壁 / 右前壁 / 右后壁 / 宫底处查见低弱回声区）。CDFI：宫内膜内 / 及周边受累子宫肌层内可探及点状 / 条状 / 丰富树枝状血流信号，Adler 血流分级 Ⅰ / Ⅱ / Ⅲ 级，测得动脉 / 静脉频谱，流速__cm/s，RI=__（图 19-3-6 ～图 19-3-8）。

附件：左卵巢大小__cm×__cm×__cm，右卵巢大小__cm×__cm×__cm，形态正常；CDFI：未见异常血流信号。双附件区未见异常回声。

盆腔：子宫直肠陷凹未见游离无回声。

超声诊断：

子宫内膜增厚伴回声改变，考虑子宫内膜癌。

四、子宫内膜间质肉瘤

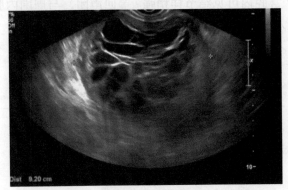 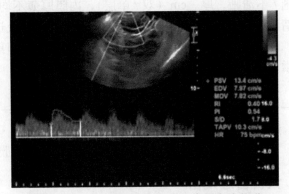

图 19-3-9　宫腔内囊实混合回声团二维图　　　图 19-3-10　宫腔内囊实混合回声团血流频谱

超声所见：

子宫：子宫前 / 后 / 水平位，形态正常 / 失常，宫体纵径__cm，前后径__cm，横径__cm。内膜显示不清，宫腔内可见大小 / 范围__cm×__cm×__cm 的实性 / 蜂窝状 / 混杂回声团，以弱 / 稍弱 / 等 / 稍强回声为主，边界清楚 / 不清楚，与子宫肌层分界清晰 / 不清晰。子宫实质回声均匀 / 不均匀，在前壁 / 后壁 / 左前壁 / 左后壁 / 右前壁 / 右后壁 / 宫底处查见低弱回声区，边界不清晰，形态不规则（图 19-3-9）；CDFI：宫腔内团块边缘部 / 中心部 / 内部可探及点状 / 条状 / 丰富树枝状血流，Adler 血流分级 Ⅰ / Ⅱ / Ⅲ 级，测得动脉 / 静脉频谱，流速__cm/s，RI=__（图 19-3-10）。

附件：左卵巢大小__cm×__cm×__cm，右卵巢大小__cm×__cm×__cm，形态正常；CDFI：未见异常血流信号。双附件区未见异常回声。

盆腔：子宫直肠陷凹未见游离无回声。

超声诊断：

子宫实性 / 囊性 / 囊实性占位，考虑子宫内膜间质肉瘤。

五、子宫内膜息肉

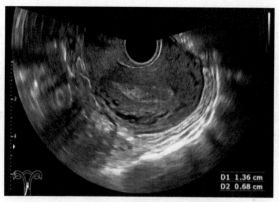

图 19-3-11 宫腔内稍强回声团

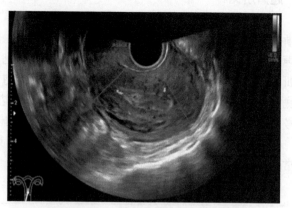

图 19-3-12 宫腔内稍强回声团血流图

超声所见：

子宫：子宫前 / 后 / 水平位，宫体大小__cm×__cm×__cm，子宫肌壁回声均匀，内膜居中，边界清晰 / 不清晰，厚__cm（双 / 单层），内膜厚薄不均 / 宫腔内可见结节样稍强 / 等回声团，与周围内膜分界清晰 / 不清晰；CDFI：其内可见条状 / 点状血流进入（图 19-3-11，图 19-3-12）。

附件：左卵巢大小__cm×__cm×__cm，右卵巢大小__cm×__cm×__cm，形态正常；CDFI：未见异常血流信号。双附件区未见异常回声。

盆腔：子宫直肠陷凹未见游离无回声。

超声诊断：

宫腔内 / 宫内膜稍强 / 等回声团，考虑子宫内膜息肉。

六、宫腔残留

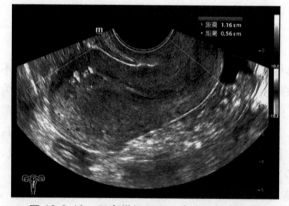

图 19-3-13 子宫纵切面显示宫内不均质回声

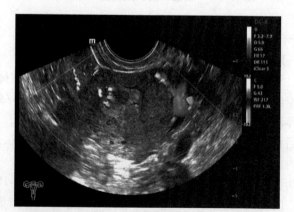

图 19-3-14 宫内不均质回声内丰富血流信号

超声所见：

子宫：子宫前 / 后 / 水平位，宫体大小__cm×__cm×__cm，内膜居中，厚__cm（双 / 单层），回声均匀 / 不均匀，宫腔分离__cm，宫腔见__cm×__cm×__cm 不均质回声（可根据具体残留物进行描述），与肌壁分界清 / 不清；CDFI：不均质回声内见丰富血流信号，RI=__（图 19-3-13，图 19-3-14）。

附件：左卵巢大小形态正常，CDFI 未见异常血流信号；右卵巢大小形态正常，CDFI 未见异常血流信号。

　　盆腔：子宫直肠陷凹未见游离无回声。

超声诊断：

宫腔不均质回声，考虑宫腔残留。

七、滋养细胞病变

（一）葡萄胎

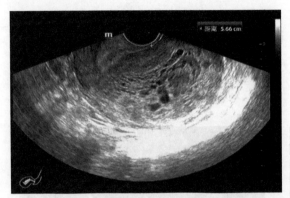
图 19-3-15　宫腔内"蜂窝状"暗区

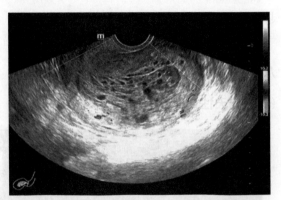
图 19-3-16　宫腔内"蜂窝状"暗区未见血流信号

超声所见：

　　子宫：子宫前/后/水平位，宫体大小＿cm×＿cm×＿cm，宫腔内充满"蜂窝状"小暗区/见不均质回声，范围约＿cm×＿cm×＿cm（部分呈"蜂窝样"小暗区，可见胎儿及胎儿附属物）；CDFI：其内未见血流信号/可见少许点状血流信号，子宫肌层内血流信号丰富（图 19-3-15，图 19-3-16）。

　　附件：左/右/双侧卵巢大小形态正常；CDFI：未见异常血流信号；右/左/双侧附件区查见大小＿cm×＿cm×＿cm 的分隔状囊性占位，囊液清亮；CDFI：囊内无血流信号。

　　盆腔：子宫直肠陷凹未见游离无回声。

超声诊断：

宫腔回声改变：考虑完全性葡萄胎/部分性葡萄胎可能。

右/左/双侧附件区囊性占位，考虑黄素囊肿。

（二）恶性滋养细胞肿瘤

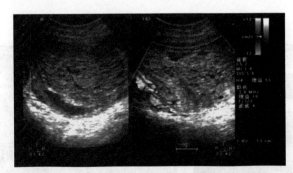
图 19-3-17　宫腔及肌壁内布满蜂窝状暗区

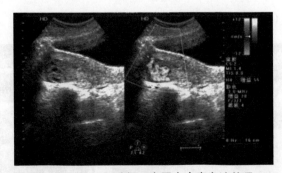
图 19-3-18　肌壁低回声区内丰富血流信号

超声所见：

子宫：子宫前 / 后 / 水平位，宫体大小__cm×__cm×__cm，内膜显示清 / 欠清 / 不清，内膜厚约__cm（双 / 单层）/ 宫内回声杂乱。子宫肌层回声不均匀，前 / 后 / 左侧 / 右侧壁 / 宫底肌壁可见范围约__cm×__cm×__cm 不均质低回声区，边界不清 / 肌壁布满蜂窝状液性暗区；CDFI：低回声区内可见大片五彩镶嵌的彩色血流信号，可探及动静脉瘘性频谱，RI=__（图 19-3-17，图 19-3-18）。

附件：左 / 右 / 双侧卵巢大小形态正常，CDFI 未见异常血流信号。

盆腔：子宫直肠陷凹未见游离无回声。

超声诊断：

子宫肌壁占位，考虑侵蚀性葡萄胎 / 绒毛膜癌，请结合临床及血 HCG。

八、子宫发育异常

（一）先天性无子宫

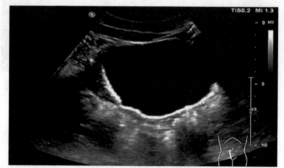

图 19-3-19　矢状切面盆腔未见子宫

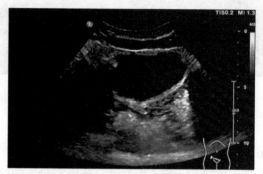

图 19-3-20　横切面盆腔未见子宫

超声所见：

子宫：盆腔内未探及子宫回声（图 19-3-19，图 19-3-20）。

附件：双侧卵巢可见 / 未探及。

左卵巢大小__cm×__cm×__cm，CDFI：未见异常血流信号；右卵巢大小__cm×__cm×__cm，CDFI：未见异常血流信号。

盆腔未见游离无回声。

超声诊断：

子宫发育异常，考虑先天性无子宫。

（二）始基子宫

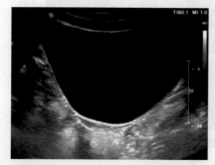

图 19-3-21　盆腔见一条索状等回声

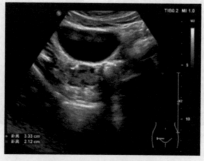

图 19-3-22　右侧卵巢

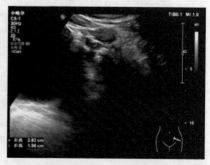

图 19-3-23　左侧卵巢

超声所见：

子宫：盆腔内探及一实性等回声，呈条索状，大小约__cm×__cm×__cm，其回声与子宫肌层回声相似，未见/可见宫腔及内膜回声，宫体与宫颈结构不清；CDFI：未见异常血流信号（图 19-3-21）。

附件：双侧卵巢可见/未探及（图 19-3-22，图 19-3-23）。

左卵巢大小__cm×__cm×__cm，CDFI 未见异常血流信号；右卵巢大小__cm×__cm×__cm，CDFI 未见异常血流信号。

盆腔未见游离无回声。

超声诊断：

子宫发育异常，考虑始基子宫。

（三）双子宫

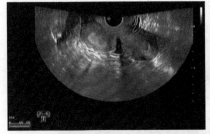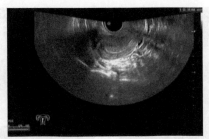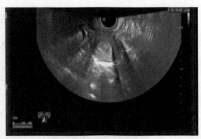

图 19-3-24　盆腔显示两个子宫　　　　图 19-3-25　右侧子宫　　　　图 19-3-26　左侧子宫

超声所见：

子宫：盆腔内探及两个子宫回声，右侧子宫前/后/水平位，宫体大小__cm×__cm×__cm，内膜厚__cm（双/单层），左侧子宫前/后/水平位，宫体大小__cm×__cm×__cm，内膜厚__cm（双/单层），左右两个子宫内膜居中，回声均匀，肌壁回声均匀，可见两个宫颈/宫颈水平见一横径较宽的宫颈，有两个宫颈管回声；CDFI：未见异常血流信号（图 19-3-24 ～图 19-3-26）。

附件：左/右/双侧卵巢大小形态正常；CDFI：未见异常血流信号。

盆腔：子宫直肠陷凹未见游离无回声。

超声诊断：

子宫发育异常，考虑双子宫。

（四）双角子宫

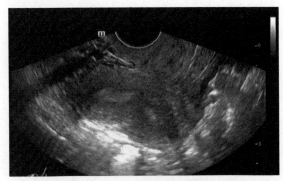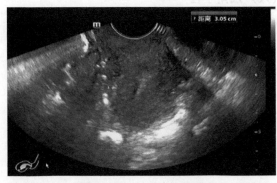

图 19-3-27　子宫横切面显示宫底凹陷　　　　图 19-3-28　子宫纵切面

超声所见：

子宫：子宫前 / 后 / 水平位，宫体大小__cm×__cm×__cm，肌壁回声均匀；宫底水平横切面显示，宫底浆膜线凹陷呈蝶状 / 分叶状，两侧宫角在宫颈内口处 / 宫颈内口上方分离，呈"Y"/"V"字形；两侧宫角内分别可见内膜回声，左侧宫内膜厚约__cm（双 / 单层），回声均匀，右侧宫内膜厚约__cm（双 / 单层），回声均匀；宫颈前后径__cm，回声均匀（图 19-3-27，图 19-3-28）。

附件：左 / 右 / 双侧卵巢大小形态正常；CDFI：未见异常血流信号。

盆腔：子宫直肠陷凹未见游离无回声。

超声诊断：

子宫发育异常，考虑完全 / 不完全双角子宫。

（五）纵隔子宫

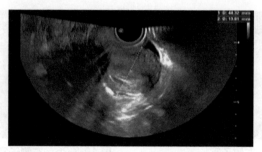 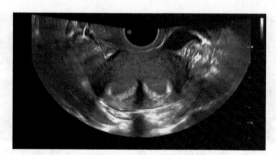

图 19-3-29　子宫纵切面　　　　　　图 19-3-30　子宫横切面显示内膜呈"八"字形

超声所见：

子宫：子宫前 / 后 / 水平位，宫体大小__cm×__cm×__cm，肌壁回声均匀；宫底水平横切面显示，宫底横径增宽，宫内中央部可见中隔回声，宫内膜呈"八"字形；宫颈内口（以上）探及两个内膜，左侧宫内膜厚约__cm（双 / 单层），回声均匀，右侧宫内膜厚约__cm（双 / 单层），回声均匀；宫颈前后径__cm，可见 1 个 /2 个宫颈管回声，回声均匀（图 19-3-29，图 19-3-30）。

附件：左 / 右 / 双侧卵巢大小形态正常；CDFI：未见异常血流信号。

盆腔：子宫直肠陷凹未见游离无回声。

超声诊断：

子宫发育异常，考虑完全 / 不完全纵隔子宫。

（六）残角子宫

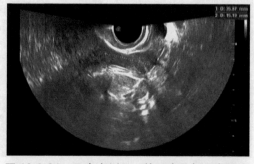 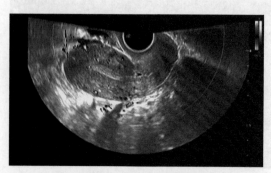

图 19-3-31　子宫右侧见一等回声区与子宫相连　　　　图 19-3-32　子宫纵切面血流图

超声所见：

子宫：子宫前 / 后 / 水平位，宫体大小__cm×__cm×__cm，肌壁回声均匀；宫底水平横切面显示，宫底横径减小，宫内膜短小，仅见一个宫角回声；内膜厚约__cm（双 / 单层）。子宫左侧 / 右侧上 / 中 / 下部查见大小约__cm×__cm×__cm 的高 / 等 / 弱回声，与子宫相连；其内未见 / 可见内膜回声，内膜厚约__cm（双 / 单层），回声均匀；该内膜腔与子宫宫腔不相通 / 相通，其内可见无 / 弱 / 混合回声。宫颈前后径__cm，回声均匀；CDFI：未见异常血流信号（图 19-3-31，图 19-3-32）。

附件：左 / 右 / 双侧卵巢大小形态正常；CDFI：未见异常血流信号。

盆腔：子宫直肠陷凹未见游离无回声。

超声诊断：

子宫发育异常，考虑单角子宫伴残角子宫。

九、宫颈病变

（一）宫颈肌瘤

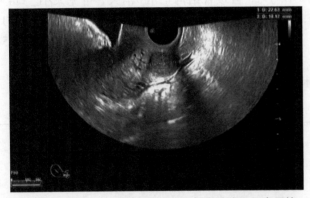 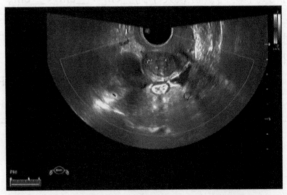

图 19-3-33　宫颈纵切面显示宫颈后壁弱回声团块　　　　图 19-3-34　宫颈弱回声团块周边半环状血流信号

超声所见：

子宫：子宫前 / 后 / 水平位，宫体大小__cm×__cm×__cm，内膜居中，厚__cm（双 / 单层），回声均匀。子宫体肌壁回声均匀。宫颈大小__cm×__cm×__cm，前壁 / 后壁肌壁间查见实性弱 / 等 / 强 / 不均质回声团块，大小__cm×__cm×__cm，边界清楚（如果肌瘤出现囊性变或钙化等，则增加相应描述）；CDFI：团块周边可探及半环状 / 环状血流信号，团块内探及少许 / 中量 / 丰富血流信号（图 19-3-33，图 19-3-34）。

附件：左 / 右 / 双侧卵巢大小形态正常；CDFI：未见异常血流信号。

盆腔：子宫直肠陷凹未见游离无回声。

超声诊断：

宫颈实性占位，考虑宫颈肌瘤。

（二）宫颈癌

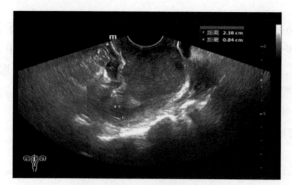 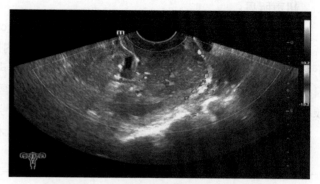

图 19-3-35　宫颈低回声团块　　　　　　图 19-3-36　宫颈低回声团内树枝状血流信号

超声所见：

子宫：子宫前 / 后 / 水平位，宫体大小__cm×__cm×__cm，内膜居中，厚__cm（双 / 单层），回声均匀 / 不均匀。宫颈大小约__cm×__cm×__cm，回声不均匀，宫颈管结构正常 / 消失，可见大小__cm×__cm×__cm 实性低回声团块 / 低回声区，边界不清，与子宫下端内膜及肌层分界清楚 / 不清楚：CDFI：团块 / 低回声区内探及少量 / 中量 / 丰富血流信号，呈短棒状 / 丛状 / 树枝状分布，RI=__（图 19-3-35，图 19-3-36）。

附件：左 / 右 / 双侧卵巢大小形态正常，CDFI 未见异常血流信号。

盆腔：子宫直肠陷凹未见游离无回声。

超声诊断：

宫颈实性占位 / 回声改变，考虑宫颈癌。

（三）宫颈腺囊肿

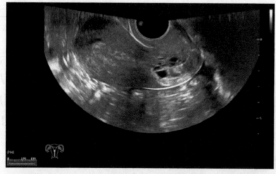 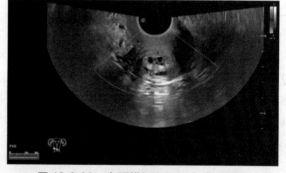

图 19-3-37　子宫纵切面显示宫颈多个无回声　　　图 19-3-38　宫颈横切面显示多个无回声

超声所见：

子宫：子宫前 / 后 / 水平位，宫体大小__cm×__cm×__cm，内膜居中，厚__cm（双 / 单层），回声均匀。子宫肌壁回声均匀。宫颈可见一个 / 多个无回声，边界清楚，内透声可 / 欠佳，最大约__cm×__cm×__cm；CDFI：未见异常血流信号（图 19-3-37，图 19-3-38）。

附件：左 / 右 / 双侧卵巢大小形态正常；CDFI：未见异常血流信号。

盆腔：子宫直肠陷凹未见游离无回声。

超声诊断：

宫颈腺囊肿

第四节　监 测 卵 泡

一、卵泡期

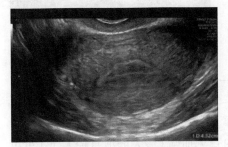

图 19-4-1　子宫横切

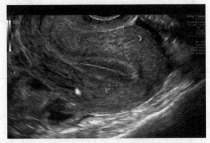

图 19-4-2　子宫纵切

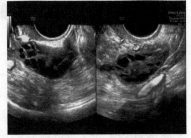

图 19-4-3　双侧卵巢

超声所见：

子宫前 / 后 / 水平位，宫体大小＿＿cm × ＿＿cm × ＿＿cm，内膜居中，厚＿＿cm（双 / 单层），内膜 A/B/C 型（最大卵泡直径大于 1.4cm 或月经第 10 天进行内膜分型），内膜下、内膜内查见血流（最大卵泡直径大于 1.4cm 观察血流或月经第 10 天进行），宫腔形态未见明显异常，肌壁回声均匀；CDFI：未探及明显异常血流信号（图 19-4-1，图 19-4-2）。

左卵巢大小＿＿cm × ＿＿cm × ＿＿cm，查见多个卵泡（一个切面＿＿个），直径大于 1.0cm 以上＿＿个，1.4cm 以上＿＿个，最大卵泡＿＿cm × ＿＿cm × ＿＿cm，形态可，张力可；右卵巢大小＿＿cm × ＿＿cm × ＿＿cm，查见多个卵泡（一个切面＿＿个），直径大于 1.0cm 以上＿＿个，1.4cm 以上＿＿个，最大卵泡＿＿cm × ＿＿cm × ＿＿cm，形态可，张力可（图 19-4-3）。

盆腔未见明显游离液性暗区 / 查见游离液性暗区＿＿cm。

宫颈管查见 / 未见明显积液。

超声诊断：

子宫、附件未见明显异常。

符合卵泡期超声表现。

备注：

（1）Gonen 分型标准：A 型，外层和中层强回声，内层低回声，宫腔中线回声明显，即三线征；B 型，一种均匀的相对高回声，与子宫内膜肌层图像一致，宫腔中线的回声并不明显；C 型，一种均质的强回声，内无宫腔中线的回声。

（2）启用能量多普勒显像功能，调节至敏感状态，取样框包绕子宫内膜及内膜下 3mm 范围，观察有无血流信号。①血流分布差：内膜内及内膜下未检测到血流；②血流分布尚可：仅有内膜下血流；③血流分布好：内膜内及内膜下均有血流。

二、黄体期

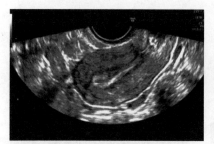

图 19-4-4　子宫纵切

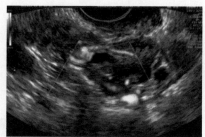

图 19-4-5　黄体囊肿

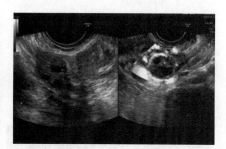

图 19-4-6　双卵巢

超声所见：

　　子宫前/后/水平位，宫体大小__cm×__cm×__cm，内膜居中，厚__cm（双/单层），内膜 A/B/C 型（最大卵泡直径大于 1.4cm 或月经第 10 天进行内膜分型），内膜下、内膜内查见血流（最大卵泡直径大于 1.4cm 观察血流或月经第 10 天进行），宫腔形态未见明显异常，肌壁回声均匀；CDFI：未探及明显异常血流信号（图 19-4-4）。

　　左卵巢大小__cm×__cm×__cm，查见多个卵泡（一个切面__个），直径大于 1.0cm 以上__个，1.4cm 以上__个，最大卵泡__cm×__cm×__cm。查见黄体样回声，大小__cm×__cm×__cm，周边探及稍丰富/少许/未探及血流信号。

　　右卵巢大小__cm×__cm×__cm，查见多个卵泡（一个切面__个），直径大于 1.0cm 以上__个，1.4cm 以上__个，最大卵泡__cm×__cm×__cm。查见黄体样回声，大小__cm×__cm×__cm，周边探及稍丰富/少许/未探及血流信号（图 19-4-5，图 19-4-6）。

　　盆腔查见游离液性暗区__cm。宫颈管未见明显积液。

超声诊断：

子宫、附件未见明显异常。

符合黄体期超声表现。

三、与排卵有关的卵巢囊性占位

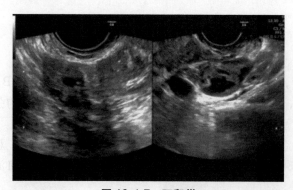

图 19-4-7　双卵巢

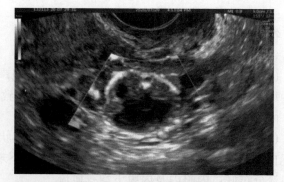

图 19-4-8　卵巢黄体囊肿

超声所见：

　　子宫前/后/水平位，宫体大小__cm×__cm×__cm，内膜居中，厚__cm（双/单层），内膜 A/B/C 型（最大卵泡直径大于1.4cm或月经第10天进行内膜分型），内膜下、内膜内查见血流（最大卵泡直径大于1.4cm观察血流或月经第10天进行），宫腔形态未见明显异常，肌壁回声均匀；CDFI：未探及明显异常血流信号。

左卵巢大小__cm×__cm×__cm，查见多个卵泡（一个切面__个），直径大于1.0cm以上__个，1.4cm以上__个，最大卵泡__cm×__cm×__cm。查见囊性占位，大小__cm×__cm×__cm，囊壁厚/薄，囊液清亮/欠清亮/不清亮，囊壁探及稍丰富/少许/未探及血流信号。

右卵巢大小__cm×__cm×__cm，查见多个卵泡（一个切面__个），直径大于1.0cm以上__个，1.4cm以上__个，最大卵泡__cm×__cm×__cm。查见囊性占位，大小__cm×__cm×__cm，囊壁厚/薄，囊液清亮/欠清亮/不清亮，囊壁探及稍丰富/少许/未探及血流信号（图19-4-7，图19-4-8）。

盆腔查见游离液性暗区__cm。宫颈管未见明显积液。

超声诊断：

左/右卵巢囊性占位，考虑黄体囊肿/卵泡囊肿/生理性囊肿。

第五节　附件肿块

一、良性病变

（一）卵泡囊肿

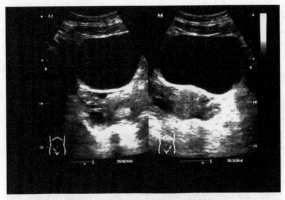

图 19-5-1　右卵巢内无回声团

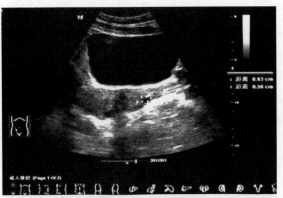

图 19-5-2　宫颈腺囊肿

超声所见：

子宫：子宫前/后/水平位，宫体大小__cm×__cm×__cm，子宫肌壁回声均匀，内膜居中，厚__cm（双/单层），回声均匀。

附件：左/右卵巢大小形态正常/增大（__cm×__cm×__cm），其内探及一圆形无回声团，大小约__cm×__cm×__cm，壁薄光滑，囊液清亮；CDFI：无回声团内及周边未探及血流信号（图19-5-1，图19-5-2）。

盆腔：子宫直肠陷凹未见游离无回声。

超声诊断：

左/右卵巢囊性占位，考虑卵泡囊肿。

（二）黄体囊肿

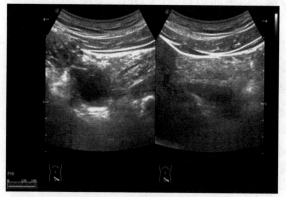 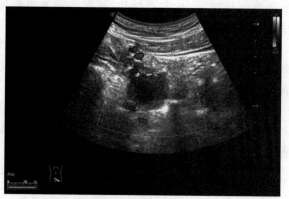

图 19-5-3　左侧卵巢内无回声团　　　　　　　　图 19-5-4　左侧卵巢无回声团周边血流信号

超声所见：

子宫：子宫（前／后／水平）位，宫体大小__cm×__cm×__cm，子宫肌壁回声均匀，内膜居中，厚__cm（双／单层），回声均匀。

附件：左／右卵巢大小形态正常／增大（__cm×__cm×__cm），其内探及一圆形无回声团，大小约__cm×__cm×__cm，囊壁薄／增厚，囊液清亮／囊内有线状强回声；CDFI：无回声团周边可探及血流信号（图 19-5-3，图 19-5-4）。

盆腔：子宫直肠陷凹未见游离无回声（破裂时可探及盆腔积液）。

超声诊断：

左／右卵巢囊性占位，考虑黄体囊肿。

（三）多囊卵巢

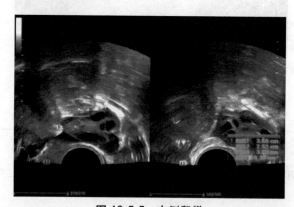 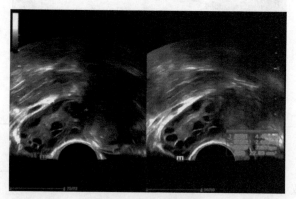

图 19-5-5　左侧卵巢　　　　　　　　　　　　图 19-5-6　右侧卵巢

超声所见：

子宫：子宫前／后／水平位，宫体大小__cm×__cm×__cm，子宫肌壁回声均匀，内膜居中，厚__cm（双／单层），回声均匀。

附件：双侧卵巢增大，形态规整，壁厚光滑，髓质回声增强，左侧卵巢大小约__cm×__cm×__cm，其内有多个（一个切面大于 12 个）／腹部超声一个切面超过 10 个小卵泡，最大直径__cm；右侧卵巢大小约__cm×__cm×__cm，其内有多个（一个切面大于 12 个）／腹部超声一个切面超过 10 个卵泡，最大直径__cm。CDFI：未见异常血流信号（图 19-5-5，图 19-5-6）。

盆腔：子宫直肠陷凹未见游离无回声。

超声诊断：

双侧卵巢增大伴回声改变，考虑卵巢多囊改变。

（四）黄素囊肿

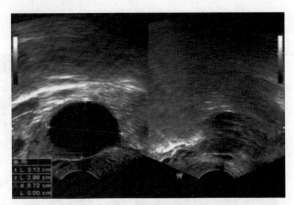 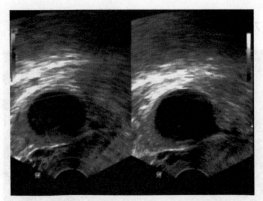

图 19-5-7　右侧附件区囊性占位　　　　　　图 19-5-8　右侧附件区囊性占位血流信号

超声所见：

子宫：子宫前 / 后 / 水平位，宫体大小＿＿cm×＿＿cm×＿＿cm，子宫肌壁回声均匀，内膜居中，厚＿＿cm（双 / 单层），回声均匀。

附件：左 / 右 / 双侧附件区探及一类圆形囊性占位，大小约＿＿cm×＿＿cm×＿＿cm，壁薄，内部可探及分隔，囊液清；CDFI：无回声团内隔上探及血流信号（图 19-5-7，图 19-5-8）。

盆腔：子宫直肠陷凹未见游离无回声。

超声诊断：

左 / 右 / 双侧附件区囊性占位，考虑黄素囊肿。

（五）卵巢子宫内膜异位囊肿

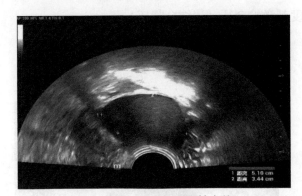 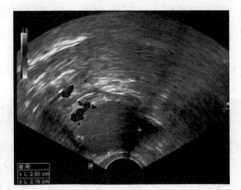

图 19-5-9　左附件区囊性占位　　　　　　图 19-5-10　左附件区囊性占位内无血流信号

超声所见：

子宫：子宫前 / 后 / 水平位，宫体大小＿＿cm×＿＿cm×＿＿cm，子宫肌壁回声均匀，内膜居中，厚＿＿cm（双 / 单层），回声均匀。

附件：左 / 右 / 双侧附件区探及一圆形 / 椭圆形囊性占位，大小约＿＿cm×＿＿cm×＿＿cm，边界清楚 / 欠清，囊壁厚、透声差，内探及细弱点状回声；CDFI：囊性占位未探及血流信号，囊壁可探及少许血流信号（图 19-5-9，图 19-5-10）。

盆腔：子宫直肠陷凹未见游离无回声。

超声诊断：

左 / 右 / 双侧附件区无回声团，考虑卵巢子宫内膜异位囊肿。

（六）卵巢过度刺激综合征

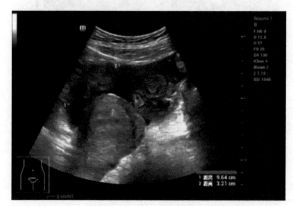

图 19-5-11 盆腔积液

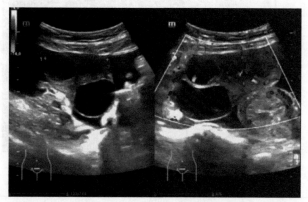

图 19-5-12 双侧卵巢囊性占位

超声所见：

子宫：子宫前 / 后 / 水平位，宫体大小__cm×__cm×__cm，子宫肌壁回声均匀，内膜居中，厚__cm（双 / 单层），回声均匀。

附件：双侧卵巢明显增大，卵巢内探及多个大小不等的无回声，最大直径约__cm，呈多房性改变，囊壁菲薄；CDFI：卵巢内多房状的分隔上探及条状、分支状血流信号，探及高速动脉频谱，阻力指数（RI）：__（图 19-5-11，图 19-5-12）。

腹盆腔：腹盆腔内探及大量液性暗区，最大深度约__cm。

超声诊断：

（1）双侧卵巢增大伴回声改变，考虑卵巢过度刺激综合征（请结合临床）。

（2）腹盆腔积液。

（七）输卵管系膜囊肿

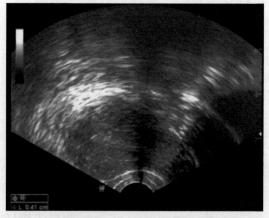

图 19-5-13 子宫纵切图

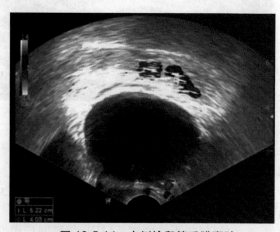

图 19-5-14 左侧输卵管系膜囊肿

超声所见：

子宫：子宫前 / 后 / 水平位，宫体大小__cm×__cm×__cm，子宫肌壁回声均匀，内膜居中，厚__cm（双 / 单层），回声均匀（图 19-5-13）。

附件：左 / 右 / 双侧附件区探及一圆形囊性占位，大小约__cm×__cm×__cm，壁薄光滑，囊液清亮。CDFI：囊壁探及点条状血流信号（图 19-5-14）。

左 / 右卵巢大小形态正常；CDFI：未见异常血流信号。

盆腔：子宫直肠陷凹未见游离无回声。

超声诊断：

左 / 右 / 双侧附件区囊性占位，考虑输卵管系膜囊肿。

（八）输卵管卵巢脓肿

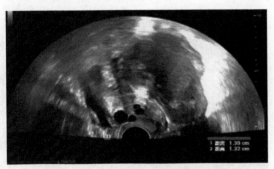
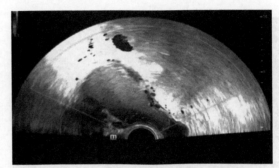

图 19-5-15　左侧附件区管状弱回声　　　　图 19-5-16　左侧附件区管状弱回声血流信号

超声所见：

子宫：子宫前 / 后 / 水平位，宫体大小__cm×__cm×__cm，子宫肌壁回声均匀，内膜居中，厚__cm（双 / 单层），回声均匀。

附件：左 / 右 / 双侧附件区探及一圆形 / 管状 / 不规则形弱回声，大小约__cm×__cm×__cm，边界清楚 / 不清，囊液浑浊，可见密集点状回声；CDFI：无回声团周边探及点状血流信号（图 19-5-15，图 19-5-16）。

右 / 左侧卵巢大小形态正常；CDFI：未见异常血流信号。

盆腔：子宫直肠陷凹未见游离无回声。

超声诊断：

左 / 右 / 双侧附件区弱回声，考虑输卵管卵巢脓肿。

（九）输卵管积液

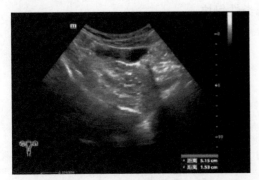
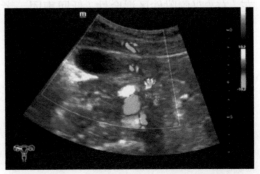

图 19-5-17　右附件区管状无回声　　　　图 19-5-18　右附件区管状无回声血流信号

超声所见：

子宫：子宫前/后/水平位，宫体大小＿＿cm×＿＿cm×＿＿cm，子宫肌壁回声均匀，内膜居中，厚＿＿cm（双/单层），回声均匀。

附件：左/右/双侧附件区探及一迂曲/管状无回声区，大小约＿＿cm×＿＿cm×＿＿cm，壁薄光滑，囊液清亮；CDFI：无回声区周边未探及血流信号（图19-5-17，图19-5-18）。

左/右侧卵巢大小形态正常；CDFI：未见异常血流信号。

盆腔：子宫直肠陷凹未见游离无回声。

超声诊断：

左/右/双侧附件区管状无回声，考虑输卵管积液。

（十）附件炎性疾病

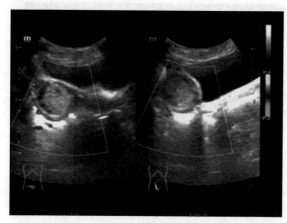

图 19-5-19　右附件区混合性回声团

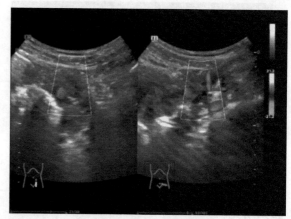

图 19-5-20　左侧卵巢

超声所见：

子宫：子宫前/后/水平位，宫体大小＿＿cm×＿＿cm×＿＿cm，子宫肌壁回声均匀，内膜居中，厚＿＿cm（双/单层），回声均匀。

附件：左/右/双侧附件区探及一混合性/低回声团，大小约＿＿cm×＿＿cm×＿＿cm，边界欠清/较清；CDFI：包块内探及点条状血流信号（图19-5-19）。

右/左卵巢大小形态正常；CDFI：未见异常血流信号（图19-5-20）。

盆腔：子宫直肠陷凹无/可见游离无回声。

超声诊断：

（1）左/右/双侧附件区混合性/低回声团，考虑炎性包块。

（2）盆腔积液（可有/无）。

（十一）卵巢良性肿瘤

1. 卵巢囊腺瘤

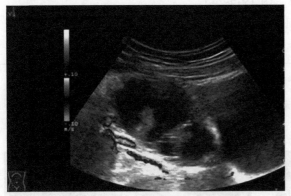

图 19-5-21　右侧附件区囊实性占位

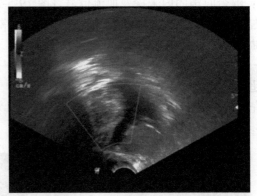

图 19-5-22　左侧附件区囊实性占位

超声所见：

子宫：子宫前 / 后 / 水平位，宫体大小__cm×__cm×__cm，子宫肌壁回声均匀，内膜居中，厚__cm（双 / 单层），回声均匀。

附件：左 / 右 / 双侧附件区探及一圆形囊性占位，大小约__cm×__cm×__cm，囊壁较厚，囊壁可查见__cm×__cm×__cm 的稍强回声，囊液清 / 囊液透声差，内部无 / 可探及分隔；CDFI：囊壁及稍强回声可探及血流信号（图 19-5-21，图 19-5-22）。

右 / 左卵巢大小形态正常；CDFI：未见异常血流信号。

盆腔：子宫直肠陷凹未见游离无回声。

超声诊断：

左 / 右 / 双附件区囊性占位，考虑卵巢囊腺瘤。

2. 卵巢畸胎瘤

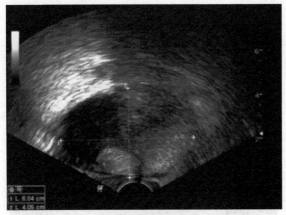

图 19-5-23　右侧附件区囊实性混合回声团

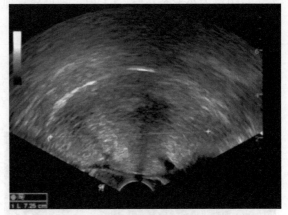

图 19-5-24　左侧附件区囊实性混合回声团

超声所见：

子宫：子宫前 / 后 / 水平位，宫体大小__cm×__cm×__cm，子宫肌壁回声均匀，内膜居中，厚__cm（双 / 单层），回声均匀。

附件：左/右/双侧附件区探及一圆形/椭圆形囊实性混合回声团，大小约__cm×__cm×__cm，壁厚，边界清楚，囊内可探及漂浮点状强回声及强回声团（如"面团"征、"发团"征、"脂液分层"征）；CDFI：混合回声团内未探及血流信号（图19-5-23，图19-5-24）。

右/左卵巢大小形态正常；CDFI：未见异常血流信号。

盆腔：子宫直肠陷凹未见游离无回声。

超声诊断：

左/右/双附件区囊实性混合占位，考虑卵巢畸胎瘤。

3.卵巢纤维瘤

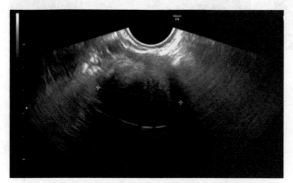 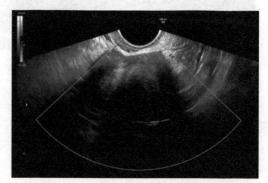

图19-5-25　右侧附件区实性弱回声团　　　　图19-5-26　少许星点状血流信号

超声所见：

子宫：子宫前/后/水平位，宫体大小__cm×__cm×__cm，子宫肌壁回声均匀，内膜居中，厚__cm（双/单层），回声均匀。

附件：左/右/双侧附件区探及一实性团块，呈圆形/不规则形，大小约__cm×__cm×__cm，团块边界欠清，内部为实性低回声，均匀致密，可有强回声钙化斑及无回声小囊；CDFI：其内探及少许星点状血流信号（图19-5-25，图19-5-26）。

右/左卵巢大小形态正常；CDFI：未见异常血流信号。

盆腔：子宫直肠陷凹未见游离无回声。

超声诊断：

左/右/双附件区实性团块，考虑卵巢纤维瘤。

4.勃勒纳瘤（Brenner瘤）

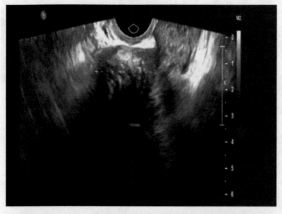 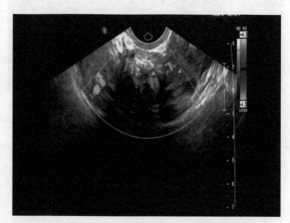

图19-5-27　右侧附件区不均质实性弱回声团　　　　图19-5-28　团块周边点状、短线状血流信号

超声所见：

子宫：子宫前 / 后 / 水平位，宫体大小__cm×__cm×__cm，子宫肌壁回声均匀，内膜居中，厚__cm（双 / 单层），回声均匀。

附件：左 / 右 / 双侧附件区探及一圆形低回声团，大小约__cm×__cm×__cm，包膜显示不清，形态欠规则，团块内可探及点状、片状强回声；CDFI：团块周边可探及点状、短线状血流信号（图 19-5-27，图 19-5-28）。

右 / 左卵巢大小形态正常；CDFI：未见异常血流信号。

盆腔：子宫直肠陷凹可见游离无回声。

超声诊断：

（1）左 / 右 / 双侧附件区实性占位，考虑勃勒纳瘤（Brenner 瘤）。

（2）盆腔积液。

二、恶性病变

（一）卵巢囊腺癌

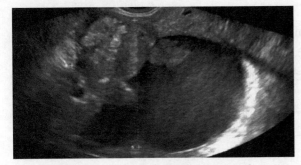 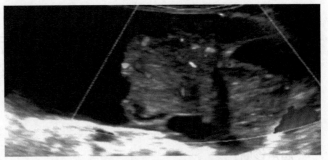

图 19-5-29　附件区见囊实性混合回声　　　　图 19-5-30　实性成分内探及丰富血流信号

超声所见：

子宫：子宫前 / 后 / 水平位，宫体大小__cm×__cm×__cm，肌层回声均匀，内膜居中，厚__cm（双 / 单层），回声均匀。

附件：左 / 右 / 双侧附件区查见大小__cm×__cm×__cm 囊实性混合回声团块，形态不规则 / 欠规则，边界不清 / 欠清，囊液清亮 / 透声差，分隔较多，且合并乳头状突起 / 不规则实性成分；CDFI：囊壁、分隔及乳头状突起处探及丰富 / 中量 / 少量血流信号（图 19-5-29，图 19-5-30）。

盆腔：子宫直肠陷凹见 / 未见游离无回声，透声清亮 / 差。

超声诊断：

左 / 右 / 双侧附件囊实性混合回声团块：考虑卵巢恶性肿瘤：卵巢囊腺癌？

（二）卵巢透明细胞癌

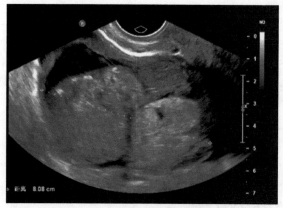

图 19-5-31 附件区见囊实性混合回声

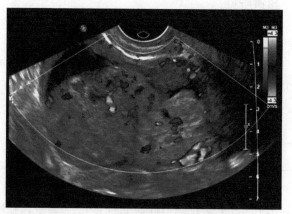

图 19-5-32 团块内探及少量血流信号

超声所见：

子宫：子宫前 / 后 / 水平位，宫体大小＿＿cm×＿＿cm×＿＿cm，肌层回声均匀，内膜居中，厚＿＿cm（双 / 单层），回声均匀。

附件：左 / 右 / 双侧附件区件查见大小＿＿cm×＿＿cm×＿＿cm 囊实性混合团块，形态规则 / 不规则，周边见 / 未见包膜声像，囊性 / 实性为主，暗区内见 / 未见点状低回声，其内见团块状 / 菜花状 / 乳头状低回声；CDFI：其内探及丰富 / 中量 / 少量血流信号，另于双侧 / 左侧 / 右侧附件区见 / 未见宫内膜异位结节（图 19-5-31，图 19-5-32）。

盆腔：子宫直肠陷凹未见游离无回声。

超声诊断：

左 / 右 / 双侧附件囊实性混合团块，考虑卵巢恶性肿瘤：卵巢透明细胞癌？

（三）卵巢内胚窦瘤

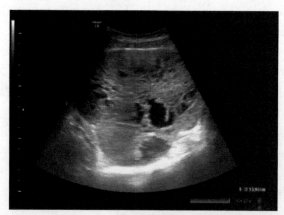

图 19-5-33 附件区见囊实性混合回声

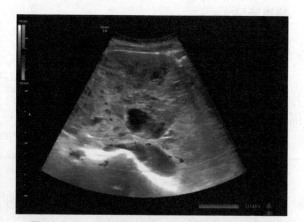

图 19-5-34 团块实性成分探及较丰富血流信号

超声所见：

子宫：子宫前 / 后 / 水平位，宫体大小＿＿cm×＿＿cm×＿＿cm，肌层回声均匀，内膜居中，厚＿＿cm（双 / 单层），回声均匀。

附件：左 / 右 / 双侧附件区查见大小约＿＿cm×＿＿cm×＿＿cm囊实性混合回声团块，形态规则，边界清晰，

实性 / 囊性为主，囊性为主的团块内部见结节样回声；CDFI：内部实性成分探及丰富 / 中量血流信号（图 19-5-33，图 19-5-34）。

盆腔：子宫直肠陷凹见 / 未见游离无回声。

超声诊断：

左 / 右 / 双侧附件囊实性混合回声团块，考虑卵巢恶性肿瘤：卵巢内胚窦瘤？

（四）无性细胞瘤

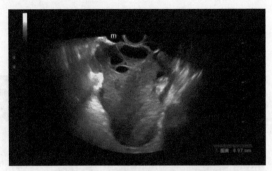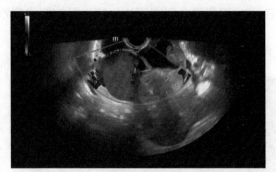

图 19-5-35　附件区见实性团块　　　　　图 19-5-36　团块内探及中量血流信号

超声所见：

子宫：子宫前 / 后 / 水平位，宫体大小__cm×__cm×__cm，肌层回声均匀，内膜居中，厚__cm（双 / 单层），回声均匀。

附件：左 / 右 / 双侧附件区见大小__cm×__cm×__cm 实性团块，分叶状，边界清晰，回声较均匀，呈低回声 / 稍强回声，内部见 / 未见囊性暗区；CDFI：实性区探及丰富 / 中量血流信号（图 19-5-35，图 19-5-36）。

盆腔：子宫直肠陷凹未见游离无回声。

超声诊断：

左 / 右 / 双侧附件实性团块，卵巢无性细胞瘤？

（五）颗粒细胞瘤

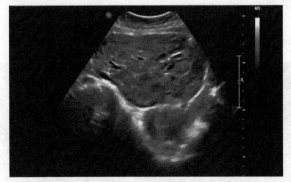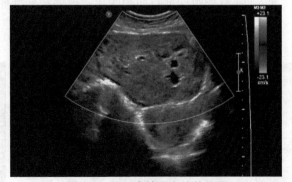

图 19-5-37　附件区见囊实性混合回声团块　　　　图 19-5-38　实性区血流信号图

超声所见：

子宫：子宫前 / 后 / 水平位，宫体大小__cm×__cm×__cm，肌层回声均匀，内膜居中、见 / 未见增厚，厚__cm（双 / 单层），回声均匀。

　　附件：左 / 右 / 双侧附件区见大小__cm×__cm×__cm 实性团块（实性为主），回声较均匀 / 囊实性混合回声团块，内部见出血、坏死区域 / 囊性团块，内部以囊性为主，见 / 未见密集强光带分隔形成多房，形态规则 / 略呈分叶状，边界较清晰；CDFI：内部探及丰富 / 中量血流信号（图 19-5-37，图 19-5-38）。

　　盆腔：子宫直肠陷凹见 / 未见游离无回声。

超声诊断：

左 / 右 / 双侧混合回声团块，卵巢颗粒细胞瘤？

（六）转移性卵巢癌

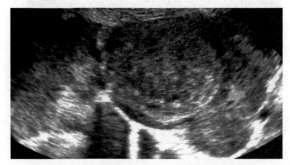

图 19-5-39　双侧附件区见囊实性混合回声

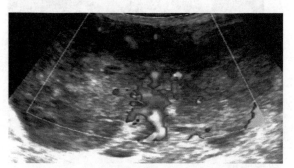

图 19-5-40　团块内部及周边探及丰富血流信号

超声所见：

　　子宫：子宫前 / 后 / 水平位，宫体大小__cm×__cm×__cm，肌层回声均匀，内膜居中，厚__cm（双 / 单层），回声均匀。

　　附件：右 / 左 / 双侧附件区见大小__cm×__cm×__cm 囊实性混合回声团块，形态规则，呈圆形 / 卵圆形，边界清晰 / 模糊，包膜薄、完整，内部回声呈低回声 / 等回声 / 稍强回声，回声欠均匀 / 不均匀；CDFI：内部及周边探及丰富血流信号（图 19-5-39，图 19-5-40）。

　　盆腔：子宫直肠陷凹见游离无回声。

超声诊断：

左 / 右 / 双侧附件混合回声团块，考虑转移性卵巢癌。

（七）输卵管癌

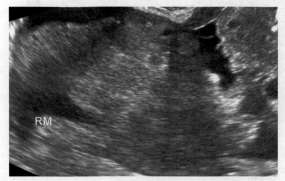

图 19-5-41　附件区见腊肠样实性团块
RM：右侧肿块

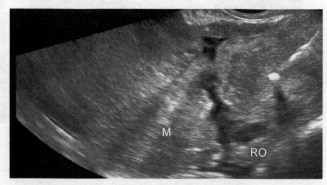

图 19-5-42　团块旁卵巢声像
M：肿块；RO：右卵巢

超声所见：

子宫：子宫前 / 后 / 水平位，宫体大小＿cm×＿cm×＿cm，肌层回声均匀，内膜居中，厚＿cm（双 / 单层），回声均匀。

附件：左侧 / 右侧见 / 未见正常卵巢组织，附件区见大小约＿cm×＿cm×＿cm 的腊肠样团块，内部呈实性、囊实性 / 乳头状突起，内部见不完整分隔；CDFI：内部见丰富 / 中量 / 少量血流信号（图 19-5-41，图 19-5-42）。

盆腔：子宫直肠陷凹见 / 未见游离无回声。

超声诊断：

左侧 / 右侧附件腊肠样团块，输卵管癌？

第六节　术后盆腔

一、子宫全切（次全切）术后

（一）子宫全切术后

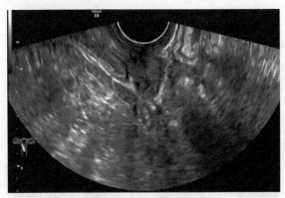

图 19-6-1　阴道残端

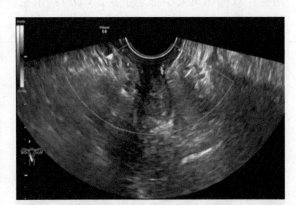

图 19-6-2　阴道残端血流图

超声所见：

子宫全切术后：阴道残端显示清晰，未见确切异常回声团；CDFI：其内未见异常血流信号（图 19-6-1，图 19-6-2）。

附件：左卵巢大小形态正常，CDFI 未见异常血流信号；右卵巢大小形态正常，CDFI 未见异常血流信号。

盆腔：盆腔内未见确切异常回声团及游离无回声区。

超声诊断：

子宫全切术后，盆腔未见确切异常。

（二）子宫次全切术后

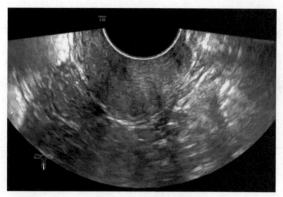

图 19-6-3 残存宫颈

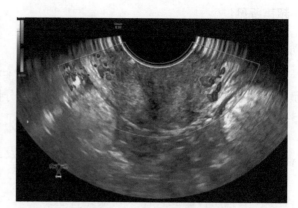

图 19-6-4 残存宫颈血流图

超声所见：

子宫次全切术后：残存宫颈大小＿＿cm×＿＿cm×＿＿cm（上下径 × 前后径 × 左右径），回声未见异常；CDFI：其内未见异常血流信号（图 19-6-3，图 19-6-4）。

附件：双侧卵巢大小形态正常；CDFI：未见异常血流信号。

盆腔：盆腔未见游离无回声区。

超声诊断：

残存宫颈及双侧卵巢未见确切异常。

二、术后盆腔并发症

（一）宫颈血肿

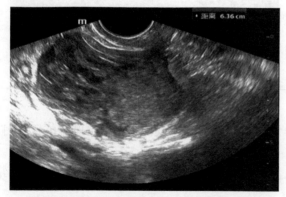

图 19-6-5 残存宫颈上方不均质回声团

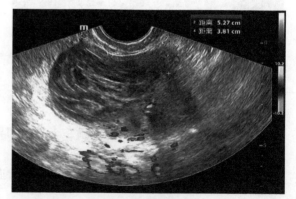

图 19-6-6 宫颈血肿不均质回声团彩色血流图

超声所见：

子宫次全切术后：残存宫颈大小＿＿cm×＿＿cm×＿＿cm（上下径 × 前后径 × 左右径），回声未见异常。CDFI：内未见异常血流信号。残存宫颈上方（偏左 / 偏右）查见不均质回声团，大小约＿＿cm×＿＿cm×＿＿cm，边界可见，形态不规则，内以低回声为主 / 内可见絮状回声 / 云雾状回声；CDFI：病灶内未见明显血流信号（图 19-6-5，图 19-6-6）。

附件：双侧卵巢大小形态正常；CDFI：未见异常血流信号。

盆腔：盆腔未见游离无回声区。

超声诊断:

(1) 子宫次全切术后。

(2) 残存宫颈上方不均质回声团,考虑血肿。

(二) 盆腔积液 / 脓

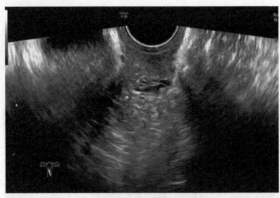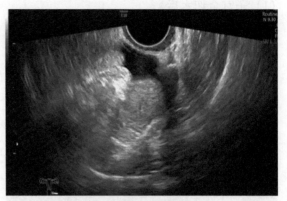

图 19-6-7　阴道残端　　　　　　　　图 19-6-8　盆腔积液

超声所见:

子宫全切术后:阴道残端显示清晰,未见确切异常回声团;CDFI:其内未见异常血流信号。

附件:双侧卵巢大小形态正常,CDFI 未见异常血流信号(图 19-6-7)。

盆腔:盆腔查见不规则无回声区,范围约__cm×__cm×__cm,透声可 / 差;CDFI:其内未见明显血流信号(图 19-6-8)。

超声诊断:

(1) 子宫全切术后。

(2) 盆腔积液 / 积脓。

(三) 盆腔粘连

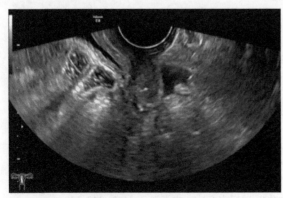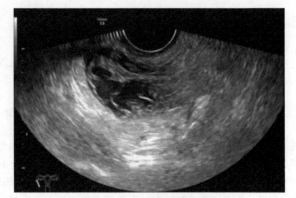

图 19-6-9　阴道残端　　　　　　　　图 19-6-10　盆腔积液伴分隔

超声所见:

子宫全切术后:阴道残端显示清晰,未见确切异常回声团;CDFI:其内未见异常血流信号(图 19-6-9)。

附件：双侧卵巢大小形态正常；CDFI：未见异常血流信号。

盆腔：盆腔查见局限性液性暗区，范围约__cm×__cm×__cm，边界可见，其内可见条状强回声；CDFI：条状强回声未探及血流信号（图 19-6-10）。

超声诊断：

（1）子宫全切术后。

（2）盆腔粘连伴包裹性积液。

（四）恶性肿瘤术后复发

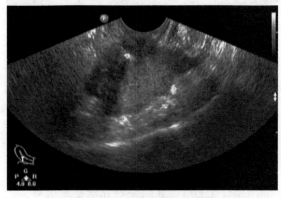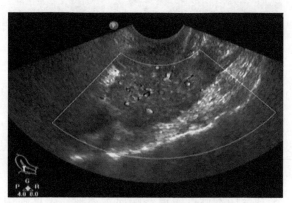

图 19-6-11　盆腔低回声团块　　　　　　图 19-6-12　盆腔低回声团块血流图

超声所见：

子宫全切术后：盆腔查见低回声团块，大小约__cm×__cm×__cm，边界清楚/欠清/不清，形态规则/欠规则/不规则，内部回声不均匀；CDFI：团块内可见较丰富血流信号，PW探及低阻动脉频谱（图 19-6-11，图 19-6-12）。

附件：双侧附件区未见确切占位。

盆腔：盆腔未见/查见游离无回声区。

超声诊断：

（1）子宫全切术后。

（2）盆腔实性占位，结合病史考虑恶性肿瘤复发可能。

（3）盆腔积液（有/无）。

参 考 文 献

常才，2007. 经阴道超声诊断学 [M] .2 版 . 北京：科学出版社 .

范斯萍，刘树慧，王桂芳，2002.B 超诊断产后宫颈巨大血肿 1 例 [J] . 中国超声诊断杂志，3(9):712.

付志勇，万淑华，孙智芳，等，2012. 卵巢颗粒细胞瘤 34 例临床分析 [J]. 中国超声医学杂志，28(4):376-377.

桂阳，杨萌，苏娜，等，2018. 卵巢无性细胞瘤的超声表现 [J]. 中华医学超声杂志（电子版），15(5):343-348.

郭万学，2014. 超声医学 [M].6 版 . 北京：人民军医出版社 .

刘伟，李长虹，林颖奇，等，2018. 卵巢透明细胞癌临床与超声图像分析 [J]. 中华医学超声杂志（电子版），15(8):616-619.

罗红，2018. 妇科产科超声诊断 [M]. 北京：人民卫生出版社 .

吴钟瑜，2008. 实用经阴道超声诊断学 [M] . 天津：天津科技翻译出版公司 .

谢红宁，2005. 妇产科超声诊断学 [M]. 北京：人民卫生出版社 .

谢幸，2014. 妇产科学 [M]. 北京：人民卫生出版社 .

叶小剑，徐荣全，黄春燕，等，2017. 卵巢卵黄囊瘤的超声及临床、病理特征 [J]. 中国医学影像技术，33(7):1029-1032.

余婧婧，汪鲁清，刘国，2020. 经阴道超声检查对卵巢癌术后复发及淋巴结转移的诊断价值 [J] . 医学影像学杂志，30(8):1532-1535.

中国医师协会超声医师分会，2017. 中国妇科超声检查指南 [M]. 北京：人民卫生出版社 .

Stephenson SR, 2018. 超声诊断学：妇科及产科 (翻译版)[M]. 罗红，杨帆，译 . 北京：人民卫生出版社 .

第20章 产科超声医学诊断报告

第一节 正常早孕

一、早孕（泡状暗区）

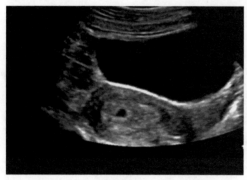

图 20-1-1 子宫纵切面（泡状暗区）

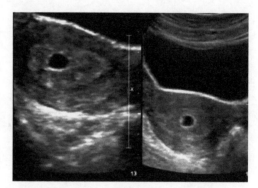

图 20-1-2 子宫横切面（泡状暗区）

超声所见：

子宫：子宫前/后/水平位，宫体大小__cm×__cm×__cm，宫腔内可见一大小约__cm×__cm×__cm 泡状暗区，子宫肌壁回声均匀；CDFI：未探及明显异常血流信号（图 20-1-1，图 20-1-2）。

附件：左卵巢大小形态正常，CDFI 未见异常血流信号；右卵巢大小形态正常，CDFI 未见异常血流信号。

盆腔：子宫直肠陷凹未见游离无回声。

超声诊断：

宫内泡状暗区（请结合 HCG 及临床，腹痛看急诊，建议复查）。

二、早孕（卵黄囊）

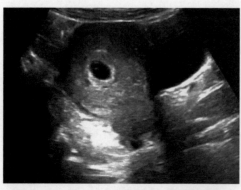

图 20-1-3 矢状切面显示宫内孕囊及卵黄囊

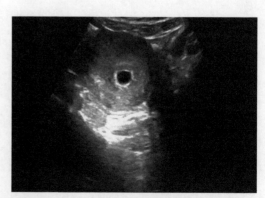

图 20-1-4 横切面显示宫内孕囊及卵黄囊

超声所见：

子宫：子宫前 / 后 / 水平位，宫体大小＿＿cm×＿＿cm×＿＿cm，宫腔内可见一大小约＿＿cm×＿＿cm×＿＿cm 的孕囊样结构 / 孕囊，其内未见卵黄囊及胚芽 / 其内查见直径约＿＿cm 卵黄囊，未见胚芽及胎心搏动，子宫肌壁回声均匀；CDFI：未探及明显异常血流信号（图 20-1-3，图 20-1-4）。

附件：左卵巢大小形态正常，CDFI 未见异常血流信号；右卵巢大小形态正常，CDFI 未见异常血流信号。

盆腔：子宫直肠陷凹未见游离无回声。

超声诊断：

宫内早孕。

三、早孕（胚芽）

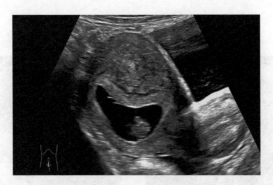

图 20-1-5　宫内孕囊及胚芽

超声所见：

子宫：子宫前 / 后 / 水平位，宫体大小＿＿cm×＿＿cm×＿＿cm，宫腔内可见一大小约＿＿cm×＿＿cm×＿＿cm 孕囊，其内查见长约＿＿cm 胚芽 / 胚胎，可见胎心搏动（图 20-1-5）。子宫肌壁回声均匀，未探及明显异常血流信号。

附件：双侧右卵巢大小形态正常，CDFI 未见异常血流信号。

盆腔：子宫直肠陷凹未见游离无回声。

超声诊断：

宫内早孕。

四、早孕（胎儿）

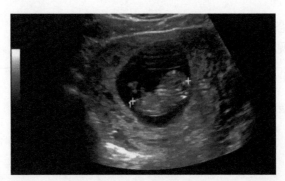

图 20-1-6　宫内早孕（胎儿）

超声所见：

宫内可见一胎儿回声，顶臀长__cm；有胎心、胎动（图 20-1-6）。

胎盘：附着子宫前壁 / 后壁 / 宫底，厚__cm，0 级。

羊水深度：__cm。

超声诊断：

宫内早孕。

第二节 异常早孕

一、流产

（一）先兆流产

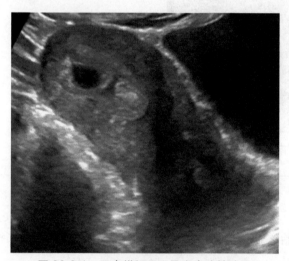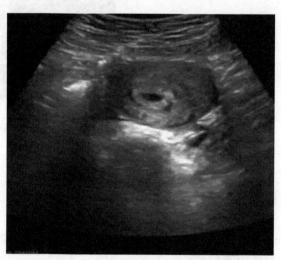

图 20-2-1 子宫纵切显示孕囊旁液性暗区　　图 20-2-2 子宫横切显示孕囊旁液性暗区

超声所见：

子宫：子宫前 / 后 / 水平位，宫体大小__cm×__cm×__cm，宫腔内可见一大小约__cm×__cm×__cm 孕囊 / 孕囊样结构，其内可见卵黄囊，并可见长约__cm 胚芽及原始心管搏动 / 其内未见卵黄囊及胚芽。孕囊周围宫腔内见宽约__cm 无回声（图 20-2-1，图 20-2-2）。子宫实质回声均匀，未见确切异常团块回声。

附件：双侧卵巢大小形态正常，CDFI 未见异常血流信号。

盆腔：子宫直肠陷凹未见游离无回声。

超声诊断：

（1）宫内早孕 / 宫腔内孕囊样结构，考虑宫内早孕。

（2）宫腔积液。

（二）难免流产

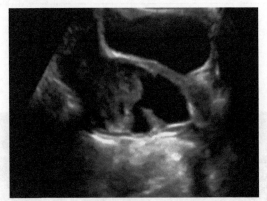

图 20-2-3　孕囊位于宫颈管

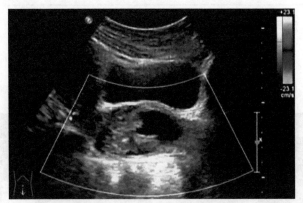

图 20-2-4　宫颈管内孕囊无血流信号

超声所见：

子宫：子宫前 / 后 / 水平位，宫体大小__cm×__cm×__cm，宫腔下段 / 宫颈口可见一大小约__cm×__cm×__cm 孕囊 / 孕囊样结构，形态不规则，其内可见卵黄囊，并可见长约__cm 胚芽，未见原始心管搏动 / 其内未见卵黄囊及胚芽，宫颈内口开放，宫颈管内可见宽约__cm 无回声暗区（图 20-2-3，图 20-2-4）。子宫实质回声均匀，未见确切异常回声。

附件：左卵巢大小形态正常，CDFI 未见异常血流信号；右卵巢大小形态正常，CDFI 未见异常血流信号。

盆腔：子宫直肠陷凹未见游离无回声。

超声诊断：

宫内早孕，孕囊位于宫腔下段 / 宫颈口，考虑难免流产 / 宫腔内孕囊样结构，孕囊样结构位于宫腔下段 / 宫颈口，考虑难免流产。

（三）稽留流产

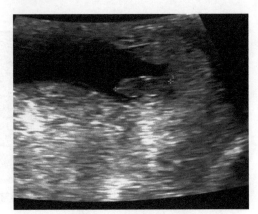

图 20-2-5　宫腔内胚胎

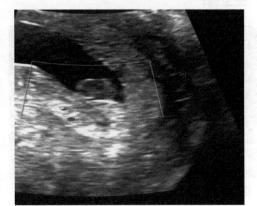

图 20-2-6　宫腔内胚胎，无胎心搏动

超声所见：

子宫：子宫前 / 后 / 水平位，宫体大小__cm×__cm×__cm，宫腔内见长约__cm 胚胎 / 胎儿回声，未见胎心搏动，胚胎 / 胎儿结构模糊（图 20-2-5，图 20-2-6）。子宫实质回声均匀，未见确切异常团块回声。

附件：双侧右卵巢大小形态正常；CDFI：未见异常血流信号。

盆腔：子宫直肠陷凹未见游离无回声。

超声诊断：

宫腔内胚胎 / 胎儿结构，考虑稽留流产。

（四）不全流产

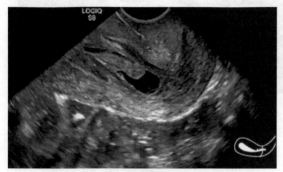

图 20-2-7 部分妊娠物位于宫腔下段

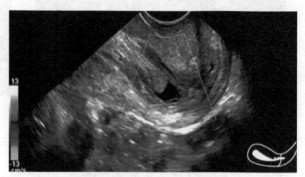

图 20-2-8 妊娠物无血流信号

超声所见：

子宫：子宫前 / 后 / 水平位，宫体大小__cm×__cm×__cm，宫腔内未见正常孕囊结构，宫腔 / 宫颈管见大小约__cm×__cm×__cm 紊乱回声区（宫颈内口扩张）；CDFI：其内可见 / 未见血流信号（图 20-2-7，图 20-2-8）。子宫实质回声均匀，未见确切异常团块回声。

附件：双侧右卵巢大小形态正常；CDFI：未见异常血流信号。

盆腔：子宫直肠陷凹未见游离无回声。

超声诊断：

宫腔 / 宫颈管紊乱回声区，考虑不全流产。

（五）完全流产

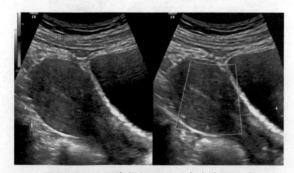

图 20-2-9 子宫纵切面显示宫内未见异常

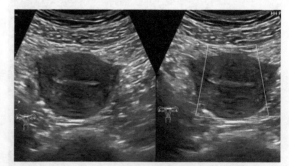

图 20-2-10 子宫横切面显示宫内未见异常

超声所见：

子宫：子宫前 / 后 / 水平位，宫体大小__cm×__cm×__cm，宫内膜厚__cm（双 / 单层），回声不均匀，宫腔内未见异常回声；子宫肌壁回声均匀，未见确切异常团块回声（图 20-2-9，图 20-2-10）。

附件：双侧卵巢大小形态正常，CDFI 未见异常血流信号。

盆腔：子宫直肠陷凹未见游离无回声。

超声诊断：

子宫、附件未见明显异常。

二、异位妊娠

（一）输卵管妊娠

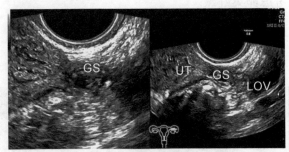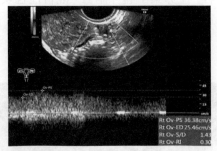

图 20-2-11　左卵巢旁混合性团块
GS. 孕囊；UT. 子宫；LOV. 左卵巢

图 20-2-12　左卵巢旁混合性团块血流

超声所见：

子宫：子宫前 / 后 / 水平位，宫体大小__cm×__cm×__cm，内膜居中，厚度__cm（双 / 单层），回声均匀 / 宫腔内见大小__cm×__cm×__cm 无回声暗区。子宫实质回声均匀，未见确切异常回声。

附件：左卵巢大小形态正常，CDFI 未见异常血流信号；右卵巢大小形态正常，CDFI 未见异常血流信号。左 / 右侧卵巢旁可见大小__cm×__cm×__cm 混合性团块，回声不均匀，内可见血流信号 / 大小__cm×__cm×__cm 孕囊结构，其内可见长__cm 胚芽及原始心管搏动（图 20-2-11，图 20-2-12）。

盆腔：子宫直肠陷凹见 / 未见游离无回声，深__cm。

超声诊断：

（1）左 / 右侧卵巢旁混合性团块，考虑左 / 右输卵管妊娠。

（2）宫腔积液。

（3）盆腔积液。

（二）卵巢妊娠

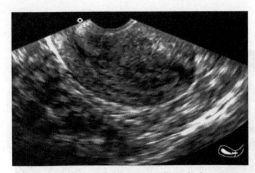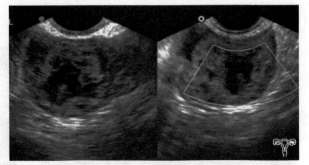

图 20-2-13　子宫纵切面，宫腔内未见孕囊

图 20-2-14　左卵巢妊娠及血流

超声所见：

子宫：子宫前 / 后 / 水平位，宫体大小__cm×__cm×__cm，内膜居中，厚度__cm（双 / 单层），回声均匀。子宫实质回声均匀，未见确切异常回声（图 20-2-13）。

附件：左 / 右侧卵巢大小形态正常，CDFI：未见异常血流信号；右 / 左侧卵巢体积增大，其内可见似孕囊的暗区，大小＿＿cm×＿＿cm×＿＿cm，暗区内可见卵黄囊样结构，可探及胎芽及胎心搏动；右/左侧卵巢查见混合性包块，大小＿＿cm×＿＿cm×＿＿cm，回声不均匀，内可见血流信号（图 20-2-14）。

盆腔：子宫直肠陷凹见/未见游离无回声，深＿＿cm。

超声诊断：

（1）右/左卵巢孕囊样暗区/混合性包块，考虑卵巢妊娠。

（2）盆腔积液。

（三）剖宫产切口妊娠

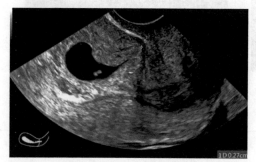
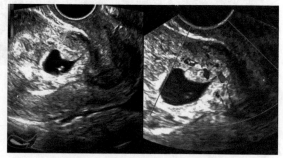

图 20-2-15　子宫切口妊娠　　　　图 20-2-16　子宫切口妊娠血流

超声所见：

子宫：子宫前/后/水平位，宫体大小＿＿cm×＿＿cm×＿＿cm，子宫前壁下段可见大小＿＿cm×＿＿cm×＿＿cm 孕囊，其内可见卵黄囊，并可见长约＿＿cm 胚芽及原始心管搏动，该处子宫肌层厚＿＿cm，内可见＿＿cm×＿＿cm×＿＿cm 混合性团块，回声不均匀，该团块向子宫轮廓外凸出。CDFI：孕囊/团块周边可见较丰富的血流信号（图 20-2-15，图 20-2-16）。

附件：左/右侧卵巢大小形态正常；CDFI：未见异常血流信号。

盆腔：子宫直肠陷凹见/未见游离无回声，深＿＿cm。

超声诊断：

（1）子宫前壁下段孕囊/混合性团块，考虑子宫切口妊娠。

（2）盆腔积液。

（四）残角子宫妊娠

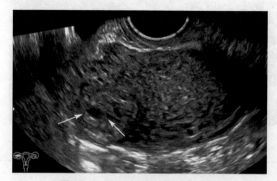
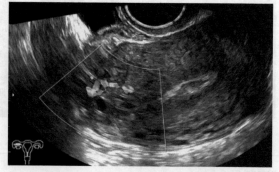

图 20-2-17　右侧残角子宫妊娠　　　　图 20-2-18　右侧残角子宫妊娠血流

超声所见：

子宫：子宫前/后/水平位，宫体大小＿＿cm×＿＿cm×＿＿cm，左/右侧宫角显示，右/左侧宫角未显示，子宫右 / 左侧查见大小＿cm×＿cm×＿cm 混合性团块，与子宫关系密切，团块内可见孕囊样回声，未见 / 可见胎芽及胎心搏动（图 20-2-17，图 20-2-18）。

　　附件：左卵巢大小形态正常，CDFI 未见异常血流信号；右卵巢大小形态正常，CDFI 未见异常血流信号。

　　盆腔：子宫直肠陷凹见 / 未见游离无回声，深＿cm。

超声诊断：

（1）子宫右 / 左侧混合性团块，考虑残角子宫妊娠。

（2）盆腔积液。

（五）宫颈妊娠

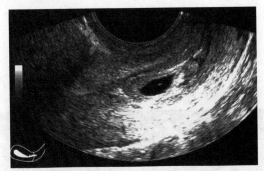 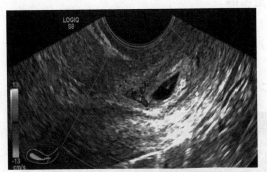

图 20-2-19　宫颈妊娠　　　　　　　　图 20-2-20　宫颈妊娠血流图

超声所见：

　　子宫：子宫前 / 后 / 水平位，宫体大小＿cm×＿cm×＿cm，内膜居中，厚度＿cm（双 / 单层），回声均匀。宫颈形态饱满，体积增大，宫颈内口闭合，宫颈管内见大小＿cm×＿cm×＿cm 孕囊，其内见卵黄囊，并可见胚芽及原始心管搏动。子宫实质回声均匀，未见确切异常回声（图 20-2-19，图 20-2-20）。

　　附件：左 / 右侧卵巢大小形态正常；CDFI：未见异常血流信号。

　　盆腔：子宫直肠陷凹未见游离无回声。

超声诊断：

宫颈管内孕囊，考虑宫颈妊娠。

（六）腹腔妊娠

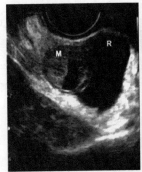 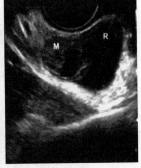 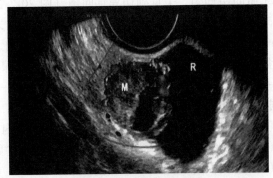

图 20-2-21　腹腔妊娠（直肠妊娠）　　　　　图 20-2-22　腹腔妊娠血流图

R. 直肠；M. 妊娠物　　　　　　　　　　　R. 直肠；M. 妊娠物

超声所见：

子宫：子宫前 / 后 / 水平位，宫体大小＿＿cm×＿＿cm×＿＿cm，内膜居中，厚度＿＿cm（单层），回声均匀 / 宫腔内见宽约＿＿cm无回声。子宫轮廓完整（不完整，宫底 / 子宫前壁 / 后壁 / 左侧壁 / 右侧壁查见长＿＿cm的回声中断）。

左 / 右侧腹腔见一胎儿回声，胎儿周围无明显子宫肌层，顶臀径长＿＿cm（据此估测孕龄约＿＿周），羊水深约＿＿cm，胎盘附着面显示不清，可见 / 未见胎心搏动（图 20-2-21，图 20-2-22）。

附件：左卵巢大小形态正常，CDFI 未见异常血流信号；右卵巢大小形态正常，CDFI 未见异常血流信号。

盆腔：子宫直肠陷凹未见游离无回声 / 可见深＿＿cm 游离无回声。

超声诊断：

（1）腹腔妊娠 / 子宫破裂伴继发性腹腔妊娠。

（2）宫腔积液。

（七）宫内宫外复合妊娠

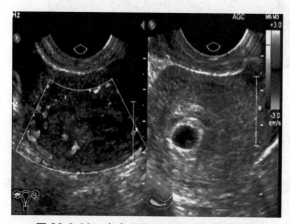

图 20-2-23　宫内早孕及右卵巢黄体血流图

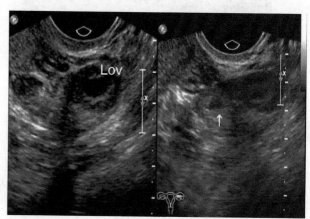

图 20-2-24　左输卵管妊娠及左卵巢黄体

LOV. 左卵巢

超声所见：

子宫：子宫前 / 后 / 水平位，宫体大小＿＿cm×＿＿cm×＿＿cm，宫腔内可见一大小约＿＿cm×＿＿cm×＿＿cm孕囊 / 孕囊样结构，其内可见卵黄囊，并可见长约＿＿cm胚芽及原始心管搏动 / 其内未见卵黄囊及胚芽。子宫实质回声均匀，未见确切异常回声（图 20-2-23）。

附件：双侧卵巢大小形态正常；CDFI：未见异常血流信号。左 / 右卵巢旁见大小＿＿cm×＿＿cm×＿＿cm孕囊 / 混合性团块，内部回声不均匀，孕囊 / 团块周边可见血流信号（图 20-2-24）。

盆腔：子宫直肠陷凹未见游离无回声 / 可见深＿＿cm 游离无回声。

超声诊断：

（1）宫内妊娠 / 宫腔内孕囊样结构，考虑宫内早孕。

（2）左 / 右卵巢旁孕囊 / 混合性团块，考虑输卵管妊娠。

（3）盆腔积液。

第三节 胎儿颈后透明层厚度检查

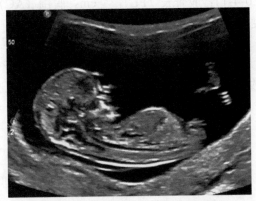

图 20-3-1 宫内胎儿正中矢状切面

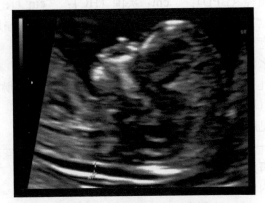

图 20-3-2 宫内胎儿 NT 测量

超声所见：

宫内胎儿顶 - 臀长（CRL）：__cm；NT：__cm（图 20-3-1，图 20-3-2）。

胎盘：附着于子宫前壁 / 后壁 / 侧壁 / 宫底，厚度__cm，成熟度__级。

羊水深度（A）：__cm。

有胎心胎动，胎心率：__次 / 分。

超声提示：

宫内单活胎（估计孕周__周__天，预产期__年__月__日）。

特别提示：

（1）此次超声检查为 NT 检查，适用于孕 11 ～ 13^{+6} 周，因孕周限制，无法对胎儿进行畸形筛查。

（2）此次检查结果仅反映受检者当时情况。

第四节 妊娠中晚期超声报告

一、一般产科超声检查

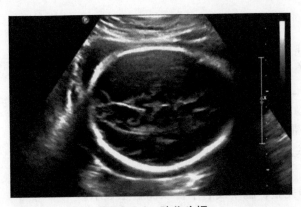

图 20-4-1 胎儿头颅

超声所见：

胎方位：__。

双顶径（BPD）：__cm；头围（HC）：__cm（图20-4-1）；股骨长（FL）：__cm；腹围（AC）：__cm。

胎盘：附着于子宫前壁/后壁/侧壁/宫底，厚度__cm，成熟度__级。

胎盘下缘距宫颈内口：__cm。

羊水深度（A）：__cm。

胎儿颈部未见/可见脐带绕颈__周，胎儿脐动脉收缩期最大血流速度（S）与舒张末期血流速度（D）的比值（脐动脉血流 S/D）=__。

可见胎心胎动，胎心率__次/分，节律整齐。

超声提示：

宫内单活胎。

特别提示：

（1）此次超声检查主要测量胎儿生理参数，观察胎儿附属物情况，不包括胎儿结构畸形筛查。

（2）此次检查结果仅反映受检者当时情况。

二、常规产科超声检查

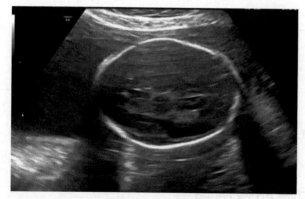

图 20-4-2　胎儿头颅

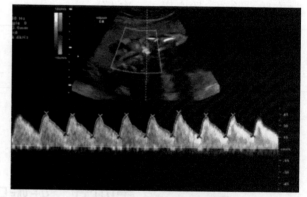

图 20-4-3　脐动脉血流频谱

超声所见：

胎方位：__。

双顶径（BPD）：__cm；头围（HC）：__cm（图20-4-2）；股骨长（FL）：__cm；腹围（AC）：__cm。

胎盘：附着于子宫前壁/后壁/侧壁/宫底，厚度__cm，成熟度__级。

胎盘下缘距宫颈内口：__cm。

羊水深度（A）：__cm。

胎儿颈部未见/可见脐带绕颈__周。脐动脉血流 S/D=__（图20-4-3）。

可见胎心胎动，胎心率__次/分，节律整齐。

胎儿结构超声所见：

胎儿头部：颅骨环回声完整，脑中线居中，双侧脑室显示。

胎儿脊柱：脊柱排列整齐，皮肤回声完整。

胎儿心脏：四腔心切面显示。

胎儿腹部：腹壁回声完整。

超声提示：

宫内单活胎。

特别提示：

（1）此次超声检查为产科常规超声检查，仅初步筛查 6 种致死性畸形：无脑儿、严重脑膨出、严重的开放性脊柱裂、单腔心、严重胸及腹壁缺损内脏外翻、致死性软骨发育不良。

（2）此项检查不包括胎儿结构的系统筛查及心脏系统检查。

（3）此次检查结果仅反映受检者当时情况。

三、系统产科超声检查

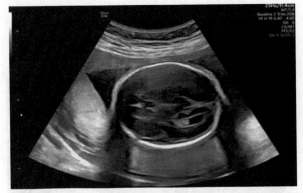

图 20-4-4　胎儿头颅

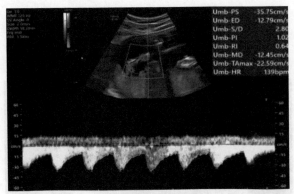

图 20-4-5　脐动脉血流

超声所见：

胎方位：__。

双顶径（BPD）：__cm；头围（HC）：__cm（图 20-4-4）。

股骨长（FL）：__cm；腹围（AC）：__cm。

胎盘：附着于子宫前壁 / 后壁 / 侧壁 / 宫底，厚度__cm，成熟度__级。

胎盘下缘距宫颈内口：__cm。

羊水深度（A）：__cm；羊水指数（AFI）：__cm。

胎儿颈部未见 / 可见脐带绕颈__周，脐动脉血流 S/D=__（图 20-4-5）。

可见胎心胎动，胎心率__次 / 分，节律整齐。

胎儿结构超声所见：

头颈部：颅骨强回声环完整；脑中线居中；双侧丘脑显示；双侧脑室显示，未见明显扩张，小脑形态无明显异常，蚓部可见；颅后窝池未见明显扩张。

脊柱：皮肤回声连续，椎体排列整齐，两条呈串珠状平行排列的强回声，生理弯曲度未见明显异常。

颜面部：双侧眼眶显示，鼻显示，唇部显示，上唇皮肤回声未见明显连续性中断。

胸腔：心胸比例正常；四腔心显示，心脏中央十字交叉结构存在；双肺未见明显异常。

腹腔：腹壁回声完整；胃泡显示；肝脏显示；双肾显示，肾盂未见明显分离；膀胱显示；肠管回声正常，未见明显扩张。

四肢：左肱骨显示，左尺桡骨显示。
　　　　右肱骨显示，右尺桡骨显示。
　　　　左股骨显示，左胫腓骨显示。
　　　　右股骨显示，右胫腓骨显示。

超声提示：

宫内单活胎。

特别提示：

（1）此次超声检查不包括胎儿耳、眼内容物、外生殖器、手、足及软组织等异常。

（2）胎儿心脏检查需要进行胎儿心脏超声筛查。

（3）此次检查结果仅反映受检者当时情况。

四、针对性产科超声检查

（一）胎儿中枢神经系统异常

1.露脑畸形及无脑畸形

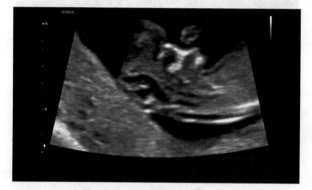

图 20-4-6　颅骨强回声环缺失

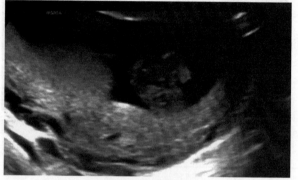

图 20-4-7　瘤样脑组织

超声所见：

针对部位：胎儿神经系统。

宫内查见单/双胎儿声像。

胎方位：__。

双顶径（BPD）：__cm；头围（HC）：__cm；股骨长（FL）：__cm；腹围（AC）：__cm。

胎盘：附着于子宫前壁/后壁/侧壁/宫底，厚度__cm，成熟度__级。

胎盘下缘距宫颈内口：__cm。

羊水深度（A）：__cm；羊水指数（AFI）：__cm。

胎儿颈部未见/可见脐带绕颈__周。脐动脉血流 S/D=__。

可见胎心胎动，胎心率__次/分，节律整齐。

针对部位超声所见：

胎儿颅骨强回声环缺失，颈部上方探及/未探及瘤样脑组织回声，眼球突出呈"蛙样"面容（图20-4-6，图20-4-7）。

超声提示:

(1) 宫内单 / 双活胎。

(2) 胎儿发育异常(考虑露脑畸形 / 无脑畸形可能)。

特别说明:

(1) 本次检查为针对胎儿及孕妇特定目的的检查。

(2) 胎儿心脏检查需要进行针对性胎儿超声心动图检查。

(3) 此次检查结果仅反映受检者当时情况。

2. 胎儿脑及脑膜膨出

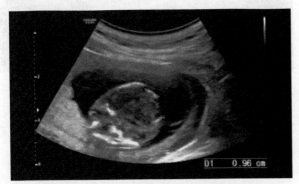 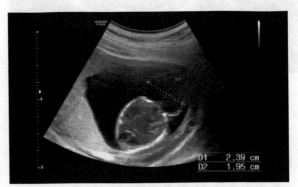

图 20-4-8　颅骨强回声环连续性中断　　　　　　图 20-4-9　脑膜膨出

超声所见:

针对部位:胎儿神经系统。

宫内查见单 / 双胎儿声像。

胎方位:__。

双顶径(BPD):__cm;头围(HC):__cm;股骨长(FL):__cm;腹围(AC):__cm。

胎盘:附着于子宫前壁 / 后壁 / 侧壁 / 宫底,厚度__cm,成熟度__级。

胎盘下缘距宫颈内口:__cm。

羊水深度(A):__cm;羊水指数(AFI):__cm。

胎儿颈部未见 / 可见脐带绕颈__周。脐动脉血流 S/D=__。

可见胎心胎动,胎心率__次 / 分,节律整齐。

针对部位超声所见:

胎儿颅骨(顶骨 / 额骨 / 枕骨)强回声环连续性中断,宽约__cm,脑膜向颅外膨出,范围约__cm,其内可见 / 未见脑组织回声,脑室系统扩张 / 未见扩张。脑中线居中 / 不居中,颅后窝池未见扩张,小脑形态尚可(图 20-4-8,图 20-4-9)。

超声提示:

(1) 宫内单 / 双活胎。

(2) 胎儿发育异常(考虑脑及脑膜膨出可能)。

特别说明:

(1) 本次检查为针对胎儿及孕妇特定目的的检查。

(2) 胎儿心脏检查需要进行针对性胎儿超声心动图检查。

（3）此次检查结果仅反映受检者当时情况。

3. 胎儿脑积水

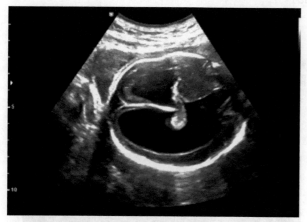

图 20-4-10　侧脑室扩张、脉络丛"悬挂"征

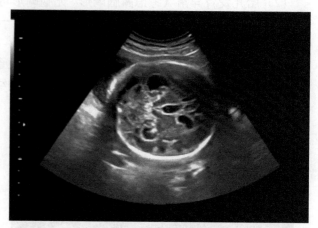

图 20-4-11　第三脑室扩张

超声所见：

针对部位：胎儿神经系统。

宫内查见单 / 双胎儿声像。

胎方位：__。

双顶径（BPD）：__cm；头围（HC）：__cm；股骨长（FL）：__cm；腹围（AC）：__cm。

胎盘：附着于子宫前壁 / 后壁 / 侧壁 / 宫底，厚度__cm，成熟度__级。

胎盘下缘距宫颈内口：__cm。

羊水深度（A）：__cm。羊水指数（AFI）：__cm。

胎儿颈部未见 / 可见脐带绕颈__周。脐动脉血流 S/D=__。

可见胎心胎动，胎心率__次 / 分，节律整齐。

针对部位超声所见：

胎儿颅骨强回声环完整，脑中线居中 / 向左（右）偏移，右侧侧脑室宽约__cm，左侧侧脑室宽约__cm，脉络丛呈"悬挂"征，第三脑室宽约__cm，第四脑室宽约__cm。小脑形态尚可，颅后窝池宽约__cm（图 20-4-10，图 20-4-11）。

超声提示：

（1）宫内单 / 双活胎。

（2）胎儿发育异常（考虑脑积水可能）。

特别说明：

（1）本次检查为针对胎儿及孕妇特定目的的检查。

（2）胎儿心脏检查需要进行针对性胎儿超声心动图检查。

（3）此次检查结果仅反映受检者当时情况。

4. 胎儿颅内出血

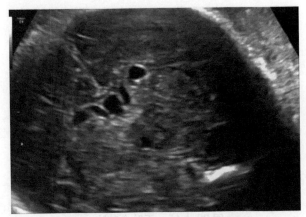

图 20-4-12　室管膜下出血吸收期

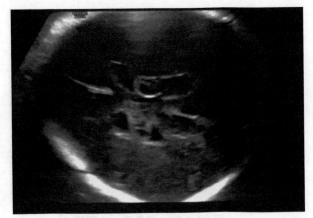

图 20-4-13　室管膜下出血

超声所见：

针对部位：胎儿神经系统。

宫内查见单 / 双胎儿声像。

胎方位：__。

双顶径（BPD）：__cm；头围（HC）：__cm；股骨长（FL）：__cm；腹围（AC）：__cm。

胎盘：附着于子宫前壁 / 后壁 / 侧壁 / 宫底，厚度__cm，成熟度__级。

胎盘下缘距宫颈内口：__cm。

羊水深度（A）：__cm；羊水指数（AFI）：__cm。

胎儿颈部未见 / 可见脐带绕颈__周。脐动脉血流 S/D=__。

可见胎心胎动，胎心率__次 / 分，节律整齐。

针对部位超声所见：

胎儿颅骨强回声环完整，脑中线居中 / 不居中，双侧脑室显示，颅内（位置）探及均匀性 / 不均匀性强回声团 / 囊性暗区（透声佳 / 差），形态规则 / 不规则，与脑室相通 / 不相通，脑室系统扩张 / 未见扩张，强回声团未探及血流信号（图 20-4-12，图 20-4-13）。

超声提示：

（1）宫内单 / 双活胎。

（2）胎儿发育异常（考虑颅内出血可能）。

特别说明：

（1）本次检查为针对胎儿及孕妇特定目的的检查。

（2）胎儿心脏检查需要进行针对性胎儿超声心动图检查。

（3）此次检查结果仅反映受检者当时情况。

5. 前脑无裂畸形

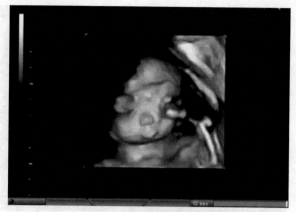

图 20-4-14 单鼻孔、小下颌

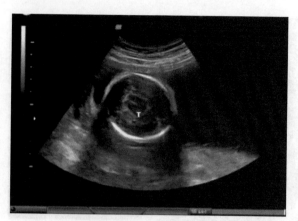

图 20-4-15 无叶全前脑

超声所见：

针对部位：胎儿神经系统。

宫内查见单 / 双胎儿声像。

胎方位：___。

双顶径（BPD）：___cm；头围（HC）：___cm；股骨长（FL）：___cm；腹围（AC）：___cm。

胎盘：附着于子宫前壁 / 后壁 / 侧壁 / 宫底，厚度___cm，成熟度___级。

胎盘下缘距宫颈内口：___cm。

羊水深度（A）：___cm；羊水指数（AFI）：___cm。

胎儿颈部未见 / 可见脐带绕颈___周。脐动脉血流 S/D=___。

可见胎心胎动，胎心率___次 / 分，节律整齐。

针对部位超声所见：

无叶全前脑：胎儿颅骨强回声环完整，仅探及单一脑室，丘脑融合，脑中线结构消失，颅后窝池未见扩张，小脑形态尚可。

眼距过近 / 探及单一眼眶，探及喙鼻，上唇连续性中断。

半叶全前脑：胎儿颅骨强回声环完整，颅内前部分探及单一脑室，可见双侧侧脑室后角，丘脑未见融合，脑中线前部分结构消失，颅后窝池未见扩张，小脑形态尚可。

叶状全前脑：胎儿颅骨强回声环完整，未探及透明隔腔，侧脑室前角相通，第三脑室、第四脑室及双侧侧脑室后角未见扩张，探及 / 未探及胼胝体。颅后窝池未见扩张，小脑形态尚可（图 20-4-14，图 20-4-15）。

超声提示：

（1）宫内单 / 双活胎。

（2）胎儿发育异常（考虑前脑无裂畸形可能）。

特别说明：

（1）本次检查为针对胎儿及孕妇特定目的的检查。

（2）胎儿心脏检查需要进行针对性胎儿超声心动图检查。

（3）此次检查结果仅反映受检者当时情况。

6. 胼胝体发育不全（胼胝体缺失）

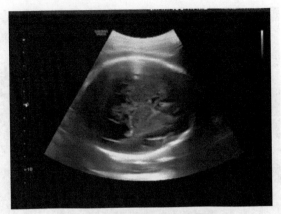

图 20-4-16　透明隔腔未显示

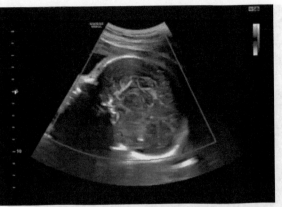

图 20-4-17　胼胝体未显示，胼周动脉走行异常

超声所见：

针对部位：胎儿神经系统。

宫内查见单 / 双胎儿声像。

胎方位：__。

双顶径（BPD）：__cm；头围（HC）：__cm；股骨长（FL）：__cm；腹围（AC）：__cm。

胎盘：附着于子宫前壁 / 后壁 / 侧壁 / 宫底，厚度__cm，成熟度__级。

胎盘下缘距宫颈内口：__cm。

羊水深度（A）：__cm；羊水指数（AFI）：__cm。

胎儿颈部未见 / 可见脐带绕颈__周。脐动脉血流 S/D=__。

可见胎心胎动，胎心率__次 / 分，节律整齐。

针对部位超声所见：

胎儿颅骨强回声环完整，脑中线居中，双侧脑室显示，脑室系统未见扩张，未探及透明隔腔，第三脑室向上移位扩张，宽约__cm，双侧脑室呈"泪滴状"（正中矢状切面未探及 / 仅探及部分胼胝体，CDFI：胼胝体周围动脉消失 / 部分消失）（图 20-4-16，图 20-4-17）。

超声提示：

（1）宫内单 / 双活胎。

（2）胎儿发育异常（考虑胼胝体发育不全 / 胼胝体缺失可能），建议结合胎儿头颅 MRI。

特别说明：

（1）本次检查为针对胎儿及孕妇特定目的的检查。

（2）胎儿心脏检查需要进行针对性胎儿超声心动图检查。

（3）此次检查结果仅反映受检者当时情况。

7. 蛛网膜囊肿

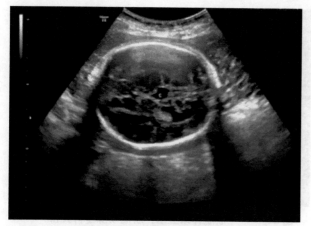

图 20-4-18　脑中线囊性团块

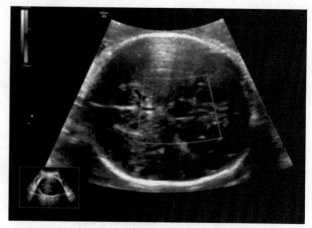

图 20-4-19　脑中线囊性团块，未见血流信号

超声所见：

针对部位：胎儿神经系统。

宫内查见单 / 双胎儿声像。

胎方位：__。

双顶径（BPD）：__cm；头围（HC）：__cm；股骨长（FL）：__cm；腹围（AC）：__cm。

胎盘：附着于子宫前壁 / 后壁 / 侧壁 / 宫底，厚度__cm，成熟度__级。

胎盘下缘距宫颈内口：__cm。

羊水深度（A）：__cm；羊水指数（AFI）：__cm。

胎儿颈部未见 / 可见脐带绕颈__周。脐动脉血流 S/D=__。

可见胎心胎动，胎心率__次 / 分，节律整齐。

针对部位超声所见：

胎儿颅骨强回声环完整，脑中线探及囊性团块，大小约__cm，壁薄液清，形态规则 / 不规则，与侧脑室不相通；CDFI：团块内未见血流信号。侧脑室系统未见 / 可见扩张（图 20-4-18，图 20-4-19）。

超声提示：

（1）宫内单 / 双活胎。

（2）胎儿发育异常（考虑蛛网膜囊肿可能）。

特别说明：

（1）本次检查为针对胎儿及孕妇特定目的的检查。

（2）胎儿心脏检查需要进行针对性胎儿超声心动图检查。

（3）此次检查结果仅反映受检者当时情况。

8. Dandy-Walker 综合征

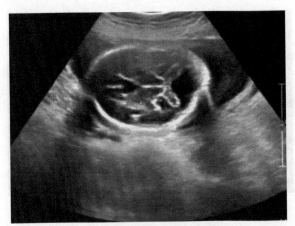

图 20-4-20　颅后窝池增宽

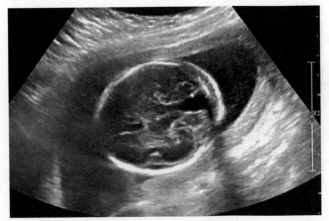

图 20-4-21　小脑蚓部缺如

超声所见：

针对部位：胎儿神经系统。

宫内查见单 / 双胎儿声像。

胎方位：__。

双顶径（BPD）：__cm；头围（HC）：__cm；股骨长（FL）：__cm；腹围（AC）：__cm。

胎盘：附着于子宫前壁 / 后壁 / 侧壁 / 宫底，厚度__cm，成熟度__级。

胎盘下缘距宫颈内口：__cm。

羊水深度（A）：__cm；羊水指数（AFI）：__cm。

胎儿颈部未见 / 可见脐带绕颈__周。脐动脉血流 S/D=__。

可见胎心胎动，胎心率__次 / 分，节律整齐。

针对部位超声所见：

胎儿颅骨强回声环完整，脑中线居中，双侧脑室显示，颅后窝池扩大，宽约__cm，第四脑室与颅后窝池相通，小脑蚓部缺失（图 20-4-20，图 20-4-21）。小脑蚓部面积__cm² （非必需，如果有三维成像，填写此项）。

超声提示：

（1）宫内单 / 双活胎。

（2）胎儿发育异常（考虑 Dandy-Walker 综合征可能）。

特别说明：

（1）本次检查为针对胎儿及孕妇特定目的的检查。

（2）胎儿心脏检查需要进行针对性胎儿超声心动图检查。

（3）此次检查结果仅反映受检者当时情况。

9. 脉络丛囊肿

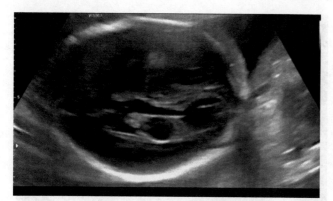

图 20-4-22　左侧脉络丛囊肿

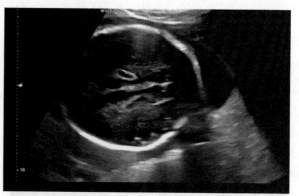

图 20-4-23　右侧脉络丛囊肿

超声所见：

针对部位：胎儿神经系统。

宫内查见单 / 双胎儿声像。

胎方位：__。

双顶径（BPD）：__cm；头围（HC）：__cm；股骨长（FL）：__cm；腹围（AC）：__cm。

胎盘：附着于子宫前壁 / 后壁 / 侧壁 / 宫底，厚度__cm，成熟度__级。

胎盘下缘距宫颈内口：__cm。

羊水深度（A）：__cm；羊水指数（AFI）：__cm。

胎儿颈部未见 / 可见脐带绕颈__周。脐动脉血流 S/D=__。

可见胎心胎动，胎心率__次 / 分，节律整齐。

针对部位超声所见：

胎儿颅骨强回声环完整，脑中线居中，双侧脑室显示，脑室系统未见扩张，左 / 右 / 双侧脉络丛内探及单个 / 多个囊性暗区，大小约__cm，透声佳；CDFI：团块内未见明显血流信号（图 20-4-22，图 20-4-23）。

超声提示：

（1）宫内单 / 双活胎。

（2）胎儿发育异常（考虑脉络丛囊肿可能）。

特别说明：

（1）本次检查为针对胎儿及孕妇特定目的的检查。

（2）胎儿心脏检查需要进行针对性胎儿超声心动图检查。

（3）此次检查结果仅反映受检者当时情况。

10. 先天性颅内肿瘤

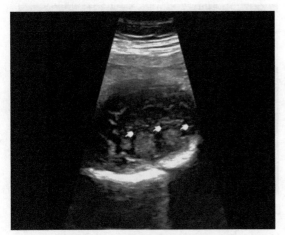

图 20-4-24　颅内多发高回声结节

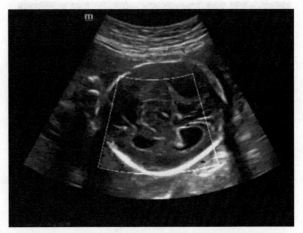

图 20-4-25　颅内等回声占位，可见血流信号

超声所见：

针对部位：胎儿神经系统。

宫内查见单 / 双胎儿声像。

胎方位：__。

双顶径（BPD）：__cm；头围（HC）：__cm；股骨长（FL）：__cm；腹围（AC）：__cm。

胎盘：附着于子宫前壁 / 后壁 / 侧壁 / 宫底，厚度__cm，成熟度__级。

胎盘下缘距宫颈内口：__cm。

羊水深度（A）：__cm；羊水指数（AFI）：__cm

胎儿颈部未见 / 可见脐带绕颈__周。脐动脉血流 S/D=__。

可见胎心胎动，胎心率__次 / 分，节律整齐。

针对部位超声所见：

胎儿颅骨强回声环完整，脑中线居中，双侧脑室显示。颅内（位置）探及实性占位，大小约__cm×__cm，呈高回声 / 等回声 / 低回声，内部回声均匀 / 不均匀，边界清楚 / 不清，形态规则 / 不规则，压迫 / 未压迫脑室，脑室扩张 / 未见扩张，颅骨骨质回声规则 / 不规则。CDFI：团块内可见 / 未见明显血流信号（图 20-4-24，图 20-4-25）。

超声提示：

（1）宫内单 / 双活胎。

（2）胎儿发育异常（考虑先天性颅内肿瘤可能）。

特别说明：

（1）本次检查为针对胎儿及孕妇特定目的的检查。

（2）胎儿心脏检查需要进行针对性胎儿超声心动图检查。

（3）此次检查结果仅反映受检者当时情况。

11. 脊柱裂

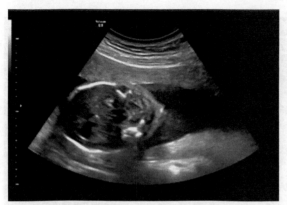

图 20-4-26　颅后窝池消失及 "香蕉" 小脑

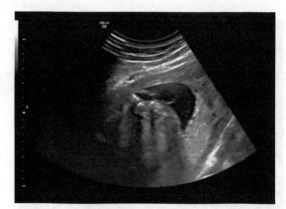

图 20-4-27　两侧椎弓分离，呈 "V" 形或 "U" 形

超声所见：

针对部位：胎儿神经系统。

宫内查见单 / 双胎儿声像。

胎方位：__。

双顶径（BPD）：__cm；头围（HC）：__cm；股骨长（FL）：__cm；腹围（AC）：__cm。

胎盘：附着于子宫前壁 / 后壁 / 侧壁 / 宫底，厚度__cm，成熟度__级。

胎盘下缘距宫颈内口：__cm。

羊水深度（A）：__cm；羊水指数（AFI）：__cm。

胎儿颈部未见 / 可见脐带绕颈__周。脐动脉血流 S/D=__。

可见胎心胎动，胎心率__次 / 分，节律整齐。

针对部位超声所见：

开放性脊柱裂：胎儿颅骨强回声环完整，脑中线居中，双侧脑室显示，颅后窝池消失，小脑形态失常，呈 "香蕉" 征（图 20-4-26）。

胎儿脊柱矢状切面显示脊柱（颈 / 胸 / 腰 / 骶尾段）排列紊乱 / 不规则弯曲 / 局部隆起；脊柱冠状切面显示椎弓强回声骨化中心局部间距变宽；脊柱横切面显示骨化中心失去正常 "品" 字形态，两侧椎弓分离，呈 "V" 形或 "U" 形，外缘皮肤回声中断，局部可见囊性团块膨出，大小__cm×__cm，边界清楚，囊壁薄。

闭合性脊柱裂：胎儿颅骨强回声环完整，脑中线居中，双侧脑室显示，颅后窝池可见，小脑形态尚可。

胎儿脊柱矢状切面显示脊柱（颈 / 胸 / 腰 / 骶尾段）排列紊乱 / 不规则弯曲 / 局部隆起；脊柱冠状切面显示椎弓强回声骨化中心局部间距变宽；脊柱横切面显示骨化中心失去正常 "品" 字形态，两侧椎弓分离，呈 "V" 形或 "U" 形，外缘皮肤回声未见中断，皮下可见 / 未见团块，大小约__cm×__cm，呈高回声 / 等回声 / 低回声 / 无回声，团块与椎管相通，其内可见 / 未见明显血流信号（图 20-4-27）。

超声提示：

(1) 宫内单 / 双活胎。

(2) 胎儿发育异常（考虑开放性脊柱裂伴脊膜膨出 / 闭合性脊柱裂可能）。

特别说明：

(1) 本次检查为针对胎儿及孕妇特定目的的检查。

(2) 胎儿心脏检查需要进行针对性胎儿超声心动图检查。

（3）此次检查结果仅反映受检者当时情况。

（二）胎儿胸腔异常

1. 先天性肺囊腺瘤样畸形

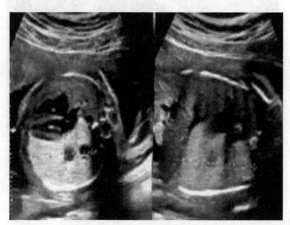
图 20-4-28　左肺囊实性占位

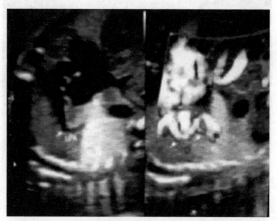
图 20-4-29　左肺囊实性占位血供来源于肺循环

超声所见：

针对部位：胎儿胸腔。

宫内查见单 / 双胎儿声像。

胎方位：__。

双顶径（BPD）：__cm；头围（HC）：__cm；股骨长（FL）：__cm；腹围（AC）：__cm。

胎盘：附着于子宫前壁 / 后壁 / 侧壁 / 宫底，厚度__cm，成熟度__级。

胎盘下缘距宫颈内口：__cm。

羊水深度（A）：__cm；羊水指数（AFI）：__cm。

胎儿颈部未见 / 可见脐带绕颈__周。脐动脉血流 S/D=__。

可见胎心胎动，胎心率__次 / 分，节律整齐。

针对部位超声所见：

胎儿双肺可见，胎儿左 / 右 / 双肺实质内查见混合性 / 均匀性强回声团块，团块大小约__cm×__cm×__cm，团块内可见 / 未见大小不等囊肿，最大者直径__cm。CDFI：团块血供来源于肺动脉，肺头比（CVR）__（图 20-4-28，图 20-4-29）。

胎儿心脏未见 / 可见移位，胎儿心包腔可见 / 未见积液；胎儿左 / 右 / 双侧胸腔未见 / 可见积液；胎儿全身皮下组织层未见 / 可见水肿。

超声提示：

（1）宫内单 / 双活胎。

（2）胎儿发育异常 [考虑先天性肺囊腺瘤样畸形（Ⅰ型 / Ⅱ型 / Ⅲ型）可能]。

特别说明：

（1）本次检查为针对胎儿及孕妇特定目的的检查。

（2）胎儿心脏检查需要进行针对性胎儿超声心动图检查。

（3）此次检查结果仅反映受检者当时情况。

2. 肺隔离

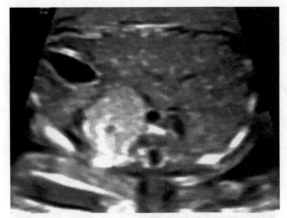
图 20-4-30 胸腔强回声团

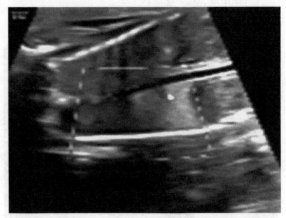
图 20-4-31 胸腔强回声团由胸主动脉供血

超声所见：

针对部位：胎儿胸腔。

宫内查见单/双胎儿声像。

胎方位：__。

双顶径（BPD）：__cm；头围（HC）：__cm；股骨长（FL）：__cm；腹围（AC）：__cm。

胎盘：附着于子宫前壁/后壁/侧壁/宫底，厚度__cm，成熟度__级。

胎盘下缘距宫颈内口：__cm。

羊水深度（A）：__cm；羊水指数（AFI）：__cm。

胎儿颈部未见/可见脐带绕颈__周。脐动脉血流 S/D=__。

可见胎心胎动，胎心率__次/分，节律整齐。

针对部位超声所见：

胎儿双肺可见，左肺/右肺受压，左/右/双侧胸腔/膈下查见强回声包块，呈叶状/三角形，大小__cm×__cm×__cm。CDFI：包块血供来自胸主动脉/腹主动脉。肺头比（CVR）__。

胎儿心脏未见/可见移位；胎儿左/右/双侧胸腔未见/可见积液；胎儿心包腔未见/可见积液。胎儿全身皮下组织层未见/可见水肿（图 20-4-30，图 20-4-31）。

超声提示：

（1）宫内单/双活胎。

（2）胎儿发育异常（考虑胎儿肺隔离可能）。

特别说明：

（1）本次检查为针对胎儿及孕妇特定目的的检查。

（2）胎儿心脏检查需要进行针对性胎儿超声心动图检查。

（3）此次检查结果仅反映受检者当时情况。

3. 膈疝

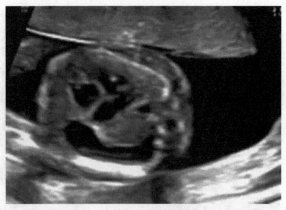

图 20-4-32 胃泡位于左侧胸腔，心脏右移

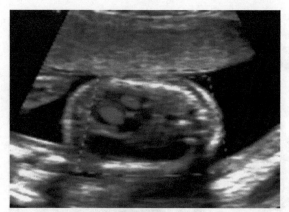

图 20-4-33 胃泡与心脏同一横切面显示

超声所见：

针对部位：胎儿胸腔。

宫内查见单 / 双胎儿声像。

胎方位：___。

双顶径（BPD）：___cm；头围（HC）：___cm；股骨长（FL）：___cm；腹围（AC）：___cm。

胎盘：附着于子宫前壁 / 后壁 / 侧壁 / 宫底，厚度___cm，成熟度___级。

胎盘下缘距宫颈内口：___cm。

羊水深度（A）：___cm；羊水指数（AFI）：___cm。

胎儿颈部未见 / 可见脐带绕颈___周。脐动脉血流 S/D=___。

可见胎心胎动，胎心率___次 / 分，节律整齐。

针对部位超声所见：

左侧膈疝：胎儿双肺可见，左肺受压胎儿左侧胸腔可见胃泡无回声，并可见胃泡与腹部肠管相通，可见肠管蠕动，范围___cm×___cm×___cm，心脏向右移位；左侧低回声膈肌显示不完整，肺头比（LHR）___。

右侧膈疝：胎儿双肺可见，右肺受压，胎儿右侧胸腔可见与肺脏相近的肝脏实质回声，CDFI 显示肝内血管走行；右侧胸腔可见疝入的胆囊；心脏向左移位；右侧低回声膈肌显示不完整，肺头比（LHR）___。

胎儿左 / 右双侧胸腔未见 / 可见积液，胎儿心包腔可见 / 未见积液；胎儿全身皮下组织层未见 / 可见水肿（图 20-4-32，图 20-4-33）。

超声提示：

（1）宫内单 / 双活胎。

（2）胎儿发育异常（考虑左 / 右 / 双侧先天性膈疝可能）。

特别说明：

（1）本次检查为针对胎儿及孕妇特定目的的检查。

（2）胎儿心脏检查需要进行针对性胎儿超声心动图检查。

（3）此次检查结果仅反映受检者当时情况。

4. 胸腔积液

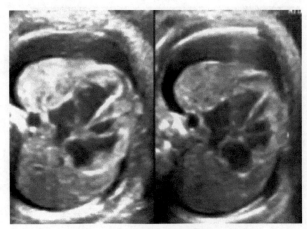

图 20-4-34　胎儿双侧胸腔液性暗区

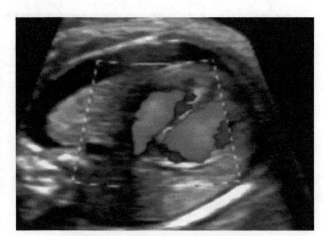

图 20-4-35　胎儿左侧胸腔液性暗区

超声所见：

针对部位：胎儿胸腔。

宫内查见单 / 双胎儿声像。

胎方位：___。

双顶径（BPD）：___cm；头围（HC）：___cm；股骨长（FL）：___cm；腹围（AC）：___cm。

胎盘：附着于子宫前壁 / 后壁 / 侧壁 / 宫底，厚度___cm，成熟度___级。

胎盘下缘距宫颈内口：___cm。

羊水深度（A）：___cm；羊水指数（AFI）：___cm。

胎儿颈部未见 / 可见脐带绕颈___周。脐动脉血流 S/D=___。

可见胎心胎动，胎心率___次 / 分，节律整齐。

针对部位超声所见：

胎儿双肺可见，左 / 右 / 双肺受压，左 / 右 / 双侧胸腔内肺脏周边可见无回声区，透声清晰 / 不清晰，最大深径左 / 右___cm，CDFI 未显示血流信号。

心脏未见 / 可见向左 / 右移位；纵隔未见 / 可见左 / 右移位。

胎儿心包腔未见 / 可见积液；胎儿全身皮下组织层未见 / 可见水肿（图 20-4-34，图 20-4-35）。

超声提示：

（1）宫内单 / 双活胎。

（2）胎儿发育异常（考虑胎儿左侧 / 右侧 / 双侧胸腔积液）。

特别说明：

（1）本次检查为针对胎儿及孕妇特定目的的检查。

（2）胎儿心脏检查需要进行针对性胎儿超声心动图检查。

（3）此次检查结果仅反映受检者当时情况。

（三）胎儿消化系统异常

1. 先天性食管闭锁

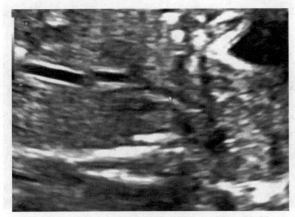

图 20-4-36　食管胸段与气管分叉部相通

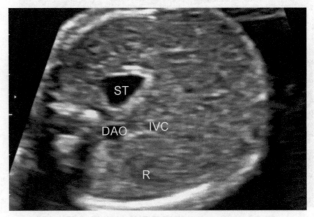

图 20-4-37　胃泡显示

ST. 胃泡；IVC. 下腔静脉；DAO. 降主动脉；R. 右侧

超声所见：

针对部位：胎儿消化道。

宫内查见单 / 双胎儿声像。

胎方位：__。

双顶径（BPD）：__cm；头围（HC）：__cm；股骨长（FL）：__cm；腹围（AC）：__cm。

胎盘：附着于子宫前壁 / 后壁 / 侧壁 / 宫底，厚度__cm，成熟度__级。

胎盘下缘距宫颈内口：__cm。

羊水深度（A）：__cm；羊水指数（AFI）：__cm。

胎儿颈部未见 / 可见脐带绕颈__周。脐动脉血流 S/D=__。

可见胎心胎动，胎心率__次 / 分，节律整齐。

针对部位超声所见：

上腹部腹壁完整，胃泡未显示 / 显示，大小约__cm × __cm × __cm；胆囊和肝脏位置及形态大小正常。胸部及下颈部冠状切面可见囊状无回声区，位于气管后方，上端与咽部无回声区相通，下端为盲端。实时观察，胎儿吞咽时上述囊状无回声区变大；不吞咽时，上述囊状无回声区逐渐变小甚至消失（图 20-4-36，图 20-4-37）。

超声提示：

（1）宫内单活胎。

（2）胎儿发育异常（考虑食管闭锁可能）。

（3）羊水过多。

特别说明：

（1）本次检查为针对胎儿及孕妇特定目的的检查。

（2）胎儿心脏检查需要进行针对性胎儿超声心动图检查。

（3）此次检查结果仅反映受检者当时情况。

2. 十二指肠狭窄或闭锁

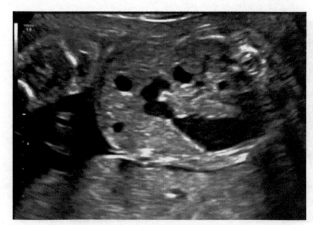

图 20-4-38 十二指肠及胃泡扩张呈"双泡征"

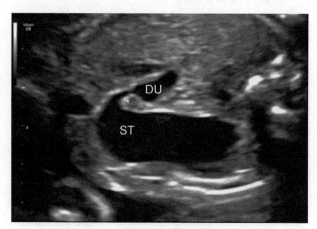

图 20-4-39 "双泡征"于幽门管处相通
ST. 胃泡；DU. 十二指肠

超声所见：

针对部位：胎儿消化道。

宫内查见单 / 双胎儿声像。

胎方位：__。

双顶径（BPD）：__cm；头围（HC）：__cm；股骨长（FL）：__cm；腹围（AC）：__cm。

胎盘：附着于子宫前壁 / 后壁 / 侧壁 / 宫底，厚度__cm，成熟度__级。

胎盘下缘距宫颈内口：__cm。

羊水深度（A）：__cm；羊水指数（AFI）：__cm。

胎儿颈部未见 / 可见脐带绕颈__周。脐动脉血流 S/D=__。

可见胎心胎动，胎心率__次 / 分，节律整齐。

针对部位超声所见：

胎儿上腹壁完整，胃泡、胆囊及肝脏显示位置正常。胃泡及十二指肠近段明显扩张，胃泡大小__cm×__cm×__cm，十二指肠球部扩张范围__cm×__cm×__cm，上腹部横切面呈"双泡征"。"双泡"相通，幽门管处狭小，双泡大小及形态可改变（图 20-4-38，图 20-4-39）。

超声提示：

（1）宫内单活胎。

（2）胎儿发育异常（考虑十二指肠狭窄或闭锁可能）。

特别说明：

（1）本次检查为针对胎儿及孕妇特定目的的检查。

（2）胎儿心脏检查需要进行针对性胎儿超声心动图检查。

（3）此次检查结果仅反映受检者当时情况。

3.肠梗阻或肠闭锁

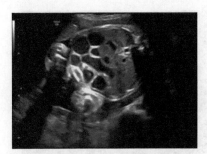

图 20-4-40　多处小肠扩张

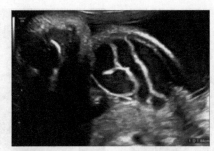

图 20-4-41　扩张小肠呈"香蕉"征

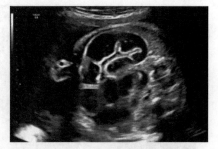

图 20-4-42　扩张小肠走行纡曲，可见黏膜皱襞

超声所见：

针对部位：胎儿消化道。

宫内查见单 / 双胎儿声像。

胎方位：__。

双顶径（BPD）：__cm；头围（HC）：__cm；股骨长（FL）：__cm；腹围（AC）：__cm。

胎盘：附着于子宫前壁 / 后壁 / 侧壁 / 宫底，厚度__cm，成熟度__级。

胎盘下缘距宫颈内口：__cm。

羊水深度（A）：__cm；羊水指数（AFI）：__cm。

胎儿颈部未见 / 可见脐带绕颈__周。脐动脉血流 S/D=__。

可见胎心胎动，胎心率__次 / 分，节律整齐。

针对部位超声所见：

胎儿腹壁完整，胃泡显示，大小约__cm×__cm×__cm，肝脏、胆囊位置及形态大小正常。

胎儿中腹连续多切面扫查，可见多处小肠肠管扩张，直径＞ 0.7cm，实时观察可见小肠蠕动增强及逆蠕动（图 20-4-40 ～图 20-4-42）。

超声提示：

（1）宫内单活胎。

（2）胎儿发育异常（考虑小肠梗阻或小肠闭锁）。

特别说明：

（1）本次检查为针对胎儿及孕妇特定目的的检查。

（2）胎儿心脏检查需要进行针对性胎儿超声心动图检查。

（3）此次检查结果仅反映受检者当时情况。

4. 肠梗阻

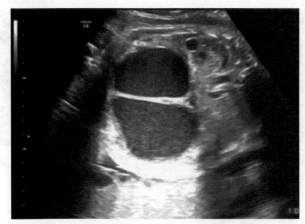

图 20-4-43　结肠扩张，肠腔内液体不清晰

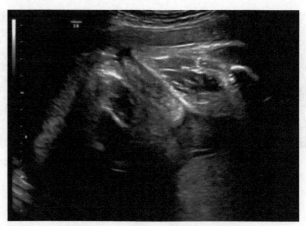

图 20-4-44　肛管"靶环"征未显示

超声所见：

针对部位：胎儿消化道。

宫内查见单 / 双胎儿声像。

胎方位：__。

双顶径（BPD）：__cm；头围（HC）：__cm；股骨长（FL）：__cm；腹围（AC）：__cm。

胎盘：附着于子宫前壁 / 后壁 / 侧壁 / 宫底，厚度__cm，成熟度__级。

胎盘下缘距宫颈内口：__cm。

羊水深度（A）：__cm；羊水指数（AFI）：__cm。

胎儿颈部未见 / 可见脐带绕颈__周。脐动脉血流 S/D=__。

可见胎心胎动，胎心率__次 / 分，节律整齐。

针对部位超声所见：

胎儿腹壁完整，胃泡、肝脏及胆囊显示，位置及形态大小正常。结肠扩张，直径约__cm。盆腔下部可见扩张肠管呈"V"形或"U"形，肛管"靶环"征显示或未显示（图 20-4-43，图 20-4-44）。

超声提示：

（1）宫内单活胎。

（2）胎儿发育异常（考虑结肠梗阻或结肠闭锁或肛门闭锁）。

特别说明：

（1）本次检查为针对胎儿及孕妇特定目的的检查。

（2）胎儿心脏检查需要进行针对性胎儿超声心动图检查。

（3）此次检查结果仅反映受检者当时情况。

5. 胎粪性腹膜炎

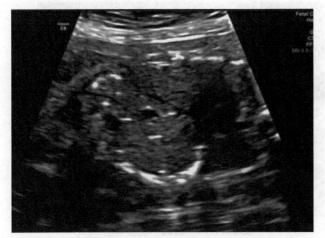
图 20-4-45　膈下肝周环状钙化斑

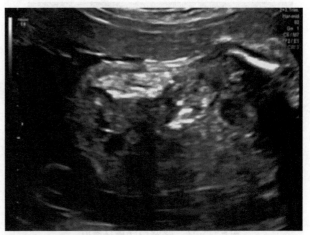
图 20-4-46　腹腔片状钙化斑

超声所见：

针对部位：胎儿腹部。

胎方位：___。

双顶径（BPD）：___cm；头围（HC）：___cm；股骨长（FL）：___cm；腹围（AC）：___cm。

胎盘：附着于子宫前壁 / 后壁 / 侧壁 / 宫底，厚度___cm，成熟度___级。

胎盘下缘距宫颈内口：___cm。

羊水深度（A）：___cm；羊水指数（AFI）：___cm。

胎儿颈部未见 / 可见脐带绕颈___周。脐动脉血流 S/D=___。

可见胎心胎动，胎心率___次 / 分，节律整齐。

针对部位超声所见：

胎儿腹壁完整，胃泡、胆囊及肝脏位置及形态大小正常。

胎儿腹腔内 / 膈下 / 肝周 / 脾周 / 肝实质内可见多处点状、环状、条状强回声钙化斑，或伴部分肠管扩张，最宽内径约___cm，肠管壁回声增强；腹腔探及宽约___cm 游离无回声区 / 腹腔内查见大小___cm×___cm×___cm 的囊性占位，外形不规则，囊壁厚，囊内有条状强回声，边界欠清，无血流信号（图 20-4-45，图 20-4-46）。

超声提示：

（1）宫内单活胎。

（2）胎儿发育异常（考虑胎粪性腹膜炎可能）。

特别说明：

（1）本次检查为针对胎儿及孕妇特定目的的检查。

（2）胎儿心脏检查需要进行针对性胎儿超声心动图检查。

（3）此次检查结果仅反映受检者当时情况。

6.肠重复畸形

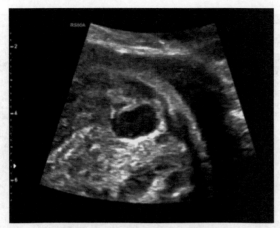

图 20-4-47　腹腔内厚壁性囊肿

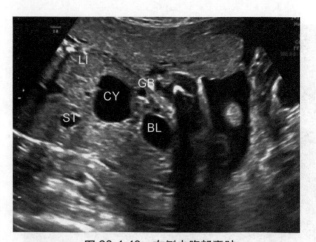

图 20-4-48　右侧中腹部囊肿
ST. 胃泡；CY. 囊肿；BL. 膀胱；GB. 胆囊；LI. 肝脏

超声所见：

针对部位：胎儿腹部。

胎方位：__。

双顶径（BPD）：__cm；头围（HC）：__cm；股骨长（FL）：__cm；腹围（AC）：__cm。

胎盘：附着于子宫前壁 / 后壁 / 侧壁 / 宫底，厚度__cm，成熟度__级。

胎盘下缘距宫颈内口：__cm。

羊水深度（A）：__cm；羊水指数（AFI）：__cm。

胎儿颈部未见 / 可见脐带绕颈__周。脐动脉血流 S/D=__。

可见胎心胎动，胎心率__次 / 分，节律整齐。

针对部位超声所见：

胎儿腹壁完整，胃泡、胆囊及肝脏位置及形态大小正常。

腹腔内探及一大小约__cm×__cm×__cm 圆形 / 椭圆形 / 长条状囊性包块，囊壁厚，与肠管相通 / 不相通（图 20-4-47，图 20-4-48）。

超声提示：

（1）宫内单活胎。

（2）胎儿发育异常：腹腔囊性占位（考虑肠重复畸形可能）。

特别说明：

（1）本次检查为针对胎儿及孕妇特定目的的检查。

（2）胎儿心脏检查需要进行针对性胎儿超声心动图检查。

（3）此次检查结果仅反映受检者当时情况。

7. 肝脏肿瘤

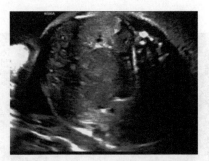
图 20-4-49　肝内型肝母细胞瘤

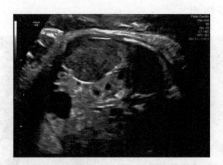
图 20-4-50　肝外型肝母细胞瘤

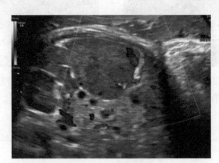
图 20-4-51　肝动脉分支供血

超声所见：

针对部位：胎儿腹部。

胎方位：__。

双顶径（BPD）：__cm；头围（HC）：__cm；股骨长（FL）：__cm；腹围（AC）：__cm。

胎盘：附着于子宫前壁 / 后壁 / 侧壁 / 宫底，厚度__cm，成熟度__级。

胎盘下缘距宫颈内口：__cm。

羊水深度（A）：__cm；羊水指数（AFI）：__cm。

胎儿颈部未见 / 可见脐带绕颈__周。脐动脉血流 S/D=__。

可见胎心胎动，胎心率__次 / 分，节律整齐。

针对部位超声所见：

胎儿腹壁完整，胃泡、胆囊位置及形态大小正常。

胎儿肝实质内探及一大小约__cm×__cm×__cm 囊性 / 实性 / 混合性回声团块，边界清晰 / 不清晰，形态规则 / 不规则，实质回声增强 / 减弱 / 不均匀，CDFI 显示团块内未测及 / 测及血流信号，周围可见门静脉及肝静脉分支绕行；腹腔未见肿大淋巴结声像及游离无回声区（图 20-4-49 ～图 20-4-51）。

超声提示：

（1）宫内单活胎。

（2）胎儿发育异常：肝脏囊性 / 实性 / 混合性占位（考虑肝囊肿 / 肝母细胞瘤 / 肝血管瘤可能）。

特别说明：

（1）本次检查为针对胎儿及孕妇特定目的的检查。

（2）胎儿心脏检查需要进行针对性胎儿超声心动图检查。

（3）此次检查结果仅反映受检者当时情况。

（四）胎儿腹壁异常

1. 胎儿脐膨出

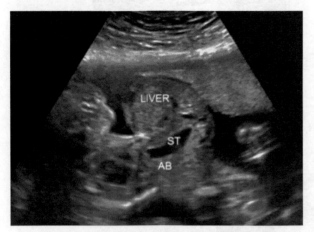

图 20-4-52　腹部横切面显示脐部膨出的包块
LIVER. 肝脏；ST. 胃泡；AB. 腹部

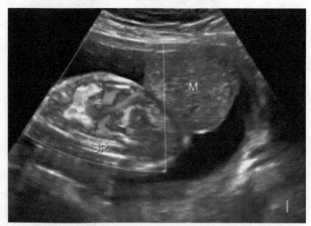

图 20-4-53　腹部矢状切面显示脐部膨出的包块
SP. 脊柱；M. 肿块

超声所见：

针对部位：胎儿前腹壁。

宫内查见（单 / 双）胎儿声像。

胎方位：__。

双顶径（BPD）：__cm；头围（HC）：__cm；股骨长（FL）：__cm；腹围（AC）：__cm。

胎盘：附着于子宫前壁 / 后壁 / 侧壁 / 宫底，厚度__cm，成熟度__级。

胎盘下缘距宫颈内口：__cm。

羊水深度（A）：__cm；羊水指数（AFI）：__cm。

胎儿颈部未见 / 可见脐带绕颈__周。脐动脉血流 S/D=__。

可见胎心胎动，胎心率__次 / 分，节律整齐。

针对部位超声所见：

胎儿前腹壁中线处皮肤强回声连续性中断约__cm，并可见__cm×__cm×__cm 的包块向外膨出。包块表面见膜状线样强回声覆盖，其内容为肠管 / 肝脏 / 胃泡 / 胆囊等，脐带腹壁入口位于该包块表面；CDFI：包块表面显示脐带血流（图 20-4-52，图 20-4-53）。

超声提示：

胎儿发育异常：胎儿前腹壁缺陷（考虑脐膨出可能）。

特别说明：

（1）本次检查为针对胎儿及孕妇特定目的的检查。

（2）胎儿心脏检查需要进行针对性胎儿超声心动图检查。

（3）此次检查结果仅反映受检者当时情况。

2. 胎儿腹裂

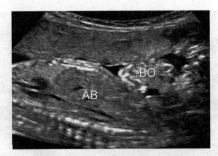

图 20-4-54　腹部矢状切面
AB. 腹部；BO. 肠道

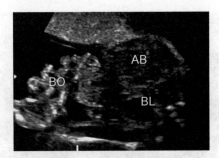

图 20-4-55　腹部横切面
BO. 肠道；AB. 腹部；BL. 膀胱

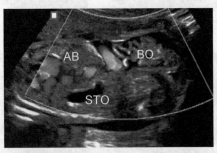

图 20-4-56　脐带入口位于腹裂右侧
AB. 腹部；BO. 肠道；STO. 胃泡

超声所见：

针对部位：胎儿前腹壁。

宫内查见单 / 双胎儿声像。

胎方位：__。

双顶径（BPD）：__cm；头围（HC）：__cm；股骨长（FL）：__cm；腹围（AC）：__cm。

胎盘：附着于子宫前壁 / 后壁 / 侧壁 / 宫底，厚度__cm，成熟度__级。

胎盘下缘距宫颈内口：__cm。

羊水深度（A）：__cm；羊水指数（AFI）：__cm。

胎儿颈部未见 / 可见脐带绕颈__周。脐动脉血流 S/D=__。

可见胎心胎动，胎心率__次 / 分，节律整齐。

针对部位超声所见：

胎儿脐带入口左 / 右侧腹壁皮肤强回声连续性中断约__cm，腹腔器官（肠管 / 肝脏 / 胃泡 / 胆囊等）自中断处外翻到腹腔外，在羊水中漂浮，其表面无腹膜覆盖。CDFI：腹腔外器官与腹腔内器官血流信号相通（图 20-4-54 ～图 20-4-56）。

超声提示：

胎儿发育异常：胎儿前腹壁缺陷（考虑腹裂可能）。

特别说明：

（1）本次检查为针对胎儿及孕妇特定目的的检查。

（2）胎儿心脏检查需要进行针对性胎儿超声心动图检查。

（3）此次检查结果仅反映受检者当时情况。

3. 体蒂异常

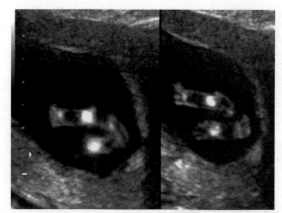

图 20-4-57　12 周胎儿双下肢发育异常

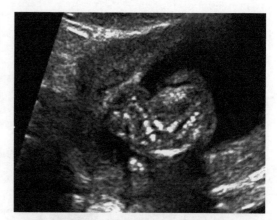

图 20-4-58　脊柱冠状切面显示腰段侧凸

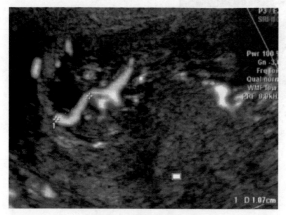

图 20-4-59　脐带短

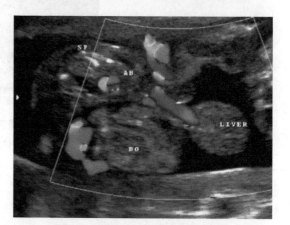

图 20-4-60　腹壁缺损处内脏膨出
SP. 脊柱；AB. 腹部；BO. 肠道；LIVER. 肝脏

超声所见：

针对部位：胎儿腹壁、肢体、脐带、神经系统。

宫内查见单 / 双胎儿声像。

胎方位：__。

双顶径（BPD）：__cm；头围（HC）：__cm；股骨长（FL）：__cm；腹围（AC）：__cm。

胎盘：附着于子宫前壁 / 后壁 / 侧壁 / 宫底，厚度__cm，成熟度__级。

胎盘下缘距宫颈内口：__cm。

羊水深度（A）：__cm；羊水指数（AFI）：__cm。

胎儿颈部未见 / 可见脐带绕颈__周。脐动脉血流 S/D=__。

可见胎心胎动，胎心率__次 / 分，节律整齐。

针对部位超声所见：

胎儿前腹壁查见形态不规则、回声复杂的包块，范围__cm×__cm×__cm，腹壁皮肤显示不清晰。腹壁缺损处包块直接与胎盘相连或紧贴，脊柱失去正常生理曲度，侧凸、扭曲，椎体排列紊乱。彩色多普勒超声显示极短的脐带或无法显示脐带。

(1)如果伴有颜面部、颅脑畸形，增加描述(上唇部皮肤回声连续性中断约__cm，颅骨强回声连续中断，宽约__cm，自缺损处见脑组织或脑膜膨出)。或伴有肢体畸形时，增加描述 (肢体短小或缺失，关节弯曲，手足形态或姿势异常，手指及足趾数目异常)。

（2）胎儿身体周边可见杂乱的羊膜带回声（图 20-4-57 ～ 图 20-4-60）。

超声提示：

胎儿发育异常（考虑肢体 - 体壁综合征可能）。

特别说明：

（1）本次检查为针对胎儿及孕妇特定目的的检查。

（2）胎儿心脏检查需要进行针对性胎儿超声心动图检查。

（3）此次检查结果仅反映受检者当时情况。

4. 泄殖腔外翻

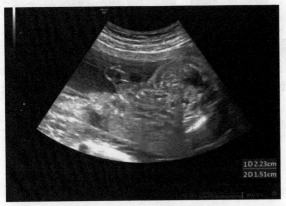

图 20-4-61　下腹部膨出的包块

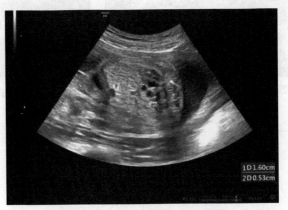

图 20-4-62　冠状切面显示双侧肾脏

超声所见：

针对部位：胎儿腹壁、泌尿系统。

宫内查见单 / 双胎儿声像。

胎方位：__。

双顶径（BPD）：__cm；头围（HC）：__cm；股骨长（FL）：__cm；腹围（AC）：__cm。

胎盘：附着于子宫前壁 / 后壁 / 侧壁 / 宫底，厚度__cm，成熟度__级。

胎盘下缘距宫颈内口：__cm。

羊水深度（A）：__cm；羊水指数（AFI）：__cm。

胎儿颈部未见 / 可见脐带绕颈__周。脐动脉血流 S/D=__。

可见胎心胎动，胎心率__次 / 分，节律整齐。

针对部位超声所见：

胎儿脐以下的腹壁回声缺损，并于缺损处可见实性低回声包块膨出，其形态不规则，脐带插入处位于包块的上部。

多次动态观察膀胱不显示，椎体发育不良（脊髓脊膜膨出 / 脊柱侧弯等），生殖器异常（外生殖器显示不清）、肠管扩张、肛门"靶环"征消失。

可合并泌尿道畸形或其他畸形（图 20-4-61，图 20-4-62）。

超声提示：

胎儿发育异常（考虑泄殖腔外翻可能）。

特别说明：

（1）本次检查为针对胎儿及孕妇特定目的的检查。

（2）胎儿心脏检查需要进行针对性胎儿超声心动图检查。

（3）此次检查结果仅反映受检者当时情况。

（五）胎儿泌尿系统异常

1. 胎儿肾缺如

（1）一侧肾缺如

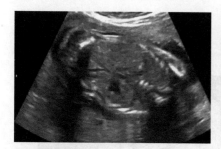 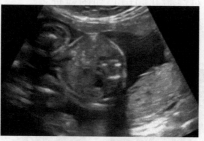 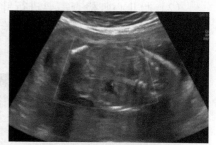

图 20-4-63　右侧肾上腺呈"平躺"征　　　图 20-4-64　右肾区未见右肾声像　　　图 20-4-65　右肾动脉未显示

超声所见：

针对部位：胎儿肾脏。

宫内查见单 / 双胎儿声像。

胎方位：__。

双顶径（BPD）：__cm；头围（HC）：__cm；股骨长（FL）：__cm；腹围（AC）：__cm。

胎盘：附着于子宫前壁 / 后壁 / 侧壁 / 宫底，厚度__cm，成熟度__级。

胎盘下缘距宫颈内口：__cm。

羊水深度（A）：__cm；羊水指数（AFI）：__cm。

胎儿颈部未见 / 可见脐带绕颈__周。脐动脉血流 S/D=__。

可见胎心胎动，胎心率__次 / 分，节律整齐。

针对部位超声所见：

胎儿左 / 右侧肾区未见肾脏声像，该侧肾上腺呈"平卧"征；盆腔及胎儿腹腔其他部位均未见明确左 / 右肾结构。右 / 左侧肾脏呈代偿性增大，大小约__cm×__cm×__cm，该侧肾上腺大小位置正常；CDFI：左 / 右侧肾动脉未显示，右 / 左侧肾动脉显示（图 20-4-63 ～图 20-4-65）。

超声提示：

①宫内单 / 双活胎。

②胎儿发育异常：胎儿左 / 右肾未显示（考虑左 / 右肾缺如）。

特别说明：

①本次检查为针对胎儿及孕妇特定目的的检查。

②胎儿心脏检查需要进行针对性胎儿超声心动图检查。

③此次检查结果仅反映受检者当时情况。

（2）双肾缺如

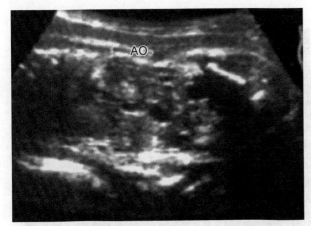

图 20-4-66　胎儿冠状面见肾上腺"平躺"征
AO. 主动脉

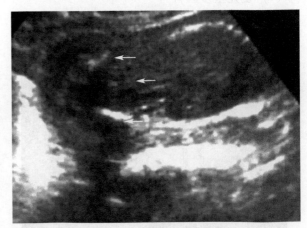

图 20-4-67　腹腔未见肾脏声像

超声所见：
针对部位：胎儿肾脏。
宫内查见（单／双）胎儿声像。
胎方位：__。
双顶径（BPD）：__cm；头围（HC）：__cm；股骨长（FL）：__cm；腹围（AC）：__cm。
胎盘：附着于子宫前壁／后壁／侧壁／宫底，厚度__cm，成熟度__级。
胎盘下缘距宫颈内口：__cm。
羊水深度：无／极少；羊水指数（AFI）：无／极少。
胎儿颈部未见／可见脐带绕颈__周。脐动脉血流 S/D=__。
可见胎心胎动，胎心率__次／分，节律整齐。
针对部位超声所见：
胎儿双肾区未见明显肾脏声像，双侧肾上腺呈"平卧"征；盆腔、胎儿腹腔其他部位及胸腔均未见明确肾脏结构。CDFI：双侧肾动脉未显示。经过长时间观察，胎儿膀胱不显示（图 20-4-66，图 20-4-67）。

超声提示：
①宫内单／双活胎。
②胎儿发育异常：胎儿双肾未显示（考虑双肾缺如可能）。
③羊水极少或无羊水。

特别说明：
①本次检查为针对胎儿及孕妇特定目的的检查。
②胎儿心脏检查需要进行针对性胎儿超声心动图检查。
③此次检查结果仅反映受检者当时情况。

2. 胎儿多囊肾

(1) 婴儿型多囊肾

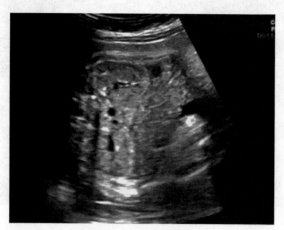

图 20-4-68　双肾横切面

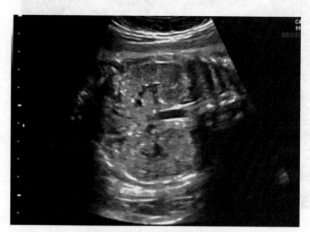

图 20-4-69　双肾冠状切面

超声所见：

针对部位：胎儿肾脏。

宫内查见（单／双）胎儿声像。

胎方位：__。

双顶径（BPD）：__cm；头围（HC）：__cm；股骨长（FL）：__cm；腹围（AC）：__cm。

胎盘：附着于子宫前壁／后壁／侧壁／宫底，厚度__cm，成熟度__级。

胎盘下缘距宫颈内口：__cm。

羊水深度（A）：__cm；羊水指数（AFI）：__cm。

胎儿颈部未见／可见脐带绕颈__周。脐动脉血流 S/D=__。

可见胎心胎动，胎心率__次／分，节律整齐。

针对性部位超声所见：

胎儿双侧肾脏对称性、均匀性增大，左肾大小约__cm×__cm×__cm，右肾大小约__cm×__cm×__cm，双肾髓质增大，回声明显增强，皮质呈低回声，双肾集合部与肾实质分界不清（注：若使用高分辨率探头，可见肾实质内均匀分布的、大小__mm 的大量囊性暗区，偶可有__mm 的小囊出现）（图 20-4-68，图 20-4-69）。

超声提示：

①宫内单／双活胎。

②胎儿发育异常：胎儿双肾增大、回声增强（考虑婴儿型多囊肾可能）。

③羊水过少。

特别说明：

①本次检查为针对胎儿及孕妇特定目的的检查。

②胎儿心脏检查需要进行针对性胎儿超声心动图检查。

③此次检查结果仅反映受检者当时情况。

（2）成人型多囊肾

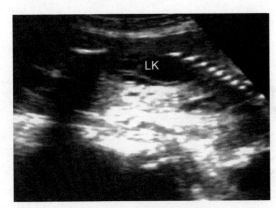

图 20-4-70　胎儿左肾多囊肾

LK. 左肾

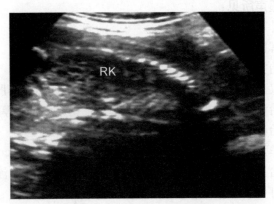

图 20-4-71　胎儿右肾多囊肾

RK. 右肾

超声所见：

针对部位：胎儿肾脏。

宫内查见单 / 双胎儿声像。

胎方位：＿＿。

双顶径（BPD）：＿cm；头围（HC）：＿cm；股骨长（FL）：＿cm；腹围（AC）：＿cm。

胎盘：附着于子宫前壁 / 后壁 / 侧壁 / 宫底，厚度＿cm，成熟度＿级。

胎盘下缘距宫颈内口：＿cm。

羊水深度（A）：＿cm；羊水指数（AFI）：＿cm。

胎儿颈部未见 / 可见脐带绕颈＿周。脐动脉血流 S/D＝＿。

可见胎心胎动，胎心率＿次 / 分，节律整齐。

针对部位超声所见：

胎儿左 / 右 / 双肾回声增强，体积增大，左肾大小约＿cm×＿cm×＿cm，右肾大小约＿cm×＿cm×＿cm，左 / 右 / 双肾查见分隔状囊性占位，大小＿cm×＿cm×＿cm，囊与囊之间不相通；右 / 左肾未见异常（图 20-4-70，图 20-4-71）。

超声提示：

①宫内单 / 双活胎。

②胎儿发育异常：胎儿左 / 右 / 双肾囊性占位（考虑成人型多囊肾可能）。

③多囊性肾发育不良

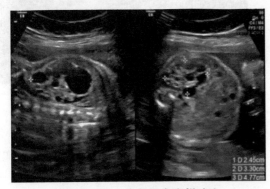

图 20-4-72　左肾呈多囊样改变

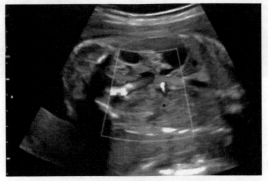

图 20-4-73　左肾动脉显示困难

超声所见：

针对部位：胎儿肾脏。

宫内查见单 / 双胎儿声像。

胎方位：__。

双顶径（BPD）：__cm；头围（HC）：__cm；股骨长（FL）：__cm；腹围（AC）：__cm。

胎盘：附着于子宫前壁 / 后壁 / 侧壁 / 宫底，厚度__cm，成熟度__级。

胎盘下缘距宫颈内口：__cm。

羊水深度（A）：__cm；羊水指数（AFI）：__cm。

胎儿颈部未见 / 可见脐带绕颈__周。脐动脉血流 S/D=__。

可见胎心胎动，胎心率__次 / 分，节律整齐。

针对部位超声所见：

胎儿左 / 右 / 双肾明显增大，形态失常，内可见多个__cm～__cm 的大小不等的囊性暗区，囊与囊之间不相通，可见部分实质回声。CDFI：左 / 右 / 双肾内肾动脉分支紊乱，主肾动脉显示困难。右 / 左肾形态及大小未见明显异常（图 20-4-72，图 20-4-73）。

注：双肾病变时，膀胱不显示，应增加相应描述。

超声提示：

①宫内单 / 双活胎。

②胎儿发育异常胎儿：左 / 右 / 双肾囊性占位（考虑多囊性肾发育不良可能）。

注：双肾病变伴羊水过少时，需相应提示。

特别说明：

①本次检查为针对胎儿及孕妇特定目的的检查。

②胎儿心脏检查需要进行针对性胎儿超声心动图检查。

③此次检查结果仅反映受检者当时情况。

3. 胎儿肾积水

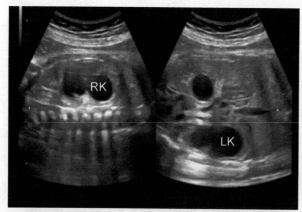

图 20-4-74　双肾积水长轴切面

RK. 右肾；LK. 左肾

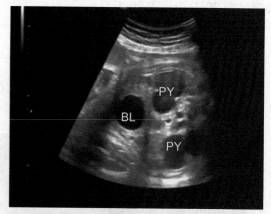

图 20-4-75　双肾积水短轴切面

BL. 膀胱

超声所见：

针对部位：胎儿肾脏。

宫内查见单 / 双胎儿声像。

胎方位：＿。

双顶径（BPD）：＿cm；头围（HC）：＿cm；股骨长（FL）：＿cm；腹围（AC）：＿cm。

胎盘：附着于子宫前壁／后壁／侧壁／宫底，厚度＿cm，成熟度＿级。

胎盘下缘距宫颈内口：＿cm。

羊水深度（A）：＿cm；羊水指数（AFI）：＿cm。

胎儿颈部未见／可见脐带绕颈＿周。脐动脉血流 S/D=＿。

可见胎心胎动，胎心率＿次／分，节律整齐。

针对部位超声所见：

胎儿左／右／双肾肾盂扩张，左侧宽约＿cm，右侧宽约＿cm，伴／不伴肾盏扩张，肾皮质变薄／正常；右／左肾形态及大小未见明显异常／增大（图 20-4-74，图 20-4-75）。

注：若有输尿管、膀胱扩张，肾盂尾端圆钝或呈"子弹头"状改变，应进行相应描述。

超声提示：

（1）宫内单／双活胎。

（2）胎儿左／右／双肾盂扩张，考虑肾积水可能。

特别说明：

（1）本次检查为针对胎儿及孕妇特定目的的检查。

（2）胎儿心脏检查需要进行针对性胎儿超声心动图检查。

（3）此次检查结果仅反映受检者当时情况。

4. 胎儿重复肾

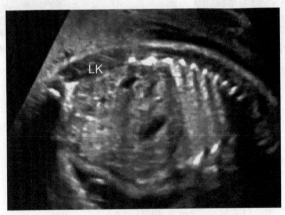

图 20-4-76　胎儿左肾见两个集合系统

LK. 左肾

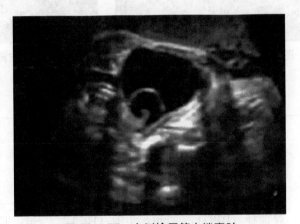

图 20-4-77　左侧输尿管末端囊肿

超声所见：

针对部位：胎儿肾脏。

宫内查见单／双胎儿声像。

胎方位：＿。

双顶径（BPD）：＿cm；头围（HC）：＿cm；股骨长（FL）：＿cm；腹围（AC）：＿cm。

胎盘：附着于子宫前壁／后壁／侧壁／宫底，厚度＿cm，成熟度＿级。

胎盘下缘距宫颈内口：＿cm。

羊水深度（A）：＿cm；羊水指数（AFI）：＿cm。

胎儿颈部未见／可见脐带绕颈＿周。脐动脉血流 S/D=＿。

可见胎心胎动，胎心率__次／分，节律整齐。

针对部位超声所见：

胎儿左／右／双肾增大，可见两个集合系统，中央有肾实质分隔，上部／下部／两个／无集合系统扩张（注：有扩张或明显扩张时可描述相应宽度或大小，有无肾皮质变薄，有无输尿管扩张及输尿管囊肿）；右／左肾形态及大小未见明显异常（图20-4-76，图20-4-77）。

超声提示：

（1）宫内单／双活胎。

（2）胎儿发育异常胎儿：左／右／双肾发育异常（考虑重复肾可能）。

特别说明：

（1）本次检查为针对胎儿及孕妇特定目的的检查。

（2）胎儿心脏检查需要进行针对性胎儿超声心动图检查。

（3）此次检查结果仅反映受检者当时情况。

5. 胎儿异位肾

（1）盆腔异位肾

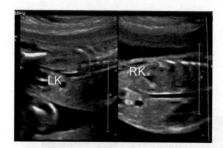 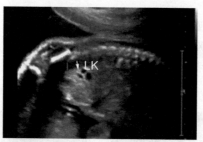 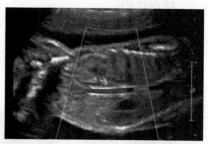

图20-4-78　左肾位于左侧盆腔　　　图20-4-79　左肾小，呈多囊改变　　图20-4-80　左肾窝未见左肾及左肾
LK.左肾；RK.右肾　　　　　　　　　LK.左肾　　　　　　　　　　　　　动脉

超声所见：

针对部位：胎儿肾脏。

宫内查见单／双胎儿声像。

胎方位：__。

双顶径（BPD）：__cm；头围（HC）：__cm；股骨长（FL）：__cm；腹围（AC）：__cm。

胎盘：附着于子宫前壁／后壁／侧壁／宫底，厚度__cm，成熟度__级。

胎盘下缘距宫颈内口：__cm。

羊水深度（A）：__cm；羊水指数（AFI）：__cm。

胎儿颈部未见／可见脐带绕颈__周。脐动脉血流 S/D=__。

可见胎心胎动，胎心率__次／分，节律整齐。

针对部位超声所见：

胎儿左／右肾区无肾脏声像，可见左／右肾上腺呈"平卧"征，右／左侧肾脏增大，大小约__cm×__cm×__cm，在左／右侧盆腔内查见一个较小的肾脏声像／低回声团块，大小约__cm×__cm×__cm，边界清楚／欠清（注：异位肾有肾积水或多囊性发育不良时应进行相应描述）。CDFI：可见来源于髂总动脉／髂外动脉的血供。右／左肾形态及大小未见明显异常（图20-4-78～图20-4-80）。

超声提示：

①宫内单 / 双活胎。

②胎儿发育异常：胎儿左 / 右肾发育异常（考虑盆腔异位肾并肾发育不良 / 多囊性发育不良肾 / 肾积水可能）。

特别说明：

①本次检查为针对胎儿及孕妇特定目的的检查。

②胎儿心脏检查需要进行针对性胎儿超声心动图检查。

③此次检查结果仅反映受检者当时情况。

（2）胸腔异位肾

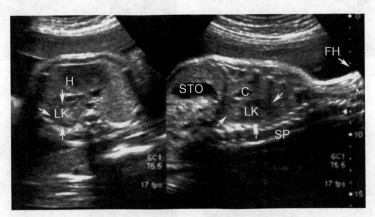

图 20-4-81　胸腔异位肾纵切面及横切面
H. 心脏；LK. 左肾；STO. 胃泡；SP. 脊柱；FH. 胎头

超声所见：

针对部位：胎儿肾脏。

宫内查见单 / 双胎儿声像。

胎方位：__。

双顶径（BPD）：__cm；头围（HC）：__cm；股骨长（FL）：__cm；腹围（AC）：__cm。

胎盘：附着于子宫前壁 / 后壁 / 侧壁 / 宫底，厚度__cm，成熟度__级。

胎盘下缘距宫颈内口：__cm。

羊水深度（A）：__cm；羊水指数（AFI）：__cm。

胎儿颈部未见 / 可见脐带绕颈__周。脐动脉血流 S/D=__。

可见胎心胎动，胎心率__次 / 分，节律整齐。

针对部位超声所见：

胎儿左 / 右肾区无肾脏声像，仅见该侧肾上腺呈"平卧"征，在左 / 右侧胸腔查见一个肾脏声像，大小约__cm×__cm×__cm，边界清楚。右 / 左侧肾脏大小形态及位置未见明显异常（图 20-4-81）。

超声提示：

①宫内单 / 双活胎。

②胎儿发育异常：胎儿左 / 右肾位置异常（考虑胸腔异位肾可能）。

特别说明：

①本次检查为针对胎儿及孕妇特定目的的检查。

②胎儿心脏检查需要进行针对性胎儿超声心动图检查。

③此次检查结果仅反映受检者当时情况。

（3）交叉异位肾

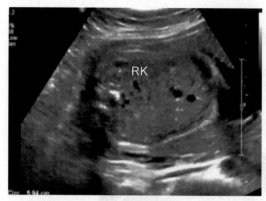

图 20-4-82　在脊柱前方偏左可见右肾

RK. 右肾

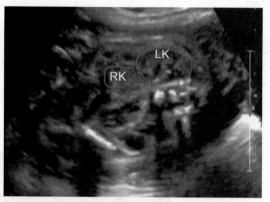

图 20-4-83　双肾都位于左侧腹部

RK. 右肾；LK. 左肾

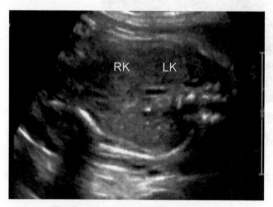

图 20-4-84　右肾上腺"平躺"征

RK. 右肾；LK. 左肾

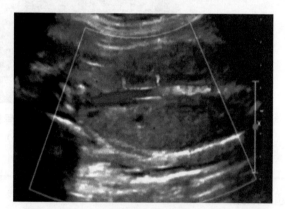

图 20-4-85　双肾动脉位于左侧，呈上下排列

超声所见：

针对部位：胎儿肾脏。

宫内查见单 / 双胎儿声像。

胎方位：__。

双顶径（BPD）：__cm；头围（HC）：__cm；股骨长（FL）：__cm；腹围（AC）：__cm。

胎盘：附着于子宫前壁 / 后壁 / 侧壁 / 宫底，厚度__cm，成熟度__级。

胎盘下缘距宫颈内口：__cm。

羊水深度（A）：__cm；羊水指数（AFI）：__cm。

胎儿颈部未见 / 可见脐带绕颈__周。脐动脉血流 S/D=__。

可见胎心胎动，胎心率__次 / 分，节律整齐。

针对部位超声所见：

胎儿左 / 右肾区无肾脏声像，仅见该侧肾上腺呈"平躺"征，右 / 左侧肾脏明显增大，呈分叶状，下极融合（或在同侧见两个独立的肾脏图像）（图 20-4-82 ～图 20-4-85）。

超声提示：

①宫内单／双活胎。

②胎儿发育异常：胎儿肾脏发育异常（考虑左／右侧交叉异位肾可能）。

特别说明：

①本次检查为针对胎儿及孕妇特定目的的检查。

②胎儿心脏检查需要进行针对性胎儿超声心动图检查。

③此次检查结果仅反映受检者当时情况。

（六）胎儿骨骼系统异常

1. 成骨发育不全

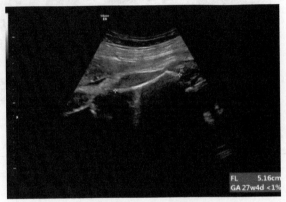

图 20-4-86　股骨骨折

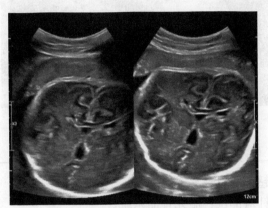

图 20-4-87　颅骨柔软，加压变形

超声所见：

针对部位：胎儿骨骼系统。

宫内查见单／双胎儿声像。

胎方位：__。

双顶径（BPD）：__cm；头围（HC）：__cm；股骨长（FL）：__cm；腹围（AC）：__cm。

胎盘：附着于子宫前壁／后壁／侧壁／宫底，厚度__cm，成熟度__级。

胎盘下缘距宫颈内口：__cm。

羊水深度（A）：__cm；羊水指数（AFI）：__cm。

胎儿颈部未见／可见脐带绕颈__周。脐动脉血流 S/D=__。

可见胎心胎动，胎心率__次／分，节律整齐。

针对部位超声所见：

胎儿颅骨回声较脑中线低，近探头侧脑组织及侧脑室结构清晰可见。实时超声下加压，可见颅骨柔软，胎头变形。

四肢严重短小，长骨短而粗，弯曲，可见／未见骨折声像（骨折后成角，弯曲变形）。

肋间隙变窄，胸腔狭窄，腹部明显膨隆（图 20-4-86，图 20-4-87）。

超声提示：

（1）宫内单／双活胎。

（2）胎儿发育异常：胎儿骨骼发育异常（考虑成骨发育不全Ⅱ型可能）。

特别说明：

（1）本次检查为针对胎儿及孕妇特定目的的检查。

（2）胎儿心脏检查需要进行针对性胎儿超声心动图检查。

（3）此次检查结果仅反映受检者当时情况。

2. 软骨发育不全

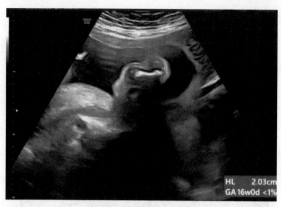

图 20-4-88　肱骨短小

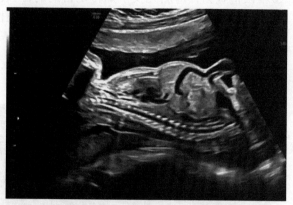

图 20-4-89　胸腔狭窄，腹部膨隆

超声所见：

针对部位：胎儿骨骼系统。

宫内查见单 / 双胎儿声像。

胎方位：__。

双顶径（BPD）：__cm；头围（HC）：__cm；股骨长（FL）：__cm；腹围（AC）：__cm。

胎盘：附着于子宫前壁 / 后壁 / 侧壁 / 宫底，厚度__cm，成熟度__级。

胎盘下缘距宫颈内口：__cm。

羊水深度（A）：__cm；羊水指数（AFI）：__cm。

胎儿颈部未见 / 可见脐带绕颈__周。脐动脉血流 S/D=__。

可见胎心胎动，胎心率__次 / 分，节律整齐。

针对部位超声所见：

头颅增大，双顶径、头围与孕周不符，不成比例。

四肢严重短小，骨化差，骨后方声影不明显。

肋间隙变窄，胸腔狭窄，腹部明显膨隆。椎体骨化极差，呈低回声，以腰骶部明显（图 20-4-88，图 20-4-89）。

超声提示：

（1）宫内单 / 双活胎。

（2）胎儿发育异常：胎儿骨骼发育异常（考虑软骨发育不全可能）。

特别说明：

（1）本次检查为针对胎儿及孕妇特定目的的检查。

（2）胎儿心脏检查需要进行针对性胎儿超声心动图检查。

（3）此次检查结果仅反映受检者当时情况。

3. 致死性侏儒

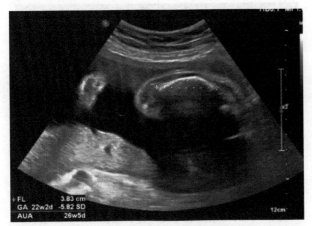

图 20-4-90　股骨呈"电话听筒"状

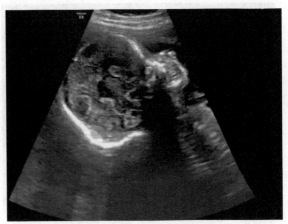

图 20-4-91　头颅前额突出

超声所见：

针对部位：胎儿骨骼系统。

宫内查见单 / 双胎儿声像。

胎方位：__。

双顶径（BPD）：__cm；头围（HC）：__cm；股骨长（FL）：__cm；腹围（AC）：__cm。

胎盘：附着于子宫前壁 / 后壁 / 侧壁 / 宫底，厚度__cm，成熟度__级。

胎盘下缘距宫颈内口：__cm。

羊水深度（A）：__cm；羊水指数（AFI）：__cm。

胎儿颈部未见 / 可见脐带绕颈__周。脐动脉血流 S/D=__。

可见胎心胎动，胎心率__次 / 分，节律整齐。

针对部位超声所见：

胎儿头颅增大，前额较窄向前突出，伴 / 不伴三叶草形头颅，两侧颞部向外突出。

长骨明显缩短，骨干明显弯曲，股骨干骺端粗大呈"电话听筒"状。胸腔狭窄，心胸比 > 60%，腹部明显膨隆（图 20-4-90，图 20-4-91）。

超声提示：

（1）宫内单 / 双活胎。

（2）胎儿发育异常：胎儿骨骼发育异常（考虑致死性侏儒可能）。

特别说明：

（1）本次检查为针对胎儿及孕妇特定目的的检查。

（2）胎儿心脏检查需要进行针对性胎儿超声心动图检查。

（3）此次检查结果仅反映受检者当时情况。

4.肢体局部及手足畸形

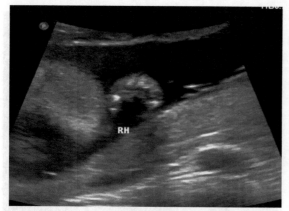

图 20-4-92 右手中指、食指缺失
RH. 右手

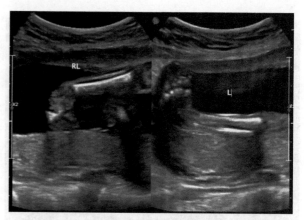

图 20-4-93 双足底与胫腓骨长轴在同一平面显示
RL. 右腿；L. 左腿

超声所见：

针对部位：胎儿肢体。

宫内查见单 / 双胎儿声像。

胎方位：__。

双顶径（BPD）：__cm；头围（HC）：__cm；股骨长（FL）：__cm；腹围（AC）：__cm。

胎盘：附着于子宫前壁 / 后壁 / 侧壁 / 宫底，厚度__cm，成熟度__级。

胎盘下缘距宫颈内口：__cm。

羊水深度（A）：__cm；羊水指数（AFI）：__cm。

胎儿颈部未见 / 可见脐带绕颈__周。脐动脉血流 S/D=__。

可见胎心胎动，胎心率__次 / 分，节律整齐。

针对部位超声所见：

无手足畸形：双侧手、足缺如，上臂、大腿存在 [尺骨发育不全和（或）桡骨发育不全]/ 大腿存在，残存小腿 [胫骨发育不全和（或）腓骨发育不全]。

裂手 / 足畸形：手掌冠状切面及足底平面可显示手 / 足呈"V"形，"V"字的顶点朝向腕部 / 踝部，手指 / 足趾数目减少，手指 / 足趾缺失。

先天性马蹄内翻足：足底平面与胫腓骨长轴切面在同一平面显示，且持续存在，不随胎动而改变。

多指（趾）：小指（趾）侧或拇指（𧿹趾）侧可见一指状结构，可随胎手（足）运动而有漂浮感。

并指（趾）：手冠状切面 / 足底切面可见各个指（趾）不分开，相连的指（趾）只能同步运动。

指（趾）水平的横行缺失：[指明具体指（趾）] 患指（趾）明显短于其他指（趾）。

前臂内仅见尺 / 桡骨显示，双手呈钩状（图 20-4-92，图 20-4-93）。

超声提示：

（1）宫内单 / 双活胎。

（2）胎儿发育异常：胎儿肢体发育异常 [考虑无手足畸形 / 裂手 / 足畸形 / 先天性马蹄内翻足 / 多指（趾）/ 并指（趾）缺失 / 指（趾）缺失 / 尺、桡骨缺失可能]。

特别说明：

（1）本次检查为针对胎儿及孕妇特定目的的检查。

（2）胎儿心脏检查需要进行针对性胎儿超声心动图检查。

（3）此次检查结果仅反映受检者当时情况。

（七）胎儿颜面部及颈部异常

1. 唇腭裂

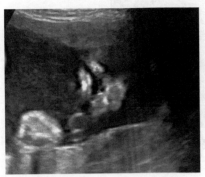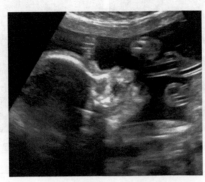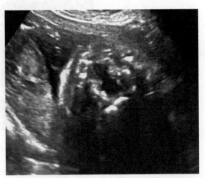

图 20-4-94　上唇冠状切面　　　　　图 20-4-95　矢状切面　　　　　图 20-4-96　胎儿腭部连续性中断

超声所见：

针对部位：胎儿颜面部。

宫内查见单 / 双胎儿声像。

胎方位：__。

双顶径（BPD）：__cm；头围（HC）：__cm；股骨长（FL）：__cm；腹围（AC）：__cm。

胎盘：附着于子宫前壁 / 后壁 / 侧壁 / 宫底，厚度cm，成熟度__级。

胎盘下缘距宫颈内口：__cm。

羊水深度（A）：__cm；羊水指数（AFI）：__cm。

胎儿颈部未见 / 可见脐带绕颈__周。脐动脉血流 S/D=__。

可见胎心胎动，胎心率__次 / 分，节律整齐。

针对部位超声所见：

胎儿双侧眼眶显示，双侧对称，眼内容物可见。上唇左侧 / 右侧 / 双侧连续性中断，宽约__cm。裂隙限于唇红部 / 位于上唇皮肤，但未达鼻底 / 达鼻底。鼻部形态正常 / 鼻孔塌陷变形。鼻下方可见强回声突起。上颌骨牙槽突回声连续性中断，宽约__cm（胎位许可的情况下观察：硬腭中部强回声线中断，宽约__cm。犁骨可见。软腭连续性中断，宽__cm）。鼻腔与口腔相通（图 20-4-94 ～图 20-4-96）。

超声提示：

（1）宫内单 / 双活胎。

（2）胎儿发育异常：胎儿颜面发育异常 [考虑唇裂（伴腭裂）可能]。

特别说明：

（1）本次检查为针对胎儿及孕妇特定目的的检查。

（2）胎儿心脏检查需要进行针对性胎儿超声心动图检查。

（3）此次检查结果仅反映受检者当时情况。

2. 无眼（小眼）畸形

（1）无眼畸形

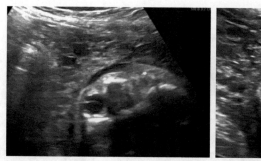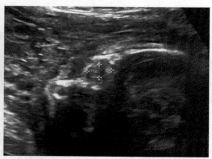

图 20-4-97　右侧眼眶及眼内容物显示不清，呈高回声

超声所见：

针对部位：胎儿颜面部。

宫内查见单 / 双胎儿声像。

胎方位：__。

双顶径（BPD）：__cm；头围（HC）：__cm；股骨长（FL）：__cm；腹围（AC）：__cm。

胎盘：附着于子宫前壁 / 后壁 / 侧壁 / 宫底，厚度__cm，成熟度__级。

胎盘下缘距宫颈内口：__cm。

羊水深度（A）：__cm；羊水指数（AFI）：__cm。

胎儿颈部未见 / 可见脐带绕颈__周。脐动脉血流 S/D=__。

可见胎心胎动，胎心率__次 / 分，节律整齐。

针对部位超声所见：

左 / 右 / 双侧眼眶显示 / 缺如 / 缩小，眼球内结构显示不清。鼻部形态正常，鼻骨显示。上唇回声未见明显连续性中断（图 20-4-97）。

超声提示：

①宫内单 / 双活胎。

②胎儿发育异常：胎儿眼发育异常（考虑无眼畸形可能）。

特别说明：

①本次检查为针对胎儿及孕妇特定目的的检查。

②胎儿心脏检查需要进行针对性胎儿超声心动图检查。

③此次检查结果仅反映受检者当时情况。

（2）小眼畸形

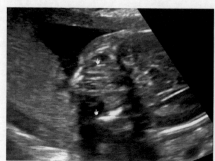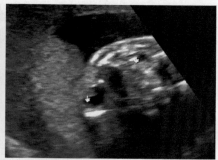

图 20-4-98　双侧眼眶及眼球小，眼眶内可见晶状体回声

超声所见：

针对部位：胎儿颜面部。

宫内查见单 / 双胎儿声像。

胎方位：__。

双顶径（BPD）：__cm；头围（HC）：__cm；股骨长（FL）：__cm；腹围（AC）：__cm。

胎盘：附着于子宫前壁 / 后壁 / 侧壁 / 宫底，厚度__cm，成熟度__级。

胎盘下缘距宫颈内口：__cm。

羊水深度（A）：__cm；羊水指数（AFI）：__cm。

胎儿颈部未见 / 可见脐带绕颈__周。脐动脉血流 S/D=__。

可见胎心胎动，胎心率__次 / 分，节律整齐。

针对部位超声所见：

左 / 右 / 双侧眼眶及眼球（明显）缩小，其内可显示晶状体回声。鼻部形态正常，鼻骨显示。上唇回声未见明显连续性中断（图 20-4-98）。

超声提示：

①宫内单 / 双活胎。

②胎儿发育异常：胎儿眼发育异常（考虑小眼畸形可能）。

特别说明：

①本次检查为针对胎儿及孕妇特定目的的检查。

②胎儿心脏检查需要进行针对性胎儿超声心动图检查。

③此次检查结果仅反映受检者当时情况。

3. 先天性白内障

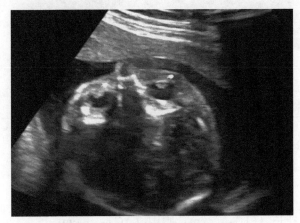

图 20-4-99　双眼晶状体呈强回声

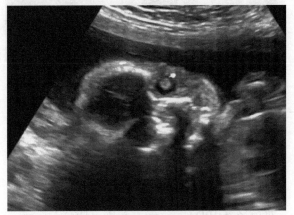

图 20-4-100　左眼晶状体内强回声

超声所见：

针对部位：胎儿颜面部。

宫内查见单 / 双胎儿声像。

胎方位：__。

双顶径（BPD）：__cm；头围（HC）：__cm；股骨长（FL）：__cm；腹围（AC）：__cm。

胎盘：附着于子宫前壁 / 后壁 / 侧壁 / 宫底，厚度__cm，成熟度__级。

胎盘下缘距宫颈内口：__cm。

羊水深度（A）：__cm；羊水指数（AFI）：__cm。

胎儿颈部未见／可见脐带绕颈__周。脐动脉血流 S/D=__。

可见胎心胎动，胎心率__次／分，节律整齐。

针对部位超声所见：

胎儿双眼眶可见。双侧眼球显示，左／右／双侧眼内晶状体呈弥漫性／点状／环状强回声。鼻部形态正常，鼻骨显示。上唇回声未见明显连续性中断（图 20-4-99，图 20-4-100）。

超声提示：

（1）宫内单／双活胎。

（2）胎儿发育异常：胎儿眼发育异常（考虑先天性白内障可能）。

特别说明：

（1）本次检查为针对胎儿及孕妇特定目的的检查。

（2）胎儿心脏检查需要进行针对性胎儿超声心动图检查。

（3）此次检查结果仅反映受检者当时情况。

4. 小下颌

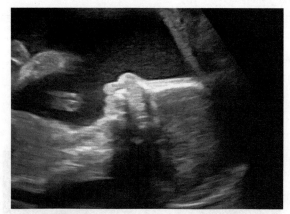

图 20-4-101　矢状面下颌明显后缩

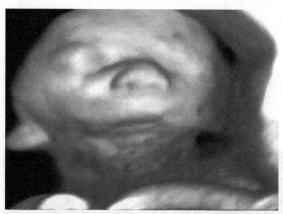

图 20-4-102　小下颌畸形三维成像

超声所见：

针对部位：胎儿颜面部。

宫内查见单／双胎儿声像。

胎方位：__。

双顶径（BPD）：__cm；头围（HC）：__cm；股骨长（FL）：__cm；腹围（AC）：__cm。

胎盘：附着于子宫前壁／后壁／侧壁／宫底，厚度__cm，成熟度__级。

胎盘下缘距宫颈内口：__cm。

羊水深度（A）：__cm；羊水指数（AFI）：__cm。

胎儿颈部未见／可见脐带绕颈__周。脐动脉血流 S/D=__。

可见胎心胎动，胎心率__次／分，节律整齐。

针对部位超声所见：

胎儿双侧眼眶显示，双侧对称，眼内容物可见。鼻部形态正常，鼻骨显示。上唇皮肤未见明显连续性中断。正中矢状切面显示，下颌内缩，下唇及下颌正常"S"形曲线消失。多次反复观察，胎儿时常处于半张口状态，舌伸于口外（图 20-4-101，图 20-4-102）。

超声提示：
（1）宫内单 / 双活胎。
（2）胎儿发育异常：胎儿颜面部发育异常（考虑小下颌畸形可能）。

特别说明：
（1）本次检查为针对胎儿及孕妇特定目的的检查。
（2）胎儿心脏检查需要进行针对性胎儿超声心动图检查。
（3）此次检查结果仅反映受检者当时情况。

5. 颈部囊性淋巴管瘤

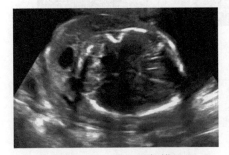 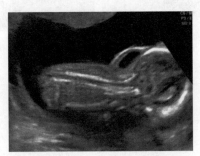 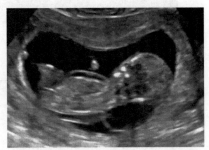

图 20-4-103　胎儿颈部横切面　　　　图 20-4-104　胎儿矢状面　　　　图 20-4-105　胎儿全身皮肤水肿

超声所见：
针对部位：胎儿颈部。
宫内查见单 / 双胎儿声像。
胎方位：__。
双顶径（BPD）：__cm；头围（HC）：__cm；股骨长（FL）：__cm；腹围（AC）：__cm。
胎盘：附着于子宫前壁 / 后壁 / 侧壁 / 宫底，厚度__cm，成熟度__级。
胎盘下缘距宫颈内口：__cm。
羊水深度（A）：__cm；羊水指数（AFI）：__cm。
胎儿颈部未见 / 可见脐带绕颈__周。脐动脉血流 S/D=__。
可见胎心胎动，胎心率__次 / 分，节律整齐。
针对部位超声所见：
胎儿颈部背侧 / 前方 / 两侧可见一囊性包块突起，大小__cm×__cm×__cm，内有 / 无分隔。CDFI：其内未探及血流信号（图 20-4-103 ～图 20-4-105）。

超声提示：
（1）宫内单 / 双活胎。
（2）胎儿发育异常：胎儿颈部囊肿（考虑囊性淋巴管瘤可能）。

特别说明：
（1）本次检查为针对胎儿及孕妇特定目的的检查。
（2）胎儿心脏检查需要进行针对性胎儿超声心动图检查。
（3）此次检查结果仅反映受检者当时情况。

6.胎儿小耳 / 无耳畸形

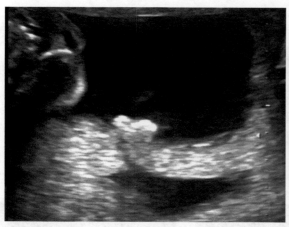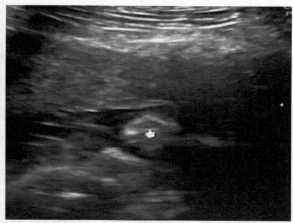

图 20-4-106 双耳小，形态失常

超声所见：

针对部位：胎儿颜面部。

宫内查见单 / 双胎儿声像。

胎方位：__。

双顶径（BPD）：__cm；头围（HC）：__cm；股骨长（FL）：__cm；腹围（AC）：__cm。

胎盘：附着于子宫前壁 / 后壁 / 侧壁 / 宫底，厚度__cm，成熟度__级。

胎盘下缘距宫颈内口：__cm。

羊水深度（A）：__cm；羊水指数（AFI）：__cm。

胎儿颈部未见 / 可见脐带绕颈__周。脐动脉血流 S/D=__。

可见胎心胎动，胎心率__次 / 分，节律整齐。

针对部位超声所见：

胎儿双侧眼眶显示，双侧对称，眼内容物可见。鼻部形态正常，鼻骨显示。上唇皮肤未见明显连续性中断。胎儿左 / 右 / 双侧外耳耳廓缺如 / 形态异常。左 / 右耳大小__cm×__cm（图 20-4-106）。

超声提示：

（1）宫内单 / 双活胎。

（2）胎儿发育异常：胎儿耳发育异常（考虑小耳 / 无耳畸形可能）。

特别说明：

（1）本次检查为针对胎儿及孕妇特定目的的检查。

（2）胎儿心脏检查需要进行针对性胎儿超声心动图检查。

（3）此次检查结果仅反映受检者当时情况。

7. 胎儿巨舌 / 舌肿瘤

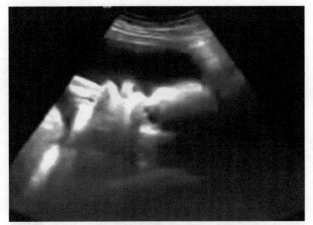

图 20-4-107　矢状切面显示舌伸出口外

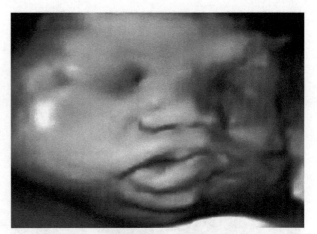

图 20-4-108　三维成像显示巨大舌伸出口外

超声所见：

针对部位：胎儿颜面部。

宫内查见单 / 双胎儿声像。

胎方位：___。

双顶径（BPD）：___cm；头围（HC）：___cm；股骨长（FL）：___cm；腹围（AC）：___cm。

胎盘：附着于子宫前壁 / 后壁 / 侧壁 / 宫底，厚度___cm，成熟度___级。

胎盘下缘距宫颈内口：___cm。

羊水深度（A）：___cm；羊水指数（AFI）：___cm。

胎儿颈部未见 / 可见脐带绕颈___周。脐动脉血流 S/D=___。

可见胎心胎动，胎心率___次 / 分，节律整齐。

针对部位超声所见：

胎儿双侧眼眶显示，双侧对称，眼内容物可见。鼻部形态正常，鼻骨显示。上唇皮肤未见明显连续性中断。胎儿总是处于张口状态，舌明显增大（口腔内突出一肿块，呈低 / 中 / 高回声，CDFI 可探及血流信号。口内未见正常形态舌回声）伸出口外（图 20-4-107，图 20-4-108）。

超声提示：

（1）宫内单 / 双活胎。

（2）胎儿发育异常：胎儿口腔异常回声（考虑巨舌 / 舌肿瘤可能）。

特别说明：

（1）本次检查为针对胎儿及孕妇特定目的的检查。

（2）胎儿心脏检查需要进行针对性胎儿超声心动图检查。

（3）此次检查结果仅反映受检者当时情况。

8.胎儿面横裂

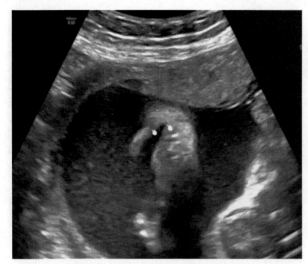

图 20-4-109　口角回声连续性中断

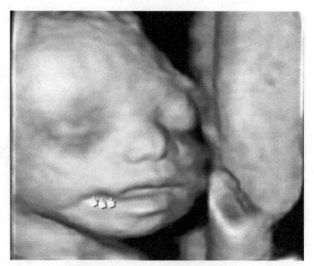

图 20-4-110　口角向面颊部延伸

超声所见：

针对部位：胎儿颜面部。

宫内查见单 / 双胎儿声像。

胎方位：__。

双顶径（BPD）：__cm；头围（HC）：__cm；股骨长（FL）：__cm；腹围（AC）：__cm。

胎盘：附着于子宫前壁 / 后壁 / 侧壁 / 宫底，厚度__cm，成熟度__级。

胎盘下缘距宫颈内口：__cm。

羊水深度（A）：__cm；羊水指数（AFI）：__cm。

胎儿颈部未见 / 可见脐带绕颈__周。脐动脉血流 S/D=__。

可见胎心胎动，胎心率__次 / 分，节律整齐。

针对部位超声所见：

胎儿双侧眼眶显示，双侧对称，眼内容物可见。鼻部形态正常，鼻骨显示。上唇皮肤未见明显连续性中断。左 / 右口角回声连续性中断，并向面颊部延伸约__cm（图 20-4-109，图 20-4-110）。

超声提示：

（1）宫内单 / 双活胎。

（2）胎儿发育异常：胎儿颜面发育异常（考虑面横裂可能）。

特别说明：

（1）本次检查为针对胎儿及孕妇特定目的的检查。

（2）胎儿心脏检查需要进行针对性胎儿超声心动图检查。

（3）此次检查结果仅反映受检者当时情况。

9. 胎儿泪囊囊肿 / 鼻泪管囊肿

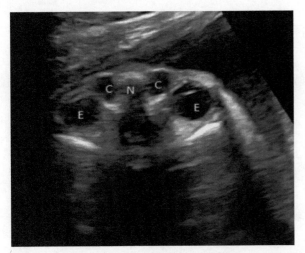

图 20-4-111　双眼内侧无回声区
E. 眼睛；C. 囊肿；N. 鼻

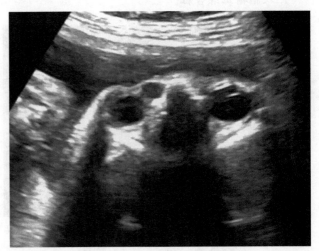

图 20-4-112　左眼内侧无回声区

超声所见：

针对部位：胎儿颜面部。

宫内查见单 / 双胎儿声像。

胎方位：__。

双顶径（BPD）：__cm；头围（HC）：__cm；股骨长（FL）：__cm；腹围（AC）：__cm。

胎盘：附着于子宫前壁 / 后壁 / 侧壁 / 宫底，厚度__cm，成熟度__级。

胎盘下缘距宫颈内口：__cm。

羊水深度（A）：__cm；羊水指数（AFI）：__cm。

胎儿颈部未见 / 可见脐带绕颈__周。脐动脉血流 S/D=__。

可见胎心胎动，胎心率__次 / 分，节律整齐。

针对部位超声所见：

胎儿双侧眼眶显示，双侧对称，眼内容物可见。左 / 右 / 双眼水平内侧 / 偏下方可见__cm×__cm×__cm 无回声；CDFI：无血流信号。鼻部形态正常，鼻骨显示。上唇皮肤未见明显连续性中断（图 20-4-111，图 20-4-112）。

超声提示：

（1）宫内单 / 双活胎。

（2）胎儿发育异常：胎儿左 / 右 / 双眼内侧无回声区（考虑泪囊囊肿 / 鼻泪管囊肿可能）。

特别说明：

（1）本次检查为针对胎儿及孕妇特定目的的检查。

（2）胎儿心脏检查需要进行针对性胎儿超声心动图检查。

（3）此次检查结果仅反映受检者当时情况。

（八）单绒毛膜双胎合并症

1. 双胎输血综合征

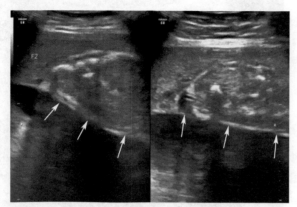

图 20-4-113　胎儿 2 几乎无羊水，隔膜贴于躯干（箭头）

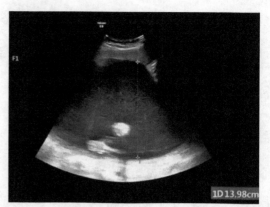

图 20-4-114　胎儿 1 羊水过多

超声所见：

宫内查见双胎儿图像。

胎儿 1（左侧）胎位：__。

双顶径（BPD）：__cm；头围（HC）：__cm；股骨长（FL）：__cm；腹围（AC）：__cm；估计体重（EFW）：__g。

胎儿 2（右侧）胎位：__。

双顶径（BPD）：__cm；头围（HC）：__cm；股骨长（FL）：__cm；腹围（AC）：__cm；估计体重（EFW）：__g。

胎盘：附着子宫壁，厚度：__cm；成熟度__级。

胎儿 1 羊水深度：__cm（过多 / 过少）；胎儿 2 羊水深度：__cm（过少 / 过多）（图 20-4-113，图 20-4-114）。

双胎儿脐带：胎儿颈部未见 / 见脐带绕颈__周。胎儿 1 脐动脉血流 S/D=__；胎儿 2 脐动脉血流 S/D=__。

双胎儿均有胎心胎动，胎儿 1 心率：__次 / 分，心律齐；胎儿 2 心率__次 / 分，心律齐。

双胎儿结构的超声所见：

胎儿头部：颅骨环回声完整，脑中线居中。

胎儿脊柱：椎体排列整齐，皮肤回声连续。

胎儿心脏：四腔心切面显示。

胎儿腹部：腹壁回声完整。

双胎儿间查见纤细隔膜。

针对部位超声所见：

胎儿 1/2 膀胱充盈（小 / 未显示）。

胎儿 1/2 胸腔积液 / 心包积液 / 腹水 / 全身皮肤水肿。

胎儿 1/2 左 / 右侧大脑中动脉 S/D=__，RI=__，搏动指数（PI）=__，收缩期峰值血流速度（PSV）=__cm/s，舒张末期血流速度（EDV）=__cm/s。

胎儿 1/2 脐静脉无搏动 / 搏动。

胎儿 1/2 静脉导管频谱正向 / 舒张期血流缺失 / 舒张期血流反向。

供血儿脐动脉正常 / 舒张期血流降低 / 舒张期血流消失 / 舒张期血流反向。

受血儿有 / 无心室肥厚 / 心脏增大 / 心功能不全 / 三尖瓣反流 / 二尖瓣反流。

受血儿三尖瓣血流单峰 / 双峰，二尖瓣血流单峰 / 双峰。

超声提示：

（1）宫内双活胎。

（2）疑双胎输血综合征。

特别说明：

（1）本次检查为针对胎儿及孕妇特定目的的检查。

（2）胎儿心脏检查需要进行针对性胎儿超声心动图检查。

（3）此次检查结果反映受检者当时情况。

2. 无心畸胎

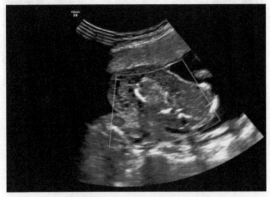

图 20-4-115　胎儿无头无心

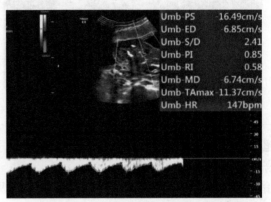

图 20-4-116　无心胎儿内探及血流频谱

超声所见：

宫内查见双胎儿图像。

胎儿1（泵血胎儿）胎位（左侧/右侧）：__。

双顶径（BPD）：__cm；头围（HC）：__cm；股骨长（FL）：__cm；腹围（AC）：__cm。

羊水深度：__cm。

胎儿脐带：胎儿颈部未见脐带绕颈。脐动脉血流 S/D=__。

胎儿有胎心胎动，胎儿心率：__次/分，心律齐。

胎儿结构的超声所见：

胎儿头部：颅骨环回声完整，脑中线居中。

胎儿脊柱：椎体排列整齐，皮肤回声连续。

胎儿心脏：四腔心切面显示。

胎儿腹部：腹壁回声完整。

针对部位超声所见：

宫腔内查见纤细带状稍强回声，偏左侧/右侧宫腔内查见混合杂乱回声，大小约__cm，未见确切胎头及胎心，可见变形的躯干、脊柱及下肢样回声（不同分型可有不同表现），其内可见点线状血流信号。

胎盘：附着子宫壁，厚度__cm，成熟度__级。泵血胎儿脐带插入口位于胎盘上份实质内/下份实质内/左侧缘边缘/右侧缘边缘等，紧贴隔膜，从该处分出一根脐血管沿隔膜走行后进入无心胎儿（图 20-4-115，图 20-4-116）。

超声提示：

宫内双活胎（疑双胎之一无头无心畸形）。

特别说明：

（1）本次检查为针对胎儿及孕妇特定目的的检查。

（2）胎儿心脏检查需要进行针对性胎儿超声心动图检查。

（3）此次检查结果反映受检者当时情况。

3. 连体双胎

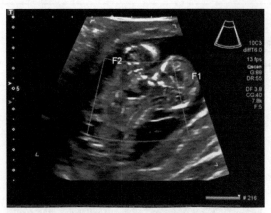

图 20-4-117 胸腹连胎

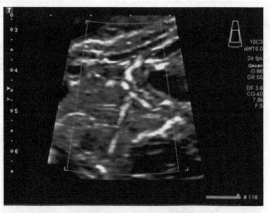

图 20-4-118 双胎心脏血流

超声所见：

宫内查见连体双胎图像。

胎盘：附着子宫壁，厚度：__cm；成熟度__级。

羊水深度：__cm。

双胎儿间未见确切隔膜回声。

针对部位超声所见：

头部连胎：胎儿 1、2 仅见一个颅骨强回声环，内可见额部 / 顶部 / 丘脑 / 等脑组织部分融合，颈部部分融合 / 未融合。

胸腹连胎：胎儿 1、2 始终呈面面相对，两条相对的脊柱，4 个上肢，4 个下肢，双胎儿间胸腹部皮肤相互融合，胸腹围增大，共用心包 / 心脏 / 肝脏 / 胃泡等。

坐骨连胎：双头、双躯干，2/3/4 个下肢，胎儿 1、2 坐骨相连，共用膀胱 / 生殖器等。

双头连胎：可见 2 个颅骨强回声环，仅一个躯干，胎儿横断面及矢状面显示颈部以下两脊柱相互靠拢，可见多个共用的内脏及不同数目的肢体（图 20-4-117，图 20-4-118）。

除针对性部位描述外，其他内容参照双胎系统描述。

超声提示：

连体双胎（头部连胎 / 胸腹连胎 / 坐骨连胎等）。

4. 双胎贫血 - 多血质序列征

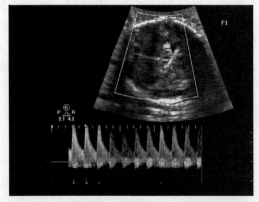

图 20-4-119 胎儿 1 大脑中动脉收缩期峰值流速 (MCA-PSV) ＞ 1.5MoM

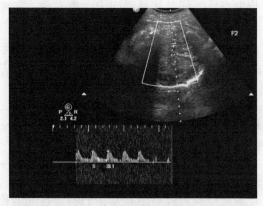

图 20-4-120 胎儿 2 MCA-PSV ＜ 1.0MoM

超声所见：

宫内查见双胎儿图像。

胎儿 1（左侧）胎位：__。

双顶径（BPD）：__cm；头围（HC）：__cm；股骨长（FL）：__cm；腹围（AC）：__cm；估计体重（EFW）：__g。

胎儿 2（右侧）胎位：__。

双顶径（BPD）：__cm；头围（HC）：__cm；股骨长（FL）：__cm；腹围（AC）：__cm；估计体重（EFW）：__g。

胎儿 1 羊水深度：__cm；胎儿 2 羊水深度：__cm。

双胎儿脐带：胎儿颈部未见脐带绕颈。胎儿 1 脐动脉血流 S/D=__；胎儿 2 脐动脉血流 S/D=__。

双胎儿均有胎心胎动，胎儿 1 心率：__次 / 分，心律齐；胎儿 2 心率：__次 / 分，心律齐。

双胎儿结构的超声所见：

胎儿头部：颅骨环回声完整，脑中线居中。

胎儿脊柱：椎体排列整齐，皮肤回声连续。

胎儿心脏：四腔心切面显示。

胎儿腹部：腹壁回声完整。

双胎儿间查见纤细隔膜回声。

针对部位超声所见：

胎儿 1（左侧）大脑中动脉 S/D=__，RI=__，PSV=__cm/s，EDV=__cm/s（> 1.5MoM）（图 20-4-119）。

胎儿 2（右侧）大脑中动脉 S/D=__，RI=__，PSV=__cm/s，EDV=__cm/s（< 1.0MoM）（图 20-4-120）。

胎盘：附着子宫前壁，成熟度__级，偏左 / 右侧胎盘偏厚，厚度__cm；回声增强，偏右 / 左侧胎盘偏薄，厚度__cm，回声减弱，胎盘后间隙清晰，未见确切占位。

超声提示：

（1）宫内双活胎。

（2）疑双胎贫血 - 多血质序列征。

五、正常胎儿心脏超声筛查

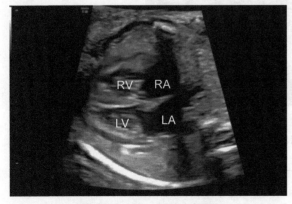

图 20-4-121　四腔心切面
RV. 右心室；RA. 右心房；LV. 左心室；LA. 左心房

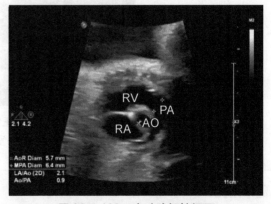

图 20-4-122　大动脉短轴切面
RV. 右心室；RA. 右心房；AO. 主动脉；PA. 肺动脉

超声所见：

二维超声：

胎位：___。

内脏位置：胃泡位于左侧，肝静脉位于右侧。

心脏位置：位于左侧胸腔，心尖指向左侧。心胸比未见明显异常。

心脏房室显示情况：左心房、右心房及左心室、右心室大小未见明显异常，心腔内未见明显占位。

房间隔显示，房间隔下份未见确切连续性中断；室间隔显示，未见确切异常连续性中断。

主动脉、肺动脉内径未见明显异常。

主动脉弓及动脉导管弓显示，动脉导管弓内径未见明显异常。

二尖瓣、三尖瓣、主动脉瓣、肺动脉瓣显示，开闭活动未见明显异常。

心包未见明显积液声像。

心率：___次／分，心律齐。

彩色多普勒超声血流信号情况：未见明显异常血流信号（图 20-4-121，图 20-4-122）。

超声提示：

胎儿心脏未见明显异常。

超声提示：

（1）此次检查属胎儿心脏超声初步筛查，不属于产前诊断。

（2）因胎儿发育及体位等因素，胎儿心脏部分结构图像显示与出生后心脏实际情况可能不一致。

（3）本检查结果仅反映受检者当时图像显示情况。

六、胎儿超声心动图检查

（一）正常胎儿超声心动图检查报告

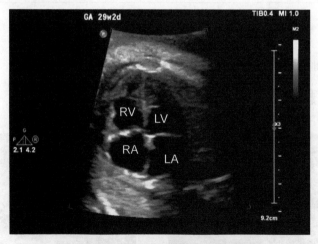

图 20-4-123　正常胎儿超声心动图检查
RV. 右心室；LV. 左心室；RA. 右心房；LA. 左心房

超声所见：

测值：

二维超声测值：LV=___mm，RV=___mm，LA=___mm，RA=___mm，AO=___mm，PA=___mm。

多普勒超声测值：MV：E=___m/s，A=___m/s，TV：E=___m/s，A=___m/s，AV=___m/s，PV=___m/s。

心率__次 / 分，心律齐。

超声所见：

孕__周__天；胎位：__。

内脏位置：胃泡位于左侧，肝静脉位于右侧。

心脏位置：心脏位于左侧胸腔，心尖指向左侧，心轴未见明显异常。

各房室大小未见明显异常，心胸面积比未见异常；心房正位，心室右襻，房室连接未见异常。

房间隔显示，卵圆孔瓣向左心房开放，卵圆孔径未见明显异常，室间隔显示，未见确切连续性中断（图 20-4-123）。

双室流出道显示，左心室与主动脉连接，右心室与肺动脉连接，主动脉内径、肺动脉内径未见明显异常，两支大动脉位置关系未见明显异常。

右心房与上腔静脉、下腔静脉连接。

主动脉弓及动脉导管弓显示，动脉导管内径未见明显异常。

室壁厚度及搏幅未见明显异常。

各瓣形态、结构及活动未见明显异常。

心包未见明显积液声像。

彩色多普勒超声描述：未见明显异常血流信号。

超声提示：

胎儿心脏未见明显异常。

特别说明：

（1）胎儿心脏畸形是随着心脏发育而动态发展的，如房 / 室间隔缺损、瓣膜狭窄 / 部分血管位置异常、血管狭窄 / 缩窄 / 离断及肺静脉异位引流、冠状动脉病变等，在胎儿期没有明显超声图像改变，只有在出生后才能明确诊断。

（2）因胎儿体位等因素，胎儿心脏部分结构不能完全显示。

（3）本检查结果仅反映受检者当时情况。

（二）胎儿心脏发育异常

1. 单心室

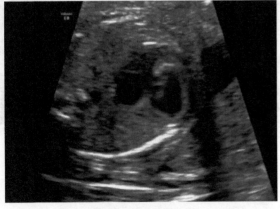　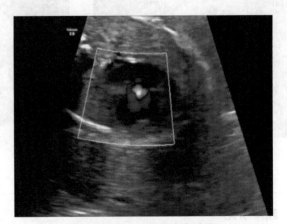

图 20-4-124　单心室　　　　　　图 20-4-125　单心室血流图

超声所见：

测值：同"（一）正常胎儿超声心动图检查报告"。

二维超声所见：

孕__周__天；胎位：__。

内脏位置：胃泡位于左 / 右侧，肝脏位于左 / 右侧。

心脏位置：心脏位于某侧胸腔，心尖指向某侧，心胸比在正常范围。

左心房、右心房大小基本对称，双侧心室明显不对称，某侧为主心腔，某侧为残腔，残存室间隔分隔主心腔和残腔，两者通过室间隔缺损相交通。或仅有一个心室腔，室间隔完全缺如。房间隔显示，卵圆孔瓣向左心房开放，卵圆孔径未见明显异常（图 20-4-124）。

左右室壁厚度及搏幅未见明显异常。

各瓣膜形态、结构及活动未见明显异常 / 描述异常表现。

主动脉内径、肺动脉内径未见明显异常 / 描述异常表现。

主动脉弓及动脉导管弓显示。

右心房与上腔静脉、下腔静脉连接。

心包未见明显积液声像。

彩色多普勒超声描述：心室内探及紊乱血流信号，余未见明显异常血流信号 / 描述其他血流异常表现（图 20-4-125）。

超声提示：

（1）胎儿心脏异常：声像改变符合单心室。

（2）建议产前诊断及心脏外科咨询。

特别说明：

（1）胎儿心脏畸形是随着心脏发育而动态发展的，如房 / 室间隔缺损、瓣膜狭窄 / 部分血管位置异常、血管狭窄 / 缩窄 / 离断及肺静脉异位引流、冠状动脉病变等，在胎儿期没有明显超声图像改变，只有在出生后才能明确诊断。

（2）因胎儿体位等因素，胎儿心脏部分结构不能完全显示。

（3）本检查结果仅反映受检者当时情况。

2. **单心房**

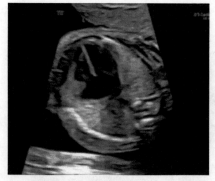 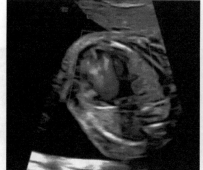

图 20-4-126 单心房　　　　　　　图 20-4-127 单心房血流图

超声所见：

测值：同"（一）正常胎儿超声心动图检查报告"。

二维超声所见：

孕__周__天；胎位：__。

内脏位置：胃泡位于左 / 右侧，肝脏位于左 / 右侧。

心脏位置：心脏位于某侧胸腔，心尖指向某侧，心胸比在正常范围。

心房内未见房间隔声像，双室大小基本对称，室间隔显示 / 描述异常表现（图 20-4-126）。

室壁厚度及搏幅未见明显异常。

各瓣膜形态、结构及活动未见明显异常 / 描述异常表现。

主动脉内径、肺动脉内径未见明显异常 / 描述异常表现，主动脉从某室发出，肺动脉从某室发出，描述心室、大动脉连接状况。

主动脉弓及动脉导管弓显示。

心包未见明显积液声像。

彩色多普勒超声描述：心房内探及紊乱血流信号，余未见明显异常血流信号或描述其他血流异常表现（图 20-4-127）。

超声提示：

（1）胎儿心脏异常：声像改变符合单心房。

（2）建议进行产前诊断及心脏外科咨询。

特别说明：

（1）胎儿心脏畸形是随着心脏发育而动态发展的，如房 / 室间隔缺损、瓣膜狭窄 / 部分血管位置异常、血管狭窄 / 缩窄 / 离断及肺静脉异位引流、冠状动脉病变等，在胎儿期没有明显超声图像改变，只有在出生后才能明确诊断。

（2）因胎儿体位等因素，胎儿心脏部分结构不能完全显示。

（3）本检查结果仅反映受检者当时情况。

3. 室间隔缺损

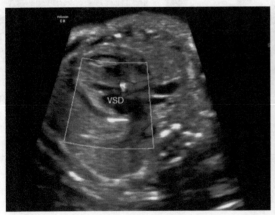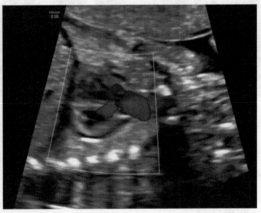

图 20-4-128　室间隔缺损（VSD）血流图

超声所见：

测值：同"（一）正常胎儿超声心动图检查报告"。

二维超声所见：

孕__周__天；胎位：__。

内脏位置：胃泡位于左侧，肝脏位于右侧。

心脏位置：心脏位于某侧胸腔，心尖指向某侧，心胸比在正常范围。

左、右房室大小基本对称。房间隔显示，卵圆孔瓣向左心房开放，卵圆孔径未见明显异常，室间隔上 / 中 / 下份连续性中断，宽约__mm。心房某位，心室某祥，左心房与左心室连接，右心房与右心室连接，房、室连接一致。

室壁厚度及搏幅未见明显异常。

各瓣膜形态、结构及活动未见明显异常。

主动脉内径、肺动脉内径未见明显异常，两支大动脉交叉排列，主动脉从左心室发出，肺动脉从右心室发出，心室、大动脉连接一致。

主动脉弓及动脉导管弓显示。

右心房与上腔静脉、下腔静脉连接。

心包未见明显积液声像。

彩色多普勒超声描述：心室水平探及双向低速分流，余未见明显异常血流信号（图20-4-128）。

超声提示：

（1）胎儿心脏异常：声像改变符合室间隔缺损。

（2）建议进行产前诊断及心脏外科咨询。

特别说明：

（1）胎儿心脏畸形是随着心脏发育而动态发展的，如房/室间隔缺损、瓣膜狭窄/部分血管位置异常、血管狭窄/缩窄/离断及肺静脉异位引流、冠状动脉病变等，在胎儿期没有明显超声图像改变，只有在出生后才能明确诊断。

（2）因胎儿体位等因素，胎儿心脏部分结构不能完全显示。

（3）本检查结果仅反映受检者当时情况。

4. 法洛四联症

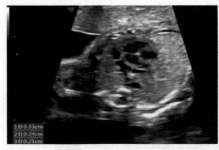

图 20-4-129　法洛四联症二维图

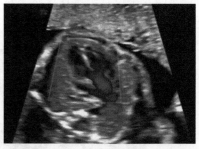

图 20-4-130　法洛四联症血流图

超声所见：

测值：同"（一）正常胎儿超声心动图检查报告"。

二维超声所见：

孕__周__天；胎位：__。

内脏位置：胃泡位于左/右侧，肝脏位于左/右侧。

心脏位置：心脏位于某侧胸腔，心尖指向某侧，心胸比在正常范围。

左、右房室大小基本对称，房间隔显示，卵圆孔瓣向左心房开放，卵圆孔径未见明显异常，室间隔上份连续性中断，宽约__mm，心房某位，心室某祥，左心房与左心室连接，右心房与右心室连接，房、室连接一致。

室壁厚度及搏幅未见明显异常。

肺动脉瓣增厚，回声增强，开放受限，关闭尚可，余瓣膜形态、结构及活动未见明显异常。

主动脉增宽，内径约__mm，骑跨于室间隔上，骑跨率约__%，肺动脉狭窄，内径约__mm，两支大动脉交叉排列，双流出道未见明显异常/描述右心室流出道异常表现，肺动脉从右心室发出（图20-4-129）。

主动脉弓及动脉导管弓显示。

右心房与上腔静脉、下腔静脉连接。

心包未见明显积液声像。

彩色多普勒超声描述：心室水平探及过隔血流信号，肺动脉瓣上探及花色血流信号，最大血流速度（V_{max}）=__m/s，余未见明显异常血流信号（图 20-4-130）。

超声提示：

（1）胎儿心脏异常：声像改变符合法洛四联症。

（2）建议进行产前诊断及心脏外科咨询。

特别说明：

（1）胎儿心脏畸形是随着心脏发育而动态发展的，如房/室间隔缺损、瓣膜狭窄/部分血管位置异常、血管狭窄/缩窄/离断及肺静脉异位引流、冠状动脉病变等，在胎儿期没有明显超声图像改变，只有在出生后才能明确诊断。

（2）因胎儿体位等因素，胎儿心脏部分结构不能完全显示。

（3）本检查结果仅反映受检者当时情况。

5. 完全型/矫正型大动脉转位

（1）完全型大动脉转位

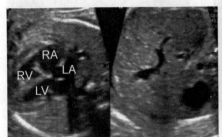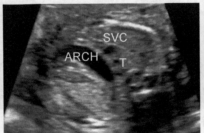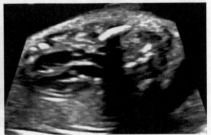

图 20-4-131　完全型大动脉转位

RA. 右心房；RV. 右心室；LA. 左心房；LV. 左心室；ARCH. 主动脉弓；SVC. 上腔静脉

超声所见：

测值：同"（一）正常胎儿超声心动图检查报告"。

二维超声所见：

孕__周__天；胎位：__。

内脏位置：胃泡位于左/右侧，肝脏位于左/右侧。

心脏位置：心脏位于某侧胸腔，心尖指向某侧，心胸比在正常范围。

左、右房室大小基本对称。房间隔显示，卵圆孔瓣向左心房开放，卵圆孔径未见明显异常，室间隔显示或上份连续性中断，宽约__mm。心房某位，心室某祥，左心房与左心室连接，右心房与右心室连接，房、室连接一致。

室壁厚度及搏幅未见明显异常。

各瓣膜形态、结构及活动未见明显异常/描述异常表现。主动脉内径、肺动脉内径未见明显异常/描述异常表现，两支大动脉平行排列，主动脉从右心室发出，肺动脉从左心室发出，心室、大动脉连接不一致（图 20-4-131）。

三血管气管切面从左向右依次显示主动脉和上腔静脉。

主动脉弓及动脉导管弓显示。

右心房与上腔静脉、下腔静脉连接。

心包未见明显积液声像。

彩色多普勒超声描述：心室水平探及双向低速分流，余未见明显异常血流信号 / 描述其他血流异常表现。

超声提示：

①胎儿先天性心脏病：声像改变符合完全型大动脉转位。

②建议进行产前诊断及心脏外科咨询。

特别说明：

①胎儿心脏畸形是随着心脏发育而动态发展的，如房 / 室间隔缺损、瓣膜狭窄 / 部分血管位置异常、血管狭窄 / 缩窄 / 离断及肺静脉异位引流、冠状动脉病变等，在胎儿期没有明显超声图像改变，只有在出生后才能明确诊断。

②因胎儿体位等因素，胎儿心脏部分结构不能完全显示。

③本检查结果仅反映受检者当时情况。

（2）矫正型大动脉转位

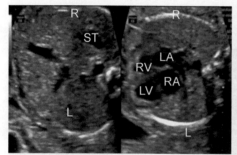 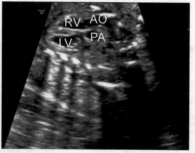

图 20-4-132　矫正型大动脉转位

RV. 右心室；LV. 左心室；RA. 右心房；LA. 左心房；ST. 胃泡

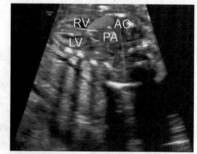

图 20-4-133　矫正型大动脉转位

RV. 右心室；LV. 左心室；AO. 主动脉；PA. 肺动脉

超声所见：

测值：同"（一）正常胎儿超声心动图检查报告"。

二维超声所见：

孕__周__天；胎位：__。

内脏位置：胃泡位于左 / 右侧，肝脏位于左 / 右侧。

心脏位置：心脏位于某侧胸腔，心尖指向某侧，心胸比在正常范围。

左、右房室大小基本对称。房间隔显示，卵圆孔瓣向左心房开放，卵圆孔径未见明显异常，室间隔显示 / 描述异常表现。心房某位，心室某袢，右心房与左心室连接，左心房与右心室连接，房、室连接不一致。

室壁厚度及搏幅未见明显异常。

各瓣膜形态、结构及活动未见明显异常 / 描述异常表现。

主动脉内径、肺动脉内径未见明显异常 / 描述异常表现，两支大动脉平行排列，主动脉从右心室发出，肺动脉从左心室发出，心室、大动脉连接不一致（图 20-4-132）。

主动脉弓及动脉导管弓显示。

右心房与上腔静脉、下腔静脉连接。

心包未见明显积液声像。

彩色多普勒超声描述：未见明显异常血流信号／描述异常血流表现（图 20-4-133）。

超声提示：

①胎儿心脏异常：声像改变符合矫正型大动脉转位。

②建议进行产前诊断及心脏外科咨询。

特别说明：

①胎儿心脏畸形是随着心脏发育而动态发展的，如房／室间隔缺损、瓣膜狭窄／部分血管位置异常、血管狭窄／缩窄／离断及肺静脉异位引流、冠状动脉病变等，在胎儿期没有明显超声图像改变，只有在出生后才能明确诊断。

②因胎儿体位等因素，胎儿心脏部分结构不能完全显示。

③本检查结果仅反映受检者当时情况。

6. 右心室双出口

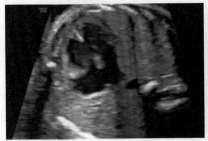
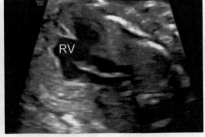
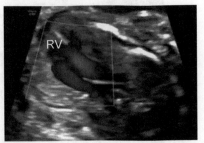

图 20-4-134　右心室双出口　　　　　图 20-4-135　右心室双出口血流图
RV. 右心室　　　　　　　　　　　　　　RV. 右心室

超声所见：

测值：同"（一）正常胎儿超声心动图检查报告"。

二维超声所见：

孕__周__天；胎位：__。

内脏位置：胃泡位于左侧，肝脏位于右侧。

心脏位置：心脏位于某侧胸腔，心尖指向某侧，心胸比在正常范围。

左、右房室大小基本对称／描述异常表现，房间隔显示，卵圆孔瓣向左心房开放，卵圆孔径未见明显异常，室间隔上份连续性中断，宽约__mm。心房某位，心室某祥，左心房与左心室连接，右心房与右心室连接，房、室连接一致。

室壁厚度及搏幅未见明显异常。

各瓣膜形态、结构及活动未见明显异常／描述异常表现。

主动脉内径、肺动脉内径未见明显异常／描述异常表现，主动脉及肺动脉完全或大部分起始于右心室，两支大动脉平行排列／描述异常表现（图 20-4-134）。

主动脉弓及动脉导管弓显示。

右心房与上腔静脉、下腔静脉连接。

心包未见明显积液声像。

彩色多普勒超声描述：心室水平探及左向右分流，余未见明显异常血流信号／描述其他血流异常表现（图 20-4-135）。

超声提示：

（1）胎儿心脏异常：声像改变符合右心室双出口。

（2）建议进行产前诊断及心脏外科咨询。

特别说明：

（1）胎儿心脏畸形是随着心脏发育而动态发展的，如房/室间隔缺损、瓣膜狭窄/部分血管位置异常、血管狭窄/缩窄/离断及肺静脉异位引流、冠状动脉病变等，在胎儿期没有明显超声图像改变，只有在出生后才能明确诊断。

（2）因胎儿体位等因素，胎儿心脏部分结构不能完全显示。

（3）本检查结果仅反映受检者当时情况。

7. 永存动脉干

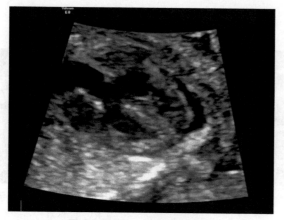

图 20-4-136　双心室单出口

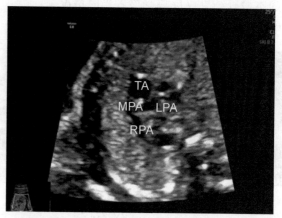

图 20-4-137　肺动脉发自永存动脉干起始部

TA. 永存动脉干；MPA. 主肺动脉；LPA. 左肺动脉；RPA. 右肺动脉

超声所见：

测值：同"（一）正常胎儿超声心动图检查报告"。

二维超声所见：

孕__周__天；胎位：__。

内脏位置：胃泡位于左/右侧，肝脏位于右/左侧。

心脏位置：心脏位于某侧胸腔，心尖指向某侧，心胸比在正常范围。

左、右房室大小基本对称/描述异常表现。房间隔显示，卵圆孔瓣向左心房开放，卵圆孔径未见明显异常，室间隔上份连续中断，宽__mm（极少数室间隔正常）。心房某位，心室某祥，左心房与左心室连接，右心房与右心室连接，房、室连接一致。

室壁厚度及搏幅未见明显异常。

二尖瓣、三尖瓣及大动脉瓣形态、结构及活动未见明显异常/描述异常表现。

仅见一支大动脉与双室连接，大动脉增宽，内径约__mm，肺动脉主干及左、右肺动脉起自动脉干后壁/侧壁（图 20-4-136，图 20-4-137）。

动脉弓显示或描述异常表现。

右心房与上腔静脉、下腔静脉连接。

心包未见明显积液声像。

彩色多普勒超声描述：心室水平探及过隔血流，余未见明显异常血流信号/描述其他血流异常表现。

超声提示：

（1）胎儿心脏发育异常：声像改变符合永存动脉干。

（2）建议进行产前诊断及心脏外科咨询。

特别说明：

（1）胎儿心脏畸形是随着心脏发育而动态发展的，如房/室间隔缺损、瓣膜狭窄/部分血管位置异常、血管狭窄/缩窄/离断及肺静脉异位引流、冠状动脉病变等，在胎儿期没有明显超声图像改变，只有在出生后才能明确诊断。

（2）因胎儿体位等因素，胎儿心脏部分结构不能完全显示。

（3）本检查结果仅反映受检者当时情况。

8. 右位主动脉弓

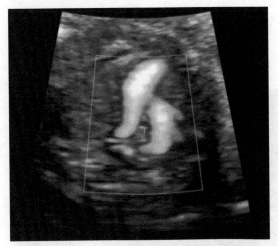

图 20-4-138　气管位于主动脉与肺动脉之间
T. 气管

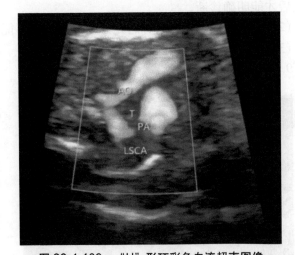

图 20-4-139　　"U"形环彩色血流超声图像
AO. 主动脉；T. 气管；PA. 肺动脉；LSCA. 左锁骨下动脉

超声所见：

测值：同"（一）正常胎儿超声心动图检查报告"。

二维超声所见：

孕__周__天；胎位：__。

内脏位置：胃泡位于左/右侧，肝脏位于左/右侧。

心脏位置：心脏位于某侧胸腔，心尖指向某侧，心胸比在正常范围。

左、右房室大小基本对称。房间隔显示，卵圆孔瓣向左心房开放，卵圆孔径未见明显异常，室间隔未见明显连续性中断。心房某位，心室某祥，左心房与左心室连接，右心房与右心室连接，房、室连接一致。

室壁厚度及搏幅未见明显异常。

各瓣膜形态、结构及活动未见明显异常。

主动脉内径、肺动脉内径未见明显异常，双室流出道未见明显异常，左心室与主动脉连接，右心室与肺动脉连接，心室、大动脉连接一致。

主动脉弓及动脉导管弓显示/描述异常表现（气管位于主动脉与动脉导管之间，右位主动脉弓与左位动脉导管环绕气管，形成"U"形血管环/主动脉与动脉导管均位于气管右侧，左锁骨下动脉起自降主动脉起始段，形成"C"形血管环）。

右心房与上腔静脉、下腔静脉连接。

心包未见明显积液声像。

彩色多普勒超声描述：未见明显异常血流信号（图 20-4-138，图 20-4-139）。

超声提示：

（1）胎儿心脏发育异常：声像改变符合右位主动脉弓伴左位动脉导管 / 右位动脉导管，迷走左锁骨下动脉可能。

（2）建议进行产前诊断及心脏外科咨询。

特别说明：

（1）胎儿心脏畸形是随着心脏发育而动态发展的，如房 / 室间隔缺损、瓣膜狭窄 / 部分血管位置异常、血管狭窄 / 缩窄 / 离断及肺静脉异位引流、冠状动脉病变等，在胎儿期没有明显超声图像改变，只有在出生后才能明确诊断。

（2）因胎儿体位等因素，胎儿心脏部分结构不能完全显示。

（3）本检查结果仅反映受检者当时情况。

9.心内膜垫缺损

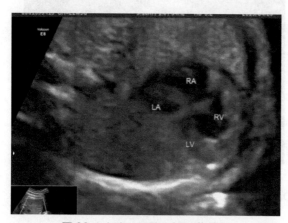

图 20-4-140　四腔心切面收缩期

RV. 右心室；LV. 左心室；RA. 右心房；LA. 左心房

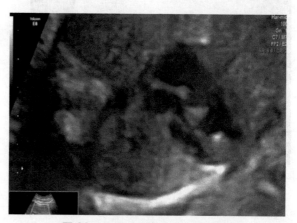

图 20-4-141　四腔心切面舒张期

超声所见：

测值：同"（一）正常胎儿超声心动图检查报告"。

二维超声所见：

孕__周__天；胎位：__。

内脏位置：胃泡位于左 / 右侧，肝脏位于右 / 左侧。

心脏位置：心脏位于某侧胸腔，心尖指向某侧，心胸比在正常范围。

左、右房室大小基本对称 / 描述异常表现。房间隔显示 / 描述异常表现，室间隔显示 / 描述异常表现，心内"十字交叉"结构消失（完全性）。心房某位，心室某祥，左心房与左心室连接，右心房与右心室连接，房、室连接一致（图 20-4-140，图 20-4-141）。

室壁厚度及搏幅未见明显异常。

各瓣膜形态、结构及活动未见明显异常 / 描述异常表现。

主动脉内径、肺动脉内径未见明显异常，双室流出道未见明显异常，左心室与主动脉连接，右心室与肺动脉连接，心室、大动脉连接一致。

主动脉弓及动脉导管弓显示。

右心房与上腔静脉、下腔静脉连接。

心包未见明显积液声像。

彩色多普勒超声描述：心房水平 / 心室水平 / 房室水平异常血流信号 / 描述其他血流异常表现。

超声提示：

（1）胎儿心脏发育异常：声像改变符合房室间隔缺损（部分型 / 过渡型 / 完全型）可能。

（2）建议进行产前诊断及心脏外科咨询。

特别说明：

（1）胎儿心脏畸形是随着心脏发育而动态发展的，如房 / 室间隔缺损、瓣膜狭窄 / 部分血管位置异常、血管狭窄 / 缩窄 / 离断及肺静脉异位引流、冠状动脉病变等，在胎儿期没有明显超声图像改变，只有在出生后才能明确诊断。

（2）因胎儿体位等因素，胎儿心脏部分结构不能完全显示。

（3）本检查结果仅反映受检者当时情况。

10. 内脏异位综合征

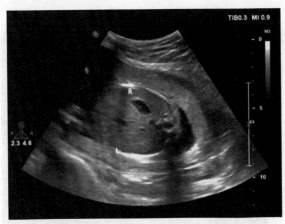

图 20-4-142　胎儿胃泡位于右侧
R. 右；L. 左

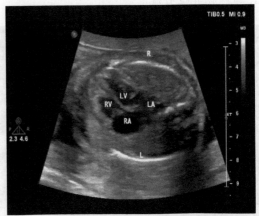

图 20-4-143　胎儿心脏位于右侧
R. 右；L. 左；RV. 右心室；LV. 左心室；RA. 右心房；
LA. 左心房

超声所见：

测值：同"（一）正常胎儿超声心动图检查报告"。

二维超声所见：

孕__周__天；胎位：__。

内脏位置：胃泡位于右侧，肝脏位于左侧（图 20-4-142）。

心脏位置：心脏位于某侧胸腔，心尖指向某侧，心胸比在正常范围。

左、右房室大小基本对称 / 描述异常表现。房间隔显示，卵圆孔瓣向左心房开放，卵圆孔径未见明显异常，室间隔显示 / 描述异常表现。心房某位，心室某祥，左心房与左心室连接，右心房与右心室连接，房、室连接一致（图 20-4-143）。

室壁厚度及搏幅未见明显异常。

各瓣膜形态、结构及活动未见明显异常 / 描述异常表现。

主动脉内径、肺动脉内径未见明显异常 / 描述异常表现，双室流出道未见明显异常，左心室与主动脉连接，右心室与肺动脉连接，心室、大动脉连接一致。

主动脉弓及动脉导管弓显示。

右心房与上腔静脉、下腔静脉连接。

心包未见明显积液声像。

彩色多普勒超声描述：未见明显异常血流信号／描述其他血流异常表现。

超声提示：

（1）胎儿内脏反位，声像改变符合左旋心／镜面右位心。

（2）建议进行产前诊断及心脏外科咨询。

特别说明：

（1）胎儿心脏畸形是随着心脏发育而动态发展的，如房／室间隔缺损、瓣膜狭窄／部分血管位置异常、血管狭窄／缩窄／离断及肺静脉异位引流、冠状动脉病变等，在胎儿期没有明显超声图像改变，只有在出生后才能明确诊断。

（2）因胎儿体位等因素，胎儿心脏部分结构不能完全显示。

（3）本检查结果仅反映受检者当时情况。

11. 肺静脉异位引流

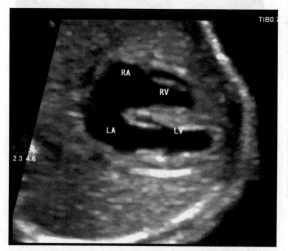

图 20-4-144　左心房面光滑，未见肺静脉角

RA. 右心房；RV. 右心室；LA. 左心房；LV. 左心室

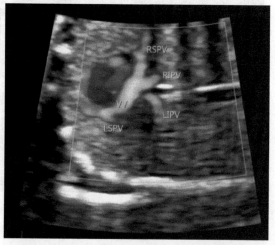

图 20-4-145　四支肺静脉汇合成共同静脉干

RSPV. 右上肺静脉；RIPV. 右下肺静脉；VV. 垂直静脉；LIPV. 左下肺静脉；LSPV. 左上肺静脉

超声所见：

测值：同"（一）正常胎儿超声心动图检查报告"。

二维超声所见：

孕__周__天；胎位：__。

内脏位置：胃泡位于左／右侧，肝脏位于左／右侧。

心脏位置：心脏位于某侧胸腔，心尖指向某侧，心胸比在正常范围。

左、右房室大小基本对称／描述异常表现（左心房后方可见扩张的共同静脉干／左侧房室沟处显示扩张的冠状静脉窦，左心房后壁光滑，未见／可见部分肺静脉开口）。房间隔显示，卵圆孔瓣向左心房开放，卵圆孔径未见明显异常，室间隔显示／描述异常表现。心房某位，心室某袢，左心房与左心室连接，右心房与右心室连接，房、室连接一致（图 20-4-144，图 20-4-145）。

室壁厚度及搏幅未见明显异常。

各瓣膜形态、结构及活动未见明显异常。

主动脉内径、肺动脉内径未见明显异常，双室流出道未见明显异常，左心室与主动脉连接，右心室与肺动脉连接，心室、大动脉连接一致。

主动脉弓及动脉导管弓显示。

右心房与上腔静脉、下腔静脉连接。

心包未见明显积液声像。

彩色多普勒超声描述：未见明显异常血流信号 / 描述其他血流异常表现。

超声提示：

（1）胎儿心脏发育异常：声像改变符合肺静脉异位引流。

（2）建议进行产前诊断及心脏外科咨询。

特别说明：

（1）胎儿心脏畸形是随着心脏发育而动态发展的，如房 / 室间隔缺损、瓣膜狭窄 / 部分血管位置异常、血管狭窄 / 缩窄 / 离断及肺静脉异位引流、冠状动脉病变等，在胎儿期没有明显超声图像改变，只有在出生后才能明确诊断。

（2）因胎儿体位等因素，胎儿心脏部分结构不能完全显示。

（3）本检查结果仅反映受检者当时情况。

12. **主动脉瓣狭窄 / 肺动脉瓣狭窄**

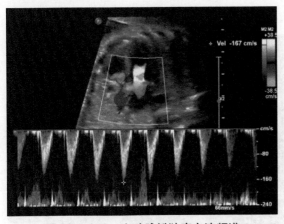

图 20-4-146　主动脉瓣狭窄血流频谱

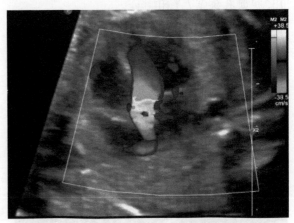

图 20-4-147　主动脉瓣狭窄呈花彩血流信号

超声所见：

测值：同"（一）正常胎儿超声心动图检查报告"。

二维超声所见：

孕__周__天；胎位：__。

内脏位置：胃泡位于左侧，肝脏位于右侧。

心脏位置：心脏位于左侧胸腔，心尖指向左侧，心胸比在正常范围。

左、右房室大小基本对称 / 描述异常表现。房间隔显示，卵圆孔瓣向左心房开放，卵圆孔径未见明显异常，室间隔显示。心房正位，心室右袢，左心房与左心室连接，右心房与右心室连接，房、室连接一致。

室壁厚度及搏幅未见明显异常。

主动脉瓣或肺动脉瓣增厚，回声增强，开放受限，关闭尚可，余瓣膜形态、结构及活动未见明显异常 / 描述其他异常表现。

主动脉内径、肺动脉内径未见明显异常/描述异常表现，双室流出道未见明显异常，左心室与主动脉连接，右心室与肺动脉连接，心室、大动脉连接一致。

主动脉弓及动脉导管弓显示。

右心房与上腔静脉、下腔静脉连接。

心包未见明显积液声像。

彩色多普勒超声描述：主动脉瓣上或肺动脉瓣上探及花色血流，$V_{max}=$__m/s，余未见明显异常血流信号/描述其他异常血流表现（图20-4-146，图20-4-147）。

超声提示：

（1）胎儿心脏发育异常：声像改变符合肺动脉瓣/主动脉瓣狭窄。

（2）建议进行产前诊断及心脏外科咨询。

特别说明：

（1）胎儿心脏畸形是随着心脏发育而动态发展的，如房/室间隔缺损、瓣膜狭窄/部分血管位置异常、血管狭窄/缩窄/离断及肺静脉异位引流、冠状动脉病变等，在胎儿期没有明显超声图像改变，只有在出生后才能明确诊断。

（2）因胎儿体位等因素，胎儿心脏部分结构不能完全显示。

（3）本检查结果仅反映受检者当时情况。

13. *卵圆孔狭窄/早闭*

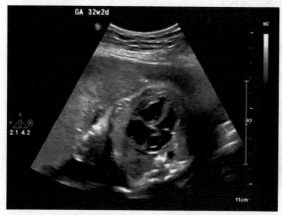

图20-4-148　四腔心切面

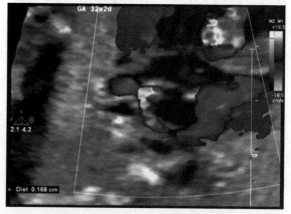

图20-4-149　卵圆孔血流束变窄

超声所见：

测值：同"（一）正常胎儿超声心动图检查报告"。

二维超声所见：

孕__周__天；胎位：__。

内脏位置：胃泡位于左侧，肝静脉位于右侧。

心脏位置：心脏位于左侧胸腔，心尖指向左侧，心轴未见明显异常。

各房室大小未见明显异常，心胸面积比未见异常；心房正位，心室右襻，房室连接未见异常。

房间隔显示，卵圆孔瓣向左心房开放，卵圆孔径狭窄（__mm）/闭合，室间隔显示，未见确切连续性中断（图20-4-148）。

双室流出道显示，左心室与主动脉连接，右心室与肺动脉连接，主动脉内径、肺动脉内径未见明显异常，两支大动脉位置关系未见明显异常。

右心房与上腔静脉、下腔静脉连接。

主动脉弓及动脉导管弓显示，动脉导管内径未见明显异常。

室壁厚度及搏幅未见明显异常。

各瓣形态、结构及活动未见明显异常。

心包未见明显积液声像。

彩色多普勒超声所见：

彩色多普勒超声血流信号情况：卵圆孔血流束变窄，V_{max}=__m/s/ 未探及血流；余未见明显异常血流信号（图 20-4-149）。

超声提示：

（1）胎儿心脏发育异常：声像图改变符合胎儿卵圆孔狭窄 / 早闭。

（2）建议进行产前诊断及心脏外科咨询。

特别说明：

（1）胎儿心脏畸形是随着心脏发育而动态发展的，如房 / 室间隔缺损、瓣膜狭窄 / 部分血管位置异常、血管狭窄 / 缩窄 / 离断及肺静脉异位引流、冠状动脉病变等，在胎儿期没有明显超声图像改变，只有在出生后才能明确诊断。

（2）因胎儿体位等因素，胎儿心脏部分结构不能完全显示。

（3）本检查结果仅反映受检者当时情况。

14. 动脉导管狭窄 / 早闭

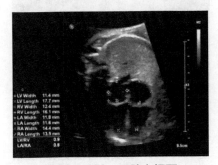

图 20-4-150　四腔心切面

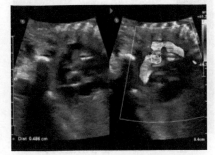

图 20-4-151　动脉导管狭窄

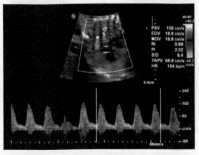

图 20-4-152　动脉导管前向血流加速

超声所见：

测值：同"（一）正常胎儿超声心动图检查报告"。

二维超声所见：

孕__周__天；胎位：__。

内脏位置：胃泡位于左侧，肝静脉位于右侧。

心脏位置：心脏位于左侧胸腔，心尖指向左侧，心轴未见明显异常。

各房室大小未见明显异常，心胸面积比未见异常；心房正位，心室右祥，房室连接未见异常。

房间隔显示，卵圆孔瓣向左心房开放，卵圆孔径未见异常，室间隔显示，未见确切连续性中断（图 20-4-150）。

双室流出道显示，左心室与主动脉连接，右心室与肺动脉连接，主动脉内径、肺动脉内径未见明显异常，两支大动脉位置关系未见明显异常。

右心房与上腔静脉、下腔静脉连接。

主动脉弓及动脉导管弓显示，动脉导管狭窄 / 闭合（图 20-4-151）。

室壁厚度及搏幅未见明显异常。

各瓣形态、结构及活动未见明显异常。

心包未见明显积液声像。

彩色多普勒超声所见:

彩色多普勒超声血流信号情况:动脉导管前向血流加速,V_{max}=__m/s,PI=__;余未见明显异常血流信号(图20-4-152)。

超声提示:

(1)胎儿心脏发育异常;声像图改变符合胎儿动脉导管狭窄/早闭。

(2)建议进行产前诊断及心脏外科咨询。

注:如合并其他异常请注意增加相应描述及诊断。

特别说明:

(1)胎儿心脏畸形是随着心脏发育而动态发展的,如房/室间隔缺损、瓣膜狭窄/部分血管位置异常、血管狭窄/缩窄/离断及肺静脉异位引流、冠状动脉病变等,在胎儿期没有明显超声图像改变,只有在出生后才能明确诊断。

(2)因胎儿体位等因素,胎儿心脏部分结构不能完全显示。

(3)本检查结果仅反映受检者当时情况。

15. 左心发育不良综合征

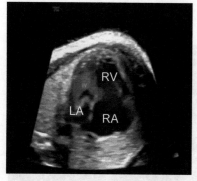

图20-4-153　主动脉明显狭窄
RV. 右心室;RA. 右心房;LA. 左心房

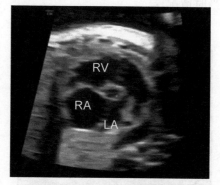

图20-4-154　左心房室狭小
RV. 右心室;LA. 左心房;RA. 右心房

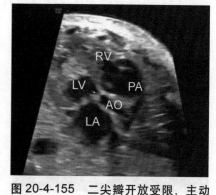

图20-4-155　二尖瓣开放受限,主动脉狭窄
RV. 右心室;LV. 左心室;LA. 左心房;AO. 主动脉;PA. 肺动脉

超声所见:

测值:同"(一)正常胎儿超声心动图检查报告"。

二维超声所见:

孕__周__天,胎位:__。

内脏位置:胃泡位于左侧,肝静脉位于右侧。

心脏位置:心脏位于左侧胸腔,心尖指向左侧,心轴未见明显异常。

左房室狭小,右房室增大,心胸面积比未见异常;心房正位,心室右袢,房室连接未见异常(图20-4-153)。

房间隔显示,卵圆孔瓣向左心房开放,卵圆孔径未见明显异常,室间隔显示,未见确切连续性中断。

双室流出道显示,左心室与主动脉连接,右心室与肺动脉连接,主动脉狭窄,肺动脉增宽,两支大动脉位置关系未见明显异常(图20-4-154)。

右心房与上腔静脉、下腔静脉连接。

主动脉弓及动脉导管弓显示，动脉导管内径未见明显异常，主动脉弓狭窄。

室壁厚度及搏幅未见明显异常。

二尖瓣、主动脉瓣增厚、回声增强，开放受限；余瓣形态、结构及活动未见明显异常（图 20-4-155）。

心包未见明显积液声像。

彩色多普勒超声所见：

彩色多普勒超声血流信号情况：二尖瓣前向血流加速；主动脉瓣前向血流加速；主动脉弓降部前向血流加速，V_{max}=__m/s；余未见明显异常血流信号。

超声提示：

（1）胎儿心脏发育异常：声像图改变符合胎儿左心发育不良综合征。

（2）建议进行产前诊断及心脏外科咨询。

注：如合并其他异常请注意增加相应描述及诊断。

特别说明：

（1）胎儿心脏畸形是随着心脏发育而动态发展的，如房／室间隔缺损、瓣膜狭窄／部分血管位置异常、血管狭窄／缩窄／离断及肺静脉异位引流、冠状动脉病变等，在胎儿期没有明显超声图像改变，只有在出生后才能明确诊断。

（2）因胎儿体位等因素，胎儿心脏部分结构不能完全显示。

（3）本检查结果仅反映受检者当时情况。

16. 右心发育不良综合征

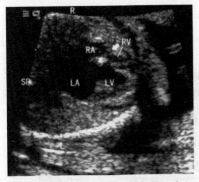 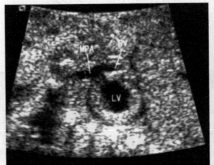

图 20-4-156　右心房室狭小，室间隔缺损

SP. 脾；RA. 右心房；RV. 右心室；LA. 左心房；LV. 左心室

图 20-4-157　肺动脉明显狭窄

MPA. 主肺动脉；RV. 右心室；LV. 左心室；SVC. 下腔静脉；AAO. 升主动脉；RPA. 右肺动脉；SP. 脾；DAO. 降主动脉；DA. 动脉导管；L. 肝

（图片来源：李胜利，2013. 胎儿畸形产前超声与病理解剖图谱. 胸腔、心脏和腹部分卷 [M]. 北京：人民军医出版社 .）

超声所见：

测值：同"（一）正常胎儿超声心动图检查报告"。

二维超声所见：

孕__周__天；胎位：__。

内脏位置：胃泡位于左侧，肝静脉位于右侧。

心脏位置：心脏位于左侧胸腔，心尖指向左侧，心轴未见明显异常。

右房室狭小，左房室增大，心胸面积比未见异常；心房正位，心室右袢，房室连接未见异常。

房间隔显示，卵圆孔瓣向左心房开放，卵圆孔径未见明显异常，室间隔显示，可见／未见确切连续性中断（图 20-4-156）。

　　双室流出道显示，左心室与主动脉连接，右心室与肺动脉连接，肺动脉狭窄，主动脉增宽，两支大动脉位置关系未见明显异常（图 20-4-157）。

　　右心房与上腔静脉、下腔静脉连接。

　　主动脉弓及动脉导管弓显示，动脉导管内径未见明显异常。

　　室壁厚度及搏幅未见明显异常。

　　三尖瓣、肺动脉瓣增厚、回声增强，开放受限；余瓣形态、结构及活动未见明显异常。

　　心包未见明显积液声像。

　　彩色多普勒超声所见：

　　彩色多普勒超声血流信号情况：三尖瓣前向血流加速；肺动脉瓣前向血流加速；余未见明显异常血流信号。

超声提示：

（1）胎儿心脏发育异常：声像图改变符合右心发育不良综合征。

（2）建议进行产前诊断及心脏外科咨询。

注：如合并其他异常请注意增加相应描述及诊断。

特别说明：

（1）胎儿心脏畸形是随着心脏发育而动态发展的，如房/室间隔缺损、瓣膜狭窄/部分血管位置异常、血管狭窄/缩窄/离断及肺静脉异位引流、冠状动脉病变等，在胎儿期没有明显超声图像改变，只有在出生后才能明确诊断。

（2）因胎儿体位等因素，胎儿心脏部分结构不能完全显示。

（3）本检查结果仅反映受检者当时情况。

17. 心律失常

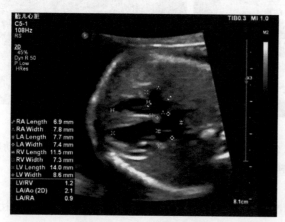
图 20-4-158　四腔心切面

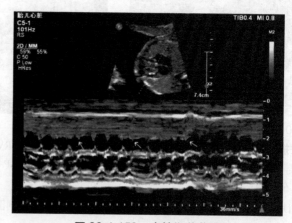
图 20-4-159　房性期前收缩

超声所见：

测值：同"（一）正常胎儿超声心动图检查报告"。

二维超声所见：

孕__周__天；胎位：__。

内脏位置：胃泡位于左侧，肝静脉位于右侧。

心脏位置：心脏位于左侧胸腔，心尖指向左侧，心轴未见明显异常。

各房室大小未见明显异常，心胸面积比未见异常；心房正位，心室右袢，房室连接未见异常。

房间隔显示，卵圆孔瓣向左心房开放，卵圆孔径未见明显异常，室间隔显示，未见确切连续性中断（图 20-4-158，图 20-4-159）。

双室流出道显示，左心室与主动脉连接，右心室与肺动脉连接，主动脉内径、肺动脉内径未见明显异常，两支大动脉位置关系未见明显异常。

右心房与上腔静脉、下腔静脉连接。

主动脉弓及动脉导管弓显示，动脉导管内径未见明显异常。

室壁厚度及搏幅未见明显异常。

胎儿心律失常，可见房性期前收缩，未下传至心室。

各瓣形态、结构及活动未见明显异常。

心包未见明显积液声像。

彩色多普勒超声描述：未见明显异常血流信号。

超声提示：

（1）胎儿心脏结构未见明显异常。

（2）胎儿心律失常。

（3）房性期前收缩 / 室性期前收缩 / 房室传导阻滞。

注：如合并其他异常请注意增加相应描述及诊断。

特别说明：

（1）胎儿心脏畸形是随着心脏发育而动态发展的，如房 / 室间隔缺损、瓣膜狭窄 / 部分血管位置异常、血管狭窄 / 缩窄 / 离断及肺静脉异位引流、冠状动脉病变等，在胎儿期没有明显超声图像改变，只有在出生后才能明确诊断。

（2）因胎儿体位等因素，胎儿心脏部分结构不能完全显示。

（3）本检查结果仅反映受检者当时情况。

18. 心脏肿瘤

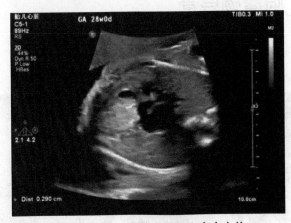 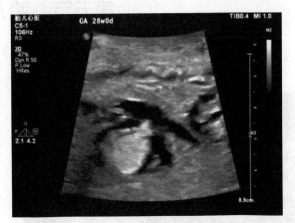

图 20-4-160　四腔心切面心室内占位　　　　图 20-4-161　右心室流出道切面心室内占位

超声所见：

测值：同"（一）正常胎儿超声心动图检查报告"。

二维超声所见：

孕__周__天；胎位：__。

内脏位置：胃泡位于左侧，肝静脉位于右侧。

心脏位置：心脏位于左侧胸腔，心尖指向左侧，心轴未见明显异常。

各房室大小未见明显异常，心胸面积比未见异常；心房正位，心室右袢，房室连接未见异常。心腔内/室壁内/心房内/心包内查见占位，大小约__cm×__cm×__cm，边界清楚，基底宽/窄，查见蒂/未见蒂附着，活动度好/不好（图20-4-160，图20-4-161）。

房间隔显示，卵圆孔瓣向左心房开放，卵圆孔径未见明显异常，室间隔显示，未见确切连续性中断。

双室流出道显示，左心室与主动脉连接，右心室与肺动脉连接，主动脉内径、肺动脉内径未见明显异常，两支大动脉位置关系未见明显异常。

右心房与上腔静脉、下腔静脉连接。

主动脉弓及动脉导管弓显示，动脉导管内径未见明显异常。

室壁厚度及搏幅未见明显异常。

各瓣形态、结构及活动未见明显异常。

心包未见明显积液声像。

彩色多普勒超声描述：未见明显异常血流信号。

超声提示：

（1）胎儿心脏占位（疑_____瘤）。

（2）建议进行产前诊断及心脏外科咨询。

注：如合并其他异常请注意增加相应描述及诊断。

特别说明：

（1）胎儿心脏畸形是随着心脏发育而动态发展的，如房/室间隔缺损、瓣膜狭窄/部分血管位置异常、血管狭窄/缩窄/离断及肺静脉异位引流、冠状动脉病变等，在胎儿期没有明显超声图像改变，只有在出生后才能明确诊断。

（2）因胎儿体位等因素，胎儿心脏部分结构不能完全显示。

（3）本检查结果仅反映受检者当时情况。

第五节　胎儿附属物异常

一、前置胎盘

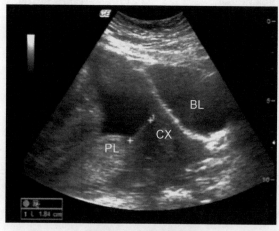

图 20-5-1 胎盘低置
CX.宫颈；BL.膀胱；PL.胎盘

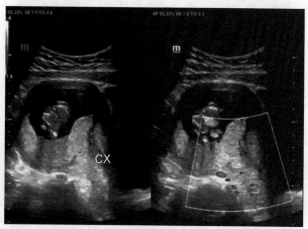

图 20-5-2 胎盘下缘完全覆盖宫颈内口
CX.宫颈

超声所见：

针对部位：前置胎盘。

宫内查见单/双胎儿声像。

胎方位：__。

双顶径（BPD）：__cm；头围（HC）：__cm；股骨长（FL）：__cm；腹围（AC）：__cm。

羊水最大深度（A）：__cm；羊水指数（AFI）：__cm。

胎儿颈部未见/可见脐带绕颈__周。脐动脉血流 S/D=__。

可见胎心胎动，胎心率__次/分，节律整齐。

针对部位超声所见：

胎盘：附着于子宫前壁/后壁/侧壁/宫底，厚度__cm，成熟度__级。

胎盘下缘完全覆盖/部分覆盖/达到宫颈内口/距宫颈内口约__cm（胎盘下缘距宫颈内口应在2cm内）（图20-5-1，图20-5-2）。

注：因部分性和边缘性前置胎盘在无宫颈管扩张情况下难以区分，有研究者将两种类型统称不完全前置胎盘，应描述胎盘下缘到宫颈内口确切距离。因子宫下段在妊娠期不断延长使胎盘和宫颈位置相对位置不断改变，妊娠32周之后超声对前置胎盘判断较为准确。

超声提示：

（1）宫内单/双活胎。

（2）前置胎盘/低置胎盘。

特别说明：

（1）本次检查为针对胎儿及孕妇特定目的的检查。

（2）胎儿心脏检查需要进行针对性胎儿超声心动图检查。

（3）此次检查结果仅反映受检者当时情况。

二、胎盘植入

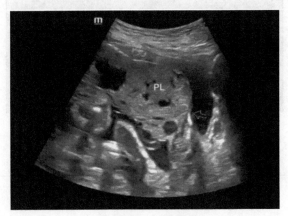 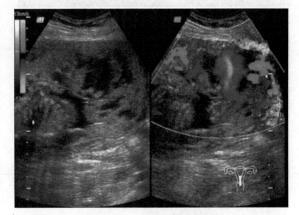

图 20-5-3　胎盘穿通　　　　　　　图 20-5-4　胎盘"奶酪"征
PL. 胎盘

超声所见：

针对部位：胎盘植入。

宫内查见单/双胎儿声像。

胎方位：__。

双顶径（BPD）：__cm；头围（HC）：__cm；股骨长（FL）：__cm；腹围（AC）：__cm。

羊水最大深度（A）：__cm；羊水指数（AFI）：__cm。

胎儿颈部未见／可见脐带绕颈__周。脐动脉血流 S/D=__。

可见胎心胎动，胎心率__次／分，节律整齐。

针对部位超声所见：

胎盘：附着于子宫前壁／后壁／侧壁／宫底，厚度__cm，成熟度__级。胎盘下缘距宫颈内口__cm。

胎盘实质查见多个大小不等、形态不规则无回声腔隙，呈"奶酪"征，CDFI 显示腔隙内部血流信号紊乱；胎盘后间隙消失；胎盘与子宫肌层边界模糊，该处子宫肌层变薄（＜2mm）／消失；胎盘穿通时子宫浆膜层强回声中断，形成局部外突的团块样回声，甚至累及膀胱壁，CDFI 显示胎盘植入部肌层血流信号增多、分布紊乱，宫旁血管扩张（图 20-5-3，图 20-5-4）。

超声提示：

（1）宫内单／双活胎。

（2）疑胎盘植入。

特别说明：

（1）本次检查为针对胎儿及孕妇特定目的的检查。

（2）胎儿心脏检查需要进行针对性胎儿超声心动图检查。

（3）此次检查结果仅反映受检者当时情况。

三、胎盘早剥

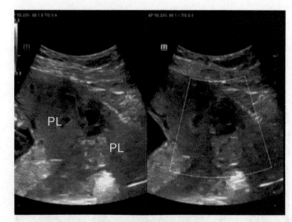

图 20-5-5　胎盘早剥
PL. 胎盘

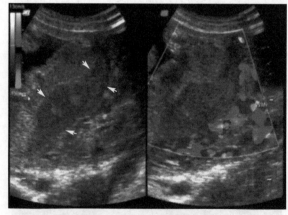

图 20-5-6　胎盘早剥血流图

超声所见：

针对部位：胎盘早剥。

宫内查见单／双胎儿声像。

胎方位：__。

双顶径（BPD）：__cm；头围（HC）：__cm；股骨长（FL）：__cm；腹围（AC）：__cm。

羊水最大深度（A）：__cm；羊水指数（AFI）：__cm。

胎儿颈部未见／可见脐带绕颈__周。脐动脉血流 S/D=__。

可见胎心胎动，胎心率__次／分，节律整齐。

针对部位超声所见：

胎盘：附着于子宫前壁 / 后壁 / 侧壁 / 宫底，厚度__cm，成熟度__级。胎盘下缘距宫颈内口__cm。

胎盘局限性增厚，该处胎盘后方与子宫肌壁之间可见__cm×__cm×__cm 高回声区 / 中等回声区 / 低弱回声区 / 无回声区，形态不规则，内部回声杂乱。CDFI：病变处未见血流信号（图 20-5-5，图 20-5-6）。

超声提示：

（1）宫内单 / 双活胎。

（2）胎盘后方与子宫肌壁间异常回声：疑胎盘早剥。

特别说明：

（1）本次检查为针对胎儿及孕妇特定目的的检查。

（2）胎儿心脏检查需要进行针对性胎儿超声心动图检查。

（3）此次检查结果仅反映受检者当时情况。

四、胎盘血管瘤

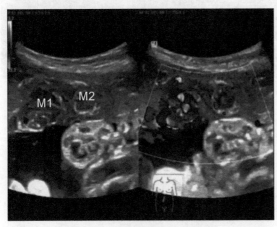

图 20-5-7　多发胎盘血管瘤
M. 肿块

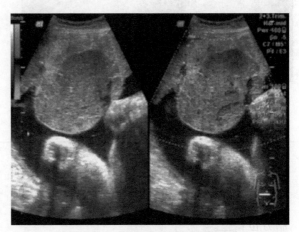

图 20-5-8　胎盘血管瘤突向羊膜腔

超声所见：

针对部位：胎盘血管瘤。

宫内查见单 / 双胎儿声像。

胎方位：__。

双顶径（BPD）：__cm；头围（HC）：__cm；股骨长（FL）：__cm；腹围（AC）：__cm。

羊水最大深度（A）：__cm；羊水指数（AFI）：__cm。

胎儿颈部未见 / 可见脐带绕颈__周。脐动脉血流 S/D=__。

可见胎心胎动，胎心率__次 / 分，节律整齐。

针对部位超声所见：

胎盘：附着于子宫前壁 / 后壁 / 侧壁 / 宫底，厚度__cm，成熟度__级。胎盘下缘距宫颈内口__cm。

胎盘实质 / 子面中查见__cm×__cm×__cm 类圆形低回声 / 混合回声团，边界清晰，紧邻 / 远离脐带胎盘入口处，有 / 无向羊膜腔突出。CDFI：团块内部查见较丰富条状 / 短线状血流信号（图 20-5-7，图 20-5-8）。

超声提示：

（1）宫内单 / 双活胎。

（2）胎盘占位：疑胎盘血管瘤。

特别说明：

（1）本次检查为针对胎儿及孕妇特定目的的检查。

（2）胎儿心脏检查需要进行针对性胎儿超声心动图检查。

（3）此次检查结果仅反映受检者当时情况。

五、血管前置

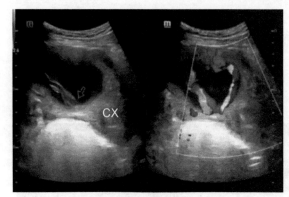

图 20-5-9　帆状胎盘血管前置

CX. 宫颈

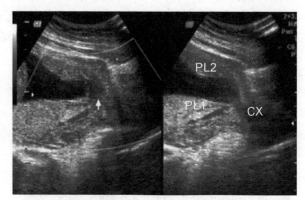

图 20-5-10　副胎盘血管前置

CX. 宫颈；PL. 胎盘

超声所见：

针对部位：血管前置。

宫内查见单 / 双胎儿声像。

胎方位：__。

双顶径（BPD）：__cm；头围（HC）：__cm；股骨长（FL）：__cm；腹围（AC）：__cm。

羊水最大深度（A）：__cm；羊水指数（AFI）：__cm。

胎儿颈部未见 / 可见脐带绕颈__周。脐动脉血流 S/D=__。

可见胎心胎动，胎心率__次 / 分，节律整齐。

针对部位超声所见：

胎盘：附着于子宫前壁 / 后壁 / 侧壁 / 宫底，厚度__cm，成熟度__级。胎盘下缘距宫颈内口__cm。

宫颈内口胎膜下查见无回声管状结构横跨。CDFI 及 PW：该管状结构显示为脐动脉频谱（图 20-5-9，图 20-5-10）。

超声提示：

（1）宫内单 / 双活胎。

（2）疑血管前置。

特别说明：

（1）本次检查为针对胎儿及孕妇特定目的的检查。

（2）胎儿心脏检查需要进行针对性胎儿超声心动图检查。

（3）此次检查结果反映受检者当时情况。

六、单脐动脉

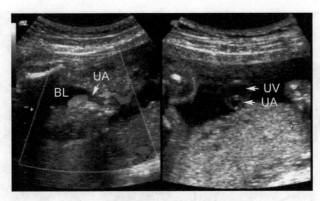

图 20-5-11　单脐动脉
BL. 膀胱；UA. 脐动脉；UV. 脐静脉

超声所见：

针对部位：单脐动脉。

宫内查见单 / 双胎儿声像。

胎方位：__。

双顶径（BPD）：__cm；头围（HC）：__cm；股骨长（FL）：__cm；腹围（AC）：__cm。

胎盘：附着于子宫前壁 / 后壁 / 侧壁 / 宫底，厚度__cm，成熟度__级。

胎盘下缘距宫颈内口__cm。

羊水最大深度（A）：__cm；羊水指数（AFI）：__cm。

胎儿颈部未见 / 可见脐带绕颈__周。脐动脉血流 S/D=__。

可见胎心胎动，胎心率__次 / 分，节律整齐。

针对部位超声所见：

脐带游离段横切面显示一大一小两个管腔，呈"吕"字征，CDFI 显示一红一蓝两个圆形结构。胎儿下腹横切面膀胱两侧仅显示一侧脐带血管走行，另一侧脐血流缺失（图 20-5-11）。

超声提示：

（1）宫内单 / 双活胎。

（2）单脐动脉（左 / 右脐动脉缺失）。

特别说明：

（1）本次检查为针对胎儿及孕妇特定目的的检查。

（2）胎儿心脏检查需要进行针对性胎儿超声心动图检查。

（3）此次检查结果仅反映受检者当时情况。

七、脐带囊肿

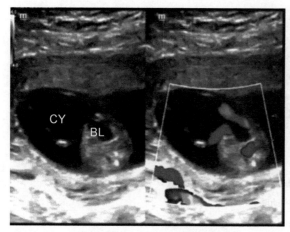

图 20-5-12 胎儿尿囊囊肿
CY. 囊肿；BL. 膀胱

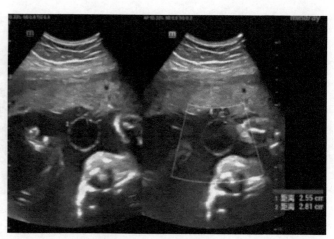

图 20-5-13 脐带囊肿

超声所见：

针对部位：脐带囊肿。

宫内查见单 / 双胎儿声像。

胎方位：__。

双顶径（BPD）：__cm；头围（HC）：__cm；股骨长（FL）：__cm；腹围（AC）：__cm。

羊水最大深度（A）：__cm；羊水指数（AFI）：__cm。

胎儿颈部未见 / 可见脐带绕颈__周。脐动脉血流 S/D=__。

可见胎心胎动，胎心率__次 / 分，节律整齐。

针对部位超声所见：

胎盘：附着于子宫前壁 / 后壁 / 侧壁 / 宫底，厚度__cm，成熟度__级。胎盘下缘距宫颈内口__cm。

脐带游离段 / 胎儿脐孔端 / 胎盘入口端可见__cm×__cm×__cm 圆形或椭圆形囊性团块，壁薄光滑，内透声好。CDFI：囊性团块内无血流信号（图 20-5-12，图 20-5-13）。

超声提示：

（1）宫内单 / 双活胎。

（2）疑脐带囊肿。

特别说明：

（1）本次检查为针对胎儿及孕妇特定目的的检查。

（2）胎儿心脏检查需要进行针对性胎儿超声心动图检查。

（3）此次检查结果仅反映受检者当时情况。

第六节　生物物理评分报告

超声所见：
胎儿生物物理评分：
胎动__分。
肌张力__分。
呼吸样运动__分。
羊水__分。

超声诊断：
胎儿生物物理评分：__分。

特别说明：
本检查结果仅反映受检查当时情况。

补充说明：
　　胎儿生物物理评分作为评估胎儿缺氧的一种方法已广泛应用于产科临床实践。除上述超声评估的 4 个指标外，还包括胎儿电子监护无应激试验（NST）。每个指标按 Manning 评分法给予 2 分或 0 分。

第七节　血管评估报告

一、大脑中动脉

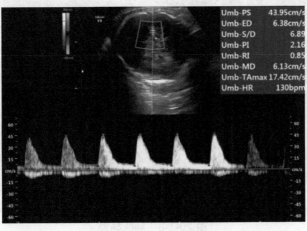

图 20-7-1　大脑中动脉

超声所见：
胎儿大脑中动脉 S/D=__，RI=__，PI=__，PSV=__cm/s，EDV=__cm/s（图 20-7-1）。

超声诊断：
请结合临床。

二、脐动脉

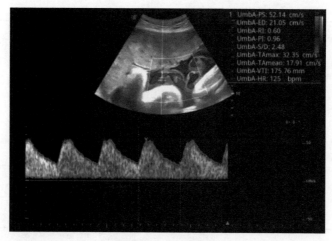

图 20-7-2 脐动脉

超声所见：

胎儿脐动脉血流 S/D=__，胎儿心率__次 / 分，心律齐（图 20-7-2）。

超声诊断：

请结合临床。

三、静脉导管

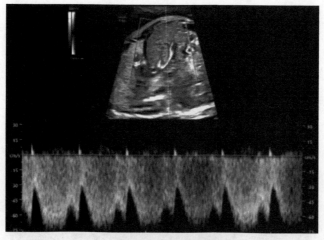

图 20-7-3 静脉导管

超声所见：

胎儿静脉导管频谱未见明显异常（图 20-7-3）。

超声诊断：

请结合临床。

胎儿血管多普勒测值正常参考范围

脐动脉：

脐动脉收缩期与舒张期血流速度比值（S/D）参考值

孕周	收缩期与舒张期血流速度比值（S/D），百分位数								
	2.5th	5th	10th	25th	50th	75th	90th	95th	97.5th
19	2.73	2.93	3.19	3.67	4.28	5.00	5.75	6.26	6.73
20	2.63	2.83	3.07	3.53	4.11	4.80	5.51	5.99	4.43
21	2.51	2.70	2.93	3.36	3.91	4.55	5.22	5.67	6.09
22	2.43	2.60	2.83	3.24	3.77	4.38	5.03	5.45	5.85
23	2.34	2.51	2.72	3.11	3.62	4.21	4.82	5.22	5.61
24	2.25	2.41	2.62	2.99	3.48	4.04	4.63	5.02	5.38
25	2.17	2.33	2.52	2.88	3.35	3.89	4.45	4.83	5.18
26	2.09	2.24	2.43	2.78	3.23	3.75	4.30	4.66	5.00
27	2.02	2.17	2.35	2.69	3.12	3.63	4.15	4.50	4.83
28	1.95	2.09	2.27	2.60	3.02	3.51	4.02	4.36	4.67
29	1.89	2.03	2.20	2.52	2.92	3.40	3.89	4.22	4.53
30	1.83	1.96	2.13	2.44	2.83	3.30	3.78	4.10	4.40
31	1.77	1.90	2.06	2.36	2.75	3.20	3.67	3.98	4.27
32	1.71	1.84	2.00	2.29	2.67	3.11	3.57	3.87	4.16
33	1.66	1.79	1.94	2.23	2.60	3.03	3.48	3.77	4.06
34	1.61	1.73	1.88	2.16	2.53	2.95	3.39	3.68	3.96
35	1.57	1.68	1.83	2.11	2.46	2.87	3.30	3.59	3.86
36	1.52	1.64	1.78	2.05	2.40	2.80	3.23	3.51	3.78
37	1.48	1.59	1.73	2.00	2.34	2.74	3.15	3.43	3.69
38	1.44	1.55	1.69	1.95	2.28	2.67	3.08	3.36	3.62
39	1.40	1.51	1.64	1.90	2.23	2.61	3.02	3.29	3.54
40	1.36	1.47	1.60	1.85	2.18	2.56	1.96	3.22	3.48
41	1.33	1.43	1.56	1.81	2.13	2.50	2.90	3.16	3.41

引自 Acharya G，Wilsgaard T，Bernsten GKR，et al，2005. Reference ranges for serial measurements of umbilical artery Doppler indices in the second half of pregnancy. Am J Obstet Gynecol，192：937

脐动脉阻力指数（RI）参考值

孕周	阻力指数（RI），百分位数		
	5th	50th	95th
20	0.567	0.690	0.802
21	0.557	0.680	0.793
22	0.548	0.671	0.784
23	0.539	0.663	0.776
24	0.530	0.655	0.768

续表

孕周	阻力指数（RI），百分位数		
	5th	50th	95th
25	0.522	0.646	0.760
26	0.514	0.639	0.752
27	0.506	0.631	0.745
28	0.498	0.623	0.737
29	0.490	0.615	0.730
30	0.482	0.608	0.723
31	0.474	0.600	0.715
32	0.465	0.592	0.707
33	0.457	0.584	0.700
34	0.449	0.576	0.692
35	0.440	0.567	0.684
36	0.431	0.559	0.675
37	0.422	0.550	0.667
38	0.412	0.540	0.657
39	0.402	0.530	0.648
40	0.390	0.519	0.637

引自 Merz E （ed），2005. Ultrasonography in Obstetrics and Gynecology，vol 1. Stuttgart，Thieme，469-480，614

脐动脉搏动指数（PI）参考值

孕周	搏动指数（PI），百分位数		
	5th	50th	95th
20	0.940	1.216	1.505
21	0.913	1.189	1.476
22	0.890	1.165	1.450
23	0.869	1.142	1.427
24	0.849	1.122	1.405
25	0.831	1.102	1.385
26	0.813	1.084	1.365
27	0.798	1.065	1.346
28	0.780	1.048	1.327
29	0.764	1.031	1.308
30	0.748	1.014	1.290
31	0.732	0.997	1.272
32	0.716	0.980	1.254
33	0.700	0.963	1.236

续表

孕周	搏动指数（PI）， 百分位数		
	5th	50th	95th
34	0.684	0.946	1.218
35	0.668	0.928	1.199
36	0.651	0.910	1.180
37	0.634	0.891	1.160
38	0.615	0.872	1.139
39	0.595	0.851	1.117
40	0.573	0.828	1.093

引自 Merz E （ed），2005. Ultrasonography in Obstetrics and Gynecology，vol 1. Stuttgart，Thieme：469-480，613，614

大脑中动脉：

大脑中动脉收缩期峰值流速（PSV）参考值

基于监测 161 名低风险孕妇 566 次观察获取的大脑中动脉收缩期峰值流速（cm/s）参考范围

孕周	收缩期峰值流速								
	2.5th	5th	10th	25th	50th	75th	90th	95th	97.5th
21	17.14	18.12	19.31	21.46	24.09	27.00	29.90	31.75	33.45
22	18.34	19.37	20.63	22.91	25.69	28.77	31.83	33.79	35.57
23	19.62	20.72	22.05	24.47	27.41	30.67	33.90	35.97	37.86
24	20.98	22.15	23.56	26.12	29.25	32.70	36.12	38.31	40.31
25	22.41	23.65	25.16	27.87	31.19	34.85	38.48	40.80	42.91
26	23.89	25.21	26.82	29.70	33.22	37.11	40.96	43.42	45.67
27	25.43	26.83	28.53	31.60	35.34	39.47	43.56	46.18	48.56
28	26.98	28.47	30.28	33.54	37.52	41.92	46.27	49.05	51.59
29	28.53	30.11	32.04	35.51	39.74	44.42	49.06	52.03	54.73
30	30.04	31.73	33.77	37.47	41.98	46.97	51.91	55.08	57.97
31	31.49	33.28	35.46	39.39	44.19	49.51	54.79	58.18	61.27
32	32.83	34.73	37.04	41.22	46.34	52.02	57.67	61.30	64.61
33	34.02	36.04	38.49	42.94	48.39	54.46	60.50	64.39	67.94
34	35.02	37.16	39.76	44.48	50.29	56.77	63.24	67.41	71.22
35	35.79	38.05	40.80	45.81	51.99	58.90	65.83	70.31	74.41
36	36.29	38.66	41.57	46.86	53.43	60.81	68.22	73.02	77.43
37	36.48	38.97	42.02	47.60	54.56	62.41	70.34	75.49	80.23
38	36.33	38.92	42.12	47.99	55.34	63.67	72.13	77.64	82.73
39	35.82	38.51	41.83	47.97	55.70	64.52	73.52	79.41	84.85

大脑中动脉搏动指数（PI）参考值

基于监测 161 名低风险孕妇 566 次观察获取的大脑中动脉搏动指数参考范围

孕周	搏动指数								
	2.5th	5th	10th	25th	50th	75th	90th	95th	97.5th
21	1.12	1.18	1.26	1.41	1.60	1.82	2.04	2.19	2.33
22	1.18	1.25	1.33	1.49	1.69	1.92	2.15	2.30	2.45
23	1.24	1.32	1.41	1.57	1.78	2.01	2.25	2.41	2.56
24	1.31	1.38	1.47	1.64	1.86	2.10	2.35	2.52	2.67
25	1.36	1.44	1.54	1.71	1.94	2.19	2.45	2.62	2.78
26	1.42	1.50	1.60	1.78	2.01	2.26	2.53	2.71	2.87
27	1.46	1.55	1.65	1.83	2.06	2.33	2.60	2.78	2.95
28	1.50	1.58	1.69	1.88	2.11	2.38	2.66	2.84	3.01
29	1.53	1.61	1.71	1.91	2.15	2.42	2.70	2.88	3.05
30	1.54	1.62	1.73	1.92	2.16	2.44	2.72	2.90	3.07
31	1.54	1.62	1.73	1.92	2.16	2.43	2.71	2.90	3.07
32	1.52	1.61	1.71	1.90	2.14	2.41	2.69	2.87	3.04
33	1.49	1.58	1.68	1.87	2.10	2.37	2.64	2.82	2.98
34	1.45	1.53	1.63	1.81	2.04	2.30	2.57	2.74	2.90
35	1.39	1.47	1.56	1.74	1.96	2.21	2.47	2.64	2.80
36	1.32	1.39	1.48	1.65	1.86	2.11	2.36	2.52	2.67
37	1.23	1.30	1.39	1.55	1.75	1.98	2.22	2.38	2.52
38	1.14	1.20	1.29	1.44	1.63	1.85	2.07	2.22	2.36
39	1.04	1.10	1.18	1.32	1.49	1.70	1.91	2.05	2.18

脑胎盘比值（CPR）参考值

基于监测 161 名低风险孕妇 550 次观察获取的脑胎盘比值（大脑中动脉搏动指数/脐动脉搏动指数）参考范围

孕周	脑胎盘比值								
	2.5th	5th	10th	25th	50th	75th	90th	95th	97.5th
21	0.82	0.90	1.00	1.18	1.41	1.67	1.94	2.11	2.27
22	0.90	0.98	1.09	1.28	1.52	1.79	2.07	2.25	2.42
23	0.98	1.07	1.18	1.38	1.63	1.92	2.20	2.39	2.56
24	1.06	1.16	1.27	1.48	1.74	2.04	2.33	2.52	2.70
25	1.14	1.24	1.36	1.58	1.85	2.15	2.46	2.65	2.83
26	1.22	1.32	1.45	1.67	1.95	2.26	2.58	2.78	2.96
27	1.30	1.40	1.53	1.76	2.05	2.37	2.69	2.90	3.08
28	1.37	1.47	1.60	1.84	2.14	2.46	2.79	3.00	3.19
29	1.42	1.53	1.67	1.91	2.21	2.55	2.88	3.09	3.29
30	1.47	1.58	1.72	1.97	2.28	2.62	2.95	3.17	3.37
31	1.51	1.62	1.76	2.01	2.32	2.67	3.01	3.23	3.43
32	1.53	1.64	1.78	2.04	2.35	2.70	3.05	3.27	3.47

续表

孕周	脑胎盘比值								
	2.5th	5th	10th	25th	50th	75th	90th	95th	97.5th
33	1.53	1.65	1.79	2.05	2.36	2.72	3.07	3.29	3.49
34	1.52	1.63	1.78	2.04	2.35	2.71	3.06	3.29	3.49
35	1.49	1.60	1.74	2.00	2.32	2.68	3.03	3.26	3.46
36	1.44	1.55	1.69	1.95	2.27	2.62	2.97	3.20	3.41
37	1.37	1.48	1.62	1.88	2.19	2.54	2.89	3.12	3.33
38	1.29	1.40	1.53	1.78	2.09	2.44	2.79	3.01	3.22
39	1.19	1.29	1.43	1.67	1.97	2.31	2.66	2.88	3.09

引自 Ebbing C, Rasmussen S, Kiserud T. 2007. Middle cerebral artery blood flow velocities and pulsatility index and the cerebroplacental pulsatility ratio: longitudinal reference ranges and terms for serial measurements. Ultrasound Obstet Gynecol, 30 (3): 287-296

静脉导管搏动指数（PI）参考值

孕周	搏动指数 PI，百分位数		
	5th	50th	95th
20	0.410	0.643	0.875
21	0.409	0.642	0.874
22	0.408	0.641	0.873
23	0.407	0.640	0.872
24	0.406	0.639	0.871
25	0.405	0.638	0.870
26	0.404	0.637	0.869
27	0.403	0.636	0.868
28	0.402	0.635	0.867
29	0.401	0.634	0.866
30	0.400	0.633	0.865
31	0.399	0.632	0.864
32	0.398	0.631	0.863
33	0.397	0.630	0.862
34	0.396	0.629	0.861
35	0.395	0.628	0.860
36	0.394	0.627	0.859
37	0.393	0.626	0.858
38	0.392	0.625	0.857
39	0.391	0.624	0.856
40	0.390	0.623	0.855

引自 Baschat AA, 2003. Relationship between placental blood flow resistance and precordial venous Doppler indices. Ultrasound Obstet Gynecol, 22 (6): 561-566

参 考 文 献

阿尔弗莱德·阿布汗默德，拉宾·查欧里，2017. 胎儿超声心动图实用指南：正常和异常心脏 [M].3 版. 刘琳，译. 北京：北京科学技术出版社.

邓学东，2013. 产前超声诊断与鉴别诊断 [M]. 北京：人民军医出版社.

耿斌，张桂珍，2016. 临床儿童及胎儿超声心动图学 [M]. 天津：天津科学翻译出版有限公司.

龚渭冰，李颖嘉，李学应，2016. 超声诊断学 [M].3 版. 北京：科学出版社.

和于娟，袁志燕，张蒂荣，等，2012. 胎儿伯 - 韦综合征产前超声表现一例 [J]. 中华医学超声杂志（电子版），(10):935-936.

李莉蕊，陈榴斌，陈振喜，2019. 超声诊断胎儿肾缺如 2 例 [J] 中国医学影像学杂志，17(1):74-75.

李胜利，2013. 胎儿畸形产前超声与病理解剖图谱. 胸腔、心脏和腹部分卷. 第一版 [M]. 北京：人民军医出版社.

李胜利，罗国阳，2017. 胎儿畸形产前超声诊断学 [M].2 版. 北京：科学出版社.

罗红，杨帆，2018. 超声诊断学妇科及产科 [M].4 版. 罗红，杨帆，译. 北京：人民卫生出版社.

钱蕴秋，2008. 超声诊断学 [M].2 版. 西安：第四军医大学出版社.

秦越，蔡爱露，王晓光，等，2014. 三维超声在胎儿重复肾诊断中的临床应用价值 [J], 中国临床医学影像杂志，25(1):37-39.

田素美，蔡智慧，2015. 胎儿胸内异位肾合并先天性膈疝超声表现 1 例 [J]. 中国超声医学杂志，4:295.

中华医学会围产医学分会胎儿医学学组，中华医学会妇产科学分会产科学组，2020. 双胎妊娠临床处理指南 (2020 年更新) [J]. 中华围产医学杂志，23(8):505-516.

Acharya G, Wilsgaard T, Bernsten GKR, et al, 2005. Reference ranges for serial measurements of umbilical artery Doppler indices[J]. Am J Obstet Gynecol, 192(3):937-944.

Baschat AA. 2003. Relationship between placental blood flow resistance and precordial venous Doppler indices[J]. Ultrasound Obstet Gynecol, 22(6):561-566.

Chiappa EM, Cook AC, Botta G, et al, 2012. 胎儿心脏超声解剖. 第一版 [M]. 唐红，卢漫，刘德泉，译. 北京：人民军医出版社.

Ebbing C, Rasmussen S, Kiserud T, 2007. Middle cerebral artery blood flow velocities and pulsatility index and the cerebroplacental pulsatility ratio:longitudinal reference ranges and terms for serial measurements[J]. Ultrasound Obstet Gynecol, 30(3):287-296.

Khalil A, Rodgers M, Baschat A, et al, 2016. ISUOG Practice Guidelines:role of ultrasound in twin pregnancy[J]. Ultrasound Obstet Gynecol, 47(2):247-263.

Kunisaki SM, Bruch SW, Hirschl RB, et al, 2014. The diagnosis of fetal esophageal atresia and its implications on perinatal outcome[J].Pediatr Surg Int, 30(10):971-977.

Norton ME, Scoutt LM, Feldstein VA, 2019.CALLEN 妇产科超声学 [M].6 版. 杨芳，栗河舟，宋文龄，译. 北京：人民卫生出版社.

Stephenson SR, 2018. 超声诊断学：妇科及产科（翻译版）[M], 罗红，杨帆，译. 北京：人民卫生出版社.

Tollenaar LS, Slaghekke F, Middeldorp JM, et al, 2016. Twin Anemia Polycythemia Sequence:Current Views on Pathogenesis, Diagnostic Criteria, Perinatal Management, and Outcome[J]. Twin Res Hum Genet, 19(3):222-233.

Tongprasert F, Srisupundit K, Luewan S, et al, 2012. Normal Reference Ranges of Ductus Venosus Doppler Indices in the Period from 14 to 40 Weeks' Gestation[J]. Gynecol Obstet Invest, 73(1):32-37.

Winkler N, Kennedy A, Byrne J, et al, 2008. The imaging spectrum of conjoined twins[J]. Ultrasound Q, 24(4):249-255.

第 21 章 盆底功能障碍性疾病超声医学诊断报告

第一节 盆底正常结构超声

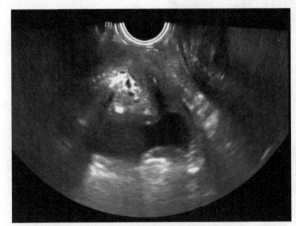

图 21-1-1 正常盆底正中矢状切面

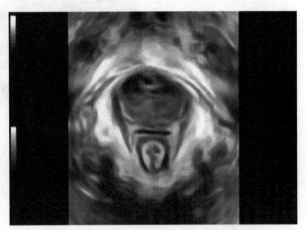

图 21-1-2 正常盆底轴平面三维重建图像

超声所见：

静息状态：尿道内口关闭，膀胱容量__ml，膀胱逼尿肌厚约__cm，膀胱颈位于耻骨联合下缘参考线上方__cm，膀胱后角完整（或__°）。宫颈最下缘位于耻骨联合下缘参考线上方__cm（或宫颈最下缘距阴道口约__cm）（图 21-1-1）。

Valsalva 动作：尿道内口关闭，尿道旋转角约__°，膀胱颈位于耻骨联合下缘参考线上方__cm，膀胱后角完整（或__°），宫颈最下缘位于耻骨联合下缘参考线上方__cm（或宫颈最下缘距阴道口约__cm），未见直肠膨出征象。

三维（或四维）超声：

双侧肛提肌走行正常，未见肛提肌明显断裂征象，肛提肌尿道间隙基本对称。最大 Valsalva 动作时肛提肌裂孔面积约__cm²。肛门内括约肌、肛门外括约肌连续（图 21-1-2）。

超声诊断：

盆底未见明显异常。

第二节 盆底异常

一、膀胱膨出

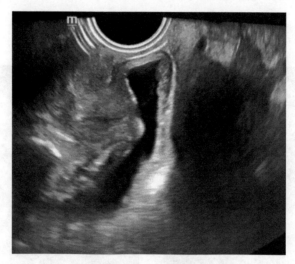

图 21-2-1 膀胱膨出

超声所见:

静息状态:尿道内口关闭,膀胱容量__ml,膀胱逼尿肌厚约__cm,膀胱颈位于耻骨联合下缘参考线上/下方__cm(注:膀胱膨出严重者膀胱颈可位于线下),膀胱后角完整(或__°)。宫颈最下缘位于耻骨联合下缘参考线上方__cm(或宫颈最下缘距阴道口约__cm)(注:如果阴道口可见明显的脱出物,可简洁描述膀胱后壁脱出阴道口)(图 21-2-1)。

Valsalva 动作:尿道内口关闭/开放,呈"V"形(注:这两种表现都可能会出现),尿道旋转角约__°,膀胱颈位于耻骨联合下缘参考线下方__cm(注:如果膀胱后壁最低点低于膀胱颈,可增加描述膀胱后壁最低点位于耻骨联合下缘参考线下方__cm),膀胱后角完整(或__°),宫颈最下缘位于耻骨联合下缘参考线上方__cm(或宫颈最下缘距阴道口约__cm),未见明显直肠膨出征象。

三维(或四维)超声:双侧肛提肌走行正常,未见肛提肌明显断裂征象,肛提肌尿道间隙基本对称。最大 Valsalva 动作时肛提肌裂孔面积约__cm²(注:如肛提肌裂孔太大、形态失常,面积则无法测量)。肛门内括约肌、肛门外括约肌回声连续。

超声诊断:

膀胱(尿道)膨出。

二、压力性尿失禁

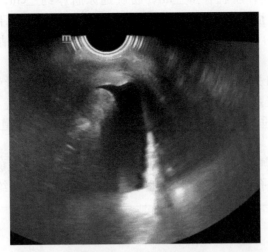

图 21-2-2　压力性尿失禁

超声所见：

静息状态：尿道内口关闭，膀胱容量＿＿ml，膀胱逼尿肌厚约＿＿cm，膀胱颈位于耻骨联合下缘参考线上方＿＿cm，膀胱后角完整（或＿＿°）。宫颈最下缘位于耻骨联合下缘参考线上方＿＿cm（或宫颈最下缘距阴道口约＿＿cm）。

Valsalva 动作：尿道内口开放，呈"V"形/关闭（注：两种状态都有可能出现），尿道旋转角约＿＿°，膀胱颈位于耻骨联合下缘参考线下方＿＿cm，膀胱后角开放（或＿＿°），宫颈最下缘位于耻骨联合下缘参考线上方＿＿cm（或宫颈最下缘距阴道口约＿＿cm），未见直肠膨出征象。

三维（或四维）超声：双侧肛提肌走行正常，未见肛提肌明显断裂征象，肛提肌尿道间隙基本对称。最大 Valsalva 动作时肛提肌裂孔面积约＿＿cm²。肛门内括约肌、肛门外括约肌连续（图 21-2-2）。

超声诊断：

（1）膀胱尿道膨出。

（2）膀胱颈活动度增加。

注：尿道内口呈"V"形时提示尿道内口漏斗形成。

三、子宫脱垂

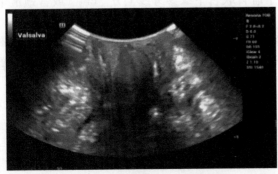

图 21-2-3　子宫脱垂二维声像图

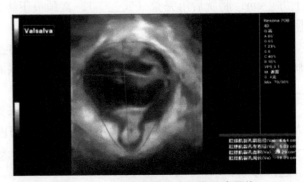

图 21-2-4　子宫脱垂盆底三维重建图像

超声所见：

静息状态：尿道内口关闭，膀胱容量__ml，膀胱逼尿肌厚约__cm，膀胱颈位于耻骨联合下缘参考线上方__cm，膀胱后角完整（或__°）。宫颈最下缘位于耻骨联合下缘参考线上／下方__cm（或宫颈最下缘距阴道口约__cm）（注：如果子宫Ⅲ度或Ⅳ度脱垂，可简洁描述宫颈最下缘达或脱出阴道口）。

Valsalva 动作：尿道内口关闭，尿道旋转角约__°，膀胱颈位于耻骨联合下缘参考线上方__cm，膀胱后角完整（或__°），宫颈最下缘位于耻骨联合下缘参考线下方__cm（或宫颈最下缘距阴道口约__cm），（注：严重子宫脱垂，可简洁描述：宫颈最下缘达或脱出阴道口），未见直肠膨出征象（图21-2-3）。

三维（或四维）超声：双侧肛提肌走行正常，未见肛提肌明显断裂征象，肛提肌尿道间隙基本对称。最大 Valsalva 动作时肛提肌裂孔面积约__cm^2。肛门内括约肌、肛门外括约肌连续（图21-2-4）。

超声诊断：

子宫脱垂。

四、直肠前壁膨出

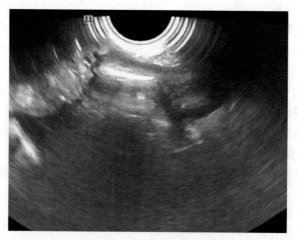

图 21-2-5　直肠前壁膨出

超声所见：

静息状态：尿道内口关闭，膀胱容量__ml，膀胱逼尿肌厚约__cm，膀胱颈位于耻骨联合下缘参考线上方__cm，膀胱后角完整（或__°）。宫颈最下缘位于耻骨联合下缘参考线上方__cm（或宫颈最下缘距阴道口约__cm）。

Valsalva 动作：尿道内口关闭，尿道旋转角约__°，膀胱颈位于耻骨联合下缘参考线上方__cm，膀胱后角完整（或__°），宫颈最下缘位于耻骨联合下缘参考线上方__cm（或宫颈最下缘距阴道口约__cm），直肠前壁膨出高度约__cm（图21-2-5）。

三维（或四维）超声：双侧肛提肌走行正常，未见肛提肌明显断裂征象，肛提肌尿道间隙基本对称。最大 Valsalva 动作时肛提肌裂孔面积约__cm^2。肛门内括约肌、肛门外括约肌连续。

超声诊断：

直肠膨出。

五、肠疝

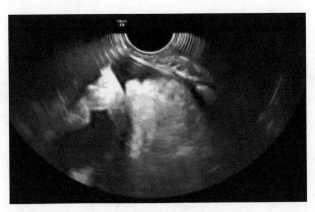

图 21-2-6　肠疝

超声所见:

静息状态: 尿道内口关闭,膀胱容量__ml,膀胱逼尿肌厚约__cm,膀胱颈位于耻骨联合下缘参考线上方__cm,膀胱后角完整(或__°)。宫颈最下缘位于耻骨联合下缘参考线上方__cm(或宫颈最下缘距阴道口约__cm)(注:这两个诊断标准目前尚不统一,有些医院用参考线,有些用距离;此外,如果子宫已切除,需提示)。

Valsalva 动作: 尿道内口关闭,尿道旋转角约__°,膀胱颈位于耻骨联合下缘参考线上方__cm,膀胱后角完整(或__°),宫颈最下缘位于耻骨联合下缘参考线上方__cm(或宫颈最下缘距阴道口约__cm),未见直肠膨出征象。阴道直肠间隙(或膀胱子宫间隙)查见液性暗区或肠管样或网膜样稍强回声明显下移(图 21-2-6)。

三维(或四维)超声: 双侧肛提肌走行正常,未见肛提肌明显断裂征象,肛提肌尿道间隙基本对称。最大 Valsalva 动作时肛提肌裂孔面积约__cm²。肛门内括约肌、肛门外括约肌连续。

超声诊断:

(阴道前壁)肠疝(或腹膜疝)。

六、肛提肌损伤

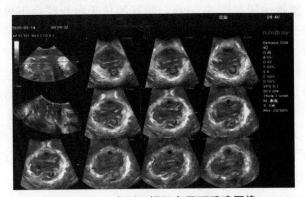

图 21-2-7　右侧肛提肌多平面重建图像

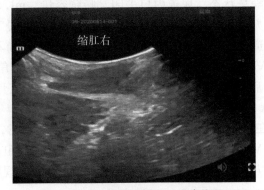

图 21-2-8　右侧肛提肌二维声像图

超声所见:

静息状态: 尿道内口关闭,膀胱容量__ml,膀胱逼尿肌厚约__cm,膀胱颈位于耻骨联合下缘参考线上方 cm，膀胱后角完整（或__°）。宫颈最下缘位于耻骨联合下缘参考线上方__cm（或宫颈最下缘距阴道口约__cm）（注：这两个诊断标准目前尚不统一，有些医院用参考线，有些用距离；此外，如果子宫已切除，需提示）。

Valsalva 动作：尿道内口关闭，尿道旋转角约__°，膀胱颈位于耻骨联合下缘参考线上方__cm，膀胱后角完整（或__°），宫颈最下缘位于耻骨联合下缘参考线上方__cm（或宫颈最下缘距阴道口约__cm），未见直肠膨出征象（图 21-2-8）。

三维（或四维）超声：左侧/右侧肛提肌尿道间隙增宽，宽约__cm，左侧/右侧肛提肌与盆壁附着处查见弱回声嵌入。最大 Valsalva 动作时肛提肌裂孔面积约__cm²。肛门内括约肌、肛门外括约肌回声连续（图 21-2-7）。

超声诊断：

左侧/右侧肛提肌损伤。

七、肛门括约肌损伤

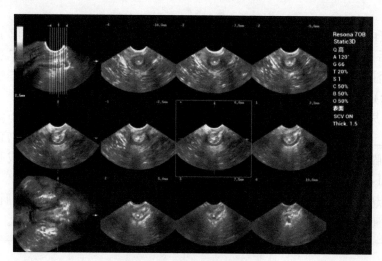

图 21-2-9 肛门括约肌损伤

超声所见：

静息状态：尿道内口关闭，膀胱容量__ml，膀胱逼尿肌厚约__cm，膀胱颈位于耻骨联合下缘参考线上方__cm，膀胱后角完整（或__°）。宫颈最下缘位于耻骨联合下缘参考线上方__cm（或宫颈最下缘距阴道口约__cm）（注：这两个诊断标准目前尚不统一，有些医院用参考线，有些用距离）。

Valsalva 动作：尿道内口关闭，尿道旋转角约__°，膀胱颈位于耻骨联合下缘参考线上方__cm，膀胱后角完整（或__°），宫颈最下缘位于耻骨联合下缘参考线上方__cm（或宫颈最下缘距阴道口约__cm），未见直肠膨出征象。

三维（或四维）超声：双侧肛提肌走行正常，未见肛提肌明显断裂征象，肛提肌尿道间隙基本对称。最大 Valsalva 动作时肛提肌裂孔面积约__cm²。肛门内/外括约肌于__点方向变薄，回声欠连续或不连续，长轴方向上长约__cm，直肠黏膜形态规则/不规则（图 21-2-9）。

超声诊断：

肛门内/外括约肌损伤。

八、手术植入材料随访

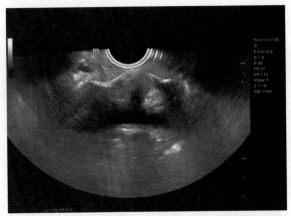

图 21-2-10　尿道悬吊术后盆底二维图像显示吊带

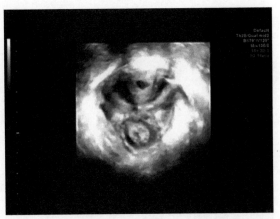

图 21-2-11　前盆腔重建术后盆底三维图像显示网片

超声所见：

经阴道无张力尿道悬吊术（TVT）术后或盆底重建术后__个月 / 年。

静息状态：尿道内口关闭，膀胱容量__ml，膀胱逼尿肌厚约__cm，膀胱颈位于耻骨联合下缘参考线上方__cm，膀胱后角完整（或__°）。宫颈最下缘位于耻骨联合下缘参考线上方__cm（或宫颈最下缘距阴道口约__cm）（注：如子宫已切除，需提示）。吊带描述：尿道中份后方查见吊带回声，形态走行未见明显异常。网片描述：膀胱后壁查见网片回声，网片下缘位置未见异常，走行自然。

Valsalva 动作：尿道内口关闭 / 开放，呈"V"形，尿道旋转角约__°，膀胱颈位于耻骨联合下缘参考线上方__cm，膀胱后角完整（或__°），宫颈最下缘位于耻骨联合下缘参考线上方__cm（或宫颈最下缘距阴道口约__cm），未见直肠膨出征象（图 21-2-10）。

三维（或四维）超声：双侧肛提肌走行正常，未见肛提肌明显断裂征象，肛提肌尿道间隙基本对称。最大 Valsalva 动作时肛提肌裂孔面积约__cm^2。肛门内括约肌、肛门外括约肌连续（图 21-2-11）。

超声诊断：

（1）TVT 术后或盆底重建术后。

（2）吊带 / 网片未见明显异常。

参 考 文 献

宋岩峰, 2015. 女性盆底疾病影像解剖图谱 [M]. 北京：人民军医出版社.

张新玲, 2013. 盆底超声的临床应用 .[M]. 广州：暨南大学出版社.

Hashimoto B, Sheth S, Mueller E, et al, 2019. AIUM/IUGA Practice Parameter for the Performance of Urogynecological Ultrasound Examinations:Developed in Collaboration with the ACR, the AUGS, the AUA, and the SRU[J].Int Urogynecol J Pelvic Floor Dysfunct, 430(9):1389-1400.

常见超声心动图术语英文缩写及部分正常值参考范围见下表。

常见超声心动图术语英文缩写及部分正常值参考范围

中文	英文简称	健康成年人参考值范围	
		男	女
主动脉			
主动脉瓣环径（mm）	AVDan	18.8～23.8	17.3～21.9
主动脉窦部（mm）	AOs	27.9～33.3	24.3～30.5
主动脉根部（mm）	AOr	24.0～31.4	22.4～29.4
升主动脉（mm）	AAO	19.0～37.0	18.0～35.0
主动脉弓部（mm）	Arch	20.7～28.1	19.7～26.5
主动脉降部（mm）	DAO	16.3～23.5	15.5～21.9
肺动脉			
肺动脉主干（mm）	PA	17.9～27.5	17.9～27.5
左肺动脉（mm）	LPA	8.0～17.0	8.0～17.0
右肺动脉（mm）	RPA	8.0～17.0	8.0～17.0
肺动脉瓣前向血流速度（m/s）	PV		
左心房			
左心房上下径（mm）	LA-I	40.9～52.7	39.3～50.9
左心房横径（mm）	LA-t	31.1～40.3	30.3～38.9
左心房面积（mm²）	LA-A	11.5～17.9	11.1～16.7
左心房容积（ml）	LA-V	26.4～49.6	34.1～45.5
左心房容积指数（ml/m²）	LAVI	≤ 34	≤ 34
左心室			
舒张末期室间隔厚度（mm）	IVSd	6.3～11.5	5.5～10.7
收缩末期室间隔厚度（mm）	IVSs		
舒张末期左心室后壁厚度（mm）	LVPWd	6.3～11.1	5.5～10.3
收缩末期左心室后壁厚度（mm）	LVPWs		
左心室舒张末内径（mm）	LVEDD	38.2～54.2	36.6～49.8
左心室收缩末内径（mm）	LVESD	22.4～38.8	20.7～35.5
收缩末期容积（ml）	ESV	12.0～50.4	8.0～44.0
舒张末期容积（ml）	EDV	45.1～128.3	37.0～107.4
每搏量（ml）	SV		
缩短率（%）	FS	＞ 30	＞ 30

中文	英文简称	健康成年人参考值范围	
		男	女
左心室射血分数（%）	LVEF	52.4～76.4	52.6～77.4
左心室质量（g）	LVM	76.4～195.2	56.1～158.5
左心室质量指数（g/m²）	LVMI	50～115	45～95
左心室整体长轴应变（%）	GLS	绝对值≥17	绝对值≥17
左心室流出道内径（mm）	LVOT	13～26	11～23
右心房			
右心房上下径（mm）	RA-l	39.7～49.1	36.8～46.2
右心房横径（mm）	RA-t	30.8～40.0	28.0～36.6
右心房面积（mm²）	RA-A	11.5～17.9	11.1～16.7
右心房容积（ml）	RA-V	26.4～49.6	34.1～45.5
右心房容积指数（ml/m²）	RAVI	≤34	≤34
右心室			
右心室舒张末期长径（mm）	D3	36.7～75.5	34.5～68.9
右心室舒张末期中份横径（mm）	D2	16.3～37.1	14.6～33.8
右心室舒张末期基底横径（mm）	D1	22.0～42.4	19.4～39.4
右心室壁厚度（mm）	RVAW	2.2～5.0	2.2～5.0
右心室面积变化分数（%）	FAC	≥35	≥35
右心室射血分数（%）	RVEF	≥45	≥45
三尖瓣环收缩期位移（mm）	TAPSE	≥17	≥17
心肌运动指数（脉冲多普勒测量，%）	MPI	≤43	≤43
心肌运动指数（组织多普勒测量，%）	MPI	≤54	≤54
其他			
二尖瓣E峰减速时间（ms）	DT	100～250	100～250
彩色M型血流传播速度（cm/s）	Vp	>50	>50
二尖瓣	MV		
舒张早期房室瓣口速度（m/s）	E		
舒张晚期房室瓣口速度（m/s）	A		
舒张早期房室瓣环运动速度（cm/s）	e		
舒张晚期房室瓣环运动速度（cm/s）	a		
收缩期房室瓣环运动速度（cm/s）	s		
主动脉瓣	AV		
肺动脉瓣	PV		
最大血流速度（m/s）	V_{max}		
二尖瓣反流	MR		
三尖瓣反流	TR		
主动脉瓣反流	AR		

中文	英文简称	健康成年人参考值范围	
		男	女
肺动脉瓣反流	PR		
压力阶差（mmHg）	PG		
最大压差（mmHg）	PG_{max}		
平均压差（mmHg）	PG_{mean}		
二尖瓣口面积（cm^2）	MVA		
主动脉瓣口面积（cm^2）	AVA		
多普勒速度指数	DVI		
有效瓣口面积（cm^2）	EOA		
压力减半时间（ms）	PHT		
有效反流口面积（cm^2）	EROA		
反流容积（ml）	Rvol		
肺静脉	PV		
下腔静脉	IVC		
上腔静脉	SVC		
心率（次/分）	HR		

补充：

左心室收缩功能射血分数分级：轻度降低 54%～40%；中度降低 40%～30%；重度降低＜30%。

正常右心室收缩功能：S＞8～10cm/s，TAPS＞16mm，FAC＞35%。

肺动脉：肺脉瓣环径 PVDan 13～26mm。

参 考 文 献

1. 中华医学会超声学分会超声心动图学组，2016. 中国成年人超声心动图检查测量指南 [J]. 中华超声影像学杂志，25(8):645-666.

2. Nagueh SF, Smiseth OA, Appleton CP, et al, 2016. Recommendations for the Evaluation of Left Ventricular Diastolic Function by Echocardiography:An Update from the American Society of Echocardiography and the European Association of Cardiovascular Imaging [J]. J Am Soc Echocardiogr, 29(4):277-314.

3. Zoghbi WA, Adams D, Bonow RO, et al, 2017. Recommendations for noninvasive evaluation ofnative valvular regurgitation:a report from the American Society of Echo-cardiography developed in Collaboration with the Society for Cardiovascular Magnetic Resonance[J]. J Am Soc Echocardiogr, 30:303-371.

第 22 章　正常超声心动图报告

检查时间：　　　　　　　　　　　　　　检查编号：

仪器型号：　　　　　　　　　　　　　　门诊 / 体检号：

姓名：　　　　性别：　　　年龄：　　　登记号（住院号）：　　　床号：

送检科室：　　　　　　　　检查部位：

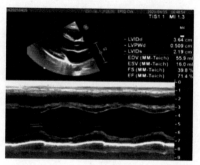

图 22-0-1　左心室收缩 EF 值正常

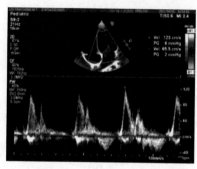

图 22-0-2　二尖瓣口血流频谱正常

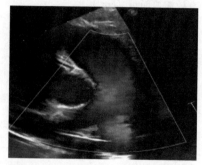

图 22-0-3　主动脉、肺动脉位置及内径正常

超声测值（内径单位：mm；容积单位：ml）

身高__cm；体重__kg。

主动脉：窦部__；窦管结合部__；升主动脉__；弓部__；降部__。

左心房：前后径__；上下径__；横径__；容积__；容积指数__ml/m²。

左心室：舒张末内径__；收缩末内径__；室间隔厚度 / 搏幅（增厚率）__/__；左心室壁厚度 / 搏幅（增厚率）__/__（图 22-0-1）。

右心房：上下径__；横径__。

右心室：前后径__；基底段横径__；中段横径__；长径__；流出道径__；右心室壁厚度__。

肺动脉：主干径__；右肺动脉__；左肺动脉__。

下腔静脉：呼气末径__；吸气末径__；塌陷率__。

二尖瓣：瓣口血流速度（m/s），E 峰__A 峰__；（图 22-0-2）瓣环运动速度（cm/s），e 峰__，a 峰__，E/e__。

三尖瓣：瓣口血流速度（m/s），E 峰__A 峰__；瓣环运动速度（cm/s），e 峰__，a 峰__，E/e__。

主动脉瓣：瓣口血流速度（m/s）__；肺动脉瓣：瓣口血流速度（m/s）__（图 22-0-3）。

心室收缩功能参数：

左心室功能：EF__%；FS__%；EDV__ml；ESV__ml；SV__ml（Simpson 法）；整体长轴应变__%。

右心室功能：TAPSE__mm；瓣环 S__cm/s；FAC__%。

超声所见：

（1）各房室大小、比例及形态正常。

（2）室间隔及左心室、右心室壁厚度正常，收缩及舒张运动正常，未见确切室壁节段性运动异常；左心室收缩功能测值正常。

（3）主动脉、肺动脉及左、右分支内径正常；左、右冠状动脉起源正常，近段内径分别为__mm、__mm；肺静脉未见明显异常，下腔静脉内径及塌陷率正常。主动脉弓降部可视段未见明显异常。

（4）各瓣膜形态、结构及活动未见明显异常。

（5）房间隔、室间隔回声连续完整，未探及确切中断。

（6）心包内未见液性暗区及其他异常回声。

（7）多普勒超声及 CDFI：各瓣膜区及房室腔内未探及异常血流信号（三尖瓣收缩期微量反流，TR__m/s，PG__mmHg，肺动脉瓣舒张期微量反流，PR__m/s，PG__mmHg）。大血管水平未探及分流。

超声提示：
心脏结构及功能未见明显异常（静息状态）。

打印时间：　　　　　　记录者：　　　　　　医师签字：

本报告仅反映受检者当时情况，供临床医师参考。

　注：在实际临床诊治工作中，根据患者情况及不同疾病特点，可仅测量常规重要参数值，增加特异的定性或定量参数进行评价，每一疾病的超声心动图报告模板中的超声测值参考该模板测值部分而省略。

第 23 章　心脏瓣膜病超声医学诊断报告

第一节　二尖瓣病变

一、二尖瓣狭窄

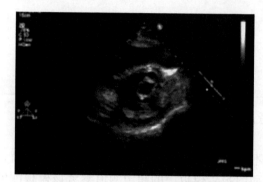

图 23-1-1　二尖瓣鱼口样改变

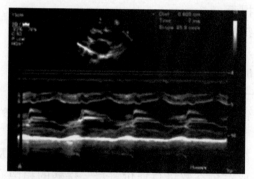

图 23-1-2　二尖瓣 M 型城墙样改变

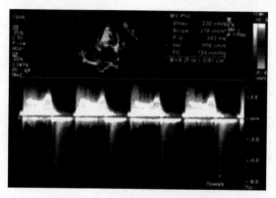

图 23-1-3　二尖瓣前向血流加速

超声测值：同前

超声所见：

（1）左心房（及右心）增大，左心房及心耳内发现 / 未发现明显云雾状回声 / 团块样回声附着，余房室大小及形态正常。

（2）室间隔及左心室、右心室壁厚度正常，收缩及舒张运动正常，未见确切室壁节段性运动异常；左心室收缩功能测值正常。

（3）主动脉内径正常，肺动脉及左、右分支增宽；肺静脉未见明显异常，下腔静脉内径正常 / 增宽（__/__mm），塌陷率正常 / 减低（下腔静脉内径及塌陷率正常）。

（4）二尖瓣回声增强、增厚（厚度：__mm；增厚位置：边缘 / 中部 / 广泛）、回声增强 / 钙化（边缘 / 中部 / 广泛），瓣缘联合粘连融合，（图 23-1-1）M 型呈前后叶同向运动、城墙样改变，瓣叶开放受限（图 23-1-2）（位置：瓣尖 / 中部和底部 / 广泛），开口径约__mm，解剖面积约__mm²（> 1.5/1.0 ~ 1.5/< 1.0）；（二尖瓣环回声增强钙化，部分二尖瓣叶根部回声增强 / 钙化，瓣叶开放稍 / 无明显受限）；腱索增粗融合缩短 / 钙化；二尖瓣乳头肌位置及回声（乳头肌位置及形态异常、单乳头肌）未见明显异

常；二尖瓣环上 2～3mm/ 二尖瓣通道内瓣环下 3～5mm 处有纤维隔膜样回声，二尖瓣开放未受限 / 膜性纤维致根部开放受限呈"束腰"征。余瓣膜形态、结构及活动未见明显异常（二尖瓣瓣环前后径约__mm，左右径约__mm，三尖瓣环径约__mm）。

（5）房间隔、室间隔回声连续完整，未探及确切中断。

（6）心包内未见液性暗区及其他异常回声。

（7）多普勒超声及 CDFI：舒张期二尖瓣口前向血流速度增快，跨瓣压增加 [PG$_{max}$__mmHg，PG$_{mean}$__mmHg（≤ 5/6～10/ > 10 mmHg），HR__次 / 分]，有效瓣口面积减少（MVA__cm^2，PHT 法）；三尖瓣收缩期反流（1/2/3 级），TR$_{max}$__m/s，PG__mmHg，肺动脉瓣舒张期反流（微量 - 中量），PR__m/s，估测肺动脉收缩压约为__mmHg（< 35～40/40～50/ > 50～60mmHg），平均压约为__mmHg，舒张压约为__mmHg）；余瓣膜区及房室腔内未探及异常血流信号（图 23-1-3）。

超声提示：
（1）风湿性心脏瓣膜病
　　二尖瓣狭窄（轻度 / 中度 / 重度）。
　　三尖瓣反流（轻度 / 中度 / 重度）。
　　肺动脉压增高（轻度 / 中度 / 重度）。
　　左心房增大（轻度 / 中度 / 重度）。
　　右心增大，右心房压增高。
（2）退行性心脏瓣膜病
　　二尖瓣环（瓣叶）退变钙化，二尖瓣轻微 / 轻度狭窄。
（3）先天性心脏瓣膜病
　　二尖瓣器（腱索 / 乳头肌）发育异常。
　　二尖瓣上环（瓣上型 / 瓣内型）。

二、二尖瓣关闭不全

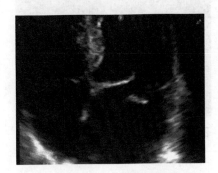 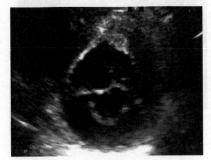 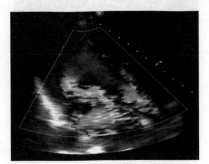

图 23-1-4　二尖瓣后叶脱垂　　　图 23-1-5　二尖瓣后叶 P2 区脱垂　　　图 23-1-6　二尖瓣偏心性重度反流

超声测值：同前。
超声所见：
（1）左心房（左心及右心）增大，左心房及心耳内发现 / 未发现明显团块回声，余房室大小及形态正常。

（2）室间隔及左心室、右心室壁厚度正常，收缩及舒张运动正常，未见确切室壁节段性运动异常，左心室收缩功能测值正常。

（3）主动脉内径正常，肺动脉及左、右分支增宽；肺静脉未见明显异常，下腔静脉内径增宽__/__mm，塌陷率降低（下腔静脉内径及塌陷率正常）。

（4）二尖瓣瓣叶（前瓣 / 后瓣）增厚 / 挛缩，（A$_1$-A$_2$-A$_3$、P$_1$-P$_2$-P$_3$）脱垂 / 穿孔 / 裂缺 / 冗长 / 团块附着，

致前后叶对合错位 / 无对合或关闭裂缝__mm，收缩期脱入左心房；腱索 1 级 /2 级 /3 级断裂，连枷样改变；乳头肌断裂 / 坏死 / 纤维化 / 萎缩 / 先天性畸形 (降落伞样乳头肌、乳头肌缺失、乳头肌位置异常)；瓣叶左心房面 / 瓣环 / 瓣体 / 腱索上可探及絮状物回声附着，大小约__mm×__mm (二尖瓣瓣环前后径约__mm，左右径约__mm)；余瓣膜形态、结构及活动未见明显异常 (图 23-1-4，图 23-1-5)。

(5) 房间隔、室间隔回声连续完整，未探及确切中断。

(6) 心包内未见液性暗区及其他异常回声

(7) 多普勒超声及 CDFI：收缩期二尖瓣可探及中心性 / 偏心性反流 (到达瓣口周围及左心房下部 / 左心房中部 / 到达左心房上部，1/2/3/4 级)，缩流颈宽约__mm (< 3/3 ～ 7/ > 7mm)，反流分数约__% (< 30/30 ～ 50/ > 50%)，反流容积 (Rvol) 约__ml (< 30/30 ～ 60/ > 60ml)，有效瓣口反流面积 (EROA) 约__mm² (< 20/20 ～ 40/ > 40mm²)，肺静脉血流 (收缩期为主 / 收缩期减低 / 收缩期反向)；余瓣膜区及房室腔内未探及异常血流信号 (图 23-1-6)。

超声提示：

心脏瓣膜病：

二尖瓣反流 (轻度 / 中度 / 重度)。

左心增大，肺动脉压增高 (轻度 / 中度 / 重度)。

(二尖瓣脱垂 / 二尖瓣腱索断裂 / 二尖瓣赘生物形成 / 二尖瓣穿孔 / 二尖瓣瓣叶裂)。

第二节　主动脉瓣病变

一、主动脉瓣狭窄

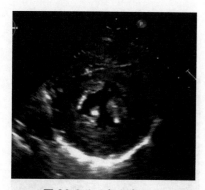 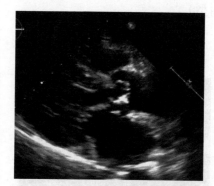 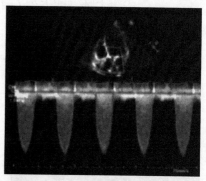

图 23-2-1　左心室肥厚　　　　图 23-2-2　主动脉瓣开放受限　　　　图 23-2-3　主动脉瓣前向血流速增快

超声测值：同前。

超声所见：

(1) 各房室大小、比例及形态大致正常。

(2) 室间隔及左心室壁各节段增厚 / 正常，收缩及舒张运动正常，未见确切室壁节段性运动异常，左心室收缩功能测值正常 (图 23-2-1)。

(3) 主动脉内径增粗 / 正常，肺动脉及左、右分支正常 / 增宽；左、右冠状动脉起源正常，近段内径分别为__mm、__mm；肺静脉未见明显异常，下腔静脉内径及塌陷率正常 (下腔静脉内径增宽__/__mm，塌陷率降低)。

(4) 主动脉瓣呈三叶 / 二叶 / 四叶 / 单叶；主动脉瓣回声增强、增厚、钙化，瓣缘联合可见粘连，开放幅度约__mm，瓣环径约__mm；主动脉瓣上 / 主动脉瓣下可探及肌性 / 嵴样 / 膜样结构，大小约__mm×__mm；(主动脉瓣上 / 主动脉瓣下结构未见明显异常)，余瓣膜形态、结构及活动未见明显异常

（图 23-2-2）。

（5）房间隔、室间隔回声连续完整，未探及确切中断。

（6）心包内未见液性暗区及其他异常回声

（7）多普勒超声及 CDFI：收缩期主动脉瓣前向血流加速，呈五彩镶嵌，最大压差（PG$_{max}$）__mmHg（2.5～3/3～4/＞4mmHg），平均压差（PG$_{mean}$）__mmHg（＜20/20～40/＞40mmHg），有效瓣口面积（EOA）约__cm^2（＞1.5/1.0～1.5/＜1.0cm^2 连续方程法），瓣口面积指数约__cm^2/m^2（＞0.85/0.6～0.85/＞0.85 连续方程法），多普勒速度比值（DVI）约__（＞0.5/0.25～0.5/＜0.25）；余瓣膜区及房室腔内未探及异常血流信号（图 23-2-3）。

超声提示：

心脏瓣膜病：

主动脉瓣（主动脉瓣上/瓣下肌性/嵴性/膜性狭窄）狭窄（轻度/中度/重度）。

主动脉瓣退行性变。

左心室肥厚。

二、主动脉瓣关闭不全

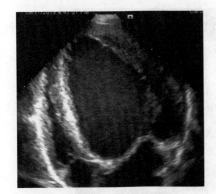
图 23-2-4 左心室增大

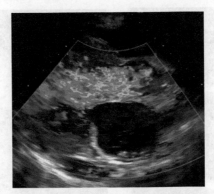
图 23-2-5 主动脉瓣重度反流

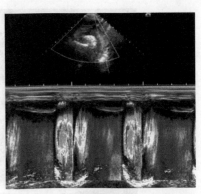
图 23-2-6 主动脉弓全舒张期反流

超声测值：同前。

超声所见：

（1）左心室增大，余房室大小及形态正常。

（2）室间隔及左心室、右心室壁厚度正常，收缩及舒张运动正常，未见确切室壁节段性运动异常；左心室收缩功能测值正常（图 23-2-4）。

（3）主动脉及肺动脉内径正常（升主动脉增宽）；左、右冠状动脉起源正常，近段内径分别为__mm、__mm；肺静脉未见明显异常，下腔静脉内径及塌陷率正常（下腔静脉内径增宽__/__mm，塌陷率降低）。

（4）主动脉瓣呈三叶/二叶/四叶/单叶；主动脉瓣叶增厚/挛缩/钙化/主动脉瓣叶脱向左心室流出道/主动脉瓣叶可探及回声中断，致瓣叶对合错位/无对合，舒张期偏向左心室流出道；瓣叶左心室面/瓣环上可探及絮状物回声，大小约__mm×__mm；主动脉瓣瓣环径约__mm；余瓣膜形态、结构及活动未见明显异常。

（5）房间隔、室间隔回声连续完整，未探及确切中断。

（6）心包内未见液性暗区及其他异常回声。

（7）多普勒超声及 CDFI：舒张期主动脉瓣可探及中心性/偏心性反流（局限于主动脉瓣下/达到二尖瓣前叶尖部/接近心尖，1/2/3/4 级），偏向二尖瓣前叶侧（致二尖瓣不能充分开放）/室间隔侧，缩流颈宽约__mm（＜3/3～6/＞6mm），Rvol 约__ml（＜30/30～60/＞60ml），反流分数约__%（＜30%/30%～50%/＞50%），EROA 约__mm²（＜10/10～30/＞30mm²），压差半降时间（PHT）约__ms（＞500/500～200/＜200ms），反流束宽度/左心室流出道（LVOT）内径约__%（＜25/25～65/＞65%）；余瓣膜区及房室腔内未探及异常血流信号；降主动脉起始部舒张期反流（舒张早期/全舒张期）（图23-2-5，图23-2-6）。

超声提示：

心脏瓣膜病：

  主动脉瓣反流（轻度/中度/重度）。

  左心室增大。

  （主动脉瓣脱垂/主动脉瓣赘生物形成/主动脉瓣穿孔）。

第三节　三尖瓣病变

一、三尖瓣狭窄

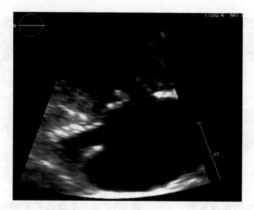

图23-3-1　三尖瓣增厚、狭窄

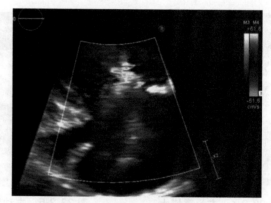

图23-3-2　三尖瓣前向血流速增快

超声测值：同前。

超声所见：

（1）右心房增大（心尖四腔心切面测量，右心房面积__cm²），右心室、左房室大小及形态正常。

（2）室间隔及左心室、右心室壁厚度正常，收缩及舒张运动正常，未见确切室壁节段性运动异常；左心室收缩功能测值正常。

（3）主动脉、肺动脉及左、右分支内径正常；肺静脉未见明显异常，下腔静脉内径增宽__/__mm，塌陷率降低（下腔静脉内径及塌陷率正常）。

（4）三尖瓣增厚、回声增强/钙化，瓣缘联合无粘连/粘连融合，瓣环回声增强钙化；腱索增粗融合缩短/钙化/絮状物回声附着；三尖瓣瓣环径约__mm（四腔心切面测量）。余瓣膜形态、结构及活动未见明显异常（图23-3-1）。

（5）房间隔、室间隔回声连续完整，未探及确切中断。

（6）心包内未见液性暗区及其他异常回声。

（7）多普勒超声及CDFI：舒张期三尖瓣口前向血流速度增快，跨瓣压增加 [GP_mean__mmHg，＞5mmHg，心率（HR）__次/分]，速度时间积分（VTI）＞60cm，有效瓣口面积（EOA）__mm²（＜1.0cm²，PHT＞190ms）；余瓣膜区及房室腔内未探及异常血流信号（图23-3-2）。

超声提示：

心脏瓣膜病：

　　三尖瓣狭窄（轻度 / 中度 / 重度）。

　　右心房增大。

二、三尖瓣反流

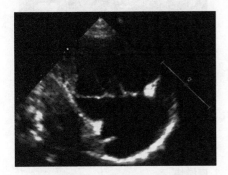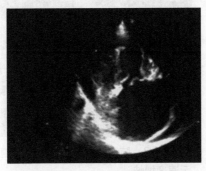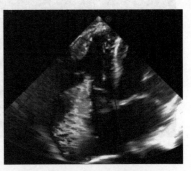

　　图 23-3-3　三尖瓣后瓣下移畸形　　　　图 23-3-4　三尖瓣前叶脱垂　　　　图 23-3-5　三尖瓣大量反流

超声测值：同前。

超声所见：

　　（1）右心房（右心）增大，左房室大小及形态正常。

　　（2）室间隔及左心室、右心室壁厚度正常，收缩及舒张运动正常，未见确切室壁节段性运动异常，左心室收缩功能测值正常。

　　（3）主动脉内径正常，肺动脉及左、右分支增宽；肺静脉未见明显异常，下腔静脉内径增宽__/__mm，塌陷率降低（下腔静脉内径及塌陷率正常）。

　　（4）三尖瓣纤细 / 增厚、回声增强 / 钙化；腱索增粗融合缩短 / 钙化 / 断裂 / 絮状物回声附着；三尖瓣乳头肌位置及回声未见明显异常；三尖瓣瓣叶可探及回声中断约__mm；收缩期三尖瓣可探及关闭裂隙宽约__mm，三尖瓣瓣环径约__mm（＞40mm，21mm/m²，四腔心切面测量）；余瓣膜形态、结构及活动未见明显异常（图 23-3-3，图 23-3-4）。

　　（5）房间隔、室间隔回声连续完整，未探及确切中断。

　　（6）心包内未见液性暗区及其他异常回声。

　　（7）多普勒超声及 CDFI：收缩期三尖瓣可探及中心性 / 偏心性反流（1/2/3 级），缩流颈宽约__mm（＜3/3 ～ 7/ ＞7mm），肝静脉血流（收缩期为主 / 收缩期降低 / 收缩期反向），估测肺动脉收缩压约为__mmHg；余瓣膜区及房室腔内未探及异常血流信号（图 23-3-5）。

超声提示：

心脏瓣膜病：

　　三尖瓣反流（轻度 / 中度 / 重度）。

　　右心房（右心）增大。

　　（三尖瓣脱垂 / 三尖瓣腱索断裂 / 三尖瓣赘生物形成 / 三尖瓣叶裂）。

第四节　肺动脉瓣病变

一、肺动脉瓣狭窄

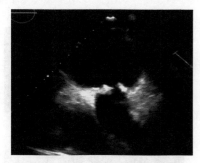

图 23-4-1　肺动脉瓣增厚狭窄

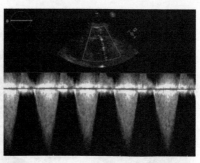

图 23-4-2　肺动脉瓣前向血流频谱显示速度增快

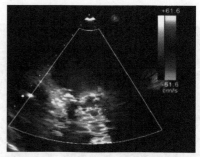

图 23-4-3　肺动脉瓣彩色血流显示速度增快

超声测值：同前。

超声所见：

（1）右心内径正常，左房室大小及形态正常（右心内径增大，左心室形态呈 D 型）。

（2）右心室壁增厚，左心室壁厚度正常，收缩及舒张运动正常（室间隔搏幅低平），未见确切室壁节段性运动异常，左心室收缩功能测值正常。

（3）主动脉内径正常，肺动脉及左、右分支增宽；左、右冠状动脉起源正常；肺静脉未见明显异常，下腔静脉内径增宽（__/__mm），塌陷率降低（下腔静脉内径及塌陷率正常）。

（4）肺动脉瓣回声增强、增厚、钙化，瓣缘联合可见粘连，呈穹隆样开放，开放幅度约__mm，瓣环径约__mm；肺动脉瓣上 / 肺动脉瓣下__mm 可探及肌性 / 嵴性结构大小约__mm×__mm（肺动脉瓣上 / 肺动脉瓣下结构未见明显异常）；肺动脉瓣位置可探及条带样强回声，未探及瓣叶结构；肺动脉瓣叶 / 瓣环上可探及絮状物回声，大小约__mm×__mm；余瓣膜形态、结构及活动未见明显异常（图 23-4-1）。

（5）房间隔、室间隔回声连续完整，未探及确切中断。

（6）心包内未见液性暗区及其他异常回声。

（7）多普勒超声及 CDFI：收缩期肺动脉瓣口前向血流速度增快（< 3/3 ～ 4/ > 4m/s），跨瓣压增加，最大跨瓣压（GP_{max}）__mmHg（25 ～ 40mmHg、40 ～ 70mmHg、> 70mmHg），余瓣膜区及房室腔内未探及异常血流信号（图 23-4-2，图 23-4-3）。

超声提示：

心脏瓣膜病（先天性心脏病）：

肺动脉瓣狭窄（轻度 / 中度 / 重度）。

右心室肥厚。

（肺动脉瓣闭锁 / 肺动脉瓣上 / 下肌性 / 膜性狭窄）。

二、肺动脉瓣反流

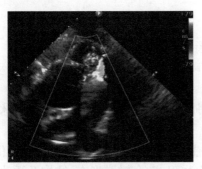
图 23-4-4　肺动脉瓣明显反流

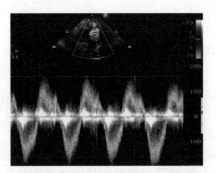
图 23-4-5　肺动脉瓣明显反流频谱

超声测值：同前。

超声所见：

（1）右心增大，左房室大小及形态正常。

（2）右心室、左心室壁厚度正常，收缩及舒张运动正常，未见确切室壁节段性运动异常，左心室收缩功能测值正常。

（3）主动脉内径正常，肺动脉及左、右分支增宽；肺静脉未见明显异常，下腔静脉内径及塌陷率正常（下腔静脉内径增宽__/__mm，塌陷率降低）。

（4）肺动脉瓣回声增强、增厚、钙化，闭合不良，瓣环径约__mm；肺动脉瓣上 / 肺动脉瓣下结构未见明显异常；（肺动脉瓣叶 / 瓣环上可探及絮状物回声，大小约__mm×__mm）；余瓣膜形态、结构及活动未见明显异常。

（5）房间隔、室间隔回声连续完整，未探及确切中断。

（6）心包内未见液性暗区及其他异常回声。

（7）多普勒超声及 CDFI：舒张期肺动脉瓣可探及中心性 / 偏心性反流少量 / 大量，缩流颈宽约__mm（＞7mm），PHT 约__ms（＜100ms），反流分数约__%（＜20/20 ～ 40/ ＞40%）；余瓣膜区及房室腔内未探及异常血流信号（图 23-4-4，图 23-4-5）。

超声提示：

肺动脉瓣反流（轻度 / 中度 / 重度）。

右心增大。

（肺动脉瓣赘生物形成）。

第五节　人工心脏瓣膜病

一、人工心脏瓣膜狭窄

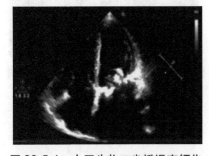
图 23-5-1　人工生物二尖瓣退变钙化

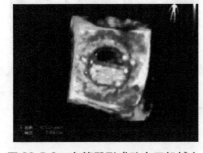
图 23-5-2　血管翳形成致人工机械主动脉瓣狭窄

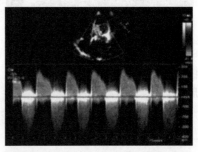
图 23-5-3　人工生物二尖瓣狭窄血流频谱

超声测值：同前。

超声所见：

（1）左心房增大（左心室增大），余房室大小及形态正常。

（2）左心室、右心室壁厚度正常，收缩及舒张运动正常，未见确切室壁节段性运动异常，左心室收缩功能测值正常。

（3）主动脉、肺动脉及左、右分支内径正常；肺静脉未见明显异常，下腔静脉内径增宽（__/__ mm），塌陷率降低（下腔静脉内径及塌陷率正常）。

（4）人工生物（机械）二尖瓣（人工生物/机械主动脉瓣）增厚、回声增强/钙化，开放受限，瓣架稳定(部分活动)，瓣叶及瓣周见明显团块或絮状条索物附着。余瓣膜形态、结构及活动未见明显异常(图 23-5-1，图 23-5-2)。

（5）房间隔、室间隔回声连续完整，未探及确切中断。

（6）心包内未见液性暗区及其他异常回声。

（7）多普勒超声及 CDFI：人工二尖瓣口前向血流速度增快（< 1.9/1.9 ～ 2.5/ > 2.5m/s），跨瓣压增加 PG_{mean}__mmHg（≤ 5/6 ～ 10/ > 10mmHg，HR__次/分），有效瓣口面积（MVA）减少__cm^2（< 1/1 ～ 2/ ≥ 2cm^2，1.2 ～ 1.3cm^2/m^2），PHT__ms（< 130/130 ～ 200/ > 200ms）；余瓣膜区及房室腔内未探及异常血流信号（图 23-5-3）。

[人工主动脉瓣口前向血流速度增快__m/s（< 3/3 ～ 4/ > 4m/s），PG_{mean}__mmHg（< 20/20 ～ 35/ > 35mmHg），EOA 约__cm^2（< 0.8/0.8 ～ 1.2/ > 1.2cm^2），EOA 指数__cm^2/m^2（< 0.65/0.65 ～ 0.85/ > 0.85cm^2/m^2），多普勒速度比值（DVI）约__（< 0.25/0.25 ～ 0.29/ > 0.3），人工瓣膜加速时间（AT）约__ms（< 80/80 ～ 100/ > 100ms）；余瓣膜区及房室腔内未探及异常血流信号；HR__次/分]。

超声提示：

人工生物（机械）瓣膜置换术后__年：

人工生物（机械）二尖瓣（主动脉瓣）狭窄。

人工生物（机械）二尖瓣（主动脉瓣）血栓（赘生物）形成。

（人工瓣与患者不匹配 PPM）。

左心房（左心）增大。

（人工主动脉瓣 PPM 诊断标准：流速 > 3m/s，DVI > 0.25，AT < 100ms，EOA 指数 < 0.85cm^2/m^2）。

二、人工心脏瓣膜关闭不全

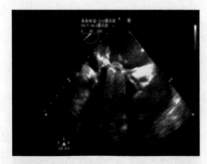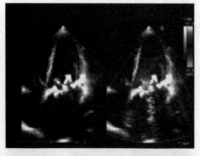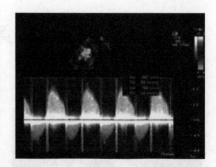

图 23-5-4　人工机械二尖瓣，赘生物形成　　图 23-5-5　人工生物二尖瓣，退变反流　　图 23-5-6　人工机械主动脉瓣反流频谱

超声测值：同前。

超声所见：

（1）左心房增大（左心室增大），余房室大小及形态正常。

（2）室间隔及左心室、右心室壁厚度正常，收缩及舒张运动正常，未见确切室壁节段性运动异常，左心室收缩功能测值正常。

（3）主动脉及肺动脉内径正常；下腔静脉内径及塌陷率正常 [下腔静脉内径增宽（__/__mm），塌陷率降低]。

（4）人工生物（机械）二尖瓣（人工生物 / 机械主动脉瓣）回声增厚，瓣叶 / 瓣周可探及絮状物回声 / 低弱回声附着，瓣环动度大，活动范围约__mm，瓣环与瓣周组织（人工二尖瓣的前外 / 后内 / 后外象限，人工主动脉瓣的后 / 左 / 右方回声分离，宽约__mm，占瓣环圆周__%）；余瓣膜形态、结构及活动未见明显异常（图 23-5-4）。

（5）房间隔、室间隔回声连续完整，未探及确切中断。

（6）心包内未见液性暗区及其他异常回声。

（7）多普勒超声及 CDFI：收缩期人工生物（机械）二尖瓣可探及中心性 / 偏心性反流（到达瓣口周围及左心房下部 / 左心房中部 / 到达左心房上部，1/2/3/4 级），反流束位于瓣架内（瓣周），反流分数约__%（< 30/30 ～ 50/ > 50%），Rvol 约__ml（< 30/30 ～ 60/ > 60ml），EROA 约__mm²（< 20/20 ～ 40/ > 40mm²）；余瓣膜区及房室腔内未探及异常血流信号（图 23-5-5）。

[舒张期主动脉瓣可探及中心性 / 偏心性反流（局限于主动脉瓣下 / 达到二尖瓣前叶尖部 / 接近心尖，1/2/3/4 级），缩流颈宽约__mm（< 3/3 ～ 6/ > 6mm），Rvol 约__ml（< 30/30 ～ 60/ > 60ml），反流分数约__%（< 30/30 ～ 50/ > 50 %），EROA 约__mm²（< 10/10 ～ 30/ > 30mm²），PHT 约__ms（> 500/500 ～ 200/ < 200ms），反流束宽度 /LVOT 内径约__%（< 25/25 ～ 65/ > 65%）；余瓣膜区及房室腔内未探及异常血流信号（图 23-5-6）]。

超声提示：

人工生物（机械）瓣膜置换术后__年：

　　人工生物（机械）二尖瓣（主动脉瓣）反流。

　　人工生物（机械）二尖瓣（主动脉瓣）血栓（赘生物）形成，瓣周漏。

　　左心房（左心）增大。

第六节　感染性心内膜炎

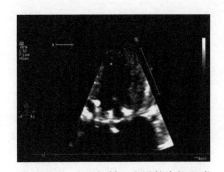 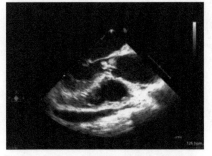 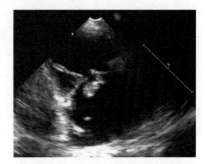

图 23-6-1　人工机械二尖瓣赘生物形成　　　图 23-6-2　主动脉瓣赘生物形成　　　图 23-6-3　三尖瓣赘生物形成

超声所见：

（1）左心房、左心室内径增大，右心房、右心室内径正常。

（2）室间隔及左心室壁厚度正常，收缩及舒张运动正常，未见确切室壁节段性运动异常，左心室收缩功能测值正常。

（3）主动脉、肺动脉及左、右分支内径正常；左、右冠状动脉起源、近段内径未见异常，下腔静脉内径及塌陷率正常。

（4）人工机械瓣/主动脉瓣/二尖瓣/三尖瓣回声增强、增厚，瓣叶左心室面/右心室面可探及一个（多个）絮状低回声团附着，大小约__mm×__mm，瓣叶根部（瓣体）回声不连续，可见裂隙，大小约__mm，主动脉根部室间隔内探及一低回声区，大小约__mm×__mm，主动脉瓣环径约__mm，瓣叶闭合不良（错位）；余瓣膜形态、结构及活动未见明显异常（图23-6-1～图23-6-3）。

（5）房间隔、室间隔回声连续完整，未探及确切中断。

（6）心包内未见液性暗区及其他异常回声。

（7）多普勒超声及CDFI：舒张期主动脉瓣/收缩期二尖瓣可探及中心性/偏心性反流（局限于主动脉瓣下/达到二尖瓣前叶尖部/接近心尖，1/2/3/4级），偏向二尖瓣前叶侧/左心房后壁，缩流颈宽约__mm，反流面积约__cm^2，Rvol约__ml，EROA约__mm^2，PHT约__ms，反流宽度/LVOT内径约__%（＜30/30～60/＞60%）；余瓣膜区及房室腔内未探及异常血流信号。

超声提示：

感染性心内膜炎：

　　主动脉瓣/二尖瓣赘生物形成，瓣膜毁损伴反流（重度）。

　　室间隔壁内脓肿形成。

　　左心增大。

第 24 章　高血压性心脏病超声医学诊断报告

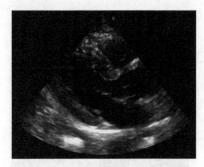
图 24-0-1　左心室壁均匀性肥厚

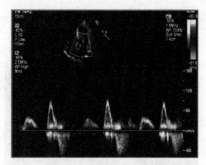
图 24-0-2　二尖瓣血流频谱 E/A 降低

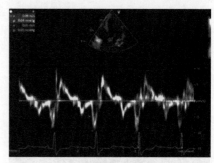
图 24-0-3　二尖瓣环运动频谱 E/e > 14

超声测值：同前。

超声所见：

（1）左心房增大，左心室内径正常 / 增大，余房室大小、比例及形态正常。

（2）室间隔及左心室壁均匀性增厚，室壁收缩正常 / 收缩亢进，未见确切室壁节段性运动异常，左心室收缩功能测值正常（图 24-0-1）。

（3）升主动脉内径增宽，主动脉管壁回声增强，搏动僵硬，重搏波消失，管腔内未探及确切膜片样结构；肺动脉内径正常；左、右冠状动脉起源正常；肺静脉未见明显异常，下腔静脉内径及塌陷率正常。

（4）主动脉瓣回声增强、增厚，瓣叶关闭欠佳；余瓣膜形态、结构及活动未见明显异常。

（5）房间隔、室间隔回声连续完整，未探及确切中断。

（6）心包内未见液性暗区及其他异常回声。

（7）多普勒超声及 CDFI：二尖瓣口前向血流频谱 E/A < 0.8（0.8 ～ 2/ > 2），E 峰减速时间延长（> 160 ～ 200ms），瓣环运动舒张早期 e 降低（< 5 ～ 7cm/s），平均 E/e > 14；舒张期主动脉瓣下可探及反流（1/2/3/4 级），缩流颈宽约__mm，反流面积约__cm^2，PHT 约__ms；三尖瓣收缩期反流（1/2/3级），TR$_{max}$__m/s，PG__mmHg；估测肺动脉收缩压约为__mmHg，肺动脉瓣舒张期反流（微量至中量），PR__m/s。余瓣膜区及房室腔内未探及异常血流信号（图 24-0-2，图 24-0-3）。

超声提示：

高血压性心脏病：

左心室肥大，左心房增大；左心室收缩功能正常 / 亢进，舒张功能降低（轻度 / 中度 / 重度）。

主动脉瓣退变伴反流（轻度 / 中度 / 重度）。

主动脉硬化，升主动脉增宽。

第 25 章　冠心病超声医学诊断报告

第一节　心肌缺血

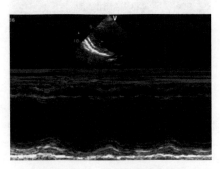

图 25-1-1　室间隔搏幅降低

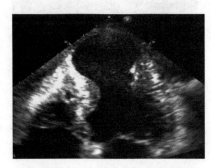

图 25-1-2　左心室心尖段室壁瘤

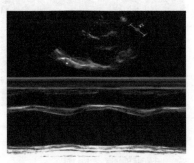

图 25-1-3　左心室后壁搏幅降低

超声测值：同前。

超声所见：

（1）左心房增大，左心室内径正常 / 增大，余房室大小及形态正常。

（2）室间隔及左心室各壁厚度正常，静息状态下，前室间隔、左心室前壁及心尖段（后室间隔基底段及左心室下壁；左心室侧壁及下壁）运动幅度降低（消失、矛盾运动），余室壁未见确切节段性运动异常（图 25-1-1 ～图 25-1-3）。

（3）主动脉、肺动脉及左、右分支内径正常；肺静脉未见明显异常，下腔静脉内径及塌陷率正常。

（4）各瓣膜形态、结构及活动未见明显异常。

（5）房间隔、室间隔回声连续完整，未探及确切中断。

（6）心包内未见液性暗区及其他异常回声。

（7）多普勒超声及 CDFI：二尖瓣口前向血流频谱 E/A < 0.8（0.8 ～ 2/ > 2），E 峰减速时间延长 / 缩短（> 160 ～ 200ms），瓣环运动舒张早期 e 降低（< 5 ～ 7cm/s），平均 E/e > 14；余瓣膜区及房室腔内未探及异常血流信号。

（8）左心声学造影

左心室声学造影（LVO）：心脏各腔室显影良好，左心房、左心室内径增大，前室间隔、左心室前壁及心尖段运动幅度降低（消失、矛盾运动），余室壁未见确切节段性运动异常。心腔内未探及确切异常回声团。

心肌声学造影（MCE）：前室间隔、左心室前壁及心尖段心肌灌注延迟、稀疏 / 缺损。

超声提示：

缺血性心脏病：

前室间隔、左心室前壁及心尖段节段性运动异常及灌注降低。

左心增大。

左心室收缩功能测值正常 / 降低（轻 / 中 / 重度），舒张功能降低（轻 / 中 / 重度）。

第二节　心肌梗死（并发症）

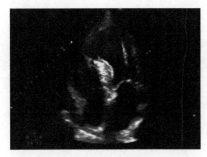

图 25-2-1　室间隔室壁瘤伴穿孔

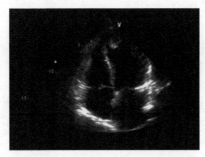

图 25-2-2　左心室心尖段心肌梗死伴血栓形成

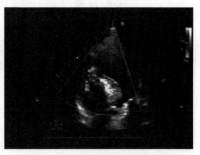

图 25-2-3　室间隔穿孔处左向右分流

超声测值：同前。

超声所见：

（1）左心房及左心室内径增大，左心室形态异常，余房室大小及形态正常。

（2）后室间隔及左心室后壁厚度正常，前室间隔、左心室前壁及左心室心尖段心肌回声正常 / 增强、变薄，最薄处约__mm，运动消失 / 呈反常运动；[左心室心尖段向外膨出，膨出基底段宽约__mm，深约__mm，其内可见低 - 弱回声附着，大小约__mm×__mm]（左心室前壁回声中断，并形成瘤样结构凸向心包腔，瘤颈宽约__mm，深约__mm，其周围可见低弱回声附着）；余室壁未见确切节段性运动异常（图 25-2-1，图 25-2-2）。

（3）主动脉、肺动脉及左、右分支内径正常；左、右冠状动脉起源正常，近段内径分别为__mm、__mm；肺静脉未见明显异常，下腔静脉内径增宽，随呼吸运动塌陷率降低 / 下腔静脉内径及塌陷率正常。

（4）二尖瓣回声稍增强，关闭欠佳 / 呈连枷样运动，瓣尖可探及腱索样回声随心动周期往返摆动于左心房及左心室内，收缩期可探及关闭裂隙，宽约__mm；左心室前外侧乳头肌连续性中断，二尖瓣叶侧断端随心动周期摆动明显；余瓣膜形态、结构及活动未见明显异常。

（5）前室间隔回声中断，宽约__mm；房间隔回声连续完整，未探及确切中断。

（6）心包内可见液性暗区，收缩期左心室下壁外宽约__mm，左心室前壁外宽约__mm。

（7）多普勒超声及 CDFI：室间隔回声中断处可探及收缩期左向右过隔血流信号，分流束宽约__mm，最大分流速度（V_{max}）__m/s；左心室前壁瘤样结构处可探及血流充盈，与心包腔无连通；二尖瓣口前向血流频谱 E/A > 2，平均 E/e > 14，二尖瓣收缩期偏心性反流（1/2/3/4 级），缩流颈宽约__mm，反流束偏向左心房后外侧壁 / 前内侧壁；余瓣膜区及房室腔内未探及异常血流信号（图 25-2-3）。

（8）左心声学造影

LVO：心脏各腔室显影良好，左心房、左心室内径增大，前间隔、左心室前壁及左心室心尖段运动消失 / 呈矛盾运动，左心室心尖段向外膨出，膨出基底段宽约__mm，深约__mm，左心室前壁瘤样结构瘤颈宽约__mm，深约__mm，余室壁未见确切节段性运动异常。左心室心尖段可探及造影剂充盈缺损，大小约__mm×__mm；心包腔未探及声学增强剂显影。

MCE：前室间隔、左心室前壁及左心室心尖段心肌灌注缺损（心肌灌注延迟、稀疏）。左心室心尖段低弱回声团内无声学增强剂灌注。

超声提示：

（1）缺血性心脏病（心肌梗死）：

左心房、左心室增大；前室间隔、左心室前壁及心尖段节段性运动异常，符合急性心肌梗死（陈旧性心肌梗死）。

左心室收缩功能测值降低（轻／中／重度），左心室舒张功能降低（轻／中／重度）。

二尖瓣反流（轻／中／重度）。

心包积液（少／中量）。

（2）缺血性心脏病（心肌梗死并发症）：

左心室心尖段真性室壁瘤伴附壁血栓形成。

左心室前壁假性室壁瘤。

室间隔穿孔（心室水平左向右分流）。

二尖瓣腱索／左心室前外侧乳头肌断裂；继发性二尖瓣反流（重度）。

第26章 心肌病超声医学诊断报告

第一节 扩张型心肌病

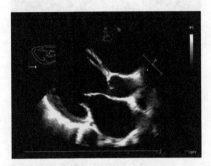
图 26-1-1 左心增大

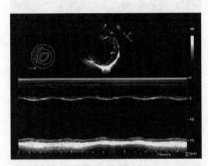
图 26-1-2 左心室壁运动搏幅降低

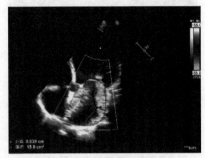
图 26-1-3 二尖瓣明显反流

超声测值：同前。

超声所见：

(1) 左心明显增大，右心轻度增大（全心增大，以左心为著）；左心室心尖部内膜面探及低 / 等 / 高回声团附着，大小约__mm×__mm（图 26-1-1）。

(2) 室间隔及左心室壁厚度正常（或相对变薄），左心室 / 右心室室壁运动弥漫性降低（或低平），收缩期增厚率降低；TAPSE 减小约__mm（图 26-1-2）。

(3) 主动脉、肺动脉及左、右分支内径正常；左、右冠状动脉起源正常，肺静脉未见明显异常，下腔静脉内径正常 / 增宽__mm，塌陷率正常 / 降低。

(4) 二尖瓣前后叶呈镜像运动，M 型波呈"钻石样"改变，二尖瓣的 E 峰至室间隔距离（EPSS）增大约__mm；余瓣膜形态、结构及活动未见明显异常。

(5) 房间隔、室间隔回声连续完整，未探及确切中断。

(6) 心包内未见液性暗区及其他异常回声。

(7) CDFI 及 PW：各房室瓣口血流暗淡，二尖瓣口前向血流频谱 E < A，E 峰加速时间延长，二尖瓣环运动 e 降低，平均 $E/e > 14$；收缩期二尖瓣可探及中心性 / 偏心性反流（到达瓣口周围及左心房下部 / 左心房中部 / 到达左心房上部，1/2/3/4 级），缩流颈宽约__mm，反流面积约__cm^2（与左心房面积比__%），Rvol 约__ml，EROA 约__mm^2；收缩期三尖瓣口反流 1/2/3 级，缩流径__mm，反流面积__cm^2，估测肺动脉收缩压__mmHg；余瓣膜口未见明显异常血流信号（图 26-1-3）。

超声提示：

扩张型心肌病：

左心（全心）增大。

左心室收缩功能测值降低（轻 / 中 / 重度），舒张功能降低（轻 / 中 / 重度）。

右心室收缩功能降低。

二尖瓣反流（轻 / 中 / 重度）。

三尖瓣反流（轻 / 中 / 重度）。

第二节 肥厚型心肌病

一、梗阻性肥厚型心肌病

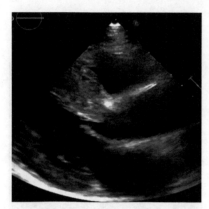

图 26-2-1 室间隔非对称性增厚

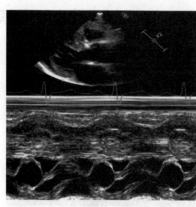

图 26-2-2 M 型二尖瓣前叶 SAM 征阳性

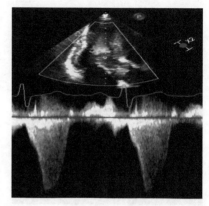

图 26-2-3 左心室流出道血流明显加速

超声测值：同前。

超声所见：

（1）左心房增大，余房室大小及形态正常。

（2）左心室壁非均匀性增厚，以室间隔明显，最厚约_ mm，心肌回声不均匀、粗糙，呈斑点样改变，运动幅度降低，余室壁轻度增厚，收缩幅度正常；M 型可见二尖瓣前叶 SAM 征阳性；左心室流出道内径变窄约_mm，最窄处位于室间隔基底部 / 二尖瓣前叶瓣尖 / 左心室中部 / 右心室流出道；右心室壁厚度正常；左心室收缩功能测值正常（图 26-2-1，图 26-2-2）。

（3）主动脉、肺动脉及左、右分支内径正常；左、右冠状动脉起源正常，肺静脉未见明显异常，下腔静脉内径正常 / 增宽及塌陷率正常 / 降低。

（4）二尖瓣前叶收缩期前移；余瓣膜解剖形态及运动未见明显器质性改变。

（5）房间隔、室间隔回声连续完整，未探及确切中断。

（6）心包内未见液性暗区及其他异常回声。

（7）CDFI 及 PW：二尖瓣口前向血流频谱 E ＜ A，E 峰加速时间延长，二尖瓣环运动 e 降低，平均 E/e ＞ 14；收缩期左心室流出道内可探及高速射流，频谱呈"匕首"样改变，最大流速 (V_{max})__m/s，压差 (PG) __mmHg；收缩期二尖瓣可探及中心性 / 偏心性反流 (1/2/3/4 级)，缩流颈宽约__mm，反流面积约__cm^2（与左心房面积比__%），Rvol 约__ml，EROA 约__mm^2；余瓣膜口未见明显异常血流信号（图 26-2-3）。

超声提示：

梗阻性肥厚型心肌病：

左心室非对称性肥厚，舒张功能降低（轻 / 中 / 重度）。

左心室流出道梗阻（室间隔基底部 / 二尖瓣前叶远端 / 左心室中部 / 右心室流出道）。

二尖瓣轻度反流。

二、非梗阻性肥厚型心肌病

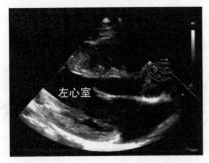

图 26-2-4　左心室壁肥厚，室间隔为著

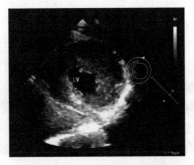

图 26-2-5　左心室壁肥厚短轴观

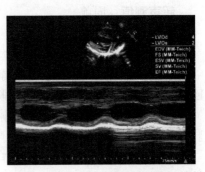

图 26-2-6　左心室壁收缩搏幅正常

超声测值：同前。

超声所见：

（1）左心房增大，余房室大小、比例及形态正常。

（2）左心室壁增厚，以室间隔增厚最显著，最厚约为_ mm，心肌回声不均匀、粗糙，呈斑点样改变，运动幅度降低，余室壁厚度正常，收缩幅度正常；左心室流出道内径正常；左心室收缩功能测值正常（图 26-2-4 ～图 26-2-6）。

（3）主动脉、肺动脉及左、右分支内径正常；左、右冠状动脉起源正常，肺静脉未见明显异常，下腔静脉内径及塌陷率正常。

（4）各瓣膜形态、结构及活动未见明显异常。

（5）房间隔、室间隔回声连续完整，未探及确切中断。

（6）心包内未见液性暗区及其他异常回声。

（7）CDFI 及 PW：二尖瓣口前向血流频谱 E ＜ A，E 峰加速时间延长，二尖瓣环运动 e 降低，平均 E/e ＞ 14；收缩期二尖瓣可探及中心性 / 偏心性反流（1/2/3/4 级），缩流颈宽约__mm，反流面积约__cm²（与左心房面积比__%），Rvol 约__ml，EROA 约__mm²；余瓣膜口未见明显异常血流信号。

超声提示：

非梗阻性肥厚型心肌病：

左心室对称性 / 非对称肥厚。

左心室舒张功能降低（轻 / 中 / 重度）。

二尖瓣轻度反流。

第三节　限制型心肌病

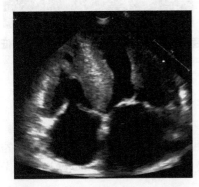

图 26-3-1　左心室心肌内闪烁样光点回声

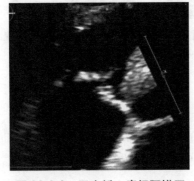

图 26-3-2　三尖瓣、房间隔增厚

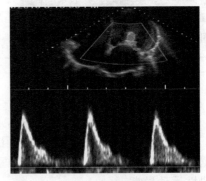

图 26-3-3　二尖瓣口血流频谱 E/A ＞ 2

超声测值：同前。

超声所见：

（1）左心房、右心房明显增大，右心室内径正常，左心室心尖部偏小（或闭塞）（图26-3-1）。

（2）左心室心内膜不均匀增厚，回声增强；左心室壁均匀性增厚，见心肌组织内颗粒状闪烁样光点回声，运动幅度弥漫性降低，舒张运动受限（图26-3-1）。

（3）肺动脉内径增宽；主动脉内径正常；左、右冠状动脉起源正常，肺静脉未见明显异常，下腔静脉内径增宽（__/__mm），塌陷率降低。

（4）二尖瓣/主动脉瓣/三尖瓣回声增强、增厚，运动幅度正常/降低，瓣缘未见粘连融合，余瓣膜形态、结构及活动未见明显异常（图26-3-2）。

（5）房间隔、室间隔回声连续完整，未探及确切中断；房间隔增厚约__mm。

（6）心包内见少量液性暗区，舒张期宽约__mm，未见其他异常回声。

（7）CDFI及PW：舒张期二尖瓣血流频谱E峰显著增高，E/A＞2；二尖瓣环运动e降低，平均E/e＞14；收缩期二尖瓣可探及反流（1/2/3/4级），缩流颈宽约__mm，Rvol约__ml，EROA约__mm²；收缩期三尖瓣可探及反流（1/2/3级），缩流颈宽约__mm；估测肺动脉收缩压__mmHg；余瓣膜口未见明显异常血流信号（图26-3-3）。

超声提示：

左心室壁增厚，收缩功能测值降低（轻/中/重度），舒张功能降低（轻/中/重度）。

左心房、右心房增大。

二尖瓣、三尖瓣反流（轻/中/重度）。

结合临床，提示心肌淀粉样变。

第四节　致心律失常性心肌病

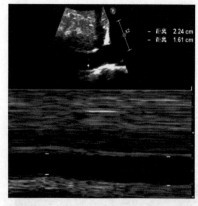
图26-4-1　下腔静脉增宽，塌陷率降低

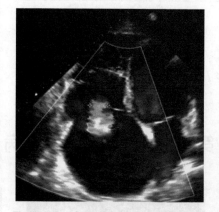
图26-4-2　右心增大，三尖瓣明显反流

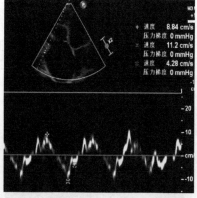
图26-4-3　三尖瓣环运动收缩速度降低

超声测值：同前。

超声所见：

（1）右心室增大（局部增大），右心室流出道增宽，右心房增大，左房室大小及形态正常。

（2）右心室基底部、右心室流出道及心尖部心肌明显变薄，运动明显减弱，局部矛盾运动，形成室壁瘤样改变；TAPSE减小__mm；室间隔及左心室壁厚度正常，收缩及舒张运动正常，未见确切室壁节段性运动异常。

（3）肺动脉内径增宽；主动脉内径正常；肺静脉未见明显异常，下腔静脉内径正常/增宽，塌陷率降低／正常（图 26-4-1）。

（4）各瓣膜形态、结构及活动未见明显异常。

（5）房间隔、室间隔回声连续完整，未探及确切中断。

（6）心包内未见液性暗区及其他异常回声。

（7）CDFI 及 PW：二尖瓣口血流频谱 E/A > 1；收缩期三尖瓣可探及反流（1/2/3 级），缩流颈宽约__mm，反流面积约__cm²；估测肺动脉收缩压__mmHg；余瓣膜口未见明显异常血流信号（图 26-4-2，图 26-4-3）。

超声提示：

右心室收缩功能降低，右心压增加。

右心增大。

三尖瓣反流（轻／中／重度）。

结合临床，提示致心律失常性右室心肌病。

第五节　心肌致密化不全性心肌病

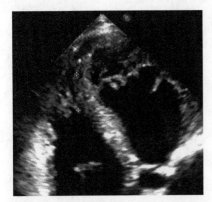 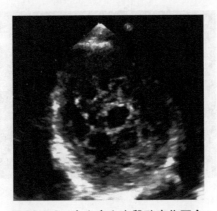 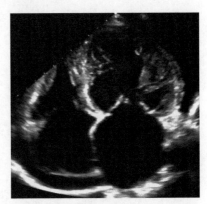

图 26-5-1　左心室、右心室心尖段致密化不全长轴显像　　图 26-5-2　左心室心尖段致密化不全短轴显像　　图 26-5-3　全心增大，心包积液

超声测值：同前。

超声所见：

（1）左心室增大，左心房轻度增大，右房室内径正常。

（2）左心室壁肌小梁增多，呈非均匀性增厚，增厚的心尖部、前侧壁分为非致密层和致密层，收缩期厚度分别为__/__mm（成人 > 2mm，幼儿 > 1.4mm），（舒张期非致密层／致密层 > 2.3），非致密层肌小梁之间可见隐窝，间隙内未见明显团块回声；左心室壁运动幅度降低。右心室壁厚度及运动未见明显异常（图 26-5-1，图 26-5-2）。

（3）主动脉升部内径正常，振幅正常；肺动脉内径正常（增宽）；左、右冠状动脉起源正常，下腔静脉内径及塌陷率正常。

（4）各瓣膜形态、结构及活动未见明显异常。

（5）房间隔、室间隔回声连续完整，未探及确切中断。

（6）心包内可见／未见液性暗区（图 26-5-3）。

（7）CDFI 及 PW：二尖瓣口血流频谱 E/A < 0.8；二尖瓣环运动 e 峰降低；非致密层肌小梁隐窝内可见低暗血流充盈并与左心室腔相通；各瓣膜口未见明显反流信号。

超声提示：

心肌致密化不全性心肌病（左心室型／右心室型／双室型）：

左心增大，左心室收缩功能测值降低（轻／中／重度），舒张功能轻度降低。

第六节　心内膜弹性纤维增生症

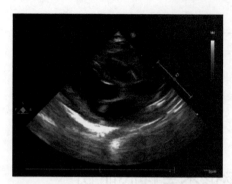

图 26-6-1　心内膜回声增强

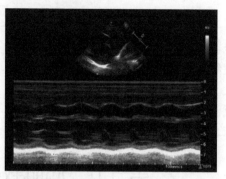

图 26-6-2　左心室壁搏幅降低

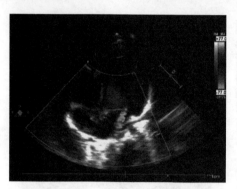

图 26-6-3　二尖瓣关闭不全

超声测值： 同前。

超声所见：

（1）左心室、左心房内径增大（正常／缩小），右心室、右心房内径正常。

（2）室间隔及左心室心内膜（及二尖瓣乳头肌）呈弥漫性或局限性回声增强，增厚约__mm，以后壁及侧壁明显，回声增强的心内膜与心肌分界明显，左心室（右心室）运动弥漫性降低（图 26-6-1，图 26-6-2）。

（3）主动脉升部内径及肺动脉内径正常（或增宽）；下腔静脉内径及塌陷率正常。

（4）二尖瓣瓣尖（腱索）增厚、挛缩，开放受限及闭合不良，二尖瓣环扩张，瓣环径约__mm；余瓣膜解剖形态及运动未见明显器质性改变。

（5）房间隔、室间隔回声连续完整，未探及确切中断。

（6）心包内未见液性暗区及其他异常回声。

（7）CDFI 及 PW：收缩期二尖瓣口反流（1/2/3/4 级），缩流径__mm，反流束达左心房中份（顶部），最大流速（V_{max}）__m/s，舒张期血流频谱 E/A > 2（或 < 0.8 或 > 0.8），二尖瓣环运动 e 降低。余瓣膜口未见明显异常血流信号（图 26-6-3）。

超声提示：

心内膜弹性纤维增生症：

左心（全心）增大。

左心室收缩功能测值降低（轻／中／重度），舒张功能降低（轻／中／重度）。

二尖瓣（轻／中／重度）反流。

第七节 继发性心肌病

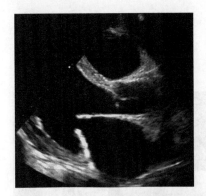 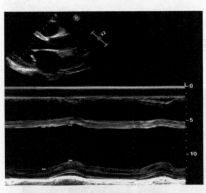 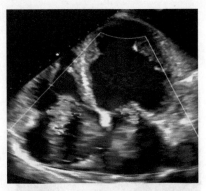

图 26-7-1 左心、右心室明显增大　　图 26-7-2 左心室收缩功能射血分数　　图 26-7-3 二尖瓣、三尖瓣重度反流
　　　　　　　　　　　　　　　　　　　　　　　　（EF）降低

超声测值：同前。

超声所见：

（1）左心增大，右房室内径正常（图 26-7-1）。

（2）室间隔及左心室壁厚度正常（或增厚），室壁运动幅度弥漫性降低，右心室壁运动幅度正常（图 26-7-2）。

（3）主动脉升部内径正常，振幅正常；肺动脉内径正常；左、右冠状动脉起源正常，下腔静脉内径及塌陷率正常。

（4）各瓣膜形态、结构及活动未见明显异常。

（5）房间隔、室间隔回声连续完整，未探及确切中断。

（6）心包内未见液性暗区及其他异常回声。

（7）CDFI 及 PW：二尖瓣口血流频谱 E/A < 0.8；收缩期二尖瓣可探及反流（1/2/3/4 级），缩流颈宽约__mm，Rvol 约__ml，EROA 约__mm²；收缩期三尖瓣可探及反流（1/2/3 级），缩流颈宽约__mm；估测肺动脉收缩压__mmHg；余瓣膜口未见明显异常血流信号（图 26-7-3）。

超声提示：

左心增大。

左心室收缩功能测值降低（轻／中／重度）。

二尖瓣、三尖瓣反流（轻／中／重度）。

结合临床，考虑尿毒症性心肌病（酒精性心肌病、围生期心肌病）。

第 27 章 肺源性心脏病及肺动脉压增高超声医学诊断报告

第一节 肺源性心脏病

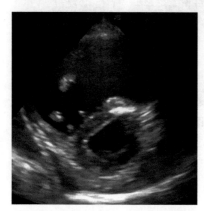

图 27-1-1 右心室增大，左心室呈 D 形

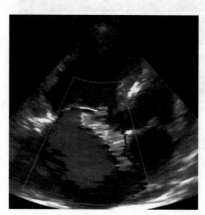

图 27-1-2 右心增大，三尖瓣明显反流

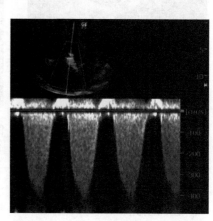

图 27-1-3 三尖瓣反流速度明显增快

超声测值：同前。

超声所见：

（1）右心增大，收缩末期右心房面积约__cm^2；左心室呈"D"形，内径正常（偏小），左心房内径正常（图 27-1-1）。

（2）右心室壁厚度正常 / 增厚，约__mm，运动降低；室间隔左移，运动幅度降低；左心室壁运动幅度正常，收缩功能测值正常。

（3）肺动脉干及左、右分支增宽，主动脉内径正常，下腔静脉内径增宽（__/__mm），塌陷率降低。

（4）三尖瓣瓣环扩张（瓣环径约__mm），瓣膜回声纤细，对合欠佳，可见关闭裂隙，余瓣膜形态、结构及活动未见明显异常。

（5）房间隔、室间隔连续完整，未探及确切中断。

（6）心包腔内未见确切液性暗区及其他异常回声。

（7）多普勒超声：收缩期三尖瓣可探及反流（1/2/3 级），缩流颈宽约__mm，反流面积约__cm^2；估测肺动脉收缩压__mmHg；余瓣膜区及房室腔内未探及异常血流信号（图 27-1-2，图 27-1-3）。

超声提示：

右心室肥大，右心室收缩功能降低。

三尖瓣反流（轻 / 中 / 重度）。

肺动脉增宽，肺动脉压高压（轻 / 中 / 重度）。

结合临床，考虑肺源性心脏病。

第二节 肺动脉高压

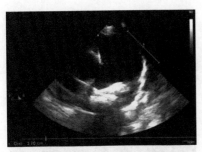

图 27-2-1 肺动脉增宽

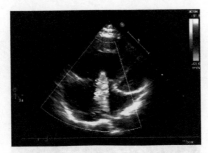

图 27-2-2 三尖瓣明显反流

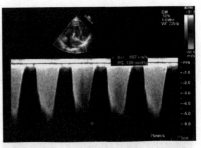

图 27-2-3 三尖瓣反流速度增快

超声测值：同前。

超声所见：

（1）右心房、右心室增大，左心室内径大小正常 / 减小，左心房内径正常。

（2）右心室壁增厚 / 正常，运动减弱 / 正常，TAPSE__mm。室间隔运动异常。左心室壁厚度及运动正常，左心室收缩功能测值正常。

（3）肺动脉干及左、右分支增宽，主动脉内径正常，下腔静脉内径增宽（__/__mm），塌陷率降低（图 27-2-1）。

（4）三尖瓣瓣环扩张，瓣膜回声纤细，开放未见明显异常，关闭见裂隙，余瓣膜形态、结构及活动未见明显异常。

（5）房间隔、室间隔连续完整，未探及确切中断。

（6）心包腔内未见确切液性暗区及其他异常回声。

（7）多普勒超声：收缩期三尖瓣可探及反流（1/2/3 级），缩流颈宽约__mm，反流面积约__cm^2；估测肺动脉收缩压__mmHg；三尖瓣环运动 s 降低__m/s；二尖瓣血流频谱 E > A，余瓣膜区及房室腔内未探及异常血流信号（图 27-2-2，图 27-2-3）。

超声提示：

肺动脉压增高（轻 / 中 / 重度）。

三尖瓣反流（轻 / 中 / 重度）。

右心增大，右心室肥厚及收缩功能降低。

右心房压增高

第28章　心包疾病超声医学诊断报告

第一节　心包积液

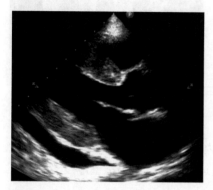

图 28-1-1　左心室后壁心包腔内液性暗区

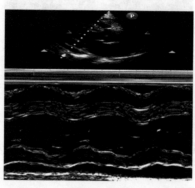

图 28-1-2　M 型超声显示左心室后壁心包腔内液性暗区

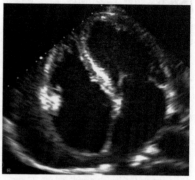

图 28-1-3　右心室外侧壁心包内大量实性及条索状物

超声测值：同前。

超声所见：

（1）各房室内径正常。

（2）室间隔及左心室、右心室壁厚度正常，收缩幅度正常，未见确切节段性运动异常，左心室收缩功能测值正常（图 28-1-2）。

（3）主动脉及肺动脉内径正常。

（4）各瓣膜形态未见明显异常。

（5）房间隔、室间隔回声未探及确切中断。

（6）心包腔可见液性无回声区（及心包内实性及条索状物）：左心室后壁后约__mm，左心室侧壁外__mm，右心室前壁前__mm，右心室侧壁外__mm，右心房侧壁外__mm（舒张末测量），右心房壁舒张末及收缩早期塌陷，右心室壁舒张早期塌陷（图 28-1-1，图 28-1-3）。

（7）多普勒超声及 CDFI：房室瓣口血流速度随呼吸改变，吸气时，二尖瓣 E 峰流速下降，三尖瓣 E 峰增加。余瓣膜区及房室腔内未探及异常血流信号。

超声提示：

心包积液（少 / 中 / 大量）。

心脏压塞。

第二节　缩窄性心包炎

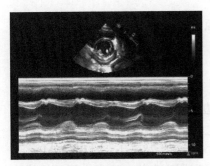

图 28-2-1　室间隔舒张早期切迹

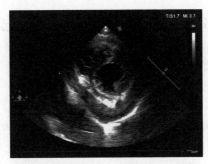

图 28-2-2　心包回声增强、增厚

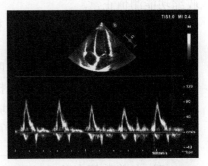

图 28-2-3　二尖瓣 E/A 峰随呼吸变化

超声测值：同前。

超声所见：

（1）左心房、右心房内径增大，左心室、右心室内径偏小。

（2）室间隔及左心室壁厚度、搏幅正常；双心室壁舒张运动受限，室间隔可见舒张早期切迹，吸气时室间隔向左心室凹陷，左心室后壁舒张中晚期运动平坦；左心室收缩功能测值正常（图 28-2-1）。

（3）主动脉、肺动脉内径正常；下腔静脉内径增宽（__/__mm），塌陷率降低。

（4）各瓣膜形态、结构未见明显异常。

（5）房间隔、室间隔回声连续完整，未探及确切中断。

（6）脏层和壁层心包回声增强，增厚，约__mm，两者呈平行运动（图 28-2-2）。

（7）多普勒超声及 CDFI：二尖瓣 E 峰显著大于 A 峰，E/A > 2，吸气时 E 峰流速减慢 > 20%。余瓣膜区及房室腔内未探及异常血流信号（图 28-2-3）。

超声提示：

缩窄性心包炎。

第三节　心 包 肿 瘤

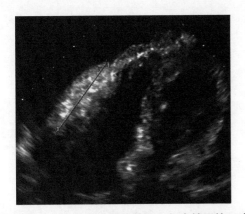

图 28-3-1　右心室外侧壁脏层心包实性团块回声

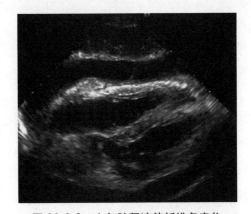

图 28-3-2　心包腔积液伴纤维条索物

超声测值：同前。

超声所见：

（1）各房室内径正常。

（2）室间隔及左心室后壁厚度及搏幅正常；静息状态下未见确切节段性左心室壁运动异常；左心室收缩功能测值正常。

（3）主动脉、肺动脉及左、右分支内径正常；左、右冠状动脉起源正常；肺静脉未见明显异常，下腔静脉内径及塌陷率正常。

（4）各瓣膜形态、结构未见明显异常。

（5）房间隔、室间隔回声未探及确切中断。

（6）心包腔内可见一实性团块，内部回声不均匀，大小约__mm，边界清楚，包膜完整，随心脏活动（团块与心肌分界不清）；心包腔可见液性无回声区：左心室后壁后约__mm，左心室侧壁外__mm，右心室前壁前__mm，右心室侧壁外__mm，右心房侧壁外__mm（舒张末测量）（图 28-3-1，图 28-3-2）。

（7）多普勒超声及 CDFI：心包团块内无 / 可见明显血流信号。各瓣膜区及房室腔内未探及异常血流信号。

超声提示：

心包实性占位病变。

第29章 大动脉疾病超声医学诊断报告

第一节 主动脉疾病

一、动脉瘤

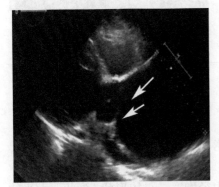

图 29-1-1 升主动脉瘤样扩张及夹层

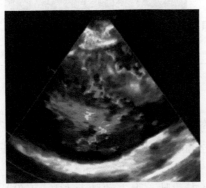

图 29-1-2 升主动脉腔内血流呈漩流

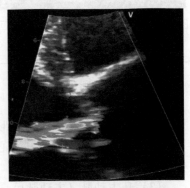

图 29-1-3 主动脉瓣中度反流

超声测值: 同前。

超声所见:

(1) 左心室增大,余房室大小、比例及形态正常。

(2) 室间隔及左心室、右心室壁厚度正常,收缩及舒张运动正常,未见确切室壁节段性运动异常,左心室收缩功能测值正常。

(3) 升主动脉(窦部、主动脉弓,降主动脉,腹主动脉上/中/下份)内径增宽;呈梭形状/囊状,大小约__mm;主动脉瘤近心段内径__mm;主动脉瘤远心段内径__mm;主动脉壁与瘤腔壁连续。肺动脉主干及左、右分支内径正常;肺静脉未见明显异常,下腔静脉内径及塌陷率正常(图 29-1-1)。

(4) 主动脉瓣回声偏强,开放运动未见明显异常,可见舒张期关闭裂隙;余瓣膜形态、结构及活动未见明显异常。

(5) 房间隔、室间隔回声连续完整,未探及确切中断。

(6) 心包内未见液性暗区及其他异常回声

(7) 多普勒超声及 CDFI:动脉瘤处血流缓慢呈漩流;舒张期主动脉反流(1/2/3/4 级),余瓣膜区及房室腔内未探及异常血流信号(图 29-1-2,图 29-1-3)。

超声提示:

升主动脉/主动脉弓/降主动脉/腹主动脉瘤。

主动脉瓣反流(轻/中/重度)。

左心室增大。

二、主动脉夹层

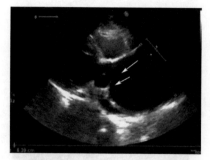

图 29-1-4　升主动脉起始部膜片样回声

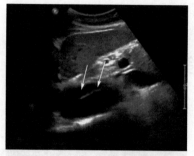

图 29-1-5　腹主动脉起始部膜片样回声

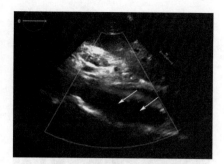

图 29-1-6　假腔内血栓形成

超声测值：同前。

超声所见：

（1）各房室大小、比例及形态正常。

（2）室间隔及左心室、右心室壁厚度正常，收缩及舒张运动正常，未见确切室壁节段性运动异常，左心室收缩功能测值正常。

（3）升主动脉（主动脉弓，降主动脉，腹主动脉上/中/下份）内径增宽；呈梭形状/囊状，大小约__mm；主动脉瘤近心段内径__mm；主动脉瘤远心段内径__mm；主动脉壁与瘤腔壁连续，升主动脉（主动脉弓，降主动脉，腹主动脉上/中/下份）内可探及动脉壁内膜撕裂，将动脉分为真腔（内径__mm）及假腔（内径__mm），内膜呈带状回声，随心动周期飘动，此回声带连续性中断，入口宽约__mm，再入口宽约__mm，假腔内未/可探及低弱回声附着（充填）。主动脉夹层累及左右冠状动脉/头臂干/左颈总动脉/左锁骨下动脉/双侧肾动脉，由假腔供血。肺动脉主干及左、右分支内径正常；左、右冠状动脉起源及内径正常；肺静脉未见明显异常，下腔静脉内径及塌陷率正常（图 29-1-4，图 29-1-5）。

（4）各瓣膜形态、结构及活动未见明显异常。

（5）房间隔、室间隔回声连续完整，未探及确切中断。

（6）心包内未见液性暗区及其他异常回声。

（7）多普勒超声及 CDFI：升主动脉（主动脉弓，降主动脉，腹主动脉上中下份）真腔血流速度快，颜色鲜艳，假腔血流速度慢，颜色暗淡，收缩期真腔血流通过入口进入假腔，入口处 V_{max}__m/s，假腔血流通过再入口进入真腔，再入口处 V_{max}__m/s；假腔内可探及血流充盈缺损（无血流信号）。降主动脉真腔内血流 V_{max}__m/s，腹主动脉真腔内血流呈低阻频谱，V_{max}__m/s。各瓣膜区及房室腔内未探及异常血流信号（图 29-1-6）。

超声提示：

主动脉夹层（Stanford A/B 型）伴假腔内血栓形成。

夹层累及左右冠状动脉/头臂干/左颈总动脉/左锁骨下动脉/双侧肾动脉，该动脉由假腔供血。

第二节　肺动脉疾病

一、肺动脉瘤

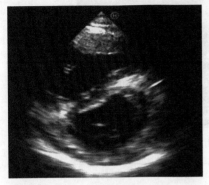

图 29-2-1　右心室壁增厚，左心室呈 D 形

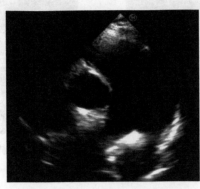

图 29-2-2　肺动脉主干扩张

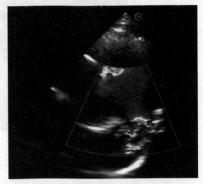

图 29-2-3　动脉导管未闭，右向左分流

超声测值：同前。

超声所见：

（1）右心房、右心室正常 / 增大，右心室流出道正常 / 增宽。左房室大小及形态正常（左心室短轴切面显示左心室呈 "D" 形改变）（图 29-2-1）。

（2）室间隔及左心室、右心室壁厚度正常 / 室间隔及右心室壁增厚，右心室收缩及舒张运动正常 / 右心室收缩运动降低；收缩期 / 舒张期室间隔移向左心室侧（M 型超声显示室间隔运动幅度较低 / 平直）；未见确切左心室壁节段性运动异常；左心室收缩功能测值正常。

（3）主动脉内径正常，肺动脉主干及左、右分支明显增宽 / 瘤样扩张；（主肺动脉于瓣上＿＿mm 处见异常的膜样组织或嵴致管腔变窄；肺动脉瓣环下方隔束、壁束明显增厚，导致右心室流出道远端内径明显变窄，最窄处约＿＿mm，狭窄后管腔内径明显扩张 / 呈瘤样扩张，约＿＿mm）；下腔静脉内径及塌陷率正常，未探及肺静脉明显异常；主动脉弓降部可视段未见异常（图 29-2-2）。

（4）各瓣膜形态、结构及活动未见明显异常。

（5）房间隔、室间隔回声连续完整，未探及确切中断。

（6）心包内未见液性暗区及其他异常回声。

（7）多普勒超声及 CDFI：瘤样扩张的肺动脉管腔内探及漩流；肺动脉瓣舒张期反流（少 / 中 / 大量），PR＿＿m/s），估测肺动脉平均压约＿＿mmHg；余瓣膜区及房、室腔内未探及异常血流信号。[肺动脉瓣口（肺动脉瓣下 / 肺动脉瓣上）管腔狭窄处前向血流速度增快，跨瓣压差增加（GP$_{max}$＿＿mmHg，GP$_{mean}$＿＿mmHg，HR＿＿次 / 分）]（图 29-2-3）。

超声提示：

（1）肺动脉瘤样扩张（提示先天性？）。

（2）继发性肺动脉扩张（瘤）。

二、肺栓塞

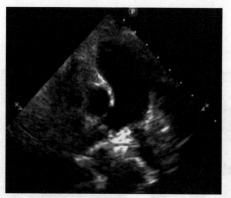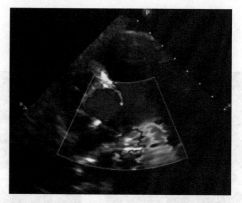

图 29-2-4　肺动脉主干扩张脉，右肺动脉内弱回声团　　图 29-2-5　右肺动脉内血栓处血流充盈缺损

超声测值：同前。

超声所见：

(1)右心房、右心室正常/增大，右心室流出道正常/明显增宽。左房室大小及形态正常(左心房室增大，短轴切面显示左心室呈"D"形改变)。

(2)室间隔及左心室、右心室壁厚度正常/室间隔及右心室壁增厚，右心室收缩及舒张运动正常/右心室收缩运动降低；收缩期/舒张期室间隔移向左心室侧(M型超声显示室间隔运动幅度较低/平直)；未见确切左心室壁节段性运动异常；左心室收缩功能测值正常。

(3)主动脉内径正常，肺动脉主干及左、右分支内径正常/明显增宽；肺动脉主干及左、右分支近心端管腔内探及低弱、不规则的团块状回声，致管腔部分/明显狭窄；下腔静脉内径增宽(__/__mm)，塌陷率降低(下腔静脉内径及塌陷率正常)；未探及肺静脉明显异常(图 29-2-4)。

(4)各瓣膜形态、结构及活动未见明显异常。

(5)房间隔、室间隔回声连续完整，未探及确切中断。

(6)心包内未见液性暗区及其他异常回声。

(7)多普勒超声及CDFI：肺动脉主干及左、右分支近心端管腔内低弱或不规则的团块状回声处探及血流充盈缺损。三尖瓣收缩期反流(1/2/3级)，TR$_{max}$__m/s，估测右心室/肺动脉收缩压约__mmHg，余瓣膜及心腔内未见明显异常血流显像及频谱(图 29-2-5)。

超声提示：

肺栓塞(提示血栓/瘤栓可能，请结合临床)，局部管腔部分(完全)闭塞。

右心房增大，右心房压增高，三尖瓣反流(轻/中/重度)。

右心室肥厚(肥大)、收缩功能测值正常(降低)，收缩压(肺动脉收缩压)增高(轻/中/重度)。

第30章 心脏肿瘤超声医学诊断报告

第一节 黏 液 瘤

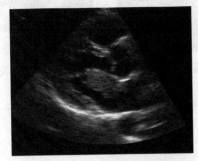

图 30-1-1　左心房内实性团块

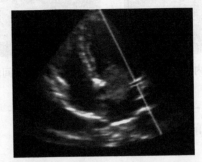

图 30-1-2　舒张期团块突向二尖瓣口

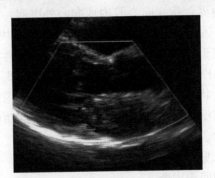

图 30-1-3　二尖瓣轻度关闭不全

超声测值：同前。

超声所见：

(1) 左心房增大，余房室大小正常。左心房内见一异常团块回声，边界清楚，团块呈分叶状，形态不规则，大小约__mm，附着于房间隔卵圆窝，基底较宽，随心脏运动摆动，舒张期部分进入二尖瓣口（图 30-1-1，图 30-1-2）。

(2) 室间隔、左心室及右心室壁厚度及搏幅正常；左心室收缩功能测值正常。

(3) 主动脉、肺动脉内径正常。

(4) 各瓣膜形态结构及活动未见明显异常。

(5) 房间隔、室间隔回声未探及中断。

(6) 心包腔未见积液暗区及其他异常回声。

(7) 多普勒超声及 CDFI：二尖瓣瓣口前向血流可见 / 未见变窄及加速，收缩期二尖瓣可探及反流（1/2/3/4 级），缩流颈宽约__mm；余瓣膜及心腔内未见明显异常血流显像及频谱（图 30-1-3）。

超声提示：

左心房实性占位病变（性质？提示黏液瘤可能）。

二尖瓣反流（轻 / 中 / 重度）。

第二节 其他良性肿瘤

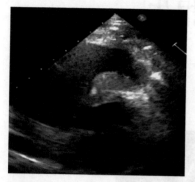

图 30-2-1 右心室内一实性肿块位于室间隔

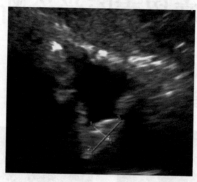

图 30-2-2 房间隔中实性肿块

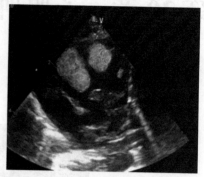

图 30-2-3 右心室内强回声实性团块

超声测值：同前。

超声所见：

（1）各房室大小基本正常。①横纹肌瘤：右心室/左心室心肌内见较强回声实性团块，边界清晰，多数形态较规整，与正常心肌有边界，病变向心腔内或向心外突起，局部心肌可明显增厚，无活动性或活动性很小。②脂肪瘤：右心室/左心室内见呈类圆形的高回声肿块，大小不等。③纤维瘤：右心室/左心室内实性团块，与心肌回声接近、边界清晰。④乳头状纤维弹性组织瘤：见一圆球形、高回声、活动度大、较小瘤体（大小约__mm），经一蒂附着于主动脉瓣体中部。⑤血管瘤：心腔内见一边界清楚呈强回声，内部回声较弱，呈分叶状肿块，可见一蒂与心壁相连（图 30-2-1 ～图 30-2-3）。

（2）室间隔、左心室及右心室壁厚度及搏幅正常，左心室收缩功能测值正常。

（3）主动脉、肺动脉内径正常。

（4）各瓣膜形态结构及活动未见明显异常。

（5）房间隔、室间隔未见确切回声中断。

（6）心包腔内未见液性暗区及其他异常回声。

（7）多普勒超声及 CDFI：团块周边及内部未检测出血流信号；各瓣膜及心腔内未见明显异常血流显像及频谱。

超声提示：

心脏实性占位病变（性质？提示良性可能）。

第三节 恶性肿瘤

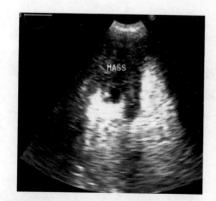

图 30-3-1 右心室中下份转移性肿瘤，瘤体富血供

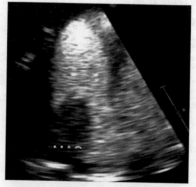

图 30-3-2 右心房侧壁转移性肿瘤，瘤体富血供

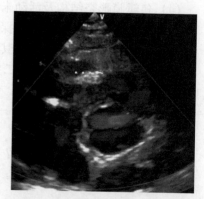

图 30-3-3 右心室内形态不规则实性肿块

超声测值：同前。

超声所见：

（1）各房室大小基本正常。（原发性）心腔内肿块呈实质不均质回声，边界不规整，广泛附壁于心内膜，病变累及心房、心室和房室瓣（常见为血管肉瘤）。心腔内肿块形态不规整，内部回声明显不均质，特别是伴有钙化回声（常见为骨肉瘤）。

（继发性）肿瘤附着处与正常心肌界限不清晰，多见于左心房及右心房后壁，基底部较宽。肿瘤形态多不规则，边界不规整，无蒂，活动性差。

（2）室间隔、左心室及右心室壁厚度及搏幅正常，左心室收缩功能测值正常。

（3）主动脉、肺动脉内径正常。

（4）各瓣膜形态结构及活动未见明显异常。

（5）房间隔、室间隔未见确切回声中断。

（6）心包腔内未见 / 可见液性暗区及其他异常回声。

（7）多普勒超声及 CDFI：团块周边及内部可见点状血流信号；各瓣膜及心腔内未见明显异常血流显像及频谱（图 30-3-1 ～图 30-3-3）。

超声提示：

心脏实性占位病变（性质？ 提示恶性可能）。

第31章　先天性心脏病超声医学诊断报告

第一节　房间隔缺损

一、原发孔型房间隔缺损

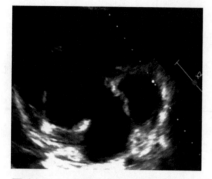

图 31-1-1　原发孔型房间隔缺损，右心增大

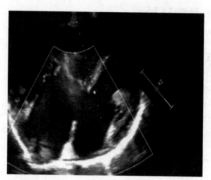

图 31-1-2　心房水平左向右分流

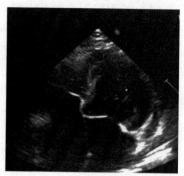

图 31-1-3　房间隔下份回声中断

超声测值：同前。

超声所见：

（1）右心房、右心室增大，左心房、左心室大小正常／左心室偏小（图 31-1-1）。

（2）室间隔与左心室壁厚度及搏幅正常，运动协调／室间隔与左心室后壁呈同向运动。左心室收缩功能测值正常。

（3）主动脉内径正常，肺动脉内径增宽。未见确切肺静脉异位引流；冠状静脉窦无增宽；主动脉弓降部可视段未见异常。

（4）各瓣膜形态结构及活动未见明显异常（应特别注意二尖瓣、三尖瓣发育情况和附着位置关系）。

（5）房间隔下份原发隔处回声中断，宽约__mm，距二尖瓣前叶无残端，房间隔伸展径约__mm；室间隔连续（图 31-1-2）。

（6）心包腔内未见液性暗区及其他异常回声。

（7）多普勒超声及 CDFI：探及房间隔下份回声中断处左向右分流；心室水平及大血管水平未见分流。肺动脉前向血流稍加速；收缩期三尖瓣可探及中心性／偏心性反流（1/2/3 级），缩流颈宽约__mm（＜3/3 ～ 7/ ＞7mm），估测肺动脉收缩压约为__mmHg；余瓣膜区未探及异常血流信号（图 31-1-3）。

超声提示：

先天性心脏病：

　　房间隔缺损（原发孔型），心房水平左向右分流。

　　右心增大。

　　三尖瓣反流（轻／中／重度）。

二、继发孔型房间隔缺损

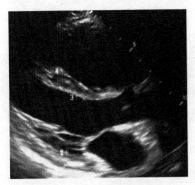

图 31-1-4　右心室增大

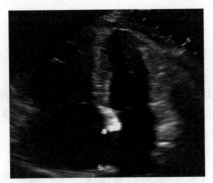

图 31-1-5　房间隔中份回声中断

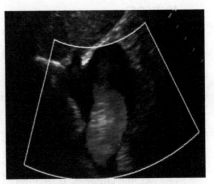

图 31-1-6　心房水平左向右分流

超声测值：同前。

超声所见：

（1）右心房、右心室增大，左心房、左心室大小正常 / 左心室偏小（图 31-1-4）。

（2）室间隔与左心室壁厚度及搏幅正常，运动协调 / 室间隔与左心室后壁呈同向运动。左心室收缩功能测值正常。

（3）主动脉内径正常，肺动脉内径增宽。未见确切肺静脉异位引流；冠状静脉窦无增宽。主动脉弓降部可视段未见异常。

（4）各瓣膜形态结构及活动未见明显异常。

（5）房间隔伸展径约__mm，中部回声中断约__mm，前缘无残端（残端__mm），后缘残端__mm，上缘残端__mm，下缘距二尖瓣前叶__mm，上腔静脉缘__mm，下腔静脉缘__mm。室间隔连续。

（6）心包腔内未见液性暗区及其他异常回声（图 31-1-5）。

（7）多普勒超声及 CDFI：房间隔缺损处探及左向右分流；心室水平及大血管水平未见分流。肺动脉前向血流稍加速；收缩期三尖瓣可探及中心性 / 偏心性反流（1/2/3 级），缩流颈宽约__mm（< 3/3 ～ 7/ > 7mm），估测肺动脉收缩压约为__mmHg；余瓣膜区未探及异常血流信号（图 31-1-6）。

超声提示：

先天性心脏病：

　　房间隔缺损（继发孔型），心房水平左向右分流。

　　右心增大。

　　三尖瓣反流（轻 / 中 / 重度）。

三、冠状静脉窦间隔缺损

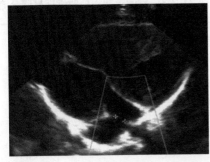

图 31-1-7　冠状静脉窦间隔中份连续性中断

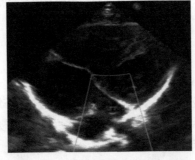

图 31-1-8　左心房血液流入冠状静脉窦

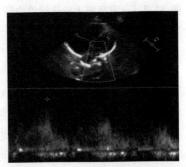

图 31-1-9　冠状静脉窦间隔缺损分流频谱

超声测值：同前。

超声所见：

（1）右心房、右心室增大，左心房、左心室大小正常/左心室偏小。

（2）室间隔与左心室壁厚度及搏幅正常，运动协调/室间隔与左心室后壁呈同向运动。左心室收缩功能测值正常。

（3）冠状静脉窦增宽，其间隔近开口处（中份）连续性中断（未探及冠状静脉窦结构），与左房交通，大小约__mm，左心房及右心房经缺损的冠状静脉窦交通；主动脉内径正常，肺动脉内径增宽；未见确切肺静脉异位引流；主动脉弓降部可视段未见异常（图31-1-7）。

（4）各瓣膜形态结构及活动未见明显异常。

（5）近冠状静脉窦处房间隔回声中断，余房间隔连续，室间隔回声连续。

（6）心包腔内未见液性暗区及其他异常回声。

（7）多普勒超声及CDFI：探及左心房内血流经冠状静脉窦间隔缺损处回流入右心房（未见正常冠状静脉窦血流入右心房）；心室水平及大血管水平未见分流。肺动脉前向血流稍加速；收缩期三尖瓣可探及中心性/偏心性反流（1/2/3级），缩流颈宽约__mm（＜3/3～7/＞7mm），估测肺动脉收缩压约为__mmHg；余瓣膜区未探及异常血流信号（图31-1-8，图31-1-9）。

超声提示：

先天性心脏病：

冠状静脉窦间隔缺损（Ⅰ型/Ⅱ型/Ⅲ型），心房水平左向右分流。

右心增大。

三尖瓣反流（轻/中/重度）。

第二节 室间隔缺损

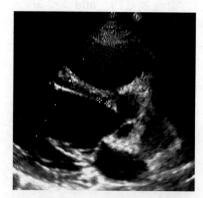 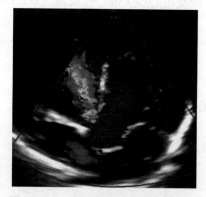 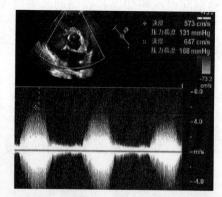

图31-2-1 室间隔上份连续性中断　　图31-2-2 室间隔缺损处左向右分流　　图31-2-3 室间隔缺损处收缩期高速分流

超声测值：同前。

超声所见：

（1）左心室增大，余房室大小正常。

（2）室间隔与左心室壁厚度及搏幅正常；未见确切节段性运动异常。左心室收缩功能测值正常。

（3）主动脉内径正常；肺动脉内径稍增宽。主动脉弓降部可视段未见异常。

（4）各瓣膜形态结构及活动未见明显异常。

（5）膜周部（隔瓣下/双动脉下）室间隔回声中断约__mm，缺损距三尖瓣隔瓣约__mm，距主动脉右冠瓣约__mm（图31-2-1）；房间隔连续。

（6）心包内未见液性暗区及其他异常回声。

（7）多普勒超声及 CDFI：测及室间隔缺损处左向右过隔分流，最大分流速度（V_{max}）__m/s，压差（PG）__mmHg；心房水平及大血管水平未见分流。收缩期二尖瓣／三尖瓣可探及反流（1/2/3/4级），缩流颈宽约__mm，估测肺动脉收缩压__mmHg；余瓣膜区未探及异常血流信号（图 31-2-2，图 31-2-3）。

超声提示：

先天性心脏病：

　　室间隔缺损（膜周型／隔瓣下型／干下型），心室水平左向右分流。

　　左心室增大。

　　二尖瓣／三尖瓣反流（轻／中／重度）。

第三节　动脉导管未闭

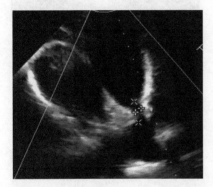 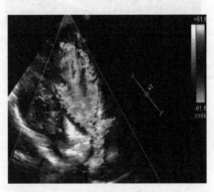 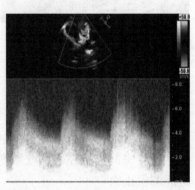

图 31-3-1　左肺动脉与降主动脉间见管状结构相通　　图 31-3-2　未闭动脉导管内左向右高速分流　　图 31-3-3　主肺动脉内连续左向右高速血流频谱

超声测值：同前。

超声所见：

（1）左房室增大，右房室大小正常。

（2）室间隔及左心室壁厚度、搏幅正常。左心室壁整体运动协调。左心室收缩功能测值正常。

（3）主动脉内径正常，肺动脉内径增宽。左肺动脉起始部与降主动脉之间可见一管状结构，内径约__mm，长约__mm（图 31-3-1）；主动脉弓降部可视段未见异常。

（4）各瓣膜形态结构及活动未见明显异常。

（5）房间隔、室间隔连续。

（6）心包腔未见液性暗区及其他异常回声。

（7）多普勒超声及 CDFI：主肺动脉内探及连续性左向右分流，收缩期最大分流速度（V_{max}）__m/s，压差（PG）__mmHg；舒张期最大分流速度（V_{max}）__m/s，压差（PG）__mmHg；心房、心室水平未见分流。各瓣膜区及房室腔内未探及异常血流信号（图 31-3-2，图 31-3-3）。

超声提示：

先天性心脏病：

　　动脉导管未闭（管型），大血管水平连续性左向右分流。

第四节 心内膜垫缺损

一、部分型心内膜垫缺损

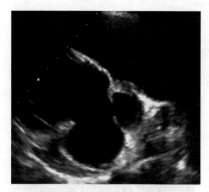

图 31-4-1 房间隔下份缺损

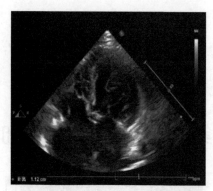

图 31-4-2 房间隔下份缺损合并隔瓣下室间隔缺损

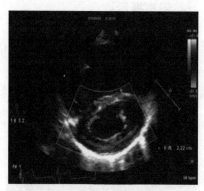

图 31-4-3 二尖瓣前叶裂缺

超声测值：同前。

超声所见：

（1）双房、右心室增大，左心室大小正常。右心室流出道增宽。

（2）室间隔及左心室壁厚度、搏幅正常，运动协调 / 室间隔与左心室后壁呈同向运动。左心室收缩功能测值正常。

（3）主动脉内径正常；肺动脉内径增宽。主动脉弓降部可视段未见异常。

（4）二尖瓣和三尖瓣处于同一水平，二尖瓣前叶裂缺约__mm/ 三尖瓣隔瓣瓣叶裂缺约__mm；余瓣膜形态结构及活动正常。

（5）房间隔下部回声中断约__mm；室间隔连续 / 紧邻隔瓣处回声中断__mm（图 31-4-1，图 31-4-2）。

（6）心包腔未见液性暗区及其他异常回声。

（7）多普勒超声及 CDFI：测及房间隔下部缺损处左向右过隔分流；心室水平及大血管水平未见分流。收缩期二尖瓣可探及反流（1/2/3/4 级），缩流颈宽约__mm，Rvol 约__ml，EROA 约__mm²；收缩期三尖瓣可探及反流（1/2/3 级），缩流颈宽约__mm；估测肺动脉收缩压__mmHg；余瓣膜口未见明显异常血流信号（图 31-4-3）。

超声提示：

先天性心脏病，部分型心内膜垫缺损：

  原发孔型房间隔缺损，心房水平左向右分流。

  二尖瓣前叶裂伴反流（轻 / 中 / 重度）。

  三尖瓣反流（轻 / 中 / 重度）。

二、完全型心内膜垫缺损

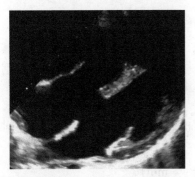

图 31-4-4　心内十字交叉消失

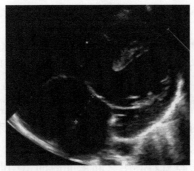

图 31-4-5　房间隔下份及室间隔上份回声中断

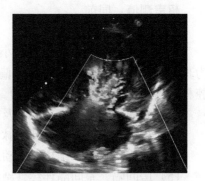

图 31-4-6　一组共同房室瓣

超声测值：同前。

超声所见：

（1）右心室肥厚，右心室前壁厚__mm；右心增大，左心房稍大，左心室偏小。

（2）室间隔及左心室壁厚度、搏幅正常，运动协调。左心室收缩功能测值正常。

（3）主动脉内径正常，肺动脉内径增宽。主动脉弓降部可视段未见异常。

（4）心内十字交叉消失，房间隔下份及室间隔上份回声中断约__mm；房间隔中份斜形分离。

一组共同房室瓣（两组独立的房室瓣口），三尖瓣隔瓣与二尖瓣前瓣形成前桥瓣，借腱索连于室间隔嵴，共同瓣关闭不佳；余瓣膜形态结构及活动未见异常（图 31-4-4，图 31-4-5）。

（5）心包腔内未探及液性暗区及其他异常回声。

（6）多普勒超声及 CDFI：测及心房水平两束左向右过隔分流，分别来自房间隔下部及卵圆孔；测及室间隔上份左向右为主双向过隔分流；共同房室瓣右心房侧反流（1/2/3/4 级），最大速度（V_{max}）__m/s，压差（PG）__mmHg，估测肺动脉收缩压约__mmHg。大血管水平未见分流（图 31-4-6）。

超声提示：

先天性心脏病，完全型心内膜垫缺损（A 型）：

心室水平左向右为主双向分流。

心房水平左向右分流。

共同房室瓣反流（轻 / 中 / 重度）。

卵圆孔未闭。

肺动脉压增高（轻 / 中 / 重度）。

第五节　三　房　心

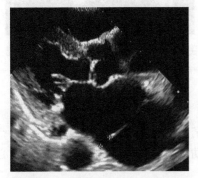

图 31-5-1　左心房增大，腔内见一隔膜

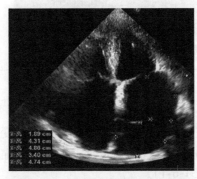

图 31-5-2　隔膜将左心房分为真房腔和副房腔

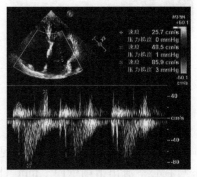

图 31-5-3　左心房隔膜中部交通口血流加速

超声测值：同前。

超声所见：

（1）左心房增大，余房室大小正常（右房室稍大，左心室偏小）。左心房内见一隔膜样回声将其分为真房腔和副房腔，隔膜中部（偏内侧）见一__mm 偏心孔，左心耳与真房腔相通，4 支肺静脉与副房腔相连接（图 31-5-1，图 31-5-2）。

（2）室间隔与左心室壁厚度及搏幅正常。左心室壁整体运动协调。左心室收缩功能测值正常。

（3）主动脉内径正常，肺动脉内径增宽。主动脉弓降部可视段未见异常。

（4）各瓣膜形态、结构及活动未见异常。

（5）房间隔、室间隔连续（副房腔与右心房之间房间隔回声中断约__mm）。

（6）心包腔未见液性暗区及其他异常回声。

（7）多普勒超声及 CDFI：舒张期左心房隔膜孔处测及以红色为主的花色血流束，最大速度（V_{max}）__m/s，压差（PG）__mmHg。二尖瓣前向血流稍加速，最大速度（V_{max}）__m/s，压差（PG）__mmHg，未见确切反流；收缩期三尖瓣可探及反流（1/2/3 级），缩流颈宽约__mm；估测肺动脉收缩压__mmHg；舒张期肺动脉瓣可探及反流，最大速度（V_{max}）__m/s，压差（PG）__mmHg。房间隔回声中断处左向右分流；心室水平及大血管水平未见确切分流（图 31-5-3）。

超声提示：

先天性心脏病，三房心合并：

     房间隔缺损（继发孔型），心房水平左向右分流。

     三尖瓣反流（轻 / 中 / 重度）。

     肺动脉瓣反流（轻 / 中 / 重度）。

     肺动脉压增高（轻 / 中 / 重度）。

第六节 法洛四联症及法洛三联症

一、法洛四联症

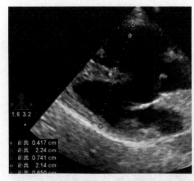 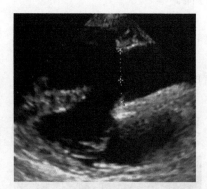 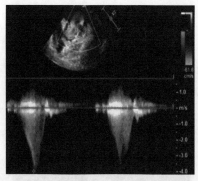

图 31-6-1 右心室肥大　　图 31-6-2 室间隔缺损，主动脉骑跨　　图 31-6-3 肺动脉狭窄血流频谱加速

超声测值：同前。

超声所见：

（1）右心增大，左心室偏小，左心房大小正常。右心室流出道变窄，最窄处__mm。

（2）左心室壁厚度正常，未见确切节段性运动正常；左心室收缩功能测值正常；右心室肥厚，右心室与右心室流出道前壁厚__mm（图 31-6-1）。

（3）肺动脉主干及左、右肺动脉内径变窄。主动脉前壁与室间隔连续性中断，主动脉增宽并前移骑跨室间隔，骑跨率约__%；左、右冠状动脉开口位置正常。冠状静脉窦无增宽。主动脉弓降部可视段未见异常。膈肌平面降主动脉内径__mm（图 31-6-2）。

（4）肺动脉瓣增厚，开放受限；肺动脉瓣环径__mm；余瓣膜解剖结构及活动未见明显异常。

（5）房间隔连续。室间隔上份回声中断约__mm。

（6）心包内未探及液性暗区及其他异常回声。

（7）多普勒超声及 CDFI：室间隔缺损处测及右向左为主低速分流；心房水平及大血管水平未见确切分流。右心室流出道及肺动脉前向血流加速，最大速度（V_{max}）__m/s，压差（PG）__mmHg。主动脉弓小弯侧见侧支血流（图 31-6-3）。

超声提示：

先天性心脏病，法洛四联症：

室间隔缺损，心室水平右向左分流为主。

肺动脉瓣（肺动脉主干 / 左肺动脉、右肺动脉）狭窄（轻 / 中 / 重度）。

主动脉骑跨。

右心室肥厚，右心室流出道梗阻。

二、法洛三联症（肺动脉瓣狭窄合并房间隔缺损）

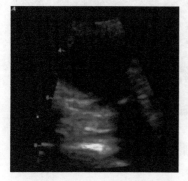
图 31-6-4　肺动脉口狭窄

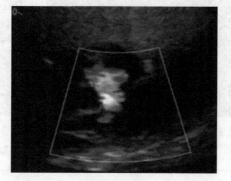
图 31-6-5　房间隔中份缺损，左向右分流

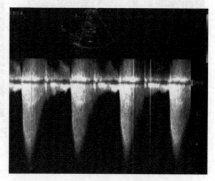
图 31-6-6　肺动脉口前向流速增快

超声测值：同前。

超声所见：

（1）右心增大，左房室大小正常。右心室流出道正常 / 变窄，最窄处__mm。

（2）左心室壁厚度正常，未见确切节段性运动正常；左心室收缩功能测值正常。右心室肥厚，右心室与右心室流出道前壁厚__mm（右心室壁厚度正常）。

（3）肺动脉主干及左肺动脉、右肺动脉内径变窄。升主动脉内径正常，左、右冠状动脉开口位置正常。冠状静脉窦无增宽。未见确切肺静脉异位引流；主动脉弓降部可视段未见异常。膈肌平面降主动脉内径__mm。

（4）肺动脉瓣增厚，开放受限，肺动脉瓣环径__mm；余瓣膜解剖结构及活动未见明显异常（图 31-6-4）。

（5）室间隔连续，房间隔中份回声中断约__mm，房间隔伸展径约__mm，前缘无残端（残端__mm），后缘残端__mm；上缘残端__mm，下缘距二尖瓣前叶__mm；上腔静脉缘__mm，下腔静脉缘__mm。

（6）心包内未探及液性暗区及其他异常回声。

（7）多普勒超声及 CDFI：探及房间隔回声中断处左向右为主双向分流，最大分流速度（V_{max}）

__m/s，压差（PG）__mmHg；心室水平及大血管水平未见分流。右心室流出道及肺动脉前向血流加速，最大速度（V_{max}）__m/s，压差（PG）__mmHg。主动脉弓小弯侧见侧支血流（图31-6-5，图31-6-6）。

超声提示：

（1）先天性心脏病，法洛三联症：

房间隔缺损（继发孔型／原发孔型），心房水平右向左分流为主。

肺动脉瓣（肺动脉主干／左肺动脉、右肺动脉）狭窄（轻／中／重度）。

右心室流出道梗阻。

（2）先天性心脏病，肺动脉瓣狭窄合并房间隔缺损：

房间隔缺损（继发孔型），心房水平左向右分流。

肺动脉瓣狭窄（轻／中／重度）。

第七节　大动脉转位

一、完全型大动脉转位

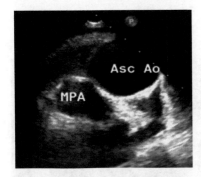
图31-7-1　主动脉位于肺动脉左前方

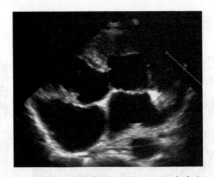
图31-7-2　心室右襻，室间隔回声中断

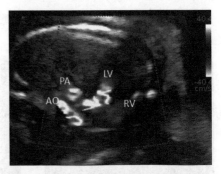
图31-7-3　主动脉与解剖右心室相连，肺动脉与解剖左心室相连

超声测值：同前。

超声所见：

（1）内脏、心房正位，心室右襻（心房反位、心室左襻）；右心室增大，余房室大小正常。

（2）右心室肥厚，右心室壁厚约__mm；室间隔及左心室壁厚度正常，收缩及舒张运动正常，左心室、右心室壁整体运动协调，未见确切室壁节段性运动异常。左心室收缩功能测值正常。

（3）心室大动脉连接异常：主动脉位于肺动脉右前方（主动脉位于肺动脉左前方），与解剖右心室相连，内径增宽；肺动脉与解剖左心室相连，主干内径变窄，左肺动脉、右肺动脉内径正常。右冠状动脉发自右冠窦位置，内径约__mm，左冠状动脉发自左冠窦位置，内径约__mm。主动脉弓降部可视段未见异常（图31-7-1）。

（4）肺动脉瓣稍增厚，开放轻度受限，瓣下可见肥厚圆锥组织。三尖瓣瓣环明显扩张（三尖瓣移位、三尖瓣骑跨）。

（5）主动脉下（隔瓣下）室间隔回声中断__mm；房间隔连续（室间隔连续；房间隔卵圆窝处分离约__mm；主动脉与左肺动脉起始部见未闭动脉导管，内径约__mm）（图31-7-2）。

（6）心包内未见液性暗区及其他异常回声。

（7）多普勒超声及CDFI：室间隔缺损处测及左向右为主双向分流，最大分流速度（V_{max}）__m/s，压差（PG）__mmHg；心房及大血管水平未探及分流 [大血管水平测及连续性左向右分流，收缩期最大分流速度（V_{max}）__m/s，压差（PG）__mmHg；舒张期最大分流速度（V_{max}）__m/s，压差（PG） __mmHg；心房水平测及左向右为主分流；心室水平未见过隔分流]。肺动脉（肺动脉瓣下或肺动脉内）前向血流加速，最大速度（V_{max}）__m/s，压差（PG）__mmHg；[主动脉瓣下或主动脉内前向血流加速，最大速度（V_{max}）__m/s，压差（PG）__mmHg]；收缩期三尖瓣可探及反流（1/2/3 级），缩流颈宽约 __mm；估测肺动脉收缩压__mmHg（图 31-7-3）。

超声提示：

（1）先天性心脏病，完全型大动脉转位（SDD 型 /ILL 型）合并：

　　室间隔缺损（主动脉下型）。

　　肺动脉瓣狭窄（轻 / 中 / 重度）；左心室流出道狭窄（轻 / 中 / 重度）。

　　主动脉瓣狭窄（轻 / 中 / 重度）；右心室流出道狭窄（轻 / 中 / 重度）。

　　三尖瓣反流（轻 / 中 / 重度）。

（2）先天性心脏病，完全性大动脉转位（SDD 型 /ILL 型）合并：

　　动脉导管未闭，大动脉水平连续性左向右分流。

　　卵圆孔未闭，房水平左向右为主分流。

　　肺动脉瓣狭窄（轻 / 中 / 重度）；左心室流出道狭窄（轻 / 中 / 重度）。

　　主动脉瓣狭窄（轻 / 中 / 重度）；右心室流出道狭窄（轻 / 中 / 重度）。

　　三尖瓣反流（轻 / 中 / 重度）。

二、矫正型大动脉转位

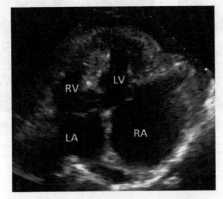

图 31-7-4　右心房与左心室相通，左心房与右心室相通
RV. 右心室；LV. 左心室；LA. 左心房；RA. 右心房

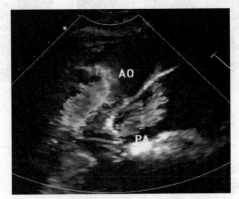

图 31-7-5　右心室与主动脉相连，左心室与肺动脉相连
AO. 主动脉；PA. 肺动脉

超声测值： 同前。

超声所见：

（1）内脏心房正位，心室左袢。解剖右心室增大，余房室大小基本正常。肺静脉汇入左侧心房，左心房借三尖瓣与解剖右心室相通，并与主动脉相连；上腔静脉、下腔静脉汇入右侧心房，右心房借二尖瓣与解剖左心室相通，并与肺动脉相连。左心室流出道内可见纤维膜样结构（肌性结构）致左心室流出道狭窄（图 31-7-4）。

（2）室间隔与解剖右心室壁厚度及搏幅正常。

（3）两大动脉并行排列，主动脉位于肺动脉左前，内径增宽，肺动脉内径相对较窄。主动脉弓降部可视段未见异常。冠状静脉窦未见扩张。

（4）肺动脉瓣增厚、瓣交界粘连，开放明显受限；余瓣形态、结构及活动未见明显异常。

（5）室间隔膜周部回声中断约__mm；房间隔连续。

（6）心包内未见液性暗区及其他异常回声。

（7）多普勒超声及 CDFI：心室水平测及左向右分流，最大分流速度（V_{max}）__m/s，压差（PG）__mmHg；大血管水平测及左向右分流，最大分流速度（V_{max}）__m/s，压差（PG）__mmHg；心房水平测及左向右分流，最大分流速度（V_{max}）__m/s，压差（PG）__mmHg；肺动脉瓣口（瓣下）前向血流明显加速，最大速度（V_{max}）__m/s，压差（PG）__mmHg；收缩期二尖瓣/三尖瓣可探及反流（1/2/3/4级），缩流颈宽约__mm；估测肺动脉收缩压__mmHg（图31-7-5）。

超声提示：

先天性心脏病，矫正型大血管转位合并：

    室间隔缺损（膜周型），心室水平左向右分流。

    动脉导管未闭，大动脉水平连续性左向右分流。

    卵圆孔未闭，心房水平左向右为主分流。

    肺动脉瓣狭窄（轻/中/重度）；左心室流出道狭窄（轻/中/重度）。

    二尖瓣/三尖瓣反流（轻/中/重度）。

第八节 永存动脉干

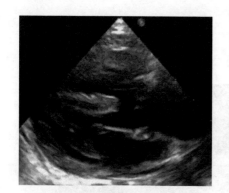 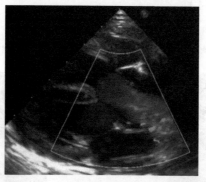 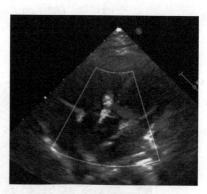

图31-8-1 单一粗大动脉干   图31-8-2 永存动脉干彩色多普勒超声   图31-8-3 动脉干瓣反流

超声测值： 同前。

超声所见：

（1）内脏心房正位，心室右袢；全心扩大。

（2）右心室肥厚，右心室前壁厚__mm。室间隔与左心室后壁厚度、搏幅正常。左心室壁整体运动协调。左心室收缩功能测值正常。

（3）仅见单一粗大动脉干，内径约__mm（Ⅰ型：距瓣环__mm处从动脉干左后侧壁发出主肺动脉，内径约__mm，随即分为左肺动脉、右肺动脉，Ⅱ型：从动脉干左后侧壁分别发出左肺动脉、右肺动脉，未见主肺动脉；Ⅲ型：从动脉干两侧壁分别发出左肺动脉、右肺动脉，未见主肺动脉）；左、右冠状动脉开口位置正常；主动脉弓降部可视段未见明显异常（图31-8-1）。

（4）动脉干瓣叶呈三叶式，瓣缘稍增厚，关闭欠佳；二尖瓣、三尖瓣形态结构及活动未见异常。

（5）动脉干前壁与室间隔连续性中断，宽约__mm，并骑跨于室间隔缺损之上，骑跨率约__%。房间隔连续。

（6）心包内未见液性暗区及其他异常回声。

（7）多普勒超声及 CDFI：双心室血流同时进入动脉干；心室水平测及双向低速分流，最大分流速度（V_{max}）__m/s，压差（PG）__mmHg；心房水平测及细束左向右分流，最大分流速度（V_{max}）__m/s，压差（PG）__mmHg；大血管水平未见分流；动脉干瓣可探及反流；主动脉弓小弯侧可见侧支血流（图31-8-2，图31-8-3）。

超声提示：

先天性心脏病，永存动脉干（Ⅰ／Ⅱ／Ⅲ型）：

　　心室水平双向低速分流。

　　动脉干瓣反流（轻／中／重度）。

　　体肺侧支形成。

第九节　心室双出口

一、右心室双出口

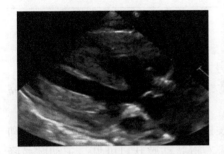
图 31-9-1　主动脉及肺动脉均发自右心室

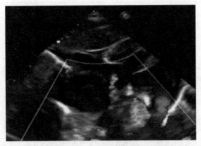
图 31-9-2　卵圆孔未闭

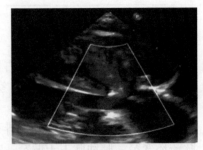
图 31-9-3　室间隔缺损，左向右分流

超声测值： 同前。

超声所见：

（1）内脏心房正位，心室右袢。右心室增大，余房室大小正常。

（2）室间隔与左心室壁厚度及搏幅正常。左心室壁整体运动协调。左心室收缩功能测值正常。

（3）主动脉、肺动脉共同发自于右心室，两者呈平行排列，主动脉位于肺动脉右侧，内径正常，主肺动脉及左右肺动脉发育尚可（肺动脉主干内径变窄）。左、右冠状动脉开口可见。主动脉弓降部可视段未见异常（图 31-9-1）。

（4）肺动脉瓣增厚，开放受限；余瓣形态、结构及活动未见异常。主动脉下（隔瓣下）室间隔回声中断约__mm；房间隔连续。主动脉与肺动脉之间可见圆锥组织。

（5）心包内未见液性暗区及其他异常回声。

（6）多普勒超声及 CDFI：室间隔缺损处测及左向右为主分流，最大分流速度（V_{max}）__m/s，压差（PG）__mmHg；少量右向左分流，最大分流速度（V_{max}）__m/s，压差（PG）__mmHg。房间隔卵圆窝处测及细束左向右分流，最大分流速度（V_{max}）__m/s，压差（PG）__mmHg；大血管水平未见分流；右心室流出道及肺动脉前向血流加快，最大速度（V_{max}）__m/s，压差（PG）__mmHg（图 31-9-2，图 31-9-3）。

超声提示：

先天性心脏病，右心室双出口伴：

　　室间隔缺损 [主动脉下（Ⅰ型）／隔瓣下（Ⅱ型）]，心室水平左向右为主分流。

　　卵圆孔未闭，心房水平左向右分流。

　　肺动脉瓣及瓣下狭窄（轻／中／重度）。

二、Taussig-Bing 综合征

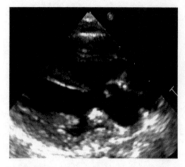

图 31-9-4　肺动脉瓣下室间隔回声中断

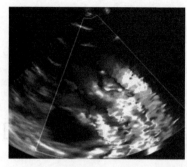

图 31-9-5　主动脉、肺动脉并行排列，发自右心室

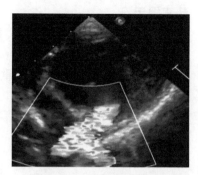

图 31-9-6　肺动脉发育尚可

超声测值：同前。

超声所见：

（1）内脏心房正位，心室右袢；右心室增大，左心室偏小，双房大小正常。

（2）右心室前壁厚__mm；室间隔与左心室后壁厚度及搏幅正常，左心室壁整体运动协调；左心室收缩功能测值正常。

（3）主动脉、肺动脉并行排列，主动脉位于肺动脉右前，共同发自右心室。主动脉内径正常，肺动脉瓣环变窄，肺动脉主干偏窄，左肺动脉、右肺动脉发育尚可。左、右冠状动脉开口可见。主动脉弓降部可视段未见明显异常。

（4）各瓣膜形态、结构及活动未见明显异常。

（5）肺动脉瓣下室间隔回声中断约__mm；房间隔连续；主动脉与肺动脉之间可见圆锥组织（图 31-9-4）。

（6）心包内未见液性暗区及其他异常回声。

（7）多普勒超声及 CDFI：室间隔缺损处探及左向右为主过隔分流，最大分流速度（V_{max}）__m/s，压差（PG）__mmHg；肺动脉口前向血流加速，最大速度（V_{max}）__m/s，压差（PG）__mmHg；主动脉弓小弯侧可见侧支血流（图 31-9-5，图 31-9-6）。

超声提示：

先天性心脏病，右心室双出口（Taussig–Bing 综合征）：

　　室间隔缺损（肺动脉瓣下）。

　　肺动脉瓣狭窄。

　　体肺侧支形成（轻 / 中 / 重度）。

第十节　右心室双腔心

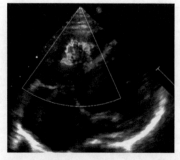

图 31-10-1　右心室内两个腔室间交通口处高速血流

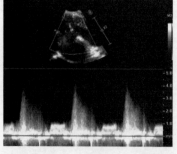

图 31-10-2　右心室内两个腔室间交通口处血流频谱

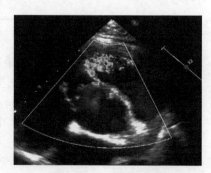

图 31-10-3　室间隔缺损

超声测值：同前。

超声所见：

（1）右心增大，左房室大小正常。右心室体部可见一异常粗大肌束凸向心腔将其分为近三尖瓣的高压腔和近肺动脉瓣的低压腔，两腔间交通口径__mm。

（2）右心室肥厚，右心室前壁厚约__mm；室间隔及左心室壁厚度及搏幅正常，整体运动协调。左心室收缩功能测值正常。

（3）主动脉、肺动脉及左、右分支内径正常；左、右冠状动脉开口可见，主动脉弓降部可视段未见异常。

（4）各瓣膜形态结构及活动正常。

（5）室间隔膜周部回声中断约__mm，缺损与高/低压腔相交通。房间隔连续。

（6）心包内未见液性暗区及其他异常回声。

（7）多普勒超声及 CDFI：右心室内两个腔室间交通口处测及高速血流信号，最大速度（V_{max}）__m/s，压差（PG）__mmHg；心室水平左向右为主双向分流，左向右最大分流速度（V_{max}）__m/s，压差（PG）__mmHg（图 31-10-1 ～图 31-10-3）。

超声提示：

先天性心脏病，右心室双腔心合并：

室间隔缺损（膜周型），心室水平左向右为主双向分流。

第十一节　肺静脉异位引流

一、部分性肺静脉异位引流

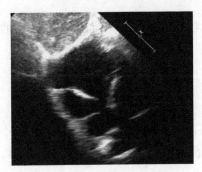 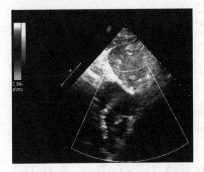 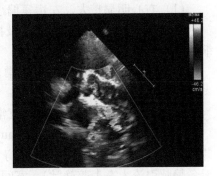

图 31-11-1　上腔静脉型房间隔缺损　　图 31-11-2　剑突下切面显示右肺静脉异位引流入右心房　　图 31-11-3　右肺静脉异位引流入右心房

超声测值：同前。

超声所见：

（1）右房室增大，左房室大小正常（左心室偏小）。

（2）室间隔与左心室壁厚度及搏幅正常，运动协调（两者呈同向运动）；左心室收缩功能测值正常。

（3）主动脉内径正常，肺动脉内径增宽。主动脉弓降部可视段未见异常。冠状静脉窦无增粗。

（4）各瓣膜形态、结构及活动未见明显异常。

（5）房间隔中部回声中断约__mm（斜行分离）；单支肺静脉引流入右心房（经垂直静脉汇入无名静脉）；室间隔连续（图 31-11-1，图 31-11-2）。

（6）心包腔未见积液。

（7）多普勒超声及 CDFI：心房水平测及左向右分流；单支肺静脉血流入右心房（经垂直静脉汇入无名静脉）；肺动脉前向血流加速，最大速度（V_{max}）__m/s，压差（PG）__mmHg；收缩期三尖瓣可探及反流（1/2/3 级），缩流颈宽约__mm；估测肺动脉收缩压__mmHg（图 31-11-3）。

超声提示：

先天性心脏病：

　　房间隔缺损（继发孔型）/ 卵圆孔未闭，心房水平左向右分流。

　　部分性肺静脉异位引流（心内型 / 心上型）。

二、完全性肺静脉异位引流

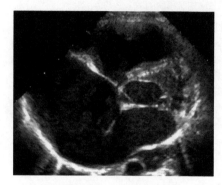 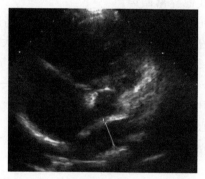 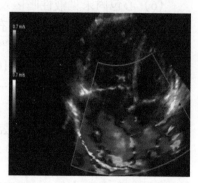

图 31-11-4　房间隔缺损　　　图 31-11-5　共同肺静脉干汇入右心房　　　图 31-11-6　共同肺静脉干血流

超声测值：同前。

超声所见：

（1）右心明显扩大，左房室偏小。

（2）室间隔与左心室壁厚度及搏幅正常，运动协调（室间隔与左心室后壁呈同向运动）。左心室收缩功能测值正常。

（3）主动脉、肺动脉内径正常，主动脉弓降部可视段未见异常；下腔静脉内径__mm，塌陷率＞ / ＜ 50%。

（4）各瓣膜形态结构及活动正常。

（5）房间隔中部回声中断__mm；左心房壁未见肺静脉连接，4 条肺静脉于左心房后上方汇成一个共同肺静脉干，直接开口于右心房 / 与扩大的冠状静脉窦相交通，引流入右心房 / 向上通过垂直静脉、无名静脉引流入右上腔静脉）。室间隔连续（图 31-11-4，图 31-11-5）。

（6）心包腔未见积液。

（7）多普勒超声及 CDFI：房间隔回声中断处心房水平测及右向左分流。共同肺静脉干（直接开口于右心房）与扩大的冠状静脉窦相交通，引流入右心房（向上通过垂直静脉、无名静脉引流入右上腔静脉）肺动脉前向血流加速，最大速度（V_{max}）__m/s，压差（PG）__mmHg；收缩期三尖瓣可探及反流（1/2/3 级），缩流颈宽约__mm；估测肺动脉收缩压__mmHg（图 31-11-6）。

超声提示：

先天性心脏病：

　　完全性肺静脉异位引流（心内型 / 心上型）。

　　房间隔缺损（继发孔型），心房水平右向左分流。

三尖瓣关闭不全（轻／中／重度）。

肺动脉压增高（轻／中／重度）。

第十二节　主动脉口畸形

一、主动脉瓣畸形（二叶式主动脉瓣）

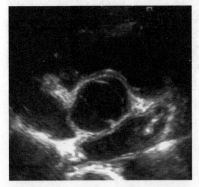
图 31-12-1　前后二叶主动脉瓣

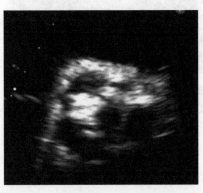
图 31-12-2　左右二叶主动脉瓣退变钙化

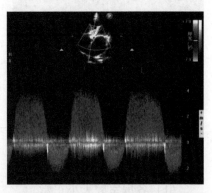
图 31-12-3　二叶主动脉瓣狭窄及反流频谱

超声测值：同前。

超声所见：

（1）左心室增大，余房室大小正常。

（2）室间隔与左心室壁增厚，两者搏幅正常。左心室壁整体运动协调。左心室收缩功能测值正常。

（3）升主动脉增宽，主动脉窦部、肺动脉内径正常。主动脉窦内径约__mm，主动脉瓣环径约__mm，窦管交界部内径约__mm。主动脉弓降部可视段未见明显异常。

（4）二叶式主动脉瓣呈左前右后／前后／左右排列，瓣膜增厚、钙化，交界粘连，开放明显受限，关闭欠佳；余瓣膜形态、结构及活动未见异常（图 31-12-1，图 31-12-2）。

（5）房间隔、室间隔连续。

（6）心包腔未见积液。

（7）多普勒超声及 CDFI：收缩期主动脉瓣前向血流加速，呈五彩镶嵌，PG_{max}__mmHg（2.5 ～ 3/3 ～ 4/ > 4mmHg），PG_{mean}__mmHg（< 20/20 ～ 40/ > 40mmHg），有效瓣口面积（EOA）约__cm^2（> 1.5/1.0 ～ 1.5/ < 1.0cm^2，连续方程法），瓣口面积指数约__cm^2/m^2（> 0.85/0.6 ～ 0.85/ > 0.85cm^2/m^2，连续方程法），多普勒速度比值（DVI）约__（> 0.5/0.25 ～ 0.5/ < 0.25）；余瓣膜区及房室腔内未探及异常血流信号（图 31-12-3）。

超声提示：

先天性心脏病：

主动脉瓣二叶式畸形伴狭窄（轻／中／重度）和反流（轻／中／重度）。

升主动脉增宽。

左心室肥厚。

二、主动脉瓣上狭窄

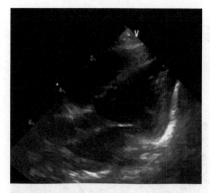

图 31-12-4 主动脉窦管交界见一隔膜样结构

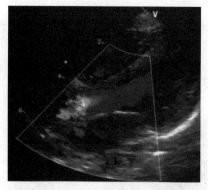

图 31-12-5 收缩期主动脉窦管交界处高速血流信号

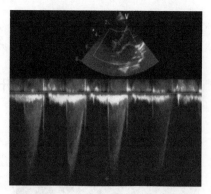

图 31-12-6 收缩期主动脉窦管交界处高速血流频谱

超声测值：同前。

超声所见：

（1）各房室腔大小正常。

（2）室间隔与左心室壁增厚，搏幅正常。左心室壁整体运动协调。左心室收缩功能测值正常。

（3）主动脉窦部内径正常；主动脉窦管交界处可见一隔膜样回声致局部管腔狭窄，隔膜孔直径约__mm（主动脉窦管交界处局部狭窄呈漏斗状，管腔内径约__mm），其远端升主动脉内径约__mm；主动脉弓降部可视段未见异常。肺动脉主干及左肺动脉、右肺动脉内径正常（图 31-12-4）。

（4）主动脉瓣为三叶式，瓣缘稍增厚，开闭尚可；余瓣膜形态/结构及活动未见异常。

（5）房间隔、室间隔连续。

（6）心包腔未见积液。

（7）多普勒超声及 CDFI：收缩期主动脉窦管交界处测及高速血流信号，最大速度（V_{max}）__m/s，压差（PG）__mmHg；各瓣膜区及房室腔内未探及异常血流信号（图 31-12-5，图 31-12-6）。

超声提示：

先天性心脏病：

主动脉瓣上狭窄（隔膜/漏斗型）。

左心室肥厚。

三、主动脉瓣下狭窄

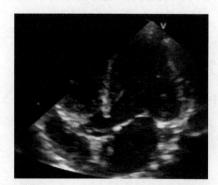

图 31-12-7 左心室流出道见一隔膜样回声

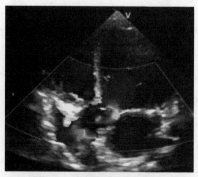

图 31-12-8 收缩期左心室流出道血流加速

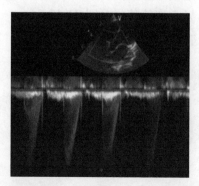

图 31-12-9 收缩期左心室流出道高速血流频谱

超声测值：同前。

超声所见：

（1）各房室腔大小正常

（2）室间隔与左心室后壁增厚，两者搏幅正常（余左心室壁轻度增厚，搏幅正常）。左心室壁整体运动协调，左心室收缩功能测值正常。

（3）主动脉窦部内径正常；升主动脉轻度扩张，主动脉弓降部可视段未见异常。肺动脉主干及左肺动脉、右肺动脉内径正常。左心室流出道距主动脉瓣下约__mm 处可见一隔膜样回声，附着于二尖瓣前叶和室间隔，隔膜孔直径约__mm（室间隔基底部局限性明显增厚约__mm，突向左心室流出道致其内径狭窄约__mm）（图 31-12-7）。

（4）主动脉瓣为三叶式，瓣缘稍增厚，开闭尚可；余瓣膜形态、结构及活动未见异常。

（5）房间隔、室间隔连续。

（6）心包腔未见积液。

（7）多普勒超声及 CDFI：收缩期左心室流出道内测及起自于隔膜孔的高速血流信号（收缩期左心室流出道内测及高速血流信号），速度（V_{max}）__m/s，压差（PG）__mmHg；各瓣膜区及房室腔内未探及异常血流信号（图 31-12-8，图 31-12-9）。

超声提示：

先天性心脏病：

主动脉瓣下狭窄（隔膜型/肌性）。

左心室肥厚。

第十三节　肺动脉口畸形

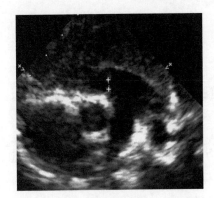 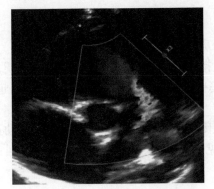 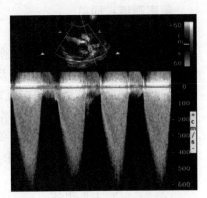

图 31-13-1　肺动脉瓣增厚，开放受限　　　图 31-13-2　肺动脉瓣口血流加速　　　图 31-13-3　肺动脉瓣口高速血流

超声测值：同前。

超声所见：

（1）各房室腔大小正常。

（2）右心室壁增厚，右心室前壁厚约__mm；室间隔与左心室壁厚度及搏幅正常；左心室壁整体运动协调，左心室收缩功能测值正常。

（3）主动脉内径正常，肺动脉主干近心段内径正常，远心段内径增宽。主动脉弓降部可视段未见异常。

（4）肺动脉瓣增厚，回声增强，开放受限，收缩期呈穹隆状，瓣环径约__mmm；余瓣膜形态结构及活动未见异常（图 31-13-1）。

（5）房间隔、室间隔连续。

（6）心包腔未见积液。

（7）多普勒超声及CDFI：肺动脉瓣口血流束宽约__mm，血流明显加速，最大速度（V_{max}）__m/s（<3/3～4/>4m/s），压差（PG）__mmHg（<36/36～64/>65mmHg）；余瓣膜口区均未探及异常血流信号；心房、心室水平及大血管未见分流（图31-13-2，图31-13-3）。

超声提示：

先天性心脏病：

　　肺动脉瓣狭窄（轻/中/重度）。

　　右心室肥厚。

第十四节　　主动脉窦瘤

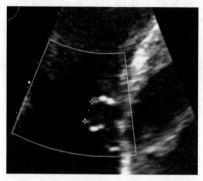
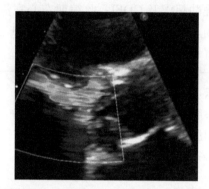

图 31-14-1　右冠窦囊袋样膨出，瘤壁顶端破口　　图 31-14-2　右冠窦破口处高速分流入右心房

超声测值： 同前。

超声所见：

（1）左心室、右心房增大，余房室大小正常。

（2）室间隔与左心室壁厚度及搏幅正常。左心室壁整体运动协调，左心室收缩功能测值正常。

（3）主动脉窦部增宽，右冠窦壁菲薄，呈囊袋样向右心室流出道膨出，瘤壁顶端可见破口__mm。主动脉弓降部可视段未见明显异常（图31-14-1）。

（4）主动脉右冠瓣稍脱垂，关闭欠佳；余瓣膜形态、结构及活动正常。

（5）房间隔连续；室间隔未见回声中断/室间隔上份可探及回声中断约__mm（大动脉短轴1点方向）。

（6）心包腔未见积液。

（7）多普勒超声及CDFI：右心室流出道测及源于主动脉右冠窦的双期高速分流，最大速度（V_{max}）__m/s，压差（PG）__mmHg；心室水平可探及左向右分流，最大速度（V_{max}）__m/s，压差（PG）__mmHg；主动脉瓣可探及反流（1/2/3/4级）；余瓣膜区未探及异常血流信号（图31-14-2）。

超声提示：

先天性心脏病：

　　主动脉右冠窦瘤形成并破裂。

　　主动脉-右心室流出道分流。

　　主动脉瓣反流（轻/中/重度）。

　　室间隔缺损（干下型）。

第十五节　冠状动脉畸形

一、冠状动脉瘘

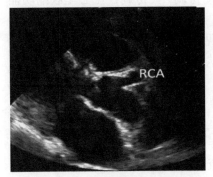

图 31-15-1　右冠状动脉明显增粗
RCA. 右冠状动脉

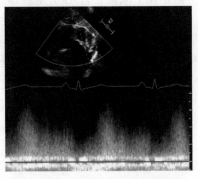

图 31-15-2　冠状动脉瘘血流频谱

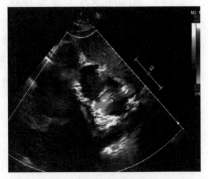

图 31-15-3　粗大冠状动脉瘘入右心房

超声测值：同前。

超声所见：

（1）右 / 左心房室增大，左 / 右房室大小正常。

（2）室间隔及左心室壁厚度及搏幅正常；左心室壁整体运动协调。左心室收缩功能测值正常。

（3）主动脉、肺动脉内径正常。主动脉弓降部可视段未见异常；右 / 左冠状动脉自起始处扩张，内径__mm，沿右 / 左房室沟表面迂曲走行，远端内径约__mm，（分支）在右心室 / 右心房侧 / 后壁处与心腔异常连通，瘘口约__mm；左 / 右冠状动脉起始段正常，内径约__mm（图 31-15-1）。

（4）各瓣膜形态、结构及活动未见异常。

（5）房间隔、室间隔连续。

（6）心包腔未见积液。

（7）多普勒超声及 CDFI：于扩张的右 / 左冠状动脉瘘口处测及双期分流，最大速度（V_{max}）__m/s，压差（PG）__mmHg；各瓣膜区及房间隔、室间隔未探及异常血流信号（图 31-15-2，图 31-15-3）。

超声提示：

先天性心脏病，冠状动脉瘘：

右 / 左冠状动脉瘘入右心室 / 右心房。

二、冠状动脉异位起源

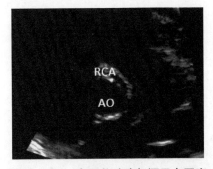

图 31-15-4　右冠状动脉起源于左冠窦
RCA. 右冠状动脉；AO. 主动脉

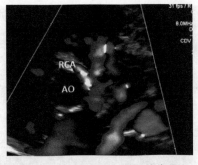

图 31-15-5　起源于左冠窦的右冠状动脉血流
RCA. 右冠状动脉；AO. 主动脉

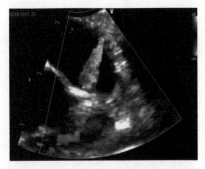

图 31-15-6　左冠状动脉血流逆行进入肺动脉内

超声测值：同前。

超声所见：

（1）各房室大小基本正常。

（2）室间隔及左心室壁厚度及搏幅正常/减低；左心室壁整体运动协调/欠协调；左心室收缩功能测值降低/正常。

（3）主动脉内径正常，肺动脉内径增宽；主动脉弓降部可视段未见异常；右冠状动脉起源于主动脉左冠窦（左冠状动脉起源于主动脉右冠窦），起始段内径增粗；左冠状动脉起始于肺动脉根部，开口处内径约__mm，发出左前降支及回旋支（图31-15-4）。

（4）各瓣膜结构未见异常。

（5）房间隔、室间隔连续。

（6）心包腔未见积液。

（7）多普勒超声及CDFI：右/左冠状动脉开口处测及舒张期血流，最大速度（V_{max}）__m/s，压差（PG）__mmHg。室间隔及左心室、右心室心尖部心肌内可见较丰富血流信号（左冠状动脉血流逆行进入肺动脉内）。心房、心室水平及大血管水平未见分流（图31-15-5，图31-15-6）。

超声提示：

先天性心脏病，冠状动脉异位起源：

右冠状动脉异常起源于主动脉左冠窦。

左冠状动脉异常起源于肺动脉。

第十六节 主－肺动脉间隔缺损

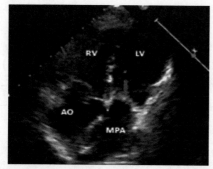

图31-16-1 升主动脉与主肺动脉间隔部分缺失伴转位

RV. 右心室；LV. 左心室；AO. 主动脉；MPA. 主肺动脉

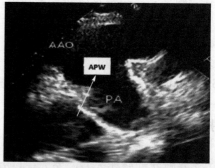

图31-16-2 升主动脉与主肺动脉间隔几乎完全缺失

AAO. 升主动脉；PA. 肺动脉；APW. 主动脉肺动脉瘤

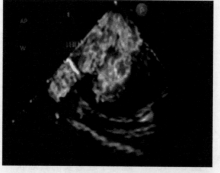

图31-16-3 肺动脉压增高致右向左分流

超声测值： 同前。

超声所见：

（1）全心增大，左心为主。

（2）右心室肥厚，右心室前壁厚约__mm；室间隔及左心室壁厚度及搏幅正常；左心室壁整体运动协调。左心室收缩功能测值正常。

（3）升主动脉与主肺动脉间隔缺损致相通，缺损位于肺动脉瓣上近端（Ⅰ型）/ 远端（Ⅱ型）/ 整个间隔几乎完全缺失（Ⅲ型），间隔连续中断宽约__mm；右肺动脉起源于升主动脉左后壁，内径明显增宽；肺动脉主干扩张，延续为左肺动脉；左肺动脉与降主动脉间可见粗大的动脉导管，内径约__mm；主动脉弓降部可视段未见异常（图 31-16-1，图 31-16-2）。

（4）各瓣膜形态、结构及活动未见异常。

（5）房间隔、室间隔连续。

（6）心包腔未见积液。

（7）多普勒超声及 CDFI：升主动脉与肺动脉血流直接相通，主 - 肺动脉间可测及连续性以左向右为主的低速分流，最大速度（V_{max}）__m/s，压差（PG）__mmHg；右肺动脉血流源于升主动脉。动脉导管内测探及左向右为主分流，最大速度（V_{max}）__m/s，压差（PG）__mmHg；心房、心室水平未见分流；各瓣膜区未见异常血流信号（图 31-16-3）。

超声提示：

先天性心脏病，主 - 肺动脉窗（Ⅰ型 / Ⅱ型 / Ⅲ型）合并：

　　右肺动脉起源异常。

　　动脉导管未闭（粗大管型），大血管水平左向右为主分流。

　　肺动脉压增高（轻 / 中 / 重度）。

第十七节　左 / 右心发育不良综合征

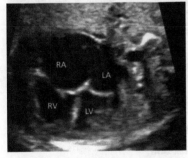
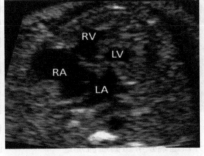
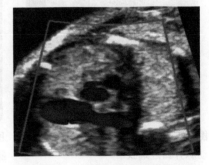

图 31-17-1　左心较小，右心扩大
RV. 右心室；LV. 左心室；RA. 右心房；LA. 左心房

图 31-17-2　未见二尖瓣结构及活动
RV. 右心室；LV. 左心室；RA. 右心房；LA. 左心房

图 31-17-3　升主动脉内径明显变小

超声测值： 同前。

超声所见：

（1）内脏心房正位，心室右袢。左 / 右心较小，右 / 左心扩大（图 31-17-1，图 31-17-2）。

（2）左 / 右心室壁明显增厚。

（3）升主动脉 / 肺动脉内径较细；降主动脉与左肺动脉之间见一异常通道，内径约__mm（图 31-17-3）。

（4）二尖瓣／三尖瓣瓣环及瓣叶发育不良，开放受限，瓣口狭小；左／右心室流出道为盲端，未见主动脉瓣／肺动脉瓣结构及活动；三尖瓣／二尖瓣及肺动脉瓣／主动脉瓣未见明显异常。

（5）房间隔中部回声中断约__mm；室间隔完整／部分回声中断。

（6）心包腔未见积液。

（7）多普勒超声及CDFI：升主动脉／肺动脉内未测及前向血流；心房水平左向右／右向左分流，最大速度（V_{max}）__m/s，压差（PG）__mmHg；大动脉水平右向左分流，最大速度（V_{max}）__m/s，压差（PG）__mmHg；舒张期二尖瓣／三尖瓣前向血流增快，最大速度（V_{max}）__m/s，压差（PG）__mmHg（二尖瓣／三尖瓣口血流呈泪滴状）。

超声提示：

（1）左心发育不良综合征：

　　主动脉瓣闭锁。

　　二尖瓣发育不良伴重度狭窄。

　　房间隔缺损（继发孔型），心房水平左向右分流。

　　动脉导管未闭（管型），大动脉水平右向左分流。

（2）右心发育不良综合征：

　　肺动脉瓣闭锁。

　　三尖瓣发育不良伴重度狭窄。

　　房间隔缺损（继发孔型），心房水平左向右分流。

　　动脉导管未闭（管型），大动脉水平右向左分流。

第十八节　主动脉缩窄

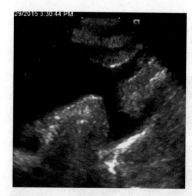 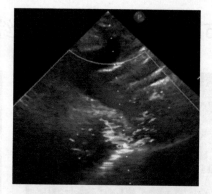 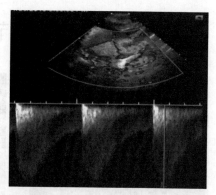

图31-18-1　主动脉峡部于左锁骨下动脉开口近端狭窄　　图31-18-2　降主动脉于左锁骨下动脉开口远端狭窄扭曲血流加速　　图31-18-3　主动脉弓降部狭窄处高速血流频谱

超声测值： 同前。

超声所见：

（1）各房室腔大小正常。

（2）左心室壁均匀性增厚，室间隔及左心室壁搏幅正常／减低，运动协调／欠协调，左心室收缩功能测值正常／降低。

（3）主动脉窦部及肺动脉内径正常；升主动脉内径__mm，主动脉弓部发育尚可／稍差，横弓内径__mm，峡部内径__mm；主动脉峡部于左锁骨下动脉开口的近／远端可见一缩窄区域，缩窄长度__mm，宽度__mm，狭窄远端降主动脉扩张，内径__mm；降主动脉与左肺动脉之间可见一管状回声，内径__mm（图31-18-1）。

（4）各瓣膜形态、结构及活动正常。

（5）室间隔连续 / 回声中断约__mm；房间隔连续。

（6）心包腔未见积液。

（7）多普勒超声及 CDFI：主动脉前向血流速度正常；主动脉弓降部狭窄处测及高速射流，最大速度（V_{max}）__m/s，压差（PG）__mmHg；大动脉水平测及左向右分流，最大速度（V_{max}）__m/s，压差（PG）__mmHg（图 31-18-2，图 31-18-3）。

超声提示：

先天性心脏病：

主动脉缩窄（导管后型 / 导管前型）。

动脉导管未闭（管型）。

室间隔缺损（膜周型）。

左心室肥厚。

第十九节　肺动脉闭锁伴室间隔缺损

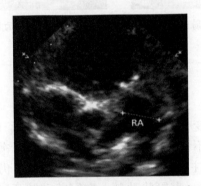

图 31-19-1　肺动脉口闭锁，右心增大
RA. 右心房

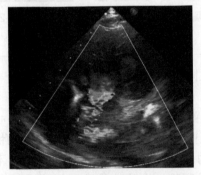

图 31-19-2　室间隔缺损，右向左分流

超声测值：同前。

超声所见：

（1）内脏心房正位，心室右袢；右心增大，左心室偏小，左房大小正常。

（2）右心室肥厚，右心室与右心室流出道前壁厚__mm；左心室壁整体运动协调 / 不协调，左心室收缩功能测值正常 / 降低。

（3）主动脉增宽并前移，前壁与室间隔连续性中断约__mm，主动脉骑跨于室间隔之上，骑跨率约__%；左冠状动脉、右冠状动脉开口位置正常。主肺动脉及左肺动脉、右肺动脉发育不良（左肺动脉、右肺动脉近心端内径约__mm）；主动脉弓降部可视段未见异常。降主动脉与左肺动脉之间可见一异常通道，内径__mm；膈肌平面降主动脉内径__mm（图 31-19-1）。

（4）右心室流出道为盲端，未见明确的肺动脉瓣结构及活动；余瓣膜未见异常。

（5）室间隔回声中断约__mm，房间隔连续。

（6）心包腔未见积液。

（7）多普勒超声及 CDFI：肺动脉内未测及前向血流。心室水平测及右向左为主分流，最大速度（V_{max}）__m/s，压差（PG）__mmHg；大动脉水平测及连续性分流，最大速度（V_{max}）__m/s，压差（PG）__mmHg；收缩期三尖瓣可探及反流（1/2/3 级），TR_{max}__m/s，PG__mmHg；余瓣膜区及房室腔内未探及异常血流信号（图 31-19-2）。

超声提示：

先天性心脏病，肺动脉闭锁伴室间隔缺损：

　　心室水平右向左为主分流。

　　动脉导管未闭（管型），大动脉水平左向右分流。

　　三尖瓣反流（轻／中／重度）。

第二十节　肺动脉闭锁伴室间隔完整

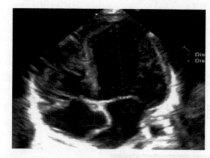 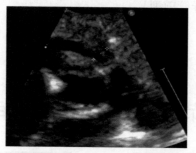 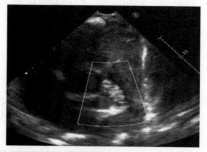

图 31-20-1　室间隔完整，三尖瓣及右　　图 31-20-2　肺动脉口闭锁　　图 31-20-3　闭锁肺动脉由动脉导管供血
心室发育不良

超声测值： 同前。

超声所见：

（1）心脏位置正常，心房正位，心室右袢，右心室腔变小，右心房扩大，左心大小正常（图 31-20-1）。

（2）右心室壁明显增厚；左心室壁整体运动协调／不协调，左心室收缩功能测值正常／降低。

（3）主肺动脉及左肺动脉、右肺动脉发育不良（主肺动脉闭锁，左右肺动脉干仍存在；主肺动脉及一侧肺动脉闭锁；主肺动脉及两侧肺动脉均闭锁）；左冠状动脉、右冠状动脉开口位置正常。降主动脉与左肺动脉之间可见一异常通道，内径＿＿mm；主动脉弓降部可视段未见异常（图 31-20-2，图 31-20-3）。

（4）右心室流出道为盲端，未见明确的肺动脉瓣结构及活动；三尖瓣发育不良，瓣叶短小；余瓣膜未见明显异常。

（5）室间隔连续；房间隔中部回声中断约＿＿mm／房间隔未见明确的回声中断。

（6）心包腔未见积液。

（7）多普勒超声及 CDFI：右心室壁的窦状隙内可见血流信号；肺动脉内未测及前向血流；心房水平测及右向左分流，最大速度（V_{max}）＿＿m/s，压差（PG）＿＿mmHg；大动脉水平测及双向分流，最大速度（V_{max}）＿＿m/s，压差（PG）＿＿mmHg；收缩期三尖瓣可探及反流（1/2/3 级），TR_{max}＿＿m/s，PG＿＿mmHg；余瓣膜区及房室腔内未探及异常血流信号。

超声提示：

先天性心脏病，肺动脉闭锁合并：

　　房间隔缺损（继发孔型），心房水平右向左分流。

　　动脉导管未闭（管型），大动脉水平双向分流。

　　三尖瓣关闭不全（轻／中／重度）。

第二十一节　三尖瓣下移畸形（Ebstein 畸形）

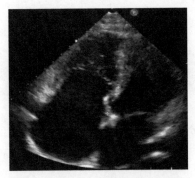

图 31-21-1　三尖瓣隔瓣下移畸形

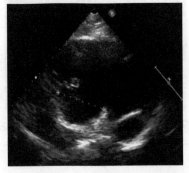

图 31-21-2　三尖瓣后瓣下移畸形

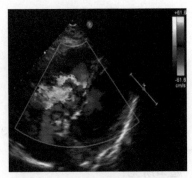

图 31-21-3　三尖瓣重度反流

超声测值：同前。

超声所见：

（1）右心房及房化右心室明显增大，功能右心室大小基本正常 / 较小；左房室相对较小，右心室流出道增宽。

（2）室间隔及左心室壁厚度及搏幅正常，左心室壁整体运动尚协调，左心室收缩功能测值正常。

（3）主动脉、肺动脉内径正常；主动脉弓降部可视段未见明显异常。

（4）三尖瓣隔瓣发育差，下移__mm；后瓣菲薄，下移__mm；前瓣呈帆状，附着位置正常，三尖瓣关闭不良，关闭点下移；余瓣膜形态结构及活动未见异常（图 31-21-1，图 31-21-2）。

（5）房间隔连续 / 房间隔中部中断失落约__mm；室间隔连续。

（6）心包腔未见积液。

（7）多普勒超声及 CDFI：收缩期三尖瓣可探及反流（1/2/3 级），TR_{max}__m/s，PG__mmHg；估测肺动脉收缩压约为__mmHg；余瓣膜区未见明显异常血流信号。心房水平右向左为主分流，最大速度（V_{max}）__m/s，压差（PG）__mmHg；心室水平及大血管水平未见明显分流（图 31-21-3）。

超声提示：

先天性心脏病，Ebstein 畸形（三尖瓣隔瓣、后瓣下移）：

三尖瓣关闭不全（轻 / 中 / 重度）。

右心房及房化右心室增大。

房间隔缺损（继发孔型），心房水平右向左为主分流。

第二十二节　三尖瓣闭锁

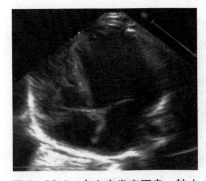

图 31-22-1　右心室发育不良，较小

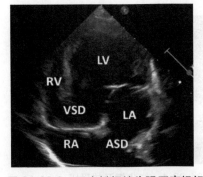

图 31-22-2　三尖瓣闭锁为强回声组织

RV. 右心室；LV. 左心室；RA. 右心房；LA. 左心房；
VSD. 室间隔缺损；ASD. 房间隔缺损

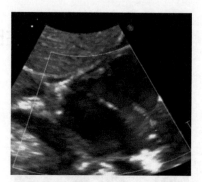

图 31-22-3 房间隔中部回声中断，右向左分流

超声所见：

（1）左心室扩大，右心室发育较小，双房大小基本正常；肺动脉与右心室相连。右心室流出道狭窄，内径__mm（图 31-22-1）。

（2）室间隔及左心室后壁厚度及搏幅正常，左心室壁整体运动尚协调，左心室收缩功能测值正常。

（3）主动脉窦部、升主动脉及主动脉弓降部可视段段未见异常；主肺动脉及左肺动脉、右肺动脉发育尚可 / 欠佳；降主动脉与左肺动脉之间可见一异常通道，内径__mm。

（4）心内十字交叉存在；未见明确的三尖瓣叶结构及活动，三尖瓣叶呈闭锁状，代之以回声增强的组织；肺动脉瓣增厚，开放受限（图 31-22-2）。

（5）房间隔中部回声中断__mm；室间隔上端回声中断__mm。

（6）心包腔未见积液。

（7）多普勒超声及 CDFI：心房水平测及右向左分流，最大速度（V_{max}）__m/s，压差（PG）__mmHg；心室水平测及左向右为主双向分流，最大速度（V_{max}）__m/s，压差（PG）__mmHg；大动脉水平测及双向分流，最大速度（V_{max}）__m/s，压差（PG）__mmHg；三尖瓣区未测及明确的跨瓣血流；右心室流出道及肺动脉瓣前向血流速加快，最大速度（V_{max}）__m/s，压差（PG）__mmHg（图 31-22-3）。

超声提示：

先天性心脏病，三尖瓣闭锁：

　　房间隔缺损（继发孔型）心房水平右向左分流。

　　室间隔缺损，心室水平左向右为主双向分流。

　　动脉导管未闭，大动脉水平连续性分流。

　　右心室流出道及肺动脉瓣狭窄。

第二十三节　降落伞型二尖瓣畸形

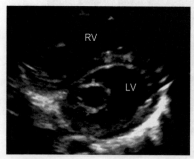

图 31-23-1 二尖瓣开放受限
RV. 右心室；LV. 左心室

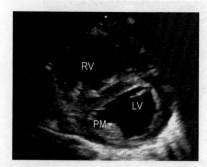

图 31-23-2 二尖瓣单一乳头肌
RV. 右心室；LV. 左心室；PM. 二尖瓣乳头肌

超声测值：同前。

超声所见：

（1）左心房增大，余房室大小正常。

（2）室间隔与左心室壁厚度正常，运动协调。左心室收缩功能测值正常。

（3）主动脉窦部、升主动脉及主动脉弓降部可视段未见异常。主肺动脉及左肺动脉、右肺动脉发育尚可。

（4）二尖瓣增厚，回声增强，交界处明显融合，瓣叶开放受限，呈穹隆样，腱索增粗、缩短，融合形成筛孔状片状结构，其前后叶的腱索均附着于单一乳头肌上，开放时呈伞状，关闭欠佳；余瓣膜形态、结构及活动未见异常（图 31-23-1，图 31-23-2）。

（5）房间隔、室间隔连续。

（6）心包腔未见积液。

（7）多普勒超声及 CDFI：舒张期二尖瓣口前向血流速度增快，跨瓣压增加，PG_{max}__mmHg，PG_{mean}__mmHg（≤ 5/6～10/ > 10mmHg，HR__次/分），有效瓣口面积减少（MVA__cm^2，PHT 法）。收缩期二尖瓣可探及中心性/偏心性反流（到达瓣口周围及左心房下部/左心房中部/到达左心房上部，1/2/3/4 级）；余瓣膜区未见异常血流。心内未见分流。

超声提示：

先天性二尖瓣狭窄。

二尖瓣单组乳头肌畸形。

第二十四节　单　心　室

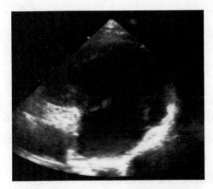 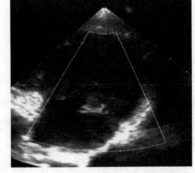

图 31-24-1　单一心室及心房腔　　　图 31-24-2　心房血液均汇入单心室腔内

超声测值：同前。

超声所见：

（1）内脏心房正位，心室右袢；单一心室腔，主心腔呈左心室形态，残余心室腔位于其右前方，两者经一__mm 的孔相通（图 31-24-1）。

（2）主心室腔厚度正常，运动欠协调。

（3）主动脉位于肺动脉左前，两者呈并行排列；主动脉发自残余心室腔，内径增宽，肺动脉发自主心室腔，内径较细，右心室流出道较窄约__mm；主动脉弓降部可视段未见异常。

（4）肺动脉瓣增厚，开放受限；两组房室瓣口/单一房室瓣口向主心室腔开放。

（5）房间隔连续/房间隔中部回声中断__mm。

（6）心包腔未见积液。

（7）多普勒超声及CDFI：舒张期双心房血液均汇入主心室腔内；收缩期肺动脉瓣口前向血流速度增快（< 3/3 ～ 4/ > 4m/s），跨瓣压增加，GP$_{max}$___mmHg（25 ～ 40/40 ～ 70/ > 70mmHg）。心房水平未见分流 / 测及左向右分流（图31-24-2）。

超声提示：

先天性心脏病单心室（A型）合并：

　　大动脉转位。

　　肺动脉瓣狭窄（轻度 / 中度 / 重度）。

第二十五节　主动脉左心室隧道

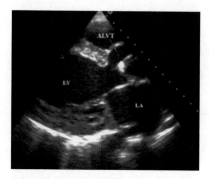

图31-25-1　右冠瓣根部与左心室流出道间异常交通

ALVT. 主动脉左心室隧道；LV. 左心室；LA. 左心房

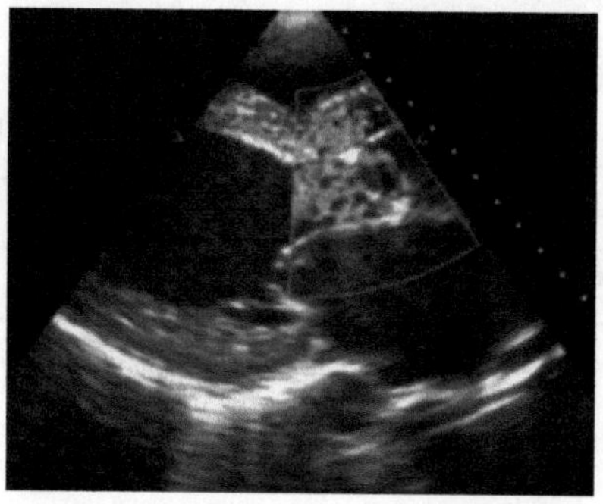

图31-25-2　主动脉左心室隧道血液流出口

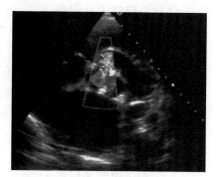

图31-25-3　主动脉左心室隧道血液流入口

超声测值：同前。

超声所见：

（1）左心室扩大，余房室大小正常。

（2）室间隔及左心室壁搏幅正常，运动协调，左心室收缩功能测值正常。

（3）主动脉瓣环扩张，右冠瓣根部与左心室流出道间可见一异常交通口，主动脉端开口位于瓣上右冠窦 / 左冠窦，呈裂隙状 / 瘤样扩张，内径约___mm，左心室端开口于瓣下室间隔左心室侧，内径约___mm，升主动脉扩张，主动脉弓降部可视段未见异常（图31-25-1）。

（4）主动脉瓣为三叶，瓣缘增厚、卷曲，舒张期右冠瓣 / 左冠瓣脱向左心室流出道，致瓣叶闭合不良。余瓣膜形态、结构及活动正常。

（5）房间隔、室间隔连续。

（6）心包腔未见积液。

（7）多普勒超声及CDFI：收缩期左心室血流经此交通口进入主动脉，舒张期又反流入左心室流出道；舒张期主动脉瓣可探及中心性 / 偏心性反流（局限于主动脉瓣下 / 达到二尖瓣前叶尖部 / 接近心尖，1/2/3/4级），偏向二尖瓣前叶侧（致二尖瓣不能充分开放）/ 室间隔侧，缩流颈宽约___mm（< 3/3 ～ 6/ > 6mm），Rvol约___ml（< 30/30 ～ 60/ > 60 ml），反流分数约___%（< 30/30 ～ 50/ > 50%），EROA约___mm²（< 10/10 ～ 30/ > 30mm²），PHT约___ms（> 500/500 ～ 200/ < 200ms），反流束宽度 / LVOT内径约___%（< 25/25 ～ 65/ > 65%）；余瓣膜区及房室腔内未探及异常血流信号；降主动脉起始部舒张早期 / 全舒张期反流（图31-25-2，图31-25-3）。

超声提示：

先天性心脏病：

　　主动脉左心室隧道，主动脉 - 左心室分流。

　　主动脉瓣反流（轻度 / 中度 / 重度）。

第二十六节　主动脉弓离断

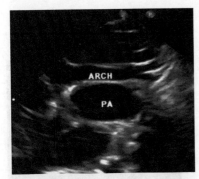

图 31-26-1　主动脉弓部于左锁骨
下动脉远端中断

ARCH. 主动脉弓部；PA. 肺动脉

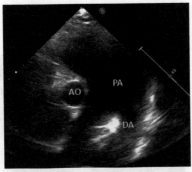

图 31-26-2　肺动脉经动脉导管与
降主动脉相延续

AO. 主动脉；PA. 肺动脉；DA. 动
脉导管

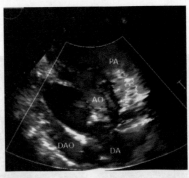

图 31-26-3　肺动脉血流经动脉导
管流入降主动脉

PA. 肺动脉；AO. 主动脉；DAO. 降
主动脉；DA. 动脉导管

超声测值：同前。

超声所见：

（1）各房室腔大小正常。

（2）左心室壁均匀性增厚，室间隔及左心室壁搏幅正常，运动协调，左心室收缩功能测值正常。

（3）主动脉窦部、升主动脉未见异常；主肺动脉及左肺动脉、右肺动脉发育尚可；锁骨上窝扫查可见主动脉弓部于左锁骨下动脉远端（A 型）/ 于左锁骨下动脉与左颈总动脉之间（B 型）/ 于无名动脉与左颈总动脉之间（C 型）与降主动脉连接中断。肺动脉经动脉导管与降主动脉相延续（图 31-26-1，图 31-26-2）。

（4）各瓣膜形态、结构及活动尚可。

（5）室间隔膜周部回声中断＿mm；房间隔连续。

（6）心包腔未见积液。

（7）多普勒超声及 CDFI：主动脉弓部和降部血流于＿处中断；心室水平左向右为主分流，最大速度（V_{max}）＿m/s，压差（PG）＿mmHg；大动脉水平右向左为主分流，最大速度（V_{max}）＿m/s，压差（PG）＿mmHg（图 31-26-3）。

超声提示：

先天性心脏病：

　　主动脉弓离断（A/B/C 型）。

　　室间隔缺损（膜周型 / 上份），心室水平左向右为主分流。

　　动脉导管未闭（管型），大动脉水平右向左为主分流。

第32章　小儿心脏疾病超声医学诊断报告

第一节　新生儿床旁超声心动图

一、新生儿正常报告

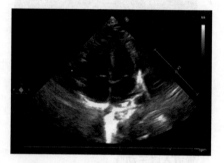

图 32-1-1　房室大小及比例正常

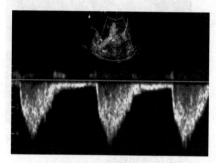

图 32-1-2　肺动脉正常

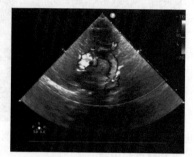

图 32-1-3　主动脉弓正常

超声测值： 同前。

超声所见：

（1）各房室内径及比例正常（图 32-1-1）。

（2）室间隔及左心室壁厚度及运动幅度正常，左心室收缩功能测值正常。

（3）主动脉、肺动脉及左右分支内径、比例正常，起始部交叉走行；主动脉弓降部未见明显异常。

（4）房室瓣及半月瓣结构和启闭运动未见明显异常。

（5）房间隔、室间隔回声未探及确切中断。

（6）心包内未见液性暗区。

（7）多普勒超声及 CDFI：各瓣膜区未探及明显反流，心腔内及大血管水平未探及明显分流（图 32-1-2，图 32-1-3）。

超声提示：

心脏结构及功能未见明显异常。

二、新生儿动脉导管未闭

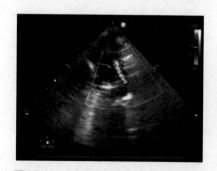

图 32-1-4　动脉导管未闭左向右分流束

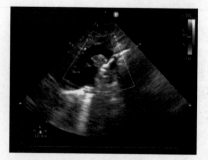

图 32-1-5　胸骨上窝切面显示分流

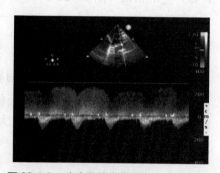

图 32-1-6　动脉导管未闭左向右分流频谱

超声测值：同前。

超声所见：

（1）各房室内径、比例正常。

（2）室间隔及左心室壁厚度及运动幅度正常，左心室收缩功能测值正常。

（3）主动脉、肺动脉及分支内径、比例正常，起始部交叉走行。

（4）房室瓣及半月瓣结构和启闭运动未见明显异常。

（5）房间隔、室间隔回声未探及确切中断。

（6）心包内未见液性暗区。

（7）多普勒超声及 CDFI：主肺动脉内可探及来自降主动脉起始部的细小左向右分流束，分流束起始处宽约＿mm，分流最大速＿m/s，分流最小速度＿m/s。各瓣膜及心腔内未见明显异常血流显像及频谱（图 32-1-4 ～图 32-1-6）。

超声提示：

动脉导管未闭。建议随访复查。

注：因为使用床旁机，患儿胸部心电监护电极片遮挡，患儿处于呼吸机辅助通气状态……，图像质量欠佳，以上结果仅供参考。

三、新生儿肺动脉分支血流加速

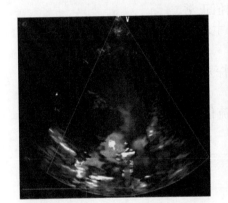
图 32-1-7　肺动脉分支血流加速

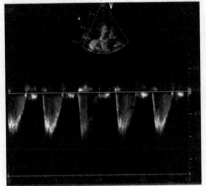
图 32-1-8　主肺动脉血流速度正常

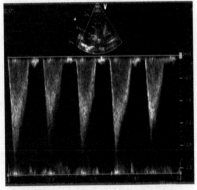
图 32-1-9　右肺动脉血流加速

超声测值：同前。

超声所见：

（1）各房室内径、比例正常。

（2）室间隔及左心室壁厚度及运动幅度正常，左心室收缩功能测值正常。

（3）主动脉、肺动脉及分支内径、比例正常，起始部交叉走行。

（4）房室瓣、半月瓣结构和启闭运动未见明显异常。

（5）房间隔、室间隔回声未探及确切中断。

（6）心包内未见液性暗区。

（7）多普勒超声及 CDFI：主肺动脉最大血流速度（V_{max}）＿m/s；右肺动脉血流速度增快，V_{maxx}＿m/s；左肺动脉血流速度增快，V_{max}＿m/s；各瓣膜及心腔内未见明显异常血流显像及频谱（图 32-1-7 ～图 32-1-9）。

超声提示：

左 / 右肺动脉血流加速，符合新生儿表现。

建议结合临床，必要时随访复查。

四、新生儿卵圆孔未闭

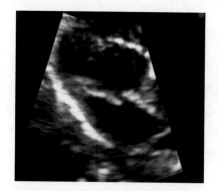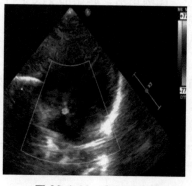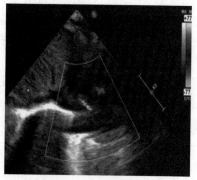

图 32-1-10 原发隔与继发隔斜行分离　　图 32-1-11 卵圆孔未闭　　图 32-1-12 卵圆孔未闭

超声测值： 同前。

超声所见：

（1）各房室内径、比例正常。

（2）室间隔及左心室壁厚度及运动幅度正常；左心室收缩功能测值正常。

（3）主动脉、肺动脉及分支内径、比例正常，起始部交叉走行；主动脉弓降部未见明显异常。

（4）房室瓣及半月瓣结构和启闭运动未见明显异常。

（5）房间隔可见卵圆孔瓣飘动 / 房间隔可见裂隙；室间隔回声未探及确切中断（图 32-1-10）。

（6）心包内未见液性暗区。

（7）多普勒超声及 CDFI：房间隔卵圆孔处可探及细小左向右分流信号，分流束宽约__mm（图 32-1-11，图 32-1-12）。

超声提示：

卵圆孔未闭，左向右分流。

建议随访复查（在分流束较宽时才建议随访复查）。

第二节　小儿房间隔缺损

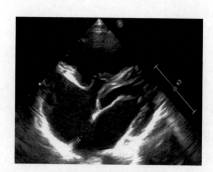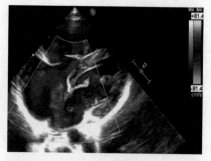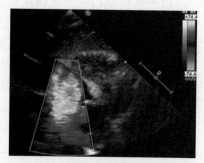

图 32-2-1 房间隔缺损　　图 32-2-2 胸骨旁四腔心切面显示左向右分流　　图 32-2-3 剑突下切面显示左向右分流

超声测值：同前。

超声所见：

（1）各房室内径正常 / 右心房、右心室内径增大。

（2）室间隔及左心室壁厚度及运动幅度正常；未见确切左心室壁节段性运动异常；左心室收缩功能测值正常。

（3）主动脉、肺动脉及分支内径、比例正常，起始部交叉走行；主动脉弓降部未见明显异常。

（4）各瓣膜形态结构和启闭运动未见明显异常。

（5）房间隔中份回声中断约__mm；室间隔回声未探及确切中断（图 32-2-1）。

（6）心包内未见液性暗区及其他异常回声。

（7）多普勒超声及 CDFI：房间隔回声中断处可探及左向右分流信号，V_{max}__m/s；各瓣膜区未探及异常血流信号；可探及一支 / 四支肺静脉回流入左心房；大血管水平未探及分流（图 32-2-2，图 32-2-3）。

超声提示：

先天性心脏病：

　　房间隔缺损（继发孔 - 中央型），心房水平左向右分流。

　　右心房、右心室增大。

第三节　小儿室间隔缺损

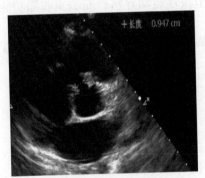 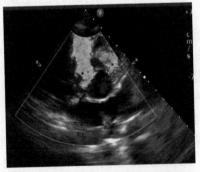 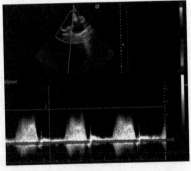

图 32-3-1　室间隔缺损　　　　图 32-3-2　心室水平左向右分流　　　图 32-3-3　收缩期心室水平左向右分流频谱

超声测值：同前。

超声所见：

（1）各房室内径正常 / 左心房、左心室内径增大。

（2）室间隔及左心室壁厚度及运动幅度正常；未见确切左心室壁节段性运动异常；左心室收缩功能测值正常。

（3）主动脉、肺动脉及分支内径、比例正常，起始部交叉走行；主动脉弓降部未见明显异常。

（4）各瓣膜形态、结构和启闭运动未见明显异常。

（5）膜周部 / 隔瓣下 / 双动脉下室间隔回声中断约__mm，缺损距三尖瓣隔瓣约__mm，距主动脉右冠瓣约__mm；房间隔回声未探及确切中断（图 32-3-1）。

（6）心包内未见液性暗区及其他异常回声。

（7）多普勒超声及 CDFI：室间隔缺损处测及左向右过隔分流，V_{max}__m/s，PG__mmHg；各瓣膜区未探及异常血流信号；大血管水平未探及分流（图 32-3-2，图 32-3-3）。

超声提示：

先天性心脏病：

室间隔缺损（膜周型／隔瓣下型／干下型），心室水平左向右分流。

左心房、左心室增大。

第四节 小儿动脉导管未闭

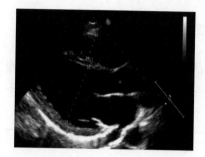 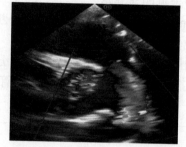 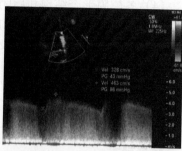

图 32-4-1 左心室增大　　　图 32-4-2 动脉导管未闭左向右分流　　图 32-4-3 动脉导管未闭全心动周期
分流频谱

超声测值：同前。

超声所见：

（1）各房室内径正常／左心房、左心室内径增大（图 32-4-1）。

（2）室间隔及左心室壁厚度及运动幅度正常；未见确切左心室壁节段性运动异常；左心室收缩功能测值正常。

（3）主动脉、肺动脉及分支内径、比例正常，起始部交叉走行；降主动脉起始处与肺动脉之间可探及导管相通，导管内径约__mm，长度约__mm。

（4）各瓣膜形态、结构和启闭运动未见明显异常。

（5）房间隔、室间隔回声未探及确切中断。

（6）心包内未见液性暗区及其他异常回声。

（7）多普勒超声及 CDFI：主肺动脉内可探及起自动脉导管的左向右分流信号，V_{max}__m/s，V_{min}__m/s，分流束起始处宽约__mm；各瓣膜区未探及异常血流信号（图 32-4-2，图 32-4-3）。

超声提示：

先天性心脏病：

动脉导管未闭（管型），大动脉水平左向右分流。

左心房、左心室增大。

第五节 小儿川崎病

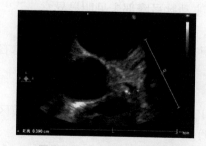 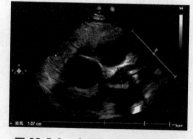 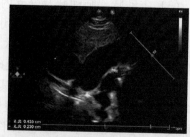

图 32-5-1 回旋支内径增宽　　图 32-5-2 左冠状动脉瘤样扩张　　图 32-5-3 左前降支起始部附壁血栓

超声测值： 患儿身高__m，体重__kg，体表面积__m²，其他同前。

超声所见：

（1）心房正位，心室右袢，大动脉位置及连接关系正常，左位主动脉弓。可见至少一支肺静脉回流入左心房。

（2）各房室大小、比例及形态正常（左心室内径增大）。

（3）室间隔及左心室、右心室壁厚度正常，收缩及舒张运动正常，未见确切室壁节段性运动异常；左心室收缩功能测值正常（前室间隔、左心室前壁及心尖段运动幅度降低；左心室心尖段/左心室前壁回声增强，室壁变薄，运动消失，向外膨出，形成室壁瘤，大小约__mm×__mm）。

（4）主动脉内径正常，肺动脉内径正常；左冠状动脉、右冠状动脉起源正常；左前降支近心段管壁不均匀回声增强增厚，呈瘤样扩张，扩张段直径__mm，长约__mm，壁内可探及偏低/不均匀回声团附着，导致管腔狭窄；左冠状动脉起始部内径约__mm，z 值__；左前降支近段内径约__mm，z 值__；右冠状动脉起始部内径约__mm，z 值__（图 32-5-1 ～图 32-5-3）。

（5）各瓣膜形态、结构及活动未见明显异常/二尖瓣乳头肌位置后移导致二尖瓣对合不良。

（6）房间隔、室间隔回声连续完整，未探及确切中断。

（7）心包内未见液性暗区及其他异常回声。

（8）多普勒超声及 CDFI：收缩期二尖瓣可探及偏心性反流（1/2/3/4 级），余瓣膜区及房室腔内未探及异常血流信号。

超声提示：

川崎病，冠状动脉瘤：

冠状动脉左前降支近端（巨大）动脉瘤（伴附壁血栓形成，管腔狭窄/接近闭塞/闭塞）。

左心室前壁（前室间隔、心尖段）节段性运动异常。左心室心尖段室壁瘤形成（伴附壁血栓）。

功能性二尖瓣反流（轻/中/重度）。

左心室收缩功能测值正常/降低（轻/中/重度）。

第六节　小儿心肌炎

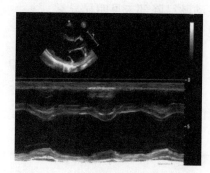

图 32-6-1　左心室壁运动幅度降低

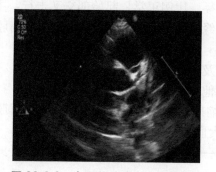

图 32-6-2　左冠状动脉未见明显异常

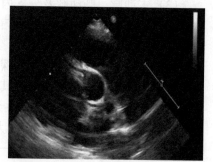

图 32-6-3　右冠状动脉未见明显异常

超声测值： 同前。

超声所见：

（1）各房室内径正常/左心室内径增大。

（2）室间隔及左心室壁厚度正常/增厚，左心室壁运动幅度正常/节段性降低/普遍降低；左心室收缩功能测值正常/降低（图 32-6-1）。

（3）主动脉、肺动脉及分支内径、比例正常，起始部交叉走行，可视段冠状动脉未见明显异常

（图 32-6-2，图 32-6-3）。

（4）各瓣膜形态、结构和启闭运动未见明显异常。

（5）房间隔、室间隔回声未探及确切中断。

（6）心包内未见液性暗区及其他异常回声／舒张期心包内可探及液性暗区，左心室后壁后＿mm。

（7）多普勒超声及 CDFI：余瓣膜区及房室腔内未探及异常血流信号。

超声提示：

左心室增大，收缩功能轻度降低。

少量心包积液。

提示心肌炎可能。

第七节　小儿二叶式主动脉瓣

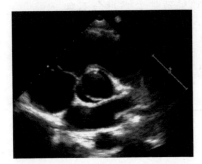
图 32-7-1　二叶式主动脉瓣开放

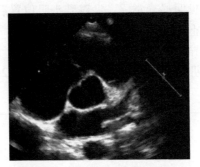
图 32-7-2　二叶式主动脉瓣关闭

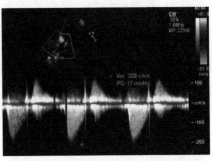
图 32-7-3　主动脉瓣前向血流加速

超声测值：同前。

超声所见：

（1）各房室内径正常。

（2）室间隔及左心室壁厚度及运动幅度正常；未见确切左心室壁节段性运动异常；左心室收缩功能测值正常。

（3）主动脉、肺动脉及分支内径、比例正常，起始部交叉走行；主动脉弓降部未见明显异常。

（4）主动脉瓣呈左右二叶，瓣缘有／无融合，开放稍受限，余瓣膜形态结构和启闭运动未见明显异常（图 32-7-1，图 32-7-2）。

（5）房间隔、室间隔回声未探及确切中断。

（6）心包内未见液性暗区及其他异常回声。

（7）多普勒超声及 CDFI：收缩期主动脉瓣前向血流加速，余瓣膜区未探及异常血流信号；降主动脉起始处血流速度＿m/s；心腔及大血管水平未见分流（图 32-7-3）。

超声提示：

先天性二叶式主动脉瓣：

　　主动脉瓣轻度狭窄。

　　建议随访复查。

第五篇 血 管 篇

第33章 血管超声医学诊断报告

第一节 颈 动 脉

检查时间：   检查编号：
仪器型号：   门诊 / 体检号：

姓名：   性别：   年龄：   登记号（住院号）：   床号：
送检科室：   检查部位：

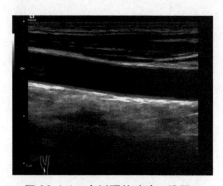

图 33-1-1　右侧颈总动脉二维图

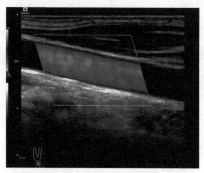

图 33-1-2　右侧颈总动脉血流图

超声测值（内径单位：mm；速度单位：cm/s）：

右侧颈总动脉：   左侧颈总动脉：

右侧颈内动脉：   左侧颈内动脉：

右侧颈外动脉：   左侧颈外动脉：

右侧椎动脉：   左侧椎动脉：

右侧锁骨下动脉：   左侧锁骨下动脉：

头臂干：

超声所见：

双侧颈总动脉、颈动脉球部、颈内动脉近段、颈外动脉管径对称、粗细均匀，管壁结构清晰、内 -中膜不厚，管腔内未见异常回声（图 33-1-1）。

彩色多普勒血流成像（CDFI）：管腔内血流信号充盈良好，边缘整齐（图 33-1-2）。脉冲波多普勒成像（PW）：频谱形态及血流方向、速度未见明显异常。

超声诊断：

双侧颈动脉未见明显异常。

打印时间：   记录者：   医师签字：

本报告仅反映受检者当时情况，供临床医师参考。

第二节　椎　动　脉

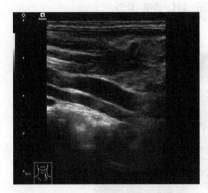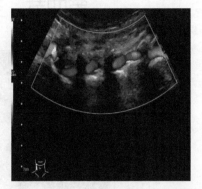

图 33-2-1　左侧椎动脉椎前段　　　　图 33-2-2　右侧椎动脉椎间隙段血流图

超声测值（内径单位：mm；速度单位：cm/s）：

右侧椎动脉椎前段：　　　　　　　　左侧椎动脉椎前段：

右侧椎动脉椎间隙段：　　　　　　　左侧椎动脉椎间隙段：

右侧椎动脉枕段：　　　　　　　　　左侧椎动脉枕段：

右侧锁骨下动脉：　　　　　　　　　左侧锁骨下动脉：

超声所见：

双侧椎动脉椎前段、椎间隙段、枕段走行正常，椎前段及椎间隙段内径正常。双侧椎动脉管壁光滑连续，内中膜不厚（图 33-2-1）。CDFI：管腔内血流充盈良好（图 33-2-2）。PW：频谱形态及血流方向、速度未见异常。

超声诊断：

双侧椎动脉未见明显异常。

第三节　颈　内　静　脉

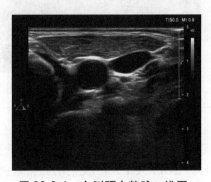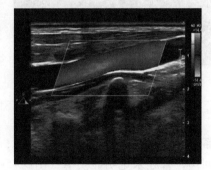

图 33-3-1　左侧颈内静脉二维图　　　　图 33-3-2　左侧颈内静脉血流图

超声所见：

双侧颈内静脉走行正常，管壁光滑，管腔内未见异常回声充填，探头加压后管腔闭合（图 33-3-1）。CDFI 及 PW：颈内静脉管腔内血流充盈，频谱形态未见明显异常（图 33-3-2）。

超声诊断：

双侧颈内静脉未见明显异常。

第四节 颈 外 静 脉

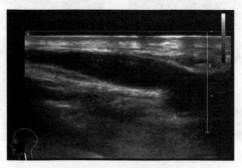

图 33-4-1 左侧颈外静脉

超声所见：

双侧颈外静脉走行正常，管壁光滑，管腔内未见异常回声充填（图 33-4-1），探头加压后管腔闭合。CDFI 及 PW：颈外静脉管腔血流充盈，频谱形态未见明显异常。

超声诊断：

双侧颈外静脉未见明显异常。

第五节 腹主动脉及髂动脉

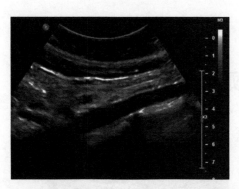

图 33-5-1 腹主动脉

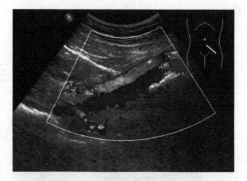

图 33-5-2 左侧髂外动脉血流图

超声所见：

腹主动脉及髂动脉： 腹主动脉、双侧髂总动脉、双侧髂外动脉管径粗细均匀，管壁未查见确切斑块，管腔内未见异常回声，管腔未见明显狭窄（图 33-5-1）。CDFI 及 PW：腹主动脉、双侧髂总动脉、双侧髂外动脉管腔内血流信号充盈，边缘整齐，血流速度及频谱未见明显异常（图 33-5-2）。

超声诊断：

腹主动脉及双侧髂动脉未见明显异常。

第六节　肾　动　脉

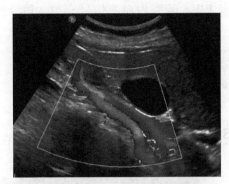

图 33-6-1　右肾动脉血流图

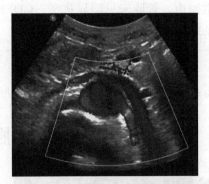

图 33-6-2　左肾动脉起始部血流图

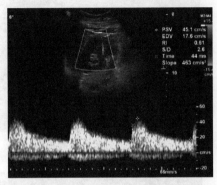

图 33-6-3　右肾段动脉血流图

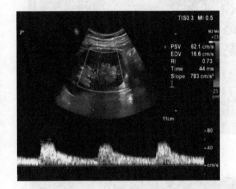

图 33-6-4　左肾段动脉血流图

超声所见：

肾动脉：CDFI 及 PW 显示双肾动脉主干血流束粗细较均匀，未见局部变窄及花色血流信号（图 33-6-1，图 33-6-2），肾动脉起始部及肾内动脉血流速度未见异常，肾内动脉加速时间未见延长，阻力指数未见降低（图 33-6-3，图 33-6-4）。

超声诊断：

双侧肾动脉未见明显异常。

第七节　腹腔干及肠系膜动脉

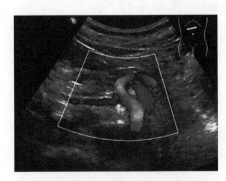

图 33-7-1　腹腔干血流图

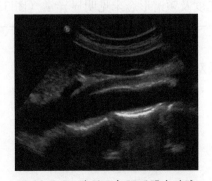

图 33-7-2　腹腔干与肠系膜上动脉

超声所见：

腹腔干及肠系膜动脉： 腹腔干、肠系膜上动脉、肠系膜下动脉管径粗细均匀，管壁未查见确切斑块，管腔内未见异常回声，管腔未见明显狭窄。CDFI 及 PW：管腔内血流信号充盈，边缘整齐，血流速度及频谱未见明显异常（图 33-7-1，图 33-7-2）。

超声诊断：

腹腔干、肠系膜上动脉、肠系膜下动脉未见明显异常。

第八节　下腔静脉及髂静脉

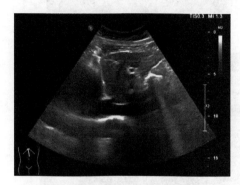

图 33-8-1　下腔静脉

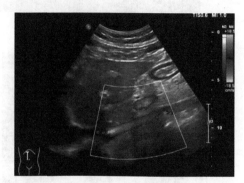

图 33-8-2　下腔静脉血流图

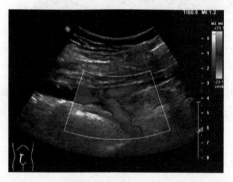

图 33-8-3　右侧髂总静脉及髂内外静脉血流图

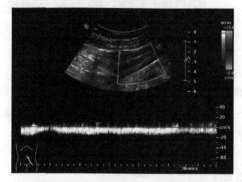

图 33-8-4　左侧髂外静脉血流图

超声所见：

下腔静脉及双侧髂总静脉、髂外静脉管径未见异常，管壁光滑，管腔内未见异常回声充填，血流信号充盈，血流速度及频谱形态未见明显异常（图 33-8-1 ～图 33-8-4）。

超声诊断：

下腔静脉及双侧髂静脉未见明显异常。

第九节　肾　静　脉

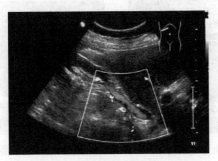

图 33-9-1　右肾静脉血流图

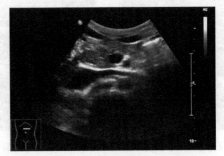

图 33-9-2　左肾静脉近心端

超声所见：

双侧肾静脉走行未见异常，管腔未见狭窄、扩张，管腔内未见异常回声充填，血流信号充盈，血流速度及频谱形态未见明显异常（图 33-9-1，图 33-9-2）。

超声诊断：

双侧肾静脉未见明显异常。

第十节　锁骨下动脉

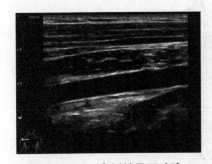

图 33-10-1　右侧锁骨下动脉

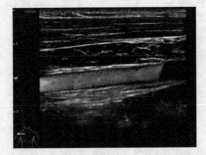

图 33-10-2　右侧锁骨下动脉血流图（1）

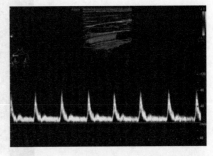

图 33-10-3　右侧锁骨下动脉血流图（2）

超声所见：

右侧锁骨下动脉与相应动脉伴行，走行正常，内径正常，管内壁光滑。CDFI：血流充盈佳（图 33-10-1 ～图 33-10-3）。

超声诊断：

右侧锁骨下动脉未见明显异常。

第十一节　锁骨下静脉

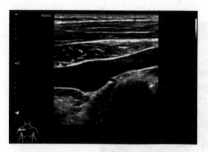

图 33-11-1　右侧锁骨下静脉

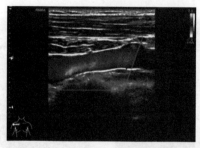

图 33-11-2　右侧锁骨下静脉血流图

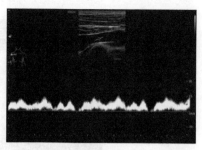

图 33-11-3　右侧锁骨下静脉频谱

超声所见：

右侧锁骨下静脉与相应动脉伴行，走行正常，内径正常，管内壁光滑。CDFI：血流充盈佳（图 33-11-1 ～图 33-11-3）。

超声诊断：

右侧锁骨下静脉未见明显异常。

第十二节　上 肢 动 脉

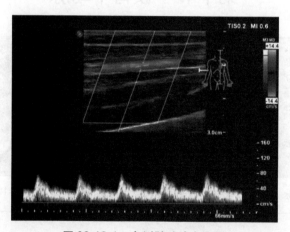

图 33-12-1　右侧肱动脉血流图

超声所见：

右 / 左侧上肢动脉（腋动脉、肱动脉、尺动脉、桡动脉）走行正常，管径粗细均匀，内中膜厚度正常，内膜面光滑，管腔内未见明显异常回声。CDFI：右 / 左侧上肢动脉（腋动脉、肱动脉、尺动脉、桡动脉）管腔内血流充盈佳。PW：血流频谱形态及血流速度未见明显异常（图 33-12-1）。

超声诊断：

右 / 左侧上肢动脉（腋动脉、肱动脉、尺动脉、桡动脉）未见明显异常。

第十三节　上 肢 静 脉

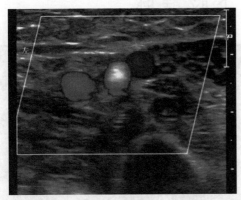
图 33-13-1　左侧肱静脉血流图

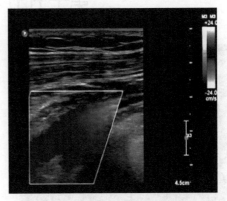
图 33-13-2　右侧腋静脉血流图

超声所见：

右/左侧上肢静脉（腋静脉、肱静脉、尺静脉、桡静脉、头静脉、肘正中静脉、贵要静脉）走行正常，内径正常均匀，内壁光滑，管腔内未探及确切异常回声。CDFI：上述静脉血流信号充盈（图 33-13-1，图 33-13-2）。

超声诊断：

右/左侧上肢静脉（腋静脉、肱静脉、尺静脉、桡静脉、头静脉、肘正中静脉、贵要静脉）未见明显异常。

第十四节　下 肢 动 脉

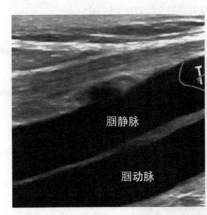

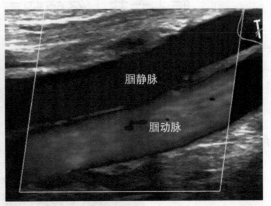
腘静脉

腘动脉

图 33-14-1　右侧腘动脉

超声所见：

双侧下肢股总动脉、股浅动脉、股深动脉、腘动脉、胫前动脉、胫腓干、胫后动脉、腓动脉、足背动脉走行正常，管径粗细均匀，内膜光滑，管壁未查见确切斑块，管腔未见明显狭窄，管腔内透声佳。CDFI：管腔内血流信号充盈，边缘整齐，血流方向正常，血流频谱形态及血流速度未见明显异常（图 33-14-1）。

超声诊断：

双侧下肢动脉未见明显异常。

第十五节　下肢静脉

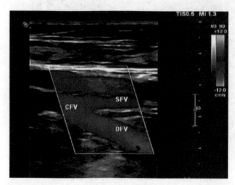

图 33-15-1　右侧股总静脉（CFV）、股浅静脉（SFV）、股深静脉（DFV）

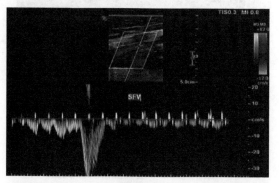

图 33-15-2　右侧股浅静脉（SFV）血流频谱

超声所见：

双侧股总静脉、股浅静脉、股深静脉、腘静脉、胫前静脉、胫后静脉、腓静脉及大隐静脉、小隐静脉管径未见异常，其内未见明显异常回声充填，探头加压管腔可压闭。CDFI 及 PW：血流方向、速度未见明显异常，呼吸相存在，行 Valsalva 动作及挤压远端肢体放松后未探及反流信号（图 33-15-1，图 33-15-2）。双侧小腿肌间静脉未见明显异常回声。

超声诊断：

双侧下肢静脉超声未见明显异常。

第十六节　经颅超声及颅脑双功能

所检大脑动脉的数据（深度、收缩期峰值血流速度、平均血流速度、舒张末期血流速度、血管搏动指数），可以表格的形式或每条动脉频谱留存。

注：①模板描述中的血流速度皆指血流峰值速度；② MCA：大脑中动脉；③ LSA：左侧锁骨下动脉；④ LVA：左侧椎动脉。

一、经颅超声医学诊断报告

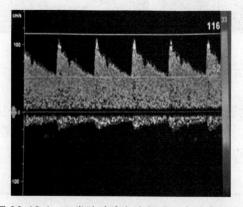

图 33-16-1　正常脑动脉血流频谱（大脑中动脉）

超声所见：

颞窗穿透佳，双侧大脑中动脉、大脑前动脉、大脑后动脉血流速度、血流频谱、搏动指数未见异常（图 33-16-1）。

椎基底动脉血流速度、血流频谱、搏动指数未见异常。

超声诊断：

脑动脉超声未见异常。

二、颅脑双功能超声医学诊断报告

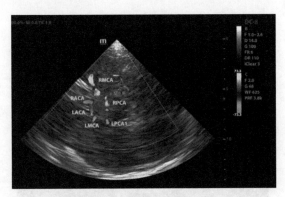

图 33-16-2　脑动脉超声颅底动脉环

RMCA. 右侧大脑中动脉；RACA. 右侧大脑前动脉；RPCA. 右侧大脑后动脉；LACA. 左侧大脑前动脉；LMCA. 左侧大脑中动脉；LPCA. 左侧大脑后动脉

超声所见：

颞窗穿透佳，基底动脉环结构显示清晰（图 33-16-2），血管走行及血流充盈良好。双侧大脑中动脉、大脑前动脉、大脑后动脉走行、血流方向、血流速度、血流频谱、搏动指数未见异常。

椎基底动脉走行、血流方向、血流速度、血流频谱、搏动指数未见异常。

超声诊断：

脑动脉超声未见异常。

参 考 文 献

郭瑞君，孙心平，勇强，等，2020. 北京朝阳超声规范化诊疗与报告模板 [M]. 北京：科学技术文献出版社 .

寺岛茂，宇治桥善胜，佐藤洋，等，2016. 血管超声入门 [M]. 杨天斗，张缙熙，赵晖，译 . 北京：人民军医出版社 .

田家玮，姜玉新，2015. 超声检查规范化报告 [M]. 北京：人民卫生出版社 .

中国医师协会超声医师分会，2011. 血管和浅表器官超声检查指南 [M]. 北京：人民军医出版社 .

第34章　颈部动脉疾病超声医学诊断报告

第一节　颈动脉疾病

一、颈动脉粥样硬化病变（颈动脉狭窄、闭塞）

（一）颈动脉内中膜增厚

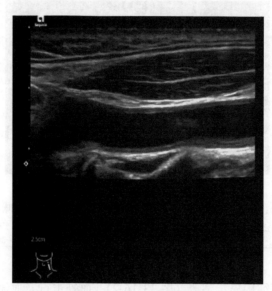

图 34-1-1　左侧颈总动脉

超声测值（内径单位：mm；速度单位：cm/s）

右侧颈总动脉：	左侧颈总动脉：
右侧颈内动脉：	左侧颈内动脉：
右侧颈外动脉：	左侧颈外动脉：
右侧椎动脉：	左侧椎动脉：
右侧锁骨下动脉：	左侧锁骨下动脉：
头臂干：	

超声所见：

双侧颈总动脉、颈动脉球部、颈内动脉近段、锁骨下动脉起始部内中膜增厚，最厚处位于左侧颈总动脉，厚约＿＿mm（正常值：＜1mm），管腔内未见异常回声（图 34-1-1）。

CDFI：管腔内血流信号充盈良好，边缘整齐。PW：频谱形态及血流方向、速度未见明显异常。

超声诊断：

双侧颈动脉内中膜增厚。

（二）颈动脉斑块形成

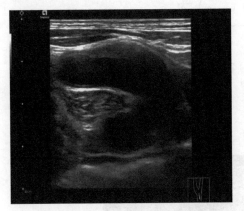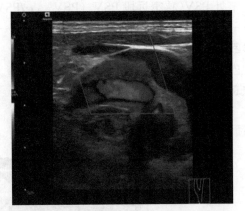

图 34-1-2 右侧颈总动脉起始部　　　　图 34-1-3 右侧颈总动脉起始部血流图

超声测值： 同"本章第一节一、（一）颈动脉内中膜增厚"。

超声所见：

双侧颈总动脉、颈动脉球部、颈内动脉、颈外动脉管径对称、粗细均匀，于右侧颈总动脉管壁上查见多个均质等回声扁平斑块，较大者位于近段前壁，__mm×__mm（长 × 厚）（图 34-1-2）。

CDFI：管腔内血流信号充盈缺损，边缘不整齐（图 34-1-3）。PW：频谱形态及血流方向、速度未见明显异常。

超声诊断：

右侧颈总动脉斑块形成（多发）。

（三）颈动脉狭窄

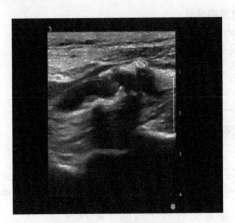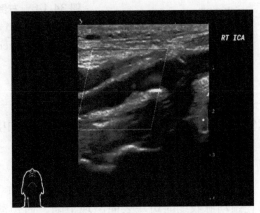

图 34-1-4 右侧颈内动脉　　　　图 34-1-5 右侧颈内动脉血流图

超声测值： 同"本章第一节一、（一）颈动脉内中膜增厚"。

超声所见：

双侧颈总动脉、颈动脉球部、颈内动脉、颈外动脉管径对称，双侧颈总动脉内中膜增厚，右侧厚约__mm（正常值：< 1mm），左侧厚约__mm（正常值：< 1mm），于右侧颈总动脉分叉平面延续至颈内动脉起始段查见多个强回声为主的混合回声斑块，呈环周样，__mm×__mm（长 × 厚），斑块基底部可见强回声钙化，表面纤维帽结构完整，该斑块致颈内动脉起始段管腔变窄（图 34-1-4），残余管径__mm，原始管径__mm，直径狭窄率约为__%。

CDF：血流束变细（图 34-1-5），呈花色血流信号。PW：该处局部流速增高，收缩期最大流速 / 舒张期血流速度（PSV/EDV）__/__cm/s，颈内动脉狭窄处 PSV/ 颈总动脉 PSV（PSV_{ICA}/PSV_{CCA}）为__，颈内动脉狭窄处 PSV/ 狭窄远段 PSV（$PSV_{狭窄处}/PSV_{狭窄远段}$）为__。

超声诊断：
右侧颈内动脉多发斑块形成，斑块致管腔狭窄（狭窄率__%～__%）。
双侧颈总动脉内 - 中膜增厚。

（四）颈动脉狭窄伴水母斑

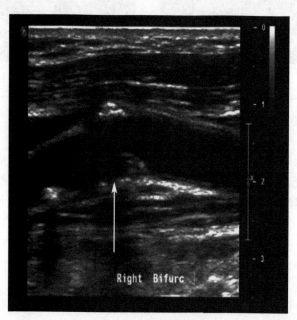

图 34-1-6　右侧颈内动脉
图片来源：Jaff MR，2008. Imaging of the carotid arteries：The role of duplex ultrasonography，magnetic resonance arteriography，and computerized tomographic arteriography[J].Vascular medicine，13：281-292.

超声测值：同"本章第一节一、（一）颈动脉内中膜增厚"。
超声所见：
右侧颈内动脉起始段后内侧壁查见一个低回声为主的混合回声斑块（图 34-1-6），__mm×__mm（长 × 厚），上述斑块致颈内动脉管腔局部变窄，残余管径__mm，原始管径__mm，直径狭窄率约__%，该斑块顶部在颈动脉收缩时斑块表面出现下陷，而颈动脉舒张时斑块表面下陷恢复。

PW：斑块处局部流速增高，PSV/EDV__/__cm/s，颈内动脉狭窄处 PSV/ 颈总动脉 PSV（PSV_{ICA}/PSV_{CCA}）为__，颈内动脉狭窄处 PSV/ 狭窄远段 PSV（$PSV_{狭窄处}/PSV_{狭窄远段}$）为__。

超声诊断：
右侧颈内动脉起始段后内侧壁低回声为主的混合回声斑块（水母斑）形成，斑块致管腔狭窄（狭窄率__%～__%）。

（五）颈动脉狭窄伴溃疡斑块形成

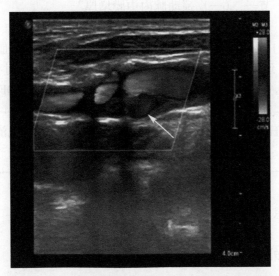

图 34-1-7　右侧颈总动脉分叉平面至颈内动脉起始部

超声测值：同"本章第一节一、（一）颈动脉内中膜增厚"。

超声所见：

于右侧颈总动脉分叉平面至右侧颈内动脉起始部查见一个不均匀低回声斑块，__mm×__mm（长×厚），该斑块表面纤维帽不完整，远心端肩部可见一个凹陷，大小约__mm×__mm，呈"火山口"征。

CDFI：可见血流向斑块内充盈（图 34-1-7）。该斑块近心/远心端可见一个极低回声区，__mm×__mm（长×厚），上述斑块致颈内动脉近段管腔明显变窄，直径狭窄率约为__%。PW：该处局部流速增高，PSV/EDV 为__/__cm/s，颈内动脉 PSV/EDV 为__/__cm/s。

超声诊断：

右侧颈总动脉分叉平面至右侧颈内动脉起始部不均质低回声斑块伴溃疡形成、脂质坏死核心形成，斑块致管腔狭窄（狭窄率__%～__%）。

（六）颈内动脉闭塞

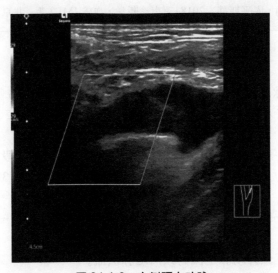

图 34-1-8　左侧颈内动脉

超声测值：同"本章第一节一、（一）颈动脉内中膜增厚"。

超声所见：

双侧颈总动脉内径对称，内 - 中膜不厚，管腔内未见异常回声，管腔内血流信号充盈良好，边缘整齐。PW：频谱形态及血流方向、速度未见明显异常。双侧颈内动脉内径不对称，右侧内径约__mm，左侧内径约__mm，内 - 中膜不厚，左侧颈内动脉管腔内探及低回声充填。CDFI：左侧颈内动脉起始部探及红蓝交替"开关"血流信号，左侧颈内动脉管腔内未探及血流信号（图 34-1-8）。PW：左侧颈内动脉管腔内未能探及频谱。CDFI：右侧颈内动脉管腔内血流充盈良好。PW：血流速度增快，形态、方向未见明显异常。

超声诊断：

左侧颈内动脉闭塞（考虑血栓形成）。

（七）颈总动脉闭塞，颈外动脉逆流向颈内动脉供血

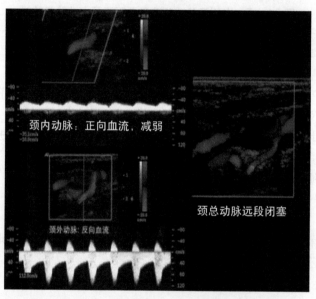

图 34-1-9　颈总动脉远段、颈外动脉及颈内动脉

图片来源：安・玛丽・库平斯基，2018. 超声诊断学・血管 [M].2 版 . 北京：人民卫生出版社 .

超声测值：同"本章第一节一、（一）颈动脉内中膜增厚"。

超声所见：

双侧颈总动脉、颈内动脉、颈外动脉管腔结构清晰，内膜不光滑，右侧颈总动脉近段内 - 中膜局限性增厚，最厚约__mm，管腔未见明显狭窄，右侧颈总动脉远段管径变窄，内径约__mm，管腔内充满不均质低回声。

CDFI：颈总动脉近分叉平面可见细线样血流信号，颈总动脉起始段未见明显血流信号。颈外动脉内径约__mm，血流方向为远心段向近心段，并向颈内动脉供血（图 34-1-9）。PW：低速低搏动样改变。

超声诊断：

颈总动脉远段闭塞可能，颈外动脉逆流为颈内动脉供血。

二、颈动脉大动脉炎

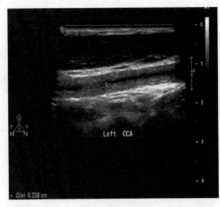
图 34-1-10　左侧颈总动脉（left CCA）

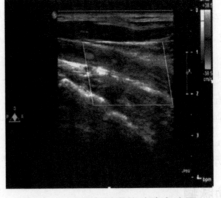
图 34-1-11　左侧颈总动脉血流图

图片来源：Giordana P，2011. Contrast-enhanced ultrasound of carotid artery wall in takayasu disease：First evidence of application in diagnosis and monitoring of response to treatment[J]. Circulation，124：245-247.

超声测值：同"本章第一节一、（一）颈动脉内中膜增厚"。

超声所见：

双侧颈总动脉、颈内动脉管壁呈向心性伴不均匀弥漫性增厚，右侧较厚约＿mm，左侧较厚约＿mm，正常血管壁结构分界不清，致管腔弥漫性狭窄（图 34-1-10），纵断面呈"通心粉"征，横断面呈"靶环"征，左侧颈总动脉管腔明显变窄，最窄处狭窄率约＿%。

CDFI：左侧颈总动脉内血流束变细（图 34-1-11），出现花色血流信号。PW：局部血流速度增快达＿cm/s，远端血流速度降低，呈低阻力低搏动性改变。

或左侧颈总动脉管壁呈向心性伴不均匀弥漫性增厚，中远段管径纤细，内径宽约＿mm。CDFI：其内未见明显血流信号。

超声诊断：

多发性大动脉炎：双侧颈总动脉、颈内动脉管壁增厚，左侧颈总动脉管腔弥漫性狭窄（狭窄率＿% ～＿%）。

或者左侧颈总动脉内 - 中膜增厚，中远段管径纤细（负性重构）伴闭塞。

三、颈动脉夹层

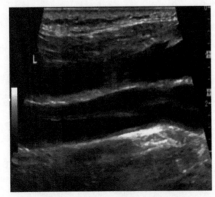
图 34-1-12　左侧颈总动脉

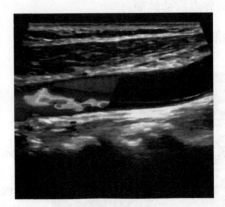
图 34-1-13　左侧颈总动脉

图片来源：Hakimi R，2019. Imaging of carotid dissection[J]. Current pain and headache reports，23：2.

超声测值："本章第一节一、（一）颈动脉内中膜增厚"。

超声所见：

左侧颈总动脉管腔相对增宽，左侧颈总动脉内见中等回声的膜状结构随血液搏动，延续至左侧颈内动脉起始段，形成真假双腔结构改变（图 34-1-12），假腔较宽，内径约__mm，真腔较窄，内径宽约__mm。

CDFI：假腔与真腔血流方向相反（图 34-1-13）。PW：探测真腔血流 PSV__cm/s、假腔内血流 PSV__cm/s。左侧颈外动脉、锁骨下动脉及椎动脉未见明显剥脱内膜片回声。

超声诊断：

左侧颈总动脉至颈内动脉起始段夹层（真腔受压变细）。

四、颈动脉瘤

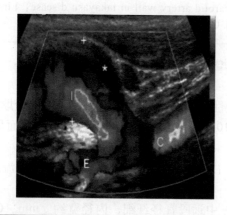

图 34-1-14　左侧颈内动脉

E. 颈外动脉；C. 颈总动脉；I. 颈内动脉

图片来源：Chassin-Trubert L，2021. Asymptomatic internal carotid aneurysm：An uncommon disease of the carotid arteries[J]. Annals of vascular surgery，70：570.e1-e570.

超声测值：同"本章第一节一、（一）颈动脉内中膜增厚"。

超声所见：

左侧颈内动脉呈囊状扩张，瘤体大小约__mm×__mm×__mm（上下径 × 前后径 × 左右径），正常段直径约__mm。瘤体上界距离颈总动脉分叉平面约__mm，下界距颈总动脉分叉平面约__mm。瘤体内壁未见明显异常回声。CDFI：瘤腔内探及涡流信号（图 34-1-14），PW：其内血流速度降低。

超声诊断：

左侧颈内动脉近段动脉瘤。

五、颈动脉假性动脉瘤

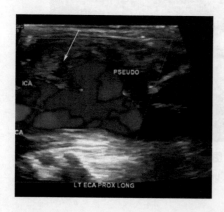

图 34-1-15　左侧颈内动脉

ICA. 颈内动脉；PSEUDO. 假性动脉瘤；LT ECA PROX LONG：左侧颈外动脉近段长轴切面

图片来源：Azouz V，2019. Recurrent pseudoaneurysm after carotid endarterectomy[J]. Journal of vascular surgery cases and innovative techniques，5：128-131.

超声测值： 同"本章第一节一、（一）颈动脉内中膜增厚"。

超声所见：

左侧颈内动脉起始段前侧旁可见囊状肿块，大小约__mm×__mm，囊壁厚约__mm，囊状肿块周围可见不均匀低回声。

CDFI：该囊状肿块内可见红蓝相间涡流血流信号（图 34-1-15）。PW：可探及湍流血流信号，该囊状肿块与血管壁间可见管状结构，连接处血流束宽约__mm，该处可探及双期双向频谱，正向（朝向囊内）PSV__cm/s，负向 PSV__cm/s。

超声诊断：

左侧颈内动脉假性动脉瘤伴周围血肿形成。

六、颈部动静脉瘘

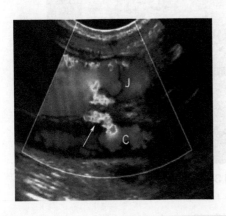

图 34-1-16　左侧颈总动脉 - 颈内静脉瘘

C. 颈总动脉；J. 颈内静脉

图片来源：Scoutt LM，2019. Carotid ultrasound[J]. Radiologic clinics of North America，57：501-518.

超声测值： 同"本章第一节一、（一）颈动脉内中膜增厚"。

超声所见：

左侧颈总动脉中段查见杂乱不均匀回声，形态不规则，边界不清，紧贴血管壁。

CDFI：横断面显示一条较长通路连接颈总动脉和颈内静脉（图 34-1-16）。PW：该处可探及湍流，静脉内可探及动脉样湍流血流信号，流速增高，为__cm/s。

超声诊断：

左侧颈总动脉中段与颈内静脉动 - 静脉瘘形成。

七、颈动脉纤维肌发育不良

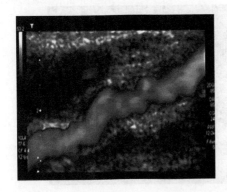

图 34-1-17　右侧颈内动脉

图片来源：Arning C，2004. Color doppler imaging of cervicocephalic fibromuscular dysplasia[J]. Cardiovascular ultrasound，2：7.

超声测值：同"本章第一节一、（一）颈动脉内中膜增厚"。

超声所见：

右侧颈内动脉管径不均匀性或长段狭窄或全程纤细，管壁粗糙，内 - 中膜结构不清。

CDFI：颈内动脉颅外段全程管腔内血流充盈不规则，呈"串珠"样改变（图 34-1-17），远段血流信号低弱。PW：血流速度降低，呈低速高阻力型改变。

超声诊断：

右侧颈内动脉纤维肌发育不良。

八、颈动脉支架置入术后

（一）颈动脉支架置入术后支架未见明显异常

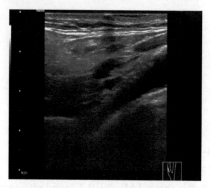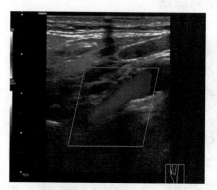

图 34-1-18　右侧颈内动脉　　　　图 34-1-19　右侧颈内动脉血流图

超声测值：同"本章第一节一、（一）颈动脉内中膜增厚"。

超声所见：

右侧颈内动脉近段支架置入术后，血管纵切面可见平行于血管壁的线条状支架回声（图 34-1-18），横切面为双环状回声结构，支架位置正常，内径约__mm，支架外动脉原始血管内径约__mm，支架与管壁间可见低回声为主混合回声斑块，大小为__mm×__mm（长 × 厚）。

CDFI：支架内血流充盈良好（图 34-1-19）。PW：频谱形态及血流方向、速度未见明显异常。

超声诊断：

右侧颈内动脉近段支架置入术后，支架内血流通畅。

（二）颈动脉支架置入术后支架再狭窄

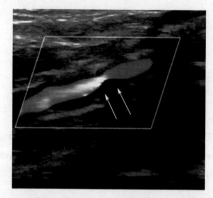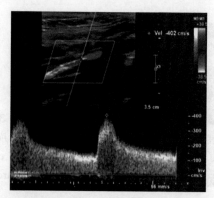

图 34-1-20　左侧颈内动脉（1）　　　　图 34-1-21　左侧颈内动脉（2）

图片来源：Scoutt LM，2019. Carotid ultrasound. Radiologic clinics of North America，57：501-518.

超声测值：同"本章第一节一、（一）颈动脉内中膜增厚"。

超声所见：

左侧颈内动脉支架置入术后＿个月，血管纵切面、横切面可见血管腔内平行于血管壁的线条状支架回声。近心段、中段、远心段内径不对称，其中近心段内径约＿mm，中段内径约＿mm，远心段内径约＿mm。于支架近心段支架外前内侧处探及内膜增厚，厚约＿mm，并探及不均质回声团，＿mm×＿mm（长×厚）。

CDFI：管腔近心段、中段、远心段血流充盈不一致，可见局部血流束变细（图 34-1-20），呈花色血流，血流束与支架间可见明显的分界。PW：探测颈总动脉近心段血流速度加快，呈湍流频谱（图 34-1-21），局部 PSV ＿cm/s，该侧颈内动脉 PSV＿cm/s，PSV_{ICA}/PSV_{CCA} 为＿。

超声诊断：

左侧颈内动脉支架置入术后＿个月，支架近心段前内侧再狭窄（狭窄率＿%～＿%）。

（三）颈动脉支架置入术后支架闭塞

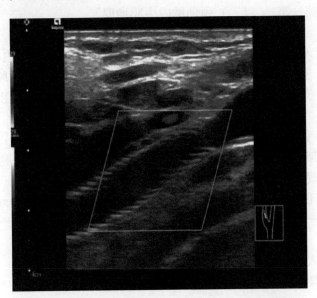

图 34-1-22　右侧颈内动脉支架置入术后支架闭塞

超声测值：同"本章第一节一、（一）颈动脉内中膜增厚"。

超声所见：

右侧颈内动脉支架置入术后＿个月，于血管纵切面、横切面可见血管腔内平行于血管壁的线条状支架强回声，支架位置正常，下端距颈总动脉分叉平面约＿mm。支架管腔内透声差，探及低回声充填于管腔内。

CDFI：管腔内未探及血流信号（图 34-1-22），于支架近心端可见红蓝交替"开关"血流信号，PW：双向低速"震荡性"改变。右侧颈外动脉管径正常，彩色多普勒超声显示血流充盈良好，PW：探及血流速度代偿性增快，约＿cm/s。

超声诊断：

右侧颈内动脉支架置入术后＿个月，支架内闭塞。

（四）颈动脉支架置入术后支架断裂或变形

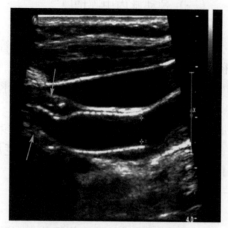

图 34-1-23　左侧颈内动脉

图片来源：安·玛丽·库平斯基，2018.超声诊断学·血管 [M].2 版 . 北京：人民卫生出版社 .

超声测值：同"本章第一节一、（一）颈动脉内中膜增厚"。

超声所见：

左侧颈内动脉支架置入术后__个月，血管纵切面、横切面可见血管腔内平行于血管壁的线条状支架回声，支架位置正常，支架近心段、中段、远心段内径不一致，其中近段内径变窄，约__mm。支架的边缘向管腔内突起，支架与管壁之间可见强回声为主混合回声斑块（图 34-1-23），__mm×__mm（长 × 厚）。

CDFI：管腔内血流束变细。PW：局部血流增快，为__cm/s。

或者左侧颈内动脉支架置入术后__个月，血管纵切面、横切面可见血管腔内平行于血管壁的线条状支架强回声，支架轮廓不规则，远心段出现尖锐的边缘。

CDFI：管腔内可见花色血流。PW：显示为湍流，局部血流增快，为__cm/s。

超声诊断：

左侧颈内动脉支架置入术后__个月，支架近心段变形。

或者左侧颈内动脉支架置入术后__个月，支架远心段断裂。

九、颈动脉内膜剥脱术后

（一）颈动脉内膜剥脱术后颈动脉内膜剥脱区域未见明显异常

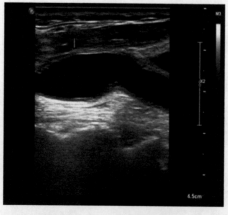

图 34-1-24　左侧颈内动脉

图片来源：安·玛丽·库平斯基，2018.超声诊断学·血管 [M].2 版 . 北京：人民卫生出版社 .

超声测值：同"本章第一节一、（一）颈动脉内中膜增厚"。

超声所见：

左侧颈总动脉分叉平面及颈内动脉起始部颈动脉内膜剥脱术（CEA）术后＿d，吻合口周围无管腔相对狭窄，局部无异常回声，手术切口或补片处及其远心端、近心端血管内未见游离片（图 34-1-24）。

CDFI：管腔内血流信号充盈良好，边缘整齐。PW：形态、方向、速度未见明显异常。

超声诊断：

左侧 CEA 区域未见明显异常。

（二）颈动脉内膜剥脱区域内膜片、残余斑块及残余狭窄

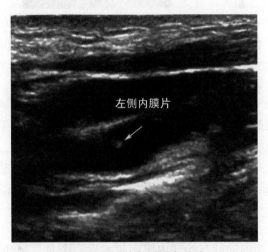

左侧内膜片

图 34-1-25　左侧颈内动脉

图片来源：安·玛丽·库平斯基，2018. 超声诊断学·血管 [M].2 版 . 北京：人民卫生出版社 .

超声测值：同"本章第一节一、（一）颈动脉内中膜增厚"。

超声所见：

左侧颈总动脉分叉平面及颈内动脉起始部内膜剥脱术后＿d，于左侧颈内动脉前壁上查见小破口，局部内膜突向管腔（图 34-1-25），并可见随血管搏动摆动。

CDFI：内膜片区域可见花色血流信号。PW：该处局部血流速度增快，为＿cm/s。

或者左侧颈总动脉分叉平面及颈内动脉起始部内膜剥脱术后＿d，于颈内动脉手术区域近段可见大小约＿mm 的强回声为主混合回声斑块，可见台阶样边缘（断崖式病变）或管壁查见大小约＿mm×＿mm 的低回声团附着。

CDFI：局部可见花色血流信号。PW：可见该处 PSV 增高，为＿cm/s。

超声诊断：

左侧颈总动脉分叉平面及颈内动脉起始部颈动脉内膜剥脱术后＿d，左侧颈内动脉前壁内膜片部分游离突向管腔，致局部流速加快。

或者左侧颈总动脉分叉平面及颈内动脉起始部内膜剥脱术后＿d，颈内动脉手术区域近段残余斑块致管腔狭窄（狭窄率＿%～＿%）。

（三）颈动脉内膜剥脱区域再狭窄或闭塞

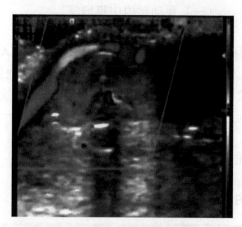

图 34-1-26 左侧颈内动脉

图片来源：牛宏珍，2017. 术中超声在颈动脉内膜剥脱术中的应用研究 [J]. 中国超声医学杂志，33：1-3.

超声测值： 同"本章第一节一、（一）颈动脉内中膜增厚"。

超声所见：

左侧颈总动脉分叉平面及颈内动脉起始部内膜剥脱术后__个月，于手术区域内壁查见均质低回声，__mm×__mm（长×厚），充填于管腔内，致管腔变窄，直径狭窄率约__%。

CDFI：可见血流束变细，呈花色血流信号（图 34-1-26）。PW：颈内动脉手术区域局部流速增快 PSV__cm/s，该侧颈总动脉流速约__cm/s，PSV_{ICA}/PSV_{CCA} 约__。或管腔内未见血流信号，未能探及频谱。

超声诊断：

左侧颈总动脉分叉平面及颈内动脉起始部内膜剥脱术后__个月，颈动脉内膜剥脱区域再狭窄（狭窄率__%～__%）。

或者左侧颈总动脉分叉平面及颈内动脉起始部内膜剥脱术后__个月，管腔闭塞。

（四）颈动脉内膜剥脱区域假性动脉瘤

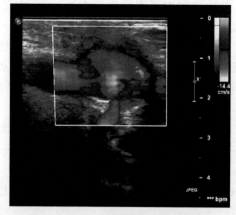

图 34-1-27 右侧颈内动脉起始部

图片来源：安·玛丽·库平斯基，2018. 超声诊断学·血管 [M].2 版 . 北京：人民卫生出版社 .

超声测值： 同"本章第一节一、（一）颈动脉内中膜增厚"。

超声所见：

右侧颈总动脉分叉平面及颈内动脉起始部内膜剥脱术后__个月，于右颈内动脉起始部后侧旁可见囊状肿块，大小约__mm，囊壁厚约__mm。

CDFI：该囊状肿块内可见红蓝相间涡流血流信号（图 34-1-27）。PW：可探及湍流血流信号，并于该囊状肿块与颈内动脉连接处可探及双期双向频谱，正向（朝向囊内）PSV__cm/s，负向 PSV__cm/s。

超声诊断：

右侧颈总动脉分叉平面及颈内动脉起始部内膜剥脱术后__个月，右侧颈内动脉起始部后侧假性动脉瘤。

十、颈动脉走行变异、迂曲

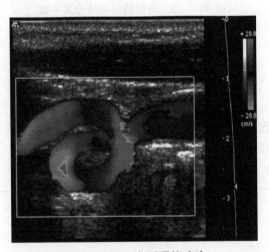

图 34-1-28　左侧颈总动脉

图片来源：安・玛丽・库平斯基，2018. 超声诊断学・血管 [M].2 版 . 北京：人民卫生出版社 .

超声测值： 同"本章第一节一、（一）颈动脉内中膜增厚"。

超声所见：

左侧颈总动脉走行迂曲，呈袢形改变（图 34-1-28），管腔内径正常或变窄，约__mm。

CDFI：管腔血流充盈良好。PW：探及节段性 PSV/EDV 增高，呈湍流频谱。

或者左侧颈总动脉分叉平面位置过高，位于甲状软骨平面上__mm，管壁结构清晰，内 - 中膜不厚，管腔内未见异常回声。

CDFI：管腔内血流信号充盈良好，边缘整齐。PW：形态、方向、速度未见明显异常。

或者右侧颈总动脉起源异常，直接起自主动脉弓，壁光滑连续，内 - 中膜不厚。

CDFI：管腔内血流充盈良好。PW：形态、方向、速度未见异常 /PW：右侧血流速度较对侧增高，为__cm/s，呈高阻型改变。

超声诊断：

左侧颈总动脉近段走行迂曲。

或者左侧颈总动脉高位分叉。

或者右侧颈总动脉起源异常，起自主动脉弓。

十一、颈动脉体瘤

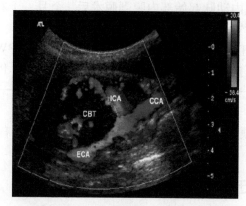

图 34-1-29 右侧颈总动脉分叉平面

图片来源：Tong Y，2012. Role of duplex ultrasound in the diagnosis and assessment of carotid body tumour：A literature revie[J]. Intractable & rare diseases research，1：129-133.

超声测值：同"本章第一节一、（一）颈动脉内中膜增厚"。

超声所见：

于右侧颈总动脉分叉平面查见一低回声肿物，上下径约___mm，左右径约___mm，该肿物形态规则，边界清晰，将颈内外动脉分开，或该肿物部分包绕颈内动脉起始部（图 34-1-29）。

CDFI：该团块内可探及丰富血流信号。PW：可探及低阻动脉血流。

超声诊断：

右侧颈动脉体瘤需考虑。

第二节 椎动脉疾病

一、椎动脉粥样硬化性病变（椎动脉狭窄、闭塞）

（一）椎动脉狭窄

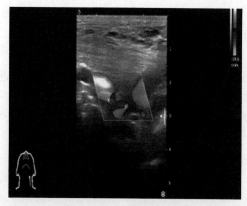

图 34-2-1 左侧椎动脉

超声测值：同"本章第一节一、（一）颈动脉内中膜增厚"。

超声所见：

双侧椎动脉走行正常，左侧椎动脉起始段查见大小约___mm×___mm 的强回声为主混合回声斑块，斑块致管腔变窄，残余管径约__mm，原始管径约__mm，直径狭窄率约__%。

CDFI：管腔内斑块附着处见血流充盈缺损，血流束变细（图 34-2-1）。PW：局部血流速度增快，最高血流速度约__cm/s，椎间段血流呈低搏动改变，血流速度降低为__cm/s，狭窄处血流速度 / 椎间段血流速度比值为__。

右侧椎动脉内径正常，管腔未见明显狭窄。

CDFI：管腔内血流充盈良好。PW：血流速度相对增快，约__cm/s。

超声诊断：

左侧椎动脉起始段斑块形成，斑块致管腔狭窄（狭窄率__% ～ __%）。

（二）椎动脉椎前段闭塞

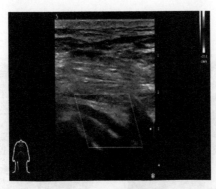

图 34-2-2　右侧椎动脉

超声测值：同"本章第一节一、（一）颈动脉内中膜增厚"。

超声所见：

双侧椎动脉走行正常，右侧椎动脉起始部查见大小约__mm×__mm 的等回声为主混合回声斑块，右椎动脉椎前段管腔内被低回声充填。

CDFI：右侧椎动脉椎前段管腔未探及血流信号（图 34-2-2），右椎动脉椎间段 $C_3 \sim C_4$ 水平可见稀疏血流信号。PW：探测为低速低阻力血流，血流方向为入椎间隙段血流。

超声诊断：

右侧椎动脉椎前段闭塞（考虑斑块伴血栓形成），椎间段见侧支动脉供血。

（三）椎动脉椎间隙段闭塞

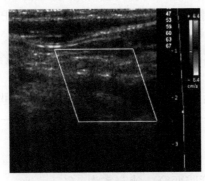 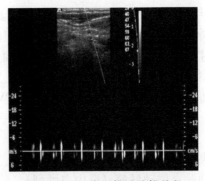

图 34-2-3　右侧椎动脉椎间隙段　　　　图 34-2-4　右侧椎动脉椎前段

图片来源：Gunabushanam G，2019. Vertebral artery ultrasound[J]. Radiologic clinics of North America，57：519-533.

超声测值：同"本章第一节一、（一）颈动脉内中膜增厚"。

超声所见：

双侧椎动脉走行正常，右侧椎动脉椎间隙段 $C_4 \sim C_5$ 水平管腔内查见大小约__mm×__mm 的低回声为主混合回声斑块，并可见低回声充填于管腔内。

CDFI：该处管腔内未探及血流信号，椎前段管腔内可见血流信号（图 34-2-3）。PW：右侧椎动脉椎前段血流速度降低，呈高阻力单峰频谱，呈"敲桩"样频谱（图 34-2-4）。左侧椎动脉椎前段及椎间隙段血流速度增快。

超声诊断：

右侧椎动脉椎间隙段斑块形成伴血栓形成，致管腔闭塞，伴左侧椎动脉血流速度代偿性增快。

二、椎动脉夹层

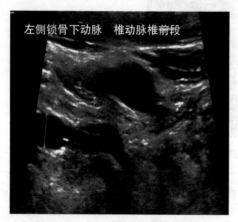

图 34-2-5　左侧椎动脉起始段

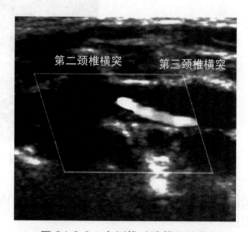

图 34-2-6　右侧椎动脉椎间隙段

图片来源：Yang，L，2018.Extracranial vertebral artery dissection：Findings and advantages of ultrasonography[J]. Medicine (Baltimore)，97：e0067.

Siepmann T，2016. Vertebral artery dissection with compelling evidence on duplex ultrasound presenting only with neck pain[J]. Neuropsychiatric disease and treatment，（12）：2839-2841.

超声测值：同"本章第一节一、（一）颈动脉内中膜增厚"。

超声所见：

双侧椎动脉走行正常，于左侧椎动脉椎前段内见中等回声的膜状结构随血液搏动，自起始部延续至颈椎水平，形成真假双腔结构改变（图 34-2-5），假腔较宽，内径约__mm，真腔较窄，内径约__mm。

CDFI：假腔与真腔血流方向相反。PW：探测真腔血流 PSV__cm/s，假腔内血流 PSV__cm/s。

或者左侧锁骨下动脉未见明显剥脱内膜片回声。椎动脉管腔中央可见内膜片回声，自起始部延续至 $C_2 \sim C_3$ 水平，内膜片一侧可见低回声充填，表面光滑，凸向管腔，管腔管径变窄（图 34-2-6）。残余管径约__mm，原始管径约__mm，直径狭窄率约__%。

CDFI：管腔血流束变细，呈花色血流信号。PW：探及近心段舒张期血流消失，呈高阻力频谱。

超声诊断：

左侧椎动脉夹层动脉瘤（双腔型，真腔受压）。

或者左侧椎动脉夹层动脉瘤（壁内血肿型），致管腔变窄，狭窄率为__%～__%。

三、椎动脉瘤

超声测值：同"本章第一节一、（一）颈动脉内中膜增厚"。

超声所见：

双侧椎动脉走行正常，左侧椎动脉椎前段局部呈囊状扩张，瘤体大小约__mm×__mm（前后径 ×左右径），长约__mm，正常段直径约__mm。瘤体下界距离椎动脉起始部约__mm，上界距第 6 颈椎横突约__mm，瘤体内壁未见明显异常回声，瘤腔内探及涡流信号，血流速度降低。瘤体内壁查见大小约__mm×__mm 的低回声附着。CDFI：该处见血流充盈缺损，瘤腔内探及红蓝相间涡流信号。

超声诊断：

左侧椎动脉椎前段动脉瘤，伴附壁血栓形成。

四、椎动脉假性动脉瘤

超声测值：同"本章第一节一、（一）颈动脉内中膜增厚"。

超声所见：

于右侧椎动脉椎前段旁可见囊状肿块，大小约__mm×__mm，囊壁厚约__mm。CDFI：该囊状肿块内可见红蓝相间涡流血流信号，通过一"细颈"与椎动脉相连。PW：肿块内可探及湍流血流信号，并于"细颈"处可探及双期双向频谱，正向（朝向囊内）PSV__cm/s，负向 PSV__cm/s。

超声诊断：

右侧椎动脉椎前段假性动脉瘤。

五、椎动静脉瘘

超声测值：同"本章第一节一、（一）颈动脉内中膜增厚"。

超声所见：

双侧椎动脉走行正常，于椎动脉椎前段 / 椎间隙段颈椎水平可见椎静脉管径增宽，约__mm，椎动脉内径约__mm。CDFI：椎静脉附近可见花色血流信号 /CDFI：一条较长通路连接椎动脉和浅表静脉。PW：探测椎动脉阻力指数降低，RI 为__，椎静脉 / 浅表静脉内可见动脉搏动样湍流频谱，血流速度增高，约__cm/s。

超声诊断：

椎动静脉瘘形成。

或者椎动脉 - 浅表静脉动静脉瘘形成。

六、椎动脉支架置入术后

（一）椎动脉支架置入术后支架未见明显异常

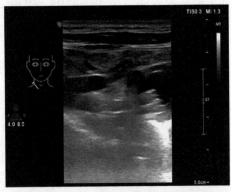

图 34-2-7　右侧椎动脉起始段

超声测值：同"本章第一节一、（一）颈动脉内中膜增厚"。

超声所见：

右侧椎动脉起始段支架置入术后__个月：双侧椎动脉走行正常，右侧椎动脉椎前段及椎间隙段内径正常，右侧椎动脉起始段查见支架回声，支架下端 1/3 位于锁骨下动脉（图 34-2-7），支架长度约__mm，支架内径约__mm。

CDFI：支架内血流充盈良好。PW：支架内血流速度约为__cm/s，椎间隙段血流速度正常，约为__cm/s。

超声诊断：

右侧椎动脉起始段支架置入术后，支架血流通畅。

（二）椎动脉支架置入术后支架再狭窄或闭塞

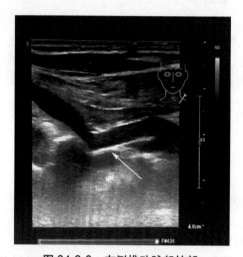 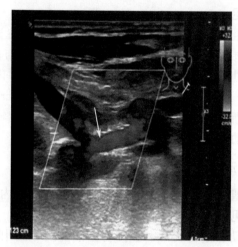

图 34-2-8　左侧椎动脉起始部　　　图 34-2-9　左侧椎动脉起始段血流图

超声测值：同"本章第一节一、（一）颈动脉内中膜增厚"。

超声所见：

左侧椎动脉起始段支架置入术后__年：左侧椎动脉起始段查见支架强回声，支架下端 1/3 位于锁骨下动脉内（图 34-2-8），于支架远心段内壁探及低回声，大小__mm×__mm（长 × 厚），该处管腔局部轻度变窄（图 34-2-9），支架段与椎前段远心段略成角。

CDFI：管腔近心段、中段、远心段血流充盈不一致，可见局部血流充盈缺损，血流束与支架间可见明显的分界。PW：探测局部血流速度加快，呈湍流频谱，支架内局部 PSV 为__cm/s，椎动脉椎前段远心段 PSV 为__cm/s，椎间隙段流速约为__cm/s。

或者支架管腔内透声差，查见不均质回声团充填于管腔内。CDFI：管腔内未探及血流信号。

超声诊断：

左侧椎动脉起始段支架置入术后__年，支架远心段新生内膜增生致管腔狭窄（狭窄率__%），支架与椎前段远心段略成角。

或者椎动脉支架置入术后__年，支架内闭塞。

（三）椎动脉支架置入术后支架断裂或变形

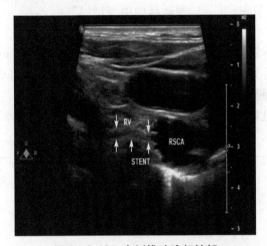

图 34-2-10　右侧椎动脉起始部

RV. 右侧椎动脉；RSCA. 右侧锁骨下动脉；STENT. 支架

图片来源：安·玛丽·库平斯基，2018. 超声诊断学·血管 [M].2 版 . 北京：人民卫生出版社 .

超声测值：同"本章第一节一、（一）颈动脉内中膜增厚"。

超声所见：

右侧椎动脉起始段支架置入术后__个月：右侧椎动脉起始段查见支架强回声，支架下端 1/3 位于锁骨下动脉内，支架近心段、中段、远心段内径不一致，其中近段内径变窄，约__mm。支架的边缘向管腔内突起（图 34-2-10），支架与管壁之间可见强回声为主混合回声斑块，__mm×__mm（长 × 厚）。

CDFI：管腔内血流束变细。PW：局部血流增快，为__cm/s，椎间隙段血流速度降低为__cm/s、呈低搏动频谱。

或者左侧椎动脉起始段支架置入术后__个月，血管纵切面、横切面可见血管腔内平行于血管壁的线条状支架强回声，支架轮廓不规则，出现尖锐的边缘。

CDFI：管腔内可见花色血流。PW：显示为湍流，局部血流增快，为__cm/s。

超声诊断：

右侧椎动脉支架置入术后__个月，支架近心段变形。

或者左侧椎动脉起始段支架置入术后__个月，支架近心段 / 远心段断裂。

七、椎动脉走行变异

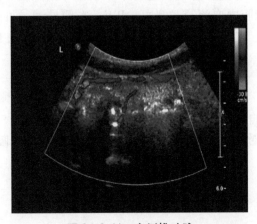

图 34-2-11　左侧椎动脉

超声测值： 同"本章第一节一、（一）颈动脉内中膜增厚"。

超声所见：

双侧椎动脉椎前段内径不对称，右侧内径约__mm，左侧内径约__mm，右侧椎动脉走行变异，未经 $C_6 \sim C_7$ 入横突孔，上行后分为两支，分别经 $C_2 \sim C_3$、$C_4 \sim C_5$ 椎间隙进入横突孔（图34-2-11）。双椎动脉壁光滑连续，内 - 中膜不厚。

CDFI：管腔内血流充盈良好。PW：左侧 $C_4 \sim C_5$ 分支降低为__cm/s，RI__，呈高阻型改变，左侧 $C_2 \sim C_3$ 分支 PSV 约为__cm/s，RI__。

超声诊断：

左侧椎动脉数目变异（双支）并走行变异。

八、椎动脉起源异常

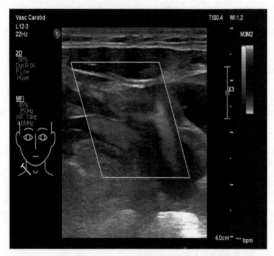

图34-2-12 右侧椎动脉起始部

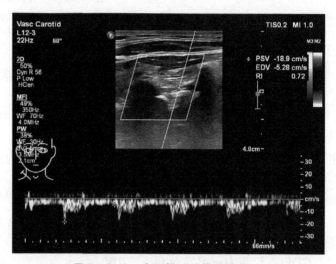

图34-2-13 右侧椎动脉椎间隙段

超声测值： 同"本章第一节一、（一）颈动脉内中膜增厚"。

超声所见：

双侧椎动脉椎前段及椎间隙段内径不对称，右侧较纤细，右侧椎动脉起始段内径约__mm，椎前段内径约__mm，椎间隙段内径约__mm，左侧椎动脉起始段内径约__mm，椎前段内径约__mm，椎间隙段内径约__mm。右侧椎动脉起源异常，起自于甲状颈干（如图34-2-12），双侧椎动脉壁光滑连续，内 - 中膜不厚。CDFI：管腔内血流充盈良好。PW：右侧椎动脉椎前段及椎间隙段流速降低，椎间隙段 PSV 为__cm/s，RI__，收缩期可见切迹（如图34-2-13）。左侧椎动脉椎前段 PSV__cm/s，RI__。

超声诊断：

右侧椎动脉起源异常，起自于甲状颈干；

双侧椎动脉内径生理性不对称，右侧较左侧纤细，右侧椎动脉椎间段及椎间隙段流速降低、隐匿性窃血。

九、椎动脉走行弯曲

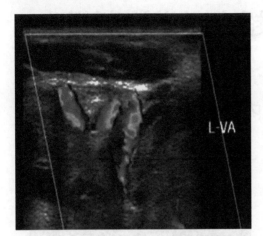

图 34-2-14　左侧椎动脉起始段
L-VA. 左侧椎动脉

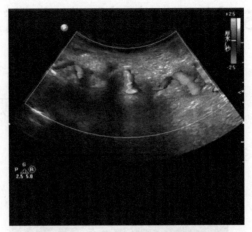

图 34-2-15　右侧椎动脉椎间隙段

超声测值：同"本章第一节一、（一）颈动脉内中膜增厚"。

超声所见：

双侧椎前段及椎间隙段管径不对称，右侧管径全程细，右侧椎前段内径约__mm，左侧椎前段内径约__mm，左侧椎动脉起始段走行扭曲，呈"S"形（图 34-2-14）。

CDFI：管腔内血流充盈良好，局部可见花色血流信号。PW：血流速度增加，频窗充填。

或者右侧椎动脉椎间隙段走行弯曲（图 34-2-15），呈"S"形。PW：左侧椎动脉椎间隙段血流速度降低为__cm/s，呈高阻型改变。

超声诊断：

左侧椎动脉椎前段走行迂曲，右侧椎动脉较左侧纤细。

或者右侧椎动脉椎间隙段走行弯曲（颈椎病型）。

参 考 文 献

安·玛丽·库平斯基，2018. 超声诊断学·血管 [M]. 2 版 . 彭玉兰，文晓蓉，顾鹏，译 . 北京：人民卫生出版社 .

Arning C, Grzyska U, 2004. Color doppler imaging of cervicocephalic fibromuscular dysplasia[J]. Cardiovascular ultrasound, 2:7.

Azouz V, Fahmy JN, Kornbau C, et al, 2019. Recurrent pseudoaneurysm after carotid endarterectomy[J]. J Vasc Surg Cass Innov Tech, 5(2):128-131.

Chassin-Trubert L, Ozdemir BA, Lounes Y, et al, 2021. Asymptomatic internal carotid aneurysm:An uncommon disease of the carotid arteries[J]. Ann Vasc Surg, (70):570, e1-e570, e5.

Giordana P, Baque-Juston MC, Jeandel PY, et al, 2011. Contrast-enhanced ultrasound of carotid artery wall in takayasu disease:First evidence of application in diagnosis and monitoring of response to treatment [J]. Circulation, 124(2):245-247.

Gunabushanam G, Kummant L, Scoutt LM, 2019. Vertebral artery ultrasound[J]. Radiol Clin North Am, 57(3):519-533.

Hakimi R, Sivakumar S, 2019. Imaging of carotid dissection[J]. Curr Pain Headache Rep, 23(1):2.

Jaff MR, Goldmakher GV, Lev MH, et al, 2008. Imaging of the carotid arteries:The role of duplex ultrasonography, magnetic resonance arteriography, and computerized tomographic arteriography [J]. Vasc Med, 13(4):281-292.

Scoutt LM, Gunabushanam G, 2019. Carotid ultrasound[J]. Radiol Clin North Am, 57(3):501-518.

Siepmann T, Borchert M, Barlinn K, 2019. Vertebral artery dissection with compelling evidence on duplex ultrasound presenting only with neck pain[J]. Radiol Clin North Am, 12:2839-2841.

Tong Y, 2012 Role of duplex ultrasound in the diagnosis and assessment of carotid body tumour:A literature review[J]. Intractable Rare Dis Res, 1(3):129-133.

Yang L, Ran H. Extracranial vertebral artery dissection:Findings and advantages of ultrasonography[J]. Medicine(Baltimore), 97(9):e0067.

第35章　颈部静脉疾病超声医学诊断报告

第一节　颈内静脉疾病

一、颈内静脉扩张症

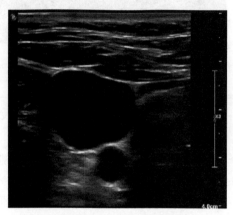

图 35-1-1　右侧颈内静脉

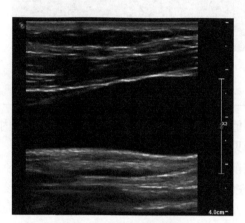

图 35-1-2　右侧颈内静脉

超声所见：

双侧颈内静脉走行正常，管径不对称，右侧颈内静脉局部囊状扩张，扩张处管径约__mm，邻近正常管径约__mm，比值＞2，扩张段管壁光滑，管腔内未见异常回声充填。CDFI：扩张管腔内血流充盈，无明显充盈缺损（图 35-1-1，图 35-1-2）。

超声诊断：

右侧颈内静脉扩张症。

二、颈内静脉瓣膜病变

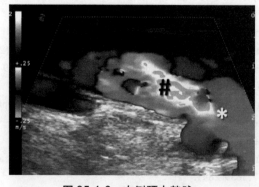

图 35-1-3　右侧颈内静脉

*.颈内静脉瓣平面；#.反流

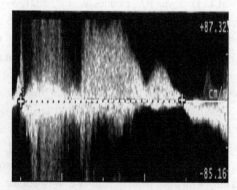

图 35-1-4　右侧颈内静脉瓣反流频谱

超声所见：

双侧颈内静脉走行正常，管壁光滑，管腔内未见异常回声充填，探头加压后管腔闭合，腔内血流充盈；右侧颈内静脉瓣呈带样稍强回声，Valsalva 动作时可见反流信号，持续时间＞__秒（图 35-1-3，图 35-1-4）。

超声诊断：

右侧颈内静脉瓣关闭不全。

三、颈内静脉血栓

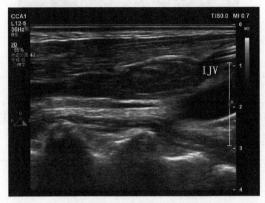

图 35-1-5　右侧颈内静脉
IJV. 颈内静脉

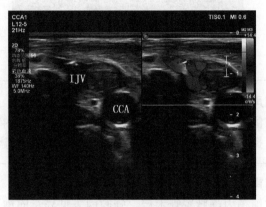

图 35-1-6　右侧颈内静脉
IJV. 颈内静脉；CCA. 颈总动脉

超声所见：

双侧颈内静脉走行正常，右侧颈内静脉较左侧增宽，管腔内可见低回声充填，大小约__mm×__mm，探头适当加压后管腔不能完全闭合。CDFI：右侧颈内静脉管腔内血流部分不充盈（图 35-1-5，图 35-1-6）。

超声诊断：

右侧颈内静脉血栓形成。

四、颈内静脉内肿瘤

超声所见：

双侧颈内静脉走行正常，右／左侧颈内静脉较左／右侧稍增宽，管腔内可见实性条索（团块）样低回声，大小约__mm×__mm，边界较清晰、形态欠规则。CDFI：右／左侧颈内静脉管腔内血流部分充盈，团块内部可见星点状血流信号。

超声诊断：

右／左侧颈内静脉实性占位性病变。

五、颈内静脉置管术后

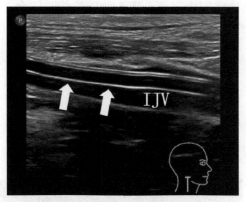 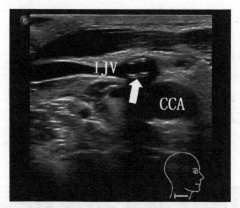

图 35-1-7 右侧颈内静脉置管术后
IJV. 颈内静脉；箭头 .PICC 管

图 35-1-8 右侧颈内静脉置管术后
IJV. 颈内静脉；CCA. 颈总动脉；箭头 .PICC 管

超声所见：

双侧颈内静脉走行正常，管壁光滑，右侧颈内静脉可见导管样回声走行，管腔内及导管上未见异常回声，探头加压后管腔闭合。CDFI：双侧颈内静脉管腔内血流充盈（图 35-1-7，图 35-1-8）。

超声诊断：

右侧颈内静脉置管术后，管腔内未见异常回声。

第二节 颈外静脉疾病

一、颈外静脉血栓

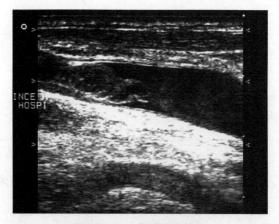

图 35-2-1 右侧颈外静脉

超声所见：

双侧颈外静脉走行正常，右侧颈外静脉较左侧稍增宽，管腔内可见不均质低回声充填，大小约__mm×__mm，探头适当加压后管腔不能完全闭合。CDFI：右侧颈外静脉管腔内血流部分充盈（图 35-2-1）。

超声诊断：

右侧颈外静脉血栓形成。

二、颈外静脉静脉瘤

（一）颈外静脉囊状扩张

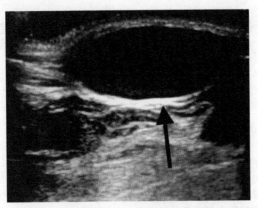

图 35-2-2　右侧颈外静脉

箭头 . 囊状扩张

超声所见：

双侧颈外静脉走行正常，右侧颈外静脉局部呈囊状扩张，范围约__mm×__mm，其内未见异常回声附壁及充填，探头加压后管腔闭合。CDFI：扩张段腔内血流充盈（图 35-2-2）。

超声诊断：

右侧颈外静脉静脉瘤。

（二）颈外静脉局部瘤样扩张

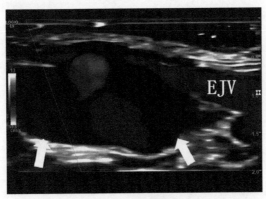

图 35-2-3　右侧颈外静脉

EJV. 颈外静脉；箭头 . 局部瘤样扩张

超声所见：

双侧颈外静脉走行正常，右侧颈外静脉旁查及一无回声椭圆形团块，大小约__mm×__mm，与颈外静脉可见相通，连通口处管径约__mm。CDFI 及 PW：团块内呈红蓝相间涡流信号，于团块与颈外静脉相通处探及低速双向静脉频谱（图 35-2-3）。

超声诊断：

右侧颈外静脉静脉瘤。

三、颈外静脉内肿瘤

超声所见：

双侧颈外静脉走行正常，右/左侧颈外静脉较左/右侧稍增宽，管腔内可见实性条索/团块样低回声，大小约__mm×__mm，边界较清晰、形态欠规则。CDFI：右/左侧颈外静脉管腔内血流部分充盈，团块内部可见星点状血流信号。

超声诊断：

右/左侧颈外静脉实性占位性病变。

参 考 文 献

冯小琴，甘少平，余刚 . 2021. 颈外静脉假性静脉瘤影像学表现 1 例 [J]. 中国超声医学杂志，37(2):240.

郭瑞君，孙心平，勇强，2020. 北京朝阳超声规范化诊疗与报告模板 [M]. 北京：科学技术文献出版社 .

田家玮，姜玉新，2015. 超声检查规范化报告 [M]. 北京：人民卫生出版社 .

张红霞，何文，杜丽娟，等 . 2013. 颈内静脉瓣膜功能不全彩色多普勒超声与超声造影对照研究 [J]. 中华超声影像学杂志，22(12):1031-1035.

第36章　腹部动脉疾病超声医学诊断报告

第一节　腹主动脉及髂动脉疾病

一、腹主动脉及髂动脉粥样硬化病变

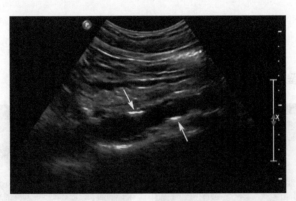

图 36-1-1　腹主动脉

超声所见：

　　腹主动脉及髂动脉：腹主动脉、双侧髂总动脉、髂外动脉管径粗细均匀，管壁上查见数个强回声及混合回声斑块，最大厚度约为＿＿mm，管腔未见明显狭窄，管腔内血流信号充盈缺损，边缘不整齐。CDFI 及 PW：腹主动脉、双侧髂总动脉、髂外动脉血流速度及频谱未见明显异常（图 36-1-1）。

超声诊断：

腹主动脉及双侧髂动脉多发粥样硬化斑块。

二、腹主动脉及髂动脉真性动脉瘤

（一）腹主动脉瘤

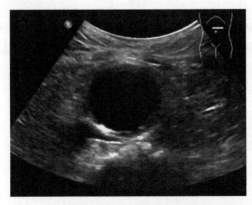

图 36-1-2　腹主动脉短轴

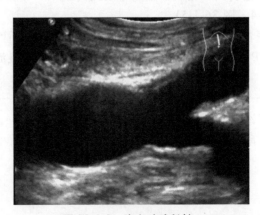

图 36-1-3　腹主动脉长轴

超声所见：

腹主动脉及髂动脉：

腹主动脉下段呈囊状扩张，瘤体大小约__cm×__cm（前后径 × 左右径），长约__cm，肾动脉下方正常段腹主动脉直径约__cm。瘤体上界距离左肾动脉开口处约__cm，下界累及腹主动脉分叉处。瘤体内壁未见明显异常回声，CDFI 及 PW：瘤腔内探及涡流信号（图 36-1-2，图 36-1-3）。

双侧髂总动脉、髂外动脉管径粗细均匀，管壁及管腔内未见明显异常回声，管腔未见明显狭窄。CDFI 及 PW：双侧髂总动脉、髂外动脉管腔内血流信号充盈，边缘整齐，血流速度及频谱未见明显异常。

超声诊断：

腹主动脉瘤。

（二）腹主动脉瘤伴附壁血栓

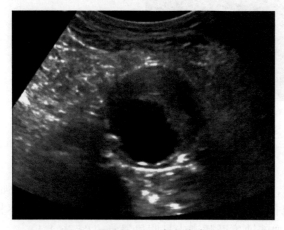

图 36-1-4 腹主动脉

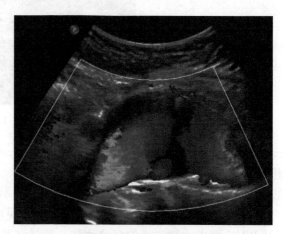

图 36-1-5 腹主动脉血流图

超声所见：

腹主动脉及髂动脉：

腹主动脉下段呈囊状扩张，瘤体大小约__cm×__cm（前后径 × 左右径），长约__cm，肾动脉下方正常段腹主动脉直径约__cm。瘤体上界距离肠系膜上动脉约__cm，下界距离腹主动脉分叉处__cm。瘤体内壁查见弱回声附着，最大厚度约为__cm。CDFI 及 PW：瘤腔内血流信号充盈缺损，探及涡流信号（图 36-1-4，图 36-1-5）。

双侧髂总动脉、髂外动脉管径粗细均匀，管壁及管腔内未见异常回声，管腔未见明显狭窄。CDFI 及 PW：双侧髂总动脉、髂外动脉管腔内血流信号充盈，边缘整齐，血流速度及频谱未见明显异常。

超声诊断：

腹主动脉瘤伴附壁血栓。

（三）髂动脉瘤

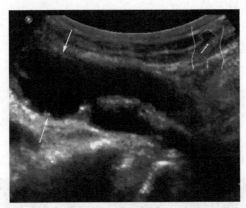
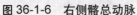

图 36-1-6　右侧髂总动脉

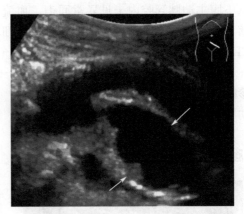

图 36-1-7　左侧髂内动脉

超声所见：

腹主动脉及髂动脉：

腹主动脉管径粗细均匀，腹主动脉、双侧髂总动脉、髂内动脉、髂外动脉管壁查见多数强回声斑，左侧髂总动脉、髂内动脉局部呈囊状扩张，大小分别约＿cm×＿cm（前后径 × 左右径）及＿cm×＿cm（前后径 × 左右径）；右侧髂总动脉局部呈囊状扩张，大小约＿cm×＿cm（前后径 × 左右径），扩张动脉内壁未见明显异常回声。CDFI：动脉扩张处探及涡流信号（图 36-1-6，图 36-1-7）。

左侧髂外动脉内径约＿cm，右侧髂外动脉内径约＿cm，左侧髂外动脉走行扭曲，双侧髂外动脉内血流信号充盈。

超声诊断：

双侧髂总动脉、左侧髂内动脉动脉瘤。

腹主动脉及双侧髂动脉多发粥样硬化斑块。

三、腹主动脉及髂动脉夹层

（一）腹主动脉夹层

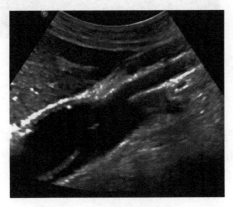

图 36-1-8　腹主动脉上段

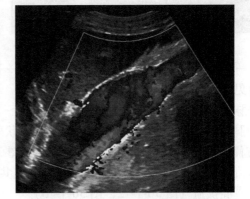

图 36-1-9　腹主动脉上段血流图

超声所见：

腹主动脉及髂动脉：

腹主动脉上段局部管径增粗，最粗约＿cm，管腔内查见带状弱回声，将动脉分为真、假两腔，真假腔内均未见异常回声充填。CDFI：真假腔内血流信号充盈（图 36-1-8，图 36-1-9）。腹腔干平面腹主动脉查见再破口,腹腔干由真假腔共同供血。撕裂内膜下界位于腹腔干与肠系膜上动脉之间,肠系膜上动脉平面以下腹主动脉管腔内未见异常回声,血流信号充盈。

双侧髂总动脉、髂外动脉、髂内动脉管径粗细均匀,管壁及管腔内未见明显异常回声,管腔未见明显狭窄。CDFI 及 PW:上述动脉管腔内血流信号充盈,血流速度及频谱形态未见明显异常。

超声诊断:

腹主动脉上段夹层,腹腔干平面查见再破口,腹腔干由真腔、假腔共同供血。

(二)腹主动脉夹层累及髂动脉

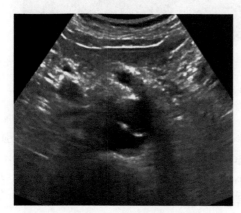

图 36-1-10　腹主动脉

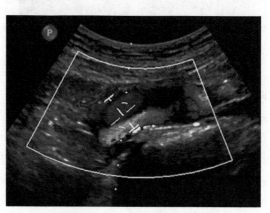

图 36-1-11　右侧髂总动脉

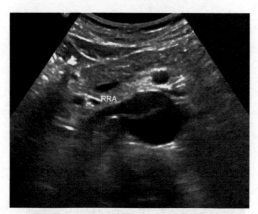

图 36-1-12　腹主动脉及右肾动脉

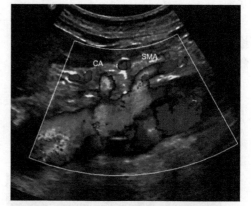

图 36-1-13　腹腔干及肠系膜上动脉

超声所见:

腹主动脉及髂动脉:

腹主动脉扩张,直径约__cm,管腔内查见带状弱回声(图 36-1-10),延续至右侧髂总动脉,将腹主动脉及右侧髂总动脉管腔分为真、假两个腔(图 36-1-11),真假腔内均未见异常回声充填。CDFI:真假腔内血流信号充盈。左侧肾动脉由真腔、假腔共同供血,腹腔干、肠系膜上动脉、右肾动脉、肠系膜下动脉由真腔供血(图 36-1-12,图 36-1-13)。

左侧髂总动脉、双侧髂外动脉管径粗细均匀,管壁及管腔内未见明显异常回声,管腔未见明显狭窄。CDFI 及 PW:上述动脉管腔内血流信号充盈,边缘整齐,血流速度及频谱未见明显异常。

超声诊断:

腹主动脉、右侧髂总动脉夹层,左侧肾动脉由真腔、假腔共同供血,腹腔干、肠系膜上动脉、右肾动脉、肠系膜下动脉由真腔供血。

（三）腹主动脉夹层伴假腔血栓

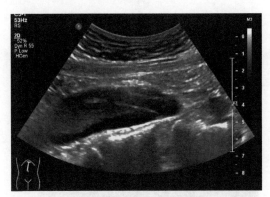

图 36-1-14　腹主动脉（1）

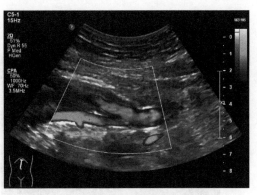

图 36-1-15　腹主动脉（2）

超声所见：

腹主动脉及髂动脉：腹主动脉扩张，管径约__cm，管腔内查见一带状弱回声，将腹主动脉管腔分为真、假两个腔，假腔内查见弱回声充填（图 36-1-14），CDFI：内未见确切血流信号；真腔内未见异常回声充填，血流信号充盈（图 36-1-15）。双侧肾动脉、腹腔干、肠系膜上动脉起自真腔，内血流信号充盈。肠系膜下动脉由假腔供血，双侧髂总动脉混合腔供血。

双侧髂外动脉管径粗细均匀，管壁及管腔内未见明显异常回声，管腔未见明显狭窄。CDFI 及 PW：双侧髂外动脉管腔内血流信号充盈，边缘整齐，血流速度及频谱未见明显异常。

超声诊断：

腹主动脉夹层伴假腔内血栓。

四、腹主动脉假性动脉瘤

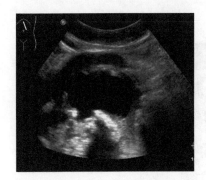

图 36-1-16　腹主动脉

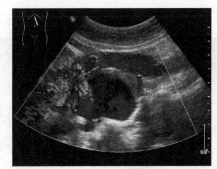

图 36-1-17　腹主动脉

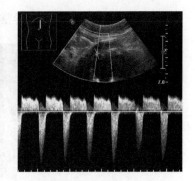

图 36-1-18　腹主动脉

超声所见：

腹主动脉及髂动脉：于腹主动脉远段旁查见无回声团块，大小约__cm×__cm（图 36-1-16），CDFI：团块内可见红蓝相间涡流血流信号（图 36-1-17）。该团块与腹主动脉间可见相通的血流信号，相通处血流束宽__cm，该处可探及"往 - 返型"动脉频谱（图 36-1-18）。

双侧髂总动脉、髂外动脉管径粗细均匀，管壁及管腔内未见明显异常回声，管腔未见明显狭窄。CDFI 及 PW：双侧髂外动脉管腔内血流信号充盈，边缘整齐，血流速度及频谱未见明显异常。

超声诊断：

腹主动脉假性动脉瘤。

五、腹主动脉大动脉炎

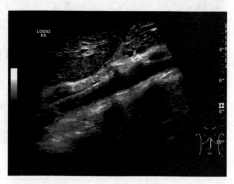

图 36-1-19　腹主动脉（1）

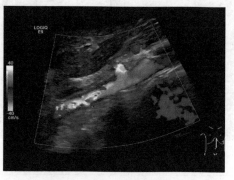

图 36-1-20　腹主动脉（2）

超声所见：

腹主动脉及髂动脉：腹主动脉近段及中段管壁增厚，最厚约__mm，管腔向心性狭窄，最窄处残余内径约__mm（图 36-1-19），CDFI 及 PW：狭窄处血流束稍变细，血流信号呈花色，局部流速增快（图 36-1-20），PSV：__cm/s，其近端正常段 PSV：__cm/s，远端血流速度降低，阻力指数降低。

双侧髂总动脉、髂外动脉管径粗细均匀，管壁及管腔内未见明显异常回声，管腔未见明显狭窄。CDFI 及 PW：上述动脉管腔内血流信号充盈，边缘整齐，血流速度降低，阻力指数降低。

超声诊断：

腹主动脉管壁增厚，管腔狭窄：大动脉炎？

六、腹主动脉瘤覆膜支架置入术后

（一）支架术后未见明显异常

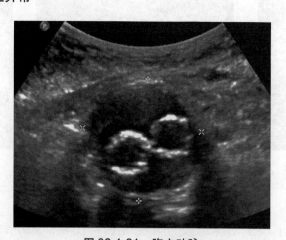

图 36-1-21　腹主动脉

超声所见：

腹主动脉及髂动脉：

腹主动脉瘤覆膜支架置入术后__个月：腹主动脉及双侧髂总动脉管壁查见多个强回声及混合回

声斑块。肾动脉平面以下腹主动脉及双侧髂总动脉管腔内查见支架回声，支架呈"Y"形，瘤体大小约__cm×__cm（前后径 × 左右径），支架与瘤壁之间查见弱回声充填。CDFI 及 PW：支架外的瘤腔内未见血流信号，支架内血流信号通畅，血流速度未见明显异常（图 36-1-21）。

双侧髂外动脉管径粗细均匀，管壁查见数个强回声斑块，管腔内未见明显异常回声，管腔未见明显狭窄。CDFI 及 PW：双侧髂外动脉管腔内血流信号充盈缺损，边缘不整齐，血流速度及频谱未见明显异常。

超声诊断：

腹主动脉瘤覆膜支架置入术后：瘤体内血栓形成，支架内血流通畅，未见内漏。

腹主动脉及双侧髂动脉多发粥样硬化斑块。

（二）支架术后内漏

1. Ⅰ型内漏

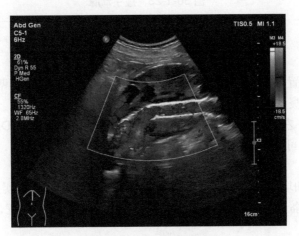

图 36-1-22　腹主动脉

超声所见：

腹主动脉及髂动脉："腹主动脉瘤覆膜支架置入术后__个月"：腹主动脉及双侧髂总动脉管壁查见多个强回声及混合回声斑块。肾动脉平面以下腹主动脉及双侧髂总动脉管腔内查见支架回声，支架呈"Y"形，瘤体大小约__cm×__mm（前后径 × 左右径），支架外瘤腔内查见无回声区。CDFI 及 PW：支架外瘤腔内查见血流信号，血流来自腹主动脉支架上份（图 36-1-22），可探及"往 - 返型"动脉频谱。支架内血流信号通畅，血流速度未见明显异常。

双侧髂外动脉管径粗细均匀，管壁查见数个强回声斑块，管腔内未见明显异常回声，管腔未见明显狭窄。CDFI 及 PW：双侧髂外动脉管腔内血流信号充盈缺损，边缘不整齐，血流速度及频谱未见明显异常。

超声诊断：

腹主动脉瘤覆膜支架置入术后：Ⅰ 型内漏，支架内血流通畅。

腹主动脉及双侧髂动脉多发粥样硬化斑块。

2. Ⅱ型内漏（来源于肠系膜下动脉/腰动脉）

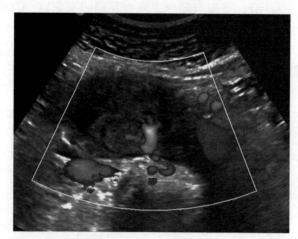

图 36-1-23　腹主动脉

超声所见：

腹主动脉及髂动脉：

腹主动脉瘤覆膜支架置入术后＿个月：腹主动脉及双侧髂总动脉管壁查见多个强回声及混合回声斑块。肾动脉平面以下腹主动脉及双侧髂总动脉管腔内查见支架回声，支架呈"Y"形，瘤体大小约＿cm×＿cm（前后径 × 左右径），支架与瘤壁之间查见弱回声充填。CDFI 及 PW：瘤体后份查见少许血流信号，来自腰动脉，可探及双期双向血流频谱，支架内血流信号通畅，血流速度未见明显异常（图 36-1-23）。

双侧髂外动脉管径粗细均匀，管壁查见数个强回声斑块，管腔内未见明显异常回声，管腔未见明显狭窄。CDFI 及 PW：双侧髂外动脉管腔内血流信号充盈缺损，边缘不整齐，血流速度及频谱未见明显异常。

超声诊断：

腹主动脉瘤覆膜支架置入术后：Ⅱ型内漏（来源于腰动脉），支架内血流通畅。

腹主动脉及双侧髂动脉多发粥样硬化斑块。

3. Ⅲ型内漏

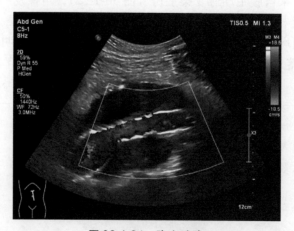

图 36-1-24　腹主动脉

超声所见:

腹主动脉及髂动脉:"腹主动脉瘤覆膜支架置入术后__个月":腹主动脉及双侧髂总动脉管壁查见多个强回声及混合回声斑块。肾动脉平面以下腹主动脉及双侧髂总动脉管腔内查见支架回声,支架呈"Y"形,瘤体大小约__cm×__cm(前后径 × 左右径),支架外瘤腔内查见无回声区。CDFI 及 PW:瘤腔内探及血流信号充盈,并可见血流来自于左髂支支架与主支架连接处,探及高速动脉频谱(图 36-1-24)。支架内血流信号通畅,血流速度未见明显异常。

双侧髂外动脉管径粗细均匀,管壁查见数个强回声斑块,管腔内未见明显异常回声,管腔未见明显狭窄。CDFI 及 PW:双侧髂外动脉管腔内血流信号充盈缺损,边缘不整齐,血流速度及频谱未见明显异常。

超声诊断:

腹主动脉瘤覆膜支架置入术后:Ⅲ型内漏,支架内血流通畅。

腹主动脉及双侧髂动脉多发粥样硬化斑块。

(三)支架内血栓

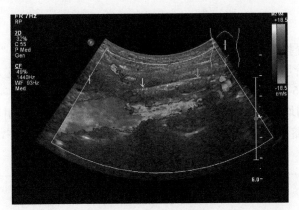

图 36-1-25　腹主动脉

超声所见:

腹主动脉及髂动脉:"腹主动脉瘤覆膜支架置入术后__个月":腹主动脉及双侧髂总动脉管壁查见多个强回声及混合回声斑块。肾动脉平面以下腹主动脉及双侧髂总动脉管腔内查见支架回声,支架呈"Y"形,瘤体大小约__cm×__cm(前后径 × 左右径),支架与瘤壁之间查见弱回声充填,左髂支支架内可见弱回声充填。CDFI 及 PW:支架外瘤腔内未见血流信号,左髂支支架内未探及确切血流信号,余支架内血流信号充盈(图 36-1-25)。

双侧髂外动脉管径粗细均匀,管壁查见数个强回声斑块,管腔内未见明显异常回声,管腔未见明显狭窄。CDFI 及 PW:双侧髂外动脉管腔内血流信号充盈缺损,边缘不整齐,血流速度及频谱未见明显异常。

超声诊断:

腹主动脉瘤覆膜支架置入术后:左髂支支架内血栓,瘤腔内未见内漏。

腹主动脉及双侧髂动脉多发粥样硬化斑块。

七、腹主动脉人工血管置换术后

（一）人工血管置换术后未见明显异常

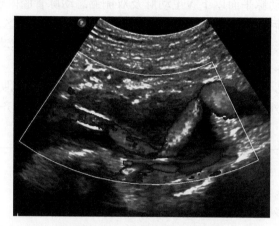

图 36-1-26　腹主动脉人工血管

超声所见：

腹主动脉及髂动脉：

腹主动脉瘤人工血管置换术后__个月：腹主动脉与双侧髂总动脉查见"Y"形人工血管，人工血管与动脉壁紧贴，人工血管管腔内未见确切异常回声充填。CDFI：吻合口及人工血管血流信号充盈，血流速度未见明显异常（图 36-1-26）。

双侧髂外动脉管径粗细均匀，管壁查见数个强回声斑块，管腔内未见明显异常回声，管腔未见明显狭窄。CDFI 及 PW：双侧髂外动脉管腔内血流信号充盈缺损，边缘不整齐，血流速度及频谱未见明显异常。

超声诊断：

腹主动脉瘤人工血管置换术后：人工血管血流通畅。

双侧髂外动脉多发粥样硬化斑块。

（二）人工血管周围积液彩色多普勒超声诊断报告

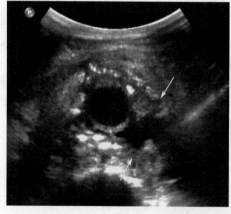

图 36-1-27　腹主动脉人工血管

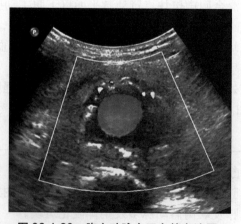

图 36-1-28　腹主动脉人工血管血流图

超声所见：

腹主动脉及髂动脉：

腹主动脉瘤人工血管置换术后__个月：腹主动脉与双侧髂总动脉查见"Y"形人工血管，人工血管与动脉壁之间查见低 - 无回声包绕，最大切面范围约__cm×__cm。人工血管管腔内未见确切异常回声充填。CDFI 及 PW：其内血流信号充盈，血流速度未见明显异常（图 36-1-27，图 36-1-28）。

双侧髂外动脉管径粗细均匀，管壁查见数个强回声斑块，管腔内未见明显异常回声，管腔未见明显狭窄。CDFI 及 PW：双侧髂外动脉管腔内血流信号充盈缺损，边缘不整齐，血流速度及频谱未见明显异常。

超声诊断：

腹主动脉瘤人工血管置换术后：人工血管血流通畅，人工血管周围积液。

双侧髂外动脉多发粥样硬化斑块。

第二节　肾动脉疾病

一、肾动脉狭窄及闭塞

（一）肾动脉起始段狭窄（粥样硬化病变所致）彩色多普勒超声诊断报告

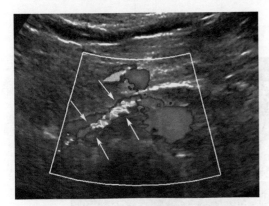

图 36-2-1　右肾动脉起始部血流图

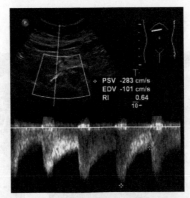

图 36-2-2　右肾动脉起始部血流频谱

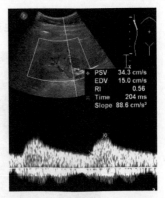

图 36-2-3　右肾段动脉血流频谱

超声所见：

肾动脉：右侧肾动脉起始部管壁查见斑片状强回声。CDFI 及 PW：局部血流束变细，呈花色，血流速度明显增快，PSV__cm/s（< 180cm/s）（图 36-2-1，图 36-2-2），肾动脉开口上方腹主动脉 PSV为__cm/s，肾动脉与腹主动脉的收缩期峰值流速比值 RAR：__。右肾段动脉 PSV 为__cm/s，加速时间延长，加速时间 AT 为__ms（< 70ms），阻力指数（RI）为__（图 36-2-3）。

左肾动脉主干血流束粗细较均匀，未见局部变窄及花色血流信号，左肾动脉起始部及肾内动脉血流速度未见异常，肾内动脉加速时间未见延长，阻力指数未见降低。

超声诊断：

右侧肾动脉起始部粥样硬化斑伴管腔狭窄（狭窄率__%）。

（二）肾动脉中远段狭窄（夹层所致）彩色多普勒超声诊断报告

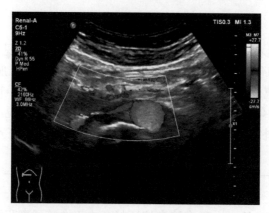

图 36-2-4　右肾动脉

超声所见：

肾动脉：右肾动脉主干管径约__mm，管壁明显增厚，管腔变细，CDFI 及 PW：血流束变细呈细线状（图 36-2-4），PSV：__cm/s，右肾段动脉 PSV：__cm/s，阻力指数降低，RI：__。

超声诊断：

右肾动脉主干管壁增厚，管腔狭窄，右肾内动脉流速稍减慢：夹层（壁内血肿型）？

（三）肾动脉闭塞彩色多普勒超声诊断报告

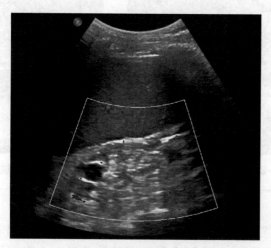

图 36-2-5　右肾

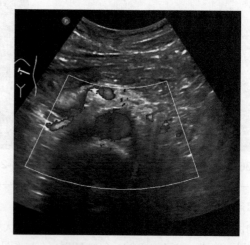

图 36-2-6　右肾动脉

超声所见：

肾动脉：右肾缩小，大小约__cm×__cm×__cm，肾内血流信号稀疏，动脉频谱采集困难（图 36-2-5）。右肾动脉显示不清，右肾动脉走行区未探及明显动脉血流信号（图 36-2-6）。

超声诊断：

右侧肾动脉闭塞，右肾缩小，实质损害声像图。

二、肾动脉支架置入术后

(一) 支架未见明显异常

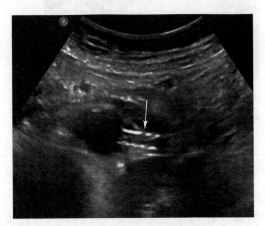

图 36-2-7　左肾动脉起始部

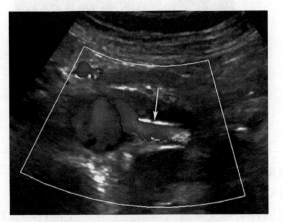

图 36-2-8　左肾动脉起始部血流图

超声所见:

肾动脉:

左侧肾动脉支架置入术后__个月:左侧肾动脉起始部管腔内查见支架回声。CDFI 及 PW:支架内血流信号通畅,血流束稍变细,未见明显花色血流信号,支架内 PSV 为__cm/s,肾动脉开口上方的腹主动脉 PSV 为__cm/s,RAR <__。左肾叶间动脉 PSV 为 46cm/s,加速时间未见延长,阻力指数未见降低 (图 36-2-7,图 36-2-8)。

右肾动脉主干血流束粗细较均匀,未见局部变窄及花色血流信号,左肾动脉起始部及肾内动脉血流速度未见异常,肾内动脉加速时间未见延长,阻力指数未见降低。

超声诊断:

左侧肾动脉支架置入术后:支架内血流通畅。

(二) 肾动脉支架再狭窄

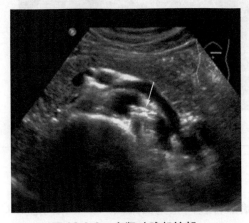

图 36-2-9　左肾动脉起始部

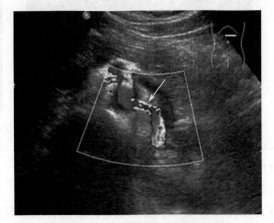

图 36-2-10　左肾动脉起始部血流图

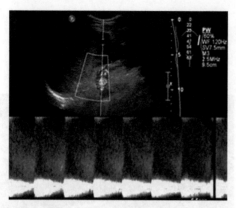

图 36-2-11 左肾动脉起始部血流频谱

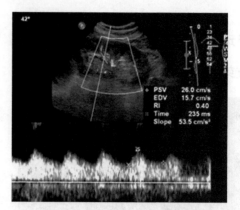

图 36-2-12 左肾段动脉血流频谱

超声所见：

肾动脉：

左侧肾动脉支架置入术后__个月：左侧肾动脉起始部管腔内查见支架回声（图 36-2-9）。CDFI 及 PW：支架内血流信号通畅，血流束变细，局部变窄，可见花色血流信号（图 36-2-10），血流速度明显加快，支架内 PSV >__cm/s（图 36-2-11），肾动脉开口上方的腹主动脉 PSV 为__cm/s，RAR >__。左肾段动脉 PSV 为__cm/s，加速时间延长，AT 为__ms。阻力指数降低，RI 为__（图 36-2-12）。

右肾动脉主干血流束粗细较均匀，未见局部变窄及花色血流信号，左肾动脉起始部及肾内动脉血流速度未见异常，肾内动脉加速时间未见延长，阻力指数未见降低。

超声诊断：

左侧肾动脉支架置入术后：支架再狭窄。

（三）肾动脉支架术后闭塞

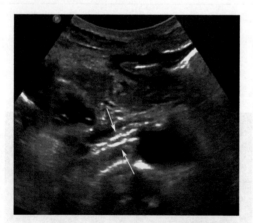

图 36-2-13 右肾动脉起始部

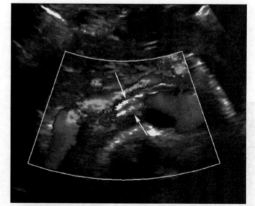

图 36-2-14 右肾动脉起始部血流图

超声所见：

肾动脉：

右侧肾动脉支架置入术后__个月：右侧肾动脉起始部管腔内查见支架回声，支架内透声差（图 36-2-13）。CDFI 及 PW：其内未探及确切血流信号（图 36-2-14）。右肾内血流信号稀疏，仅查见点状血流，PSV 为__cm/s，加速时间延长，AT 为__ms，阻力指数降低，RI 为__。

左肾动脉主干血流束粗细较均匀，未见局部变窄及花色血流信号，右肾动脉起始部及肾内动脉血流速度未见异常，肾内动脉加速时间未见延长，阻力指数未见降低。

超声诊断：

右 / 左侧肾动脉支架置入术后：支架闭塞。

三、肾动脉 - 腹主动脉搭桥术后

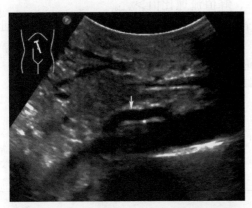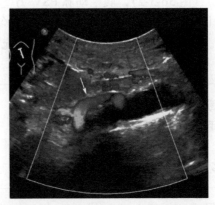

图 36-2-15　右肾动脉 - 腹主动脉搭桥动脉　　　　图 36-2-16　右肾动脉 - 腹主动脉搭桥动脉血流图

超声所见：

肾动脉：

右侧肾动脉 - 腹主动脉搭桥术后__个月：右侧肾动脉与腹主动脉下段之间查见桥血管（图 36-2-15）。CDFI 及 PW：桥血管内血流信号通畅，血流束未见明显变窄和花色血流信号（图 36-2-16），PSV 为__cm/s，肾动脉开口上方的腹主动脉 PSV 为__cm/s，RAR <__。右肾叶间动脉 PSV 为__cm/s，加速时间未见延长，阻力指数未见降低。

左肾动脉主干血流束粗细较均匀，未见局部变窄及花色血流信号，左肾动脉起始部及肾内动脉血流速度未见异常，肾内动脉加速时间未见延长，阻力指数未见降低。

超声诊断：

右侧肾动脉 – 腹主动脉搭桥术后：桥血管血流通畅。

第三节　腹腔干及肠系膜动脉疾病

一、腹腔干及肠系膜动脉粥样硬化病变（动脉狭窄和闭塞）

（一）单支动脉病变

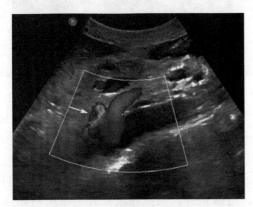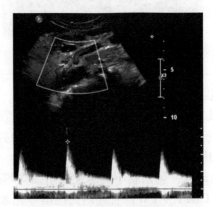

图 36-3-1　腹腔干血流图　　　　　　　　图 36-3-2　腹腔干血流频谱

超声所见：

腹腔干及肠系膜动脉：腹腔干管径粗细均匀，起始部管壁查见厚约__mm 的混合回声斑块，管腔内未见异常回声充填。CDFI 及 PW：局部血流束变细呈花色（图 36-3-1），血流速度增快，PSV 为__cm/s（＜ 200cm/s）（图 36-3-2），腹主动脉 PSV 为__cm/s，峰值流速比值＞__。

肠系膜上动脉、肠系膜下动脉管径粗细均匀，管壁未查见确切斑块，管腔内未见异常回声，管腔未见明显狭窄。CDFI 及 PW：管腔内血流信号充盈，边缘整齐，血流速度及频谱未见明显异常（肠系膜上动脉 PSV＜ 275cm/s，肠系膜下动脉 PSV＜ 200cm/s）。

超声诊断：

腹腔干起始部粥样硬化斑伴管腔狭窄。

（二）多支动脉病变

超声所见：

腹腔干及肠系膜动脉：肠系膜上动脉及腹腔干 / 肠系膜下动脉管径粗细均匀，起始部管壁查见最大厚度分别约__mm 的强回声 / 混合回声斑块和__mm 的强回声 / 混合回声斑块，管腔内未见异常回声充填。CDFI 及 PW：局部血流束变细呈花色，血流速度增快，PSV 分别为为__cm/s 和__cm/s，腹主动脉 PSV 为__cm/s，峰值流速比值（Vr）分别为__。

超声诊断：

肠系膜上动脉及腹腔干 / 肠系膜下动脉起始部粥样硬化斑伴管腔狭窄，符合肠系膜缺血综合征。

二、腹腔干及肠系膜动脉动脉瘤

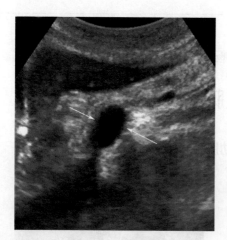 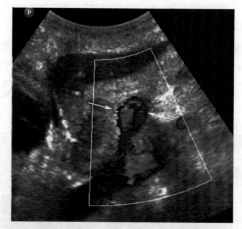

图 36-3-3　腹腔干　　　　　　　图 36-3-4　腹腔干血流图

超声所见：

腹腔干及肠系膜动脉：腹腔干局部管径膨大呈囊状，瘤体大小约__cm×__cm，长约__cm（图 36-3-3），未受累处动脉直径约__cm。瘤体距腹腔干起始部约__cm，瘤体内壁未见明显异常回声。CDFI 及 PW：瘤腔内探及涡流信号（图 36-3-4）。

肠系膜上动脉、肠系膜下动脉管径粗细均匀，管壁未查见确切斑块，管腔内未见异常回声，管腔未见明显狭窄。CDFI 及 PW：管腔内血流信号充盈，边缘整齐，血流速度及频谱未见明显异常。

超声诊断：

腹腔干动脉瘤。

三、腹腔干及肠系膜动脉夹层

（一）腹主动脉夹层累及腹腔干 / 肠系膜上动脉 / 肠系膜下动脉

超声所见：

腹腔干及肠系膜动脉：腹主动脉扩张，直径约__cm，管腔内查见带状弱回声，延续至腹腔干 / 肠系膜上动脉 / 肠系膜下动脉，将上述动脉管腔分为真、假两个腔，真腔 / 假腔内未见异常回声充填。CDFI 及 PW：其内血流信号充盈。肠系膜上动脉、右侧肾动脉起自假腔，血流速度减慢，PSV 分别为__cm/s 和__cm/s，加速时间延长，阻力指数降低，呈小慢波。左侧肾动脉 / 腹腔干起自真腔 / 由真腔、假腔共同供血，起始部血流速度分别为__cm/s 和__cm/s。腹主动脉上段 / 中段 / 下段水平可见再破口。

超声诊断：

腹主动脉夹层，延续至腹腔干 / 肠系膜上动脉 / 肠系膜下动脉，肠系膜上动脉和右侧肾动脉起自假腔。

（二）腹腔干及肠系膜动脉孤立性夹层

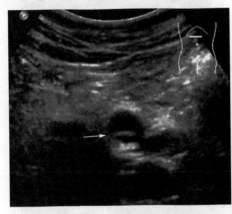 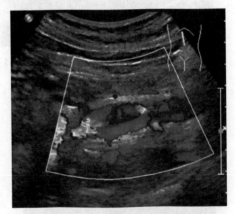

图 36-3-5　肠系膜上动脉　　　图 36-3-6　肠系膜上动脉血流图

超声所见：

腹腔干及肠系膜动脉：肠系膜上动脉管径稍扩张，直径约__cm，距起始部约__cm 处管腔内查见带状弱回声，将肠系膜上动脉分成真、假两个腔，其内均未见确切异常回声（图 36-3-5）。CDFI 及 PW：真腔、假腔内血流信号充盈。腹主动脉管径正常，管壁未见异常回声，管腔内未见异常回声，PSV 为__cm/s（图 36-3-6）。

腹腔干及肠系膜下动脉管径粗细均匀，管壁未查见确切斑块，管腔内未见异常回声，管腔未见明显狭窄，CDFI 及 PW：管腔内血流信号充盈，边缘整齐，血流速度及频谱未见明显异常。

超声诊断：

肠系膜上动脉孤立性夹层。

四、腹腔干及肠系膜动脉假性动脉瘤

超声所见：

腹腔干及肠系膜动脉：于上腹部腹腔干 / 肠系膜上动脉 / 肠系膜下动脉旁查见混合回声团块，大小约__cm×__cm，其内见无回声区，范围约__cm×__cm。CDFI 及 PW：无回声区内可见红蓝相间涡流血流信号。该团块与腹腔干 / 肠系膜上动脉 / 肠系膜下动脉相通，相通处血流束宽约__mm，该处可探及"往 - 返型"动脉频谱。

超声诊断：

腹腔干 / 肠系膜上动脉 / 肠系膜下动脉假性动脉瘤。

五、中弓韧带压迫综合征

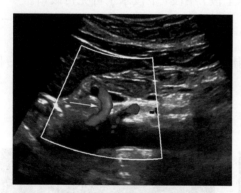
图 36-3-7　腹腔干起始部（吸气时）（1）

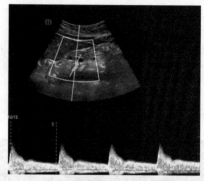
图 36-3-8　腹腔干起始部（吸气时）（2）

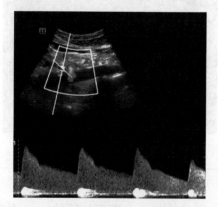
图 36-3-9　腹腔干起始部（呼气时）（1）

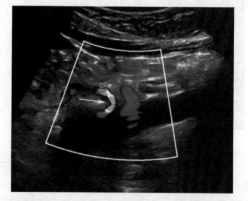
图 36-3-10　腹腔干起始部（呼气时）（2）

超声所见：

腹腔干及肠系膜动脉：吸气时腹腔干起始部管径粗细均匀，管壁未见异常回声，管腔内未见异常回声，管腔未见明显狭窄。CDFI 及 PW：管腔内血流信号充盈，边缘整齐，血流速度及频谱未见明显异常，PSV 为__cm/s（图 36-3-7，图 36-3-8）。呼气时腹腔干起始部管径变细，走行呈"鱼钩"状。CDFI 及 PW：腹腔干起始部查见花色湍流信号，局部血流速度加快，PSV 为__cm/s（图 36-3-9，图 36-3-10）。

肠系膜上动脉、肠系膜下动脉管径粗细均匀，管壁未查见确切斑块，管腔内未见异常回声，管腔未见明显狭窄。CDFI 及 PW：管腔内血流信号充盈，边缘整齐，血流速度及频谱未见明显异常。

超声诊断：

腹腔干呼气时流速加快，符合中弓韧带压迫综合征表现。

六、腹腔干及肠系膜动脉支架置入术后

（一）支架置入术后支架内血流通畅，未见内漏

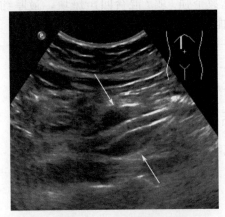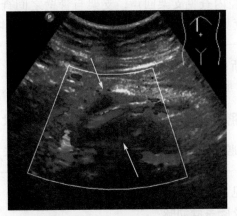

图 36-3-11　肠系膜上动脉　　　　　　图 36-3-12　肠系膜上动脉血流图

超声所见：

腹腔干及肠系膜动脉：

肠系膜上动脉瘤支架置入术后__个月：肠系膜上动脉起始部内径扩张，瘤体大小约__cm×__cm
（前后径 × 左右径），内查见支架回声。CDFI 及 PW：支架内血流信号通畅，血流速度未见明显异常
（图 36-3-11，图 36-3-12）。

腹腔干、肠系膜下动脉管径粗细均匀，管壁及管腔内未见异常回声，管腔未见明显狭窄。CDFI 及
PW：管腔内血流信号充盈，边缘整齐，血流速度及频谱未见明显异常。

超声诊断：

肠系膜上动脉瘤支架置入术后：支架内血流通畅。

（二）支架置入术后再狭窄

超声所见：

腹腔干及肠系膜动脉：

腹腔干 / 肠系膜上动脉 / 肠系膜下动脉支架置入术后__个月：腹腔干 / 肠系膜上动脉 / 肠系膜下动
脉起始部管腔内查见支架回声，支架与管壁之间查见数个强 / 弱 / 混合回声斑块，最厚约__mm，支架内
壁似见弱回声。CDFI 及 PW：支架内血流束变细，呈花色，血流速度明显加快，PSV 为__cm/s，支架远
端的腹腔干 / 肠系膜上动脉 / 肠系膜下动脉远段血流束色彩暗淡，血流速度减慢，PSV 为__cm/s，阻力
指数降低。

超声诊断：

腹腔干 / 肠系膜上动脉 / 肠系膜下动脉支架置入术后：腹腔干 / 肠系膜上动脉 / 肠系膜下动脉支架
术后再狭窄。

（三）支架置入术后闭塞

超声所见：

腹腔干及肠系膜动脉：

腹腔干／肠系膜上动脉／肠系膜下动脉支架置入术后__个月：腹腔干／肠系膜上动脉／肠系膜下动脉起始部管腔内查见支架回声，支架与管壁之间查见数个强／弱／混合回声斑块，最厚约__mm，支架内透声差／查见弱回声充填。CDFI：支架内未见确切血流信号。

超声诊断：

腹腔干／肠系膜上动脉／肠系膜下动脉支架置入术后：支架闭塞。

七、腹腔干或肠系膜动脉人工血管置换术后

（一）腹腔干及肠系膜动脉人工血管置换术后未见明显异常

超声所见：

腹腔干及肠系膜动脉：

腹腔干／肠系膜上动脉／肠系膜下动脉人工血管置换术后__个月：人工血管管径约__mm，其内未见异常回声充填。CDFI 及 PW：血流信号充盈，血流速度未见明显异常，PSV 为__cm/s，腹主动脉 PSV 为__cm/s。人工血管远端的自体动脉内血流速度及频谱未见明显异常，PSV 为__cm/s。

超声诊断：

腹腔干／肠系膜上动脉／肠系膜下动脉人工血管置换术后：人工血管血流通畅。

（二）腹腔干及肠系膜动脉人工血管闭塞

超声所见：

腹腔干及肠系膜动脉：

腹腔干／肠系膜上动脉／肠系膜下动脉人工血管置换术后__个月：人工血管管径约__mm，其内查见弱回声充填。CDFI 及 PW：人工血管内未见明显血流信号。

超声诊断：

腹腔干／肠系膜上动脉／肠系膜下动脉人工血管置换术后：人工血管闭塞。

八、腹腔干及肠系膜动脉走行变异

（一）腹腔干 - 肠系膜动脉变异

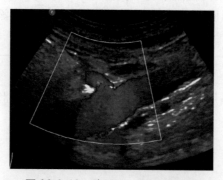

图 36-3-13 腹腔干 - 肠系膜动脉

超声所见：

腹腔干及肠系膜动脉：腹腔干与肠系膜上动脉共干从腹主动脉发出，腹腔干 - 肠系膜动脉、肠系膜下动脉管径粗细均匀，管壁未查见确切斑块，管腔内未见异常回声，管腔未见明显狭窄。CDFI 及 PW：管腔内血流信号充盈，边缘整齐，血流速度及频谱未见明显异常（图 36-3-13）。

超声诊断：

腹腔干 - 肠系膜动脉变异。

（二）替代右肝动脉

超声所见：

腹腔干及肠系膜动脉：腹腔干、肠系膜上动脉、肠系膜下动脉管径粗细均匀，管壁未查见确切斑块，管腔内未见异常回声，管腔未见明显狭窄。CDFI 及 PW：管腔内血流信号充盈，边缘整齐，血流速度及频谱未见明显异常。

右肝动脉直接起自肠系膜上动脉。

超声诊断：

替代右肝动脉变异。

参 考 文 献

安·玛丽·库平斯坦，2018. 超声诊断学·血管 [M]. 2 版 // 彭玉兰，文晓蓉，顾鹏，译. 北京：人民卫生出版社.

宝莱克，2015. 血管超声经典教程 [M]. 6 版 // 温朝阳，童一砂，译. 北京：人民军医出版社.

中国超声医学工程学会颅脑及颈部血管超声专业委员会，国家卫健委脑卒中防治工程专家委员会血管超声专业委员会，中国超声医学工程学会浅表器官及外周血管超声专业委员会，2020. 腹部及四肢动脉超声若干常见临床问题专家共识 [J]. 中国超声医学杂志，36(12):1057-1066.

中国医师协会超声医师分会，2014. 血管和浅表器官超声检查指南 [M]. 北京：人民军医出版社.

Cardarelli-Leite L, Velloni FG, Salvadori PS, et al, 2016. Abdominal vascular syndromes:characteristic imaging findings[J]. Radiol Bras, 49(4):257-263.

第 37 章　腹部静脉疾病超声医学诊断报告

第一节　下腔静脉及髂静脉疾病

一、布 - 加综合征（下腔静脉病变所致）

（一）下腔静脉阻塞型（隔膜 / 血栓）

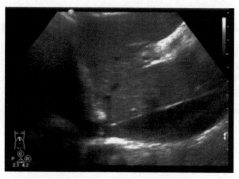

图 37-1-1　下腔静脉穿膈处

超声所见：

　　肝脏及下腔静脉：右肝最大斜径__cm，回声欠均匀，未见确切占位。肝静脉未见狭窄、扩张，管腔内未见异常回声。下腔静脉穿膈处管腔内查见隔膜样回声（图 37-1-1）/ 弱化回声充填，管腔变窄，内径约__cm，狭窄处查见花色血流 / 未见血流信号，血流速度增快，V_{max}__cm/s。肝后下腔静脉管径增粗，内径约__cm，管腔内未见异常回声充填 / 管腔内查见云雾状回声，血流信号充盈，血流速度减慢，V_{max}__cm/s，呼吸相减弱 / 肝后下腔静脉血流反向，周围查见侧支静脉。

超声诊断：

　　下腔静脉穿膈处隔膜样回声 / 血栓伴管腔狭窄 / 阻塞；巴德 - 基亚里综合征？

（二）肝静脉阻塞型

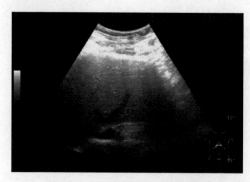

图 37-1-2　肝左静脉及肝中静脉

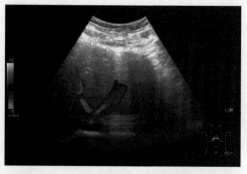

图 37-1-3　肝左静脉及肝中静脉血流图

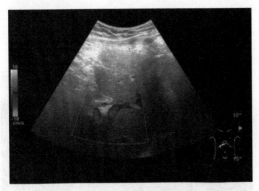
图 37-1-4　肝中和肝右静脉间交通静脉

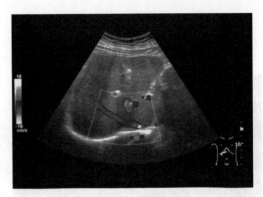
图 37-1-5　肝右静脉

超声所见：

　　肝脏及下腔静脉：肝脏形态失常，右肝最大斜径＿cm，尾状叶增大。肝脏回声不均匀，未见确切占位。肝静脉回流异常，肝左静脉及肝中静脉近端未见直接汇入下腔静脉（图 37-1-2），血流从肝左静脉流入肝中静脉（图 37-1-3），肝中静脉与肝右静脉之间常见交通静脉（图 37-1-4），肝静脉血流通过肝短静脉或肝右静脉汇入下腔静脉（图 37-1-5）。

　　下腔静脉管径正常，管腔未见异常回声，血流通畅，频谱形态未见明显异常。

超声诊断：

　　肝静脉回流异常（肝左静脉、肝中静脉近端闭塞，肝内侧支循环建立）：布 - 加综合征？

二、下腔静脉及髂静脉血栓

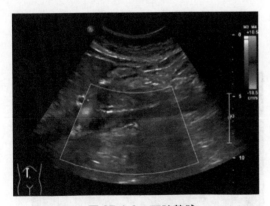
图 37-1-6　下腔静脉

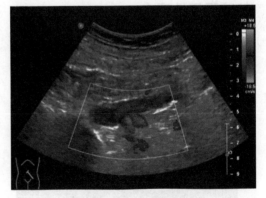
图 37-1-7　左侧髂静脉

超声所见：

　　下腔静脉下段／右侧髂静脉／左侧髂静脉管径正常／增粗／变细，管腔内查见弱回声充填（图 37-1-6），未见明显血流信号（图 37-1-7）／血流信号充盈缺损，远段静脉管径增粗，管腔内未见异常回声充填，血流信号充盈，血流速度减慢，呼吸相消失／减弱。

超声诊断：

　　下腔静脉／右侧髂静脉／左侧髂静脉血栓形成。

三、下腔静脉及髂静脉肿瘤

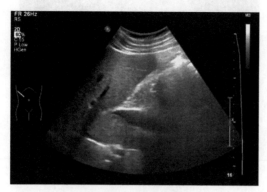 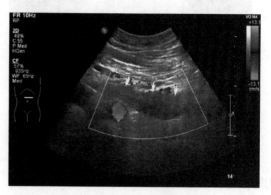

图 37-1-8　下腔静脉（1）　　　　　　　　图 37-1-9　下腔静脉（2）

超声所见：

　　下腔静脉／右侧髂静脉／左侧髂静脉局部管径稍增粗，管腔内查见条状弱回声部分充填（图 37-1-8）／大小约__mm×__mm 的弱回声结节，结节形态规则，边界欠清，其内未见明显血流信号／其内查见点状血流信号（图 37-1-9）／局部管腔内血流信号充盈缺损。

　　经肘静脉注入超声造影剂__ml 后，结节明显增强。

超声诊断：

　　下腔静脉／右侧髂静脉／左侧髂静脉实性占位：肿瘤？

四、静脉受压性病变

（一）左侧髂总静脉受压

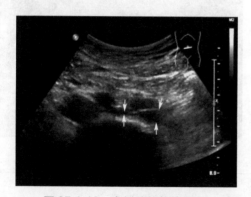 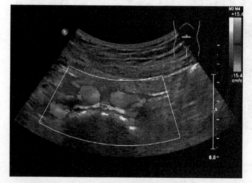

图 37-1-10　左侧髂总静脉受压　　　　　图 37-1-11　左侧髂总静脉受压处血流

超声所见：

　　右侧髂总动脉与骶骨岬之间的左侧髂总静脉受两者嵌夹变细（图 37-1-10），直径约__mm，局部血流束变细（图 37-1-11），呈花色血流信号，血流速度加快，V_{max}__cm/s。左侧髂总静脉远心端明显增粗，直径约__mm，血流速度减慢，左侧髂内静脉血流反向，左侧髂外静脉血流速度减慢，V_{max}__cm/s，呼吸相减弱。

超声诊断：

　　左侧髂总静脉受压。

（二）腹腔腹膜后占位伴静脉受压

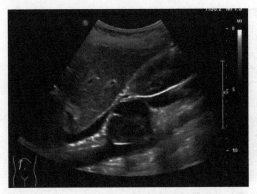 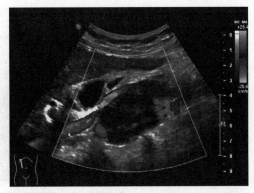

图 37-1-12　腹膜后团块及下腔静脉　　　　图 37-1-13　腹膜后团块及下腔静脉血流图

超声所见：

腹腔腹膜后占位的描述：受团块推挤，下腔静脉 / 右侧髂静脉 / 左侧髂静脉管径变细（图 37-1-12），管腔内未见异常回声充填，其内血流信号充盈，血流束变细（图 37-1-13），呈花色血流信号，血流速度明显增快，V_{max}___cm/s，远段静脉血流速度减慢，V_{max}___cm/s，呼吸相减弱，周边查见侧支静脉。

超声诊断：

腹腔腹膜后占位，下腔静脉 / 右侧髂静脉 / 左侧髂静脉受压变细。

五、下腔静脉滤器置入术后

（一）下腔静脉滤器未见异常

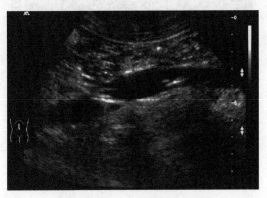

图 37-1-14　下腔静脉内滤器

超声所见：

下腔静脉滤器置入术后，肝下下腔静脉 / 肾静脉下方下腔静脉管腔内查见滤器回声（图 37-1-14），滤器内部及周围未见异常回声，静脉管腔内血流信号充盈，血流速度及频谱形态未见异常。

超声诊断：

下腔静脉滤器置入术后，滤器内血流通畅。

（二）滤器内血栓形成

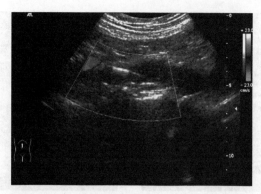

图 37-1-15　下腔静脉滤器植入术后及滤器内血栓

超声所见：

下腔静脉滤器置入术后，肾静脉下方的下腔静脉管腔内查见滤器回声，滤器内查见弱回声充填（图 37-1-15），大小约__mm × __mm，弱回声处未见血流信号。

超声诊断：

下腔静脉滤器置入术后，滤器内血栓形成。

六、下腔静脉变异

（一）双下腔静脉，左下腔静脉受压

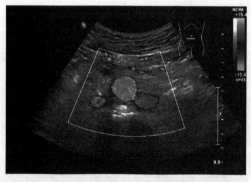

图 37-1-16　双下腔静脉

超声所见：

双侧髂总静脉未汇合，分别延续为左右下腔静脉（图 37-1-16），左下腔静脉与左肾静脉汇合后穿过腹主动脉与肠系膜上动脉之间与右下腔静脉汇合。肝后下腔静脉（或下腔静脉中段）与肝上下腔静脉（或下腔静脉上段）走行及管径未见明显异常。腹主动脉与肠系膜上动脉夹角变小；腹主动脉与肠系膜上动脉之间的下腔静脉管径变细，直径约__mm，局部血流速度加快，V_{max}__cm/s；左肾静脉及左下腔静脉管径增粗，直径分别为__mm 及__mm，血流速度减慢，V_{max} 分别为__cm/s 及__cm/s。

超声诊断：

双下腔静脉，左下腔静脉受压。

（二）左下腔静脉

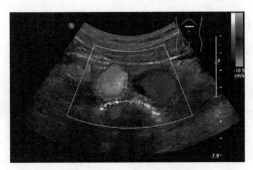

图 37-1-17 左下腔静脉

超声所见：

肾静脉平面下方的下腔静脉位于腹主动脉左侧（图 37-1-17），左肾静脉汇入下腔静脉后，下腔静脉自腹主动脉及肠系膜上动脉之间穿行。肝后下腔静脉与肝上下腔静脉走行及管径未见明显异常，上述静脉管腔内未见异常回声充填，血流信号充盈，血流速度及频谱形态未见明显异常。

超声诊断：

左下腔静脉。

第二节 肾静脉疾病

一、胡桃夹现象

（一）前胡桃夹现象

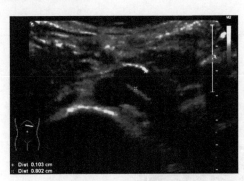

图 37-2-1 左肾静脉

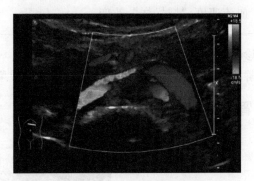

图 37-2-2 左肾静脉血流图

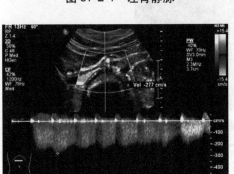

图 37-2-3 左肾静脉受压处血流频谱

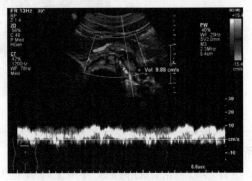

图 37-2-4 左肾静脉远心段血流频谱

超声所见：

背伸位检查，腹主动脉与肠系膜上动脉夹角约__°，夹角变小。腹主动脉与肠系膜上动脉之间的左肾静脉管径变细（图 37-2-1），直径约__mm，局部血流速度加快（图 37-2-3），V_{max}__cm/s，远端管径增粗（图 37-2-1，图 37-2-2），直径约__mm，血流速度减慢（图 37-2-4），V_{max}__cm/s，频谱形态呈"城垛样"改变。

超声诊断：

左肾静脉"胡桃夹"现象。

（二）后胡桃夹现象

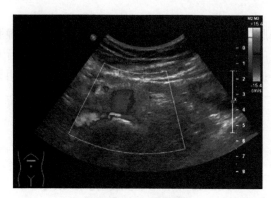

图 37-2-5　左肾静脉

超声所见：

背伸位检查，左肾静脉走行变异，走行于腹主动脉与脊柱之间（图 37-2-5），局部管径变细，直径约__mm，血流速度"城垛样"改变。

超声诊断：

左肾静脉走行变异，左肾静脉"后胡桃夹"现象。

二、肾癌伴肾静脉癌栓

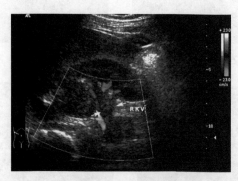

图 37-2-6　右肾及肾静脉

超声所见：

右肾 / 左肾形态失常，右肾 / 左肾中上份查见大小约__cm×__cm 的弱回声团块，形态不规则，边界欠清楚，内部及周边查见点线状血流信号。

　　右肾 / 左肾静脉管径增粗，管腔内查见弱回声充填（图 37-2-6），弱回声内未见血流信号 / 可见少许点状血流信号。经肘静脉注入超声造影剂＿ml 后，左肾静脉内弱回声在动脉期增强，静脉期消退。

超声诊断：

　　右肾 / 左肾实性占位：癌？

　　右肾 / 左肾静脉癌栓？

参 考 文 献

安·玛丽·库平斯坦，2018. 超声诊断学 . 血管 [M]. 2 版 . 彭玉兰，文晓蓉，顾鹏，译 . 北京：人民卫生出版社 .

宝莱克，2015. 血管超声经典教程 [M]. 6 版 . 温朝阳，童一砂，译 . 北京：人民军医出版社 .

中国超声医学工程学会浅表器官及外周血管超声专业委员会，国家卫健委脑卒中防治工程专家委员会血管超声专业委员会，中国超声医学工程学会颅脑及颈部血管超声专业委员会，2020. 腹部及外周静脉血管超声若干临床常见问题专家共识 [J]. 中国超声医学杂志，36(11):961-968.

中国医师协会超声医师分会，2011. 血管和浅表器官超声检查指南 [M]. 北京：人民军医出版社 .

Calvaresi E, Swaminathan M, Jokela J, 2016. A Case of May-Thurner Syndrome[J]. Carle Sel Pap, 59(1):46-47.

Grewal S, Chamarthy MR, Kalva SP, 2016. Complications of inferior vena cava filters[J]. Cardiovasc Diagn Ther, 6(6):632-641.

Özkan MB, Ceyhan BM, Hayalioglu E, 2016. Anterior and posterior nutcracker syndrome accompanying left circumaortic renal vein in an adolescent:case report[J]. Arch Argent Pediatr, 114(2):e114-e116.

第38章 锁骨下动脉及上肢动脉疾病超声医学诊断报告

第一节 锁骨下动脉疾病

一、锁骨下动脉盗血

（一）锁骨下动脉盗血（隐匿型）

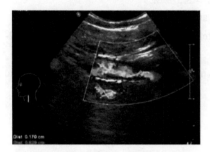 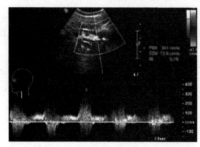 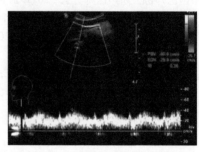

图 38-1-1　左锁骨下动脉血流图　　　图 38-1-2　左侧锁骨下动脉血流频谱　　　图 38-1-3　左侧椎动脉血流频谱

超声所见：

左侧锁骨下动脉起始段前/后壁可探及＿mm×＿mm(长×厚)规则/不规则/溃疡型均质(低、等、强)回声/不均匀回声斑块，致该处管径变细（图38-1-1），残余管径＿mm，原始管径＿mm，直径狭窄率约＿%。CDFI：左侧锁骨下动脉起始段管腔内血流束变细（图38-1-1），血流速度稍减慢，PSV为＿cm/s（图38-1-2；参考值＜116.23cm/s±28.20cm/s），狭窄远段血流频谱未见明显改变，PSV＿cm/s，峰值流速比值（Vr）＿。同侧椎动脉血流频谱收缩期可见明显切迹（图38-1-3）。

超声诊断：

左侧锁骨下动脉粥样硬化斑块伴狭窄（中度）。

左侧锁骨下动脉盗血（隐匿型）。

（二）锁骨下动脉盗血（部分型）

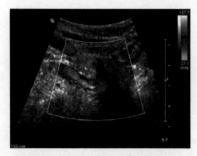 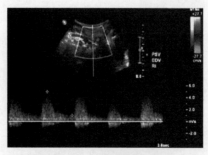 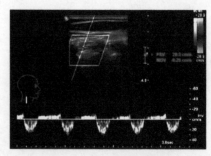

图 38-1-4　右侧锁骨下动脉　　　图 38-1-5　右侧锁骨下动脉　　　图 38-1-6　右侧椎动脉

超声所见:

右侧锁骨下动脉起始段前/后壁可探及__mm×__mm (长×厚) 规则/不规则/溃疡型均质 (低、等、强) 回声/不均匀回声斑块,致该处内径变细,残余管径__mm,原始管径__mm,直径狭窄率约__%。CDFI:右侧锁骨下动脉起始段血流束变窄,血流速度增快,PSV 为__cm/s,狭窄远段血流频谱呈低速低阻改变,PSV 为__cm/s,峰值流速比值 (Vr) ≥4.0。同侧椎动脉血流收缩期反向,舒张期正向 (或消失),呈典型"震荡性"血流频谱改变 (图 38-1-4 ~图 38-1-6)。

超声诊断:

右侧锁骨下动脉粥样硬化斑块伴狭窄 (重度)。

右侧锁骨下动脉盗血 (部分型)。

(三) 锁骨下动脉盗血 (完全型)

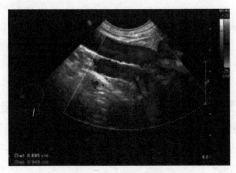 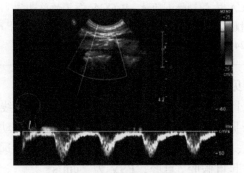

图 38-1-7　左侧锁骨下动脉　　　　　图 38-1-8　左侧椎动脉

超声所见:

左侧锁骨下动脉起始段长约__mm 的管腔内可探及均质低回声充填 (图 38-1-7)。CDFI:左侧锁骨下动脉起始段管腔内未探及明显血流信号,其远段血流频谱呈低速低阻改变,PSV 为__cm/s。同侧椎动脉血流完全反向 (图 38-1-8)。

超声诊断:

左侧锁骨下动脉起始段闭塞。

左侧锁骨下动脉盗血 (完全型)。

二、锁骨下动脉大动脉炎

超声所见:

双侧锁骨下动脉管径对称/不对称,左/右侧血管壁弥漫性增厚,厚约__mm,致血管腔内径相对均匀性减小,最窄处管腔内径约__mm,原始管径__mm,直径狭窄率约__%。横切面呈"靶环"征。CDFI 和 PW:血流充盈带变细,(若病变较局限) 其内血流花色紊乱,血流速度增快,PSV 为__cm/s,狭窄远段血流频谱呈低速低阻改变,PSV 为__cm/s,峰值流速比值 (Vr) __;(若病变弥漫) 其内血流暗淡,频谱呈低速单向。

超声诊断:

左/右侧锁骨下动脉大动脉炎伴狭窄 (轻/中/重度)。

三、锁骨下动脉夹层

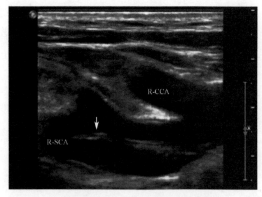

图 38-1-9 右侧锁骨下动脉

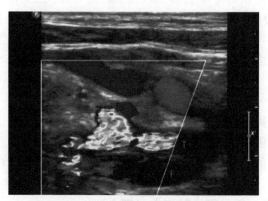

图 38-1-10 右侧锁骨下动脉血流图

R-SCA.右侧锁骨下动脉；R-CCA.右侧颈总动脉

图片来源：谢超，江丹，刘建新，等，2015.孤立性右锁骨下动脉夹层动脉瘤并血栓及窃血超声表现 1 例 [J].中华超声影像学杂，1 (24)：63.

超声所见：

右侧锁骨下动脉内径__mm，动脉管腔内可见线状内膜回声（图 38-1-9，箭头），致血管腔分隔为两腔，腔内未见明显血栓回声。CDFI：右侧锁骨下动脉管腔内血流分层，一腔内血流色彩明亮，另一腔内血流充盈、色彩暗淡（图 38-1-10），锁骨下动脉远端可见破裂口，血流于破裂口处形成往返双向血流。同侧椎动脉起自假腔 / 真腔，PSV 为__cm/s。

超声诊断：

右侧锁骨下动脉夹层。

四、锁骨下动脉动脉瘤

（一）真性动脉瘤

超声所见：

左 / 右侧锁骨下动脉近段 / 远段呈瘤样扩张，扩张段长度约__mm，扩张段最大内径约__mm；扩展段起始于椎动脉开口以内 / 以外，距椎动脉开口距离约__mm；扩张段血管内壁光滑 / 不光滑，管壁厚约__mm，有 / 无附壁血栓回声，残余管腔内径__mm。CDFI：扩张段血管腔内可见涡流血流信号；PW：入口处血流速度 PSV 为__cm/s，瘤内血流速度 PSV 为__cm/s，出口处血流速度 PSV 为__cm/s。

超声诊断：

左 / 右侧锁骨下动脉动脉瘤（或合并血栓）。

（二）假性动脉瘤

超声所见：

左 / 右侧肩部软组织内，距体表__mm 可见囊性回声团，大小约__mm×__mm×__mm，囊内壁可见低回声 / 等回声附着，厚约__mm，残腔大小__mm×__mm，囊腔后壁与锁骨下动脉之间可探及异常通道，长约__mm，宽约__mm。CDFI：囊腔内可见涡流血流信号，异常通道内可见彩色交替血流信号；PW：异常通道内探及双期双向血流频谱。

超声诊断：
左 / 右侧锁骨下动脉假性动脉瘤。

五、锁骨下动脉支架置入术后

（一）支架未见明显异常

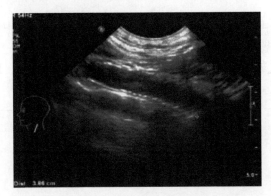 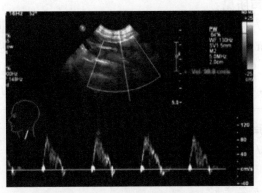

图 38-1-11　左侧锁骨下动脉（1）　　图 38-1-12　左侧锁骨下动脉（2）

超声所见：
左侧锁骨下动脉管腔内可见网状支架强回声（图 38-1-11），长约__mm，支架内径均匀，内径约__mm，未见明显狭窄，其内未见异常回声。CDFI：支架内血流充盈佳（图 38-1-12），支架周围未见异常血流信号。PW：支架内血流频谱及血流速度未见明显异常。

超声诊断：
左侧锁骨下动脉支架置入术后：支架区血流通畅。

（二）支架再狭窄、闭塞

1. 支架再狭窄

超声所见：
左 / 右侧锁骨下动脉管腔内可见网状支架强回声，长度约__mm，支架内径__mm，支架上 / 中 / 下段管腔内可见低弱回声附着，致该处管腔变窄，残余管径__mm，邻近处正常管径__mm，直径狭窄率__%。CDFI：支架狭窄处可见纤细血流信号。PW：狭窄处血流加速，PSV 为__cm/s，支架远端血流呈低阻低速血流频谱，PSV 为__cm/s，峰值流速比值（Vr）__。

超声诊断：
左 / 右侧锁骨下动脉支架置入术后狭窄（轻 / 中 / 重度）。

2. 支架再闭塞

超声所见：
（左 / 右侧）锁骨下动脉管腔内可见网状支架强回声，长约__mm，支架内径__mm，支架内可见低弱 /

不均质回声充填。CDFI：支架内未见明显血流信号。

超声诊断：

左 / 右侧锁骨下动脉支架置入术后闭塞。

（三）支架断裂或变形

1. 支架断裂

超声所见：

右 / 左侧锁骨下动脉管腔内可见网状支架强回声，支架上 / 中 / 下段网状强回声连续性中断，宽约__mm，累及整个横断面（__），伴有 / 不伴支架贴壁不良，其外可见无回声区，大小约__mm×__mm×__mm。CDFI 和 PW：支架内血流充盈佳，收缩期支架内部分血流经回声中断处进入无回声区，PSV 为__cm/s，舒张期血流经该处返回到支架内，PSV 为__cm/s。

超声诊断：

右 / 左侧锁骨下动脉支架断裂。

2. 支架变形

超声所见：

右 / 左侧锁骨下动脉管腔内可见网状支架强回声，支架上 / 中 / 下段管壁迂曲，其内未见明显异常回声，管径约__mm，邻近处正常管径__mm，直径狭窄率__%。CDFI：支架内血流充盈佳，支架迂曲处血流束明显变细。PW：血流速度加快，PSV 为__cm/s，狭窄远段正常支架内血流频谱改变，PSV 为__cm/s，峰值流速比值（Vr）__。

超声诊断：

右 / 左侧锁骨下动脉支架变形伴狭窄（轻 / 中 / 重度）。

六、胸廓出口综合征（动脉型）

超声所见：

仰卧解剖位：左 / 右侧锁骨下动脉内径__mm。PW：血流速度 PSV 为__cm/s。ROOS 位（上臂抬高体位：患者上臂外展 90°，前臂旋前，屈肘 90°，使肘部略比前冠状面靠后）：左 / 右侧锁骨下动脉内径__mm。PW：血流速度 PSV 为__cm/s。CDFI：从仰卧解剖位到 ROOS 位，左 / 右侧锁骨下动脉血流束逐渐变细或消失。

超声诊断：

左 / 右侧锁骨下动脉于胸廓出口受压改变，符合胸廓出口综合征（动脉型）超声改变。

第二节　上肢动脉疾病

一、上肢动脉粥样硬化病变（动脉狭窄和闭塞）

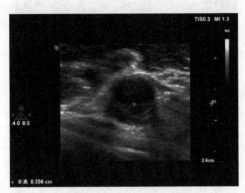

图 38-2-1　右侧腋动脉

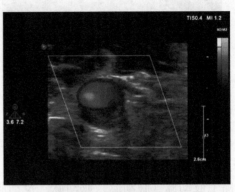

图 38-2-2　右侧肱动脉（1）

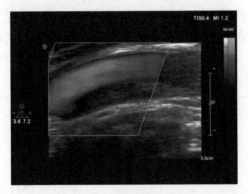

图 38-2-3　右侧肱动脉（2）

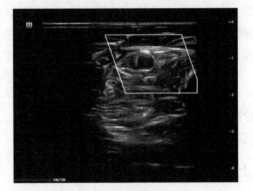

图 38-2-4　右侧肱动脉（3）

超声所见：

右 / 左侧上肢动脉（腋动脉、肱动脉、尺动脉、桡动脉）走行正常，内中膜不均匀增厚，管壁上散在分布多个斑块；右侧腋动脉中段后壁，可探及一__mm×__mm（长×厚）规则 / 不规则型 / 溃疡型均质低（等、强）回声 / 不均匀回声斑块（图 38-2-1），致该处管径变细，残余管径__mm，原始管径__mm，直径狭窄率约__%；右侧肱动脉内可探及长约__mm 的低弱回声 / 不均匀回声充填管腔。CDFI：右侧腋动脉中段血流束变细；右侧肱动脉未探及明显血流信号（图 38-2-2，图 38-2-3，图38-2-4），周围可探及 / 未探及侧支循环血流信号；余右 / 左侧上肢动脉斑块形成处血流充盈缺损。PW：右侧腋动脉中段血流未见明显加速（血流加速，PSV 为__cm/s，狭窄远段血流频谱呈低速低阻改变，PSV 为__cm/s。狭窄处与狭窄近端峰值流速比值（Vr）为__（Vr＜2，轻度，2＜Vr＜4，中度，Vr＞4，重度）；右侧肱动脉管腔内未探及明显血流信号，（闭塞下游动脉管腔内可探及低速低阻血流频谱），余上肢动脉血流频谱及血流速度未见明显异常。

超声诊断：

右 / 左侧上肢动脉粥样硬化斑块形成：

右侧腋动脉狭窄（轻 / 中 / 重度）。

右侧肱动脉闭塞（伴侧支循环建立）。

二、上肢动脉血栓

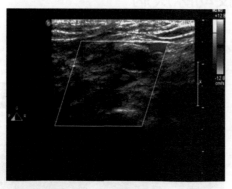

图 38-2-5　右侧肱动脉（1）

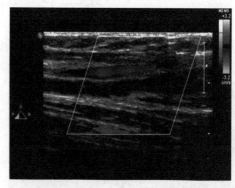

图 38-2-6　右侧肱动脉（2）

超声所见：

右 / 左侧上肢动脉（腋动脉、肱动脉、尺动脉、桡动脉）走行正常，内中膜厚度正常，内膜面光滑；右侧肱动脉中段管腔内径变窄，内径约__mm，其内可探及__mm×__mm×__mm（长×厚×宽）的低弱中等 / 不均质回声充填 / 附着（新鲜血栓随心搏可见抖动）；余右 / 左侧上肢动脉管径正常，管腔内未探及异常回声。CDFI：右侧肱动脉中段未探及明显血流信号（图 38-2-5，图 38-2-6）（或可探及少许边缘血流信号），周围可探及 / 未探及侧支循环血流信号。PW：其近段动脉血流速度相对减慢，PSV为__cm/s，阻力指数（RI）升高（双侧对比），RI 为__。

超声诊断：

右侧肱动脉血栓形成，管腔闭塞（次全闭塞）。

三、上肢动脉栓塞

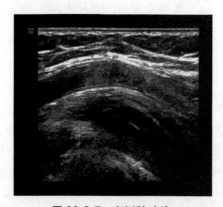

图 38-2-7　右侧肱动脉

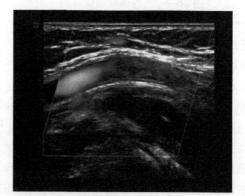

图 38-2-8　左侧肱动脉

超声所见：

右 / 左侧上肢动脉（腋动脉、肱动脉、尺动脉、桡动脉）走行正常，内中膜厚度正常，内膜面光滑；右侧肱动脉近分叉处管腔内可探及长约__mm 的低弱回声 / 不均匀回声，病变与血管内膜间分界清晰（图 38-2-7）；余右 / 左侧上肢动脉管径正常，管腔内未探及异常回声。CDFI：左侧肱动脉近分叉处及远段动脉未探及明显血流信号 / 动脉周围可探及侧支循环血流信号（图 38-2-8）。PW：其近段动脉血流速度相对减慢，PSV 为__cm/s，阻力指数（RI）升高，RI 为__。

超声诊断：

左侧肱动脉栓塞。

四、上肢动脉大动脉炎

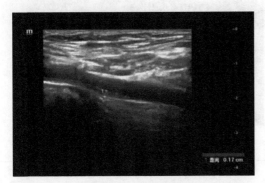

图 38-2-9　右侧腋动脉（1）

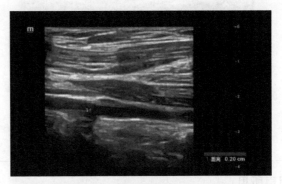

图 38-2-10　右侧腋动脉（2）

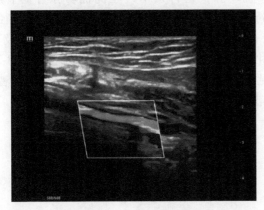

图 38-2-11　右侧腋动脉（3）

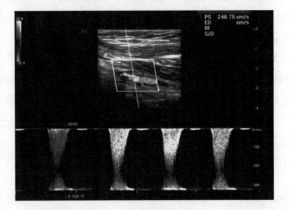

图 38-2-12　右侧腋动脉（4）

超声所见：

右/左侧上肢动脉（腋动脉、肱动脉、尺动脉、桡动脉）走行正常；右侧腋动脉管壁正常结构消失，弥漫性增厚，最厚约__mm（图 38-2-9），致管径变细，残余管径__mm（图 38-2-10），原始管径__mm，直径狭窄率约__%。横切面呈"靶环"征；余右/左侧上肢动脉管径正常，管腔内未探及异常回声。CDFI：右侧腋动脉管腔内血流束变细，（若病变较局限）其内血流花色紊乱（图 38-2-11）；（若病变弥漫）其内血流暗淡。PW：（若病变较局限）狭窄段管腔内血流速度增快，PSV 为__cm/s（图 38-2-12），狭窄远段血流频谱呈低速低阻改变，PSV 为__cm/s，狭窄处与狭窄近端峰值流速比值（Vr）为__（Vr < 2，轻度，2 < Vr < 4，中度，Vr > 4，重度）；（若病变弥漫）频谱呈低速单向或低搏动性。

超声诊断：

右侧肱动脉大动脉炎伴中度狭窄。

五、上肢动脉血栓闭塞性脉管炎

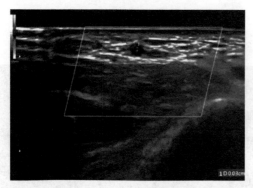
图 38-2-13　左侧桡动脉（1）

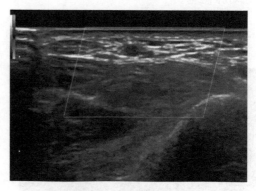
图 38-2-14　左侧桡动脉（2）

超声所见：

左／左侧上肢动脉（腋动脉、肱动脉、尺动脉、桡动脉）走行正常；左侧桡动脉管壁节段性不均匀性增厚，病变之间可见正常管壁，分界清楚，局部管腔明显变细／闭塞，最窄处残余管径__mm（图 38-2-13），原始管径__mm，直径狭窄率约__%；余右／左侧上肢动脉管径正常，管腔内未探及异常回声。CDFI：左侧桡动脉管腔内血流呈节段性明暗变化，病变处血流束变细，色彩暗淡（图 38-2-14），边缘不规整；闭塞处无血流信号显示，其周围可见／未见侧支循环血流信号。PW：频谱可呈三相或者单峰，血流速度减慢，PSV 为__cm/s；闭塞处未探及血流频谱信号。

超声诊断：

左侧桡动脉血栓闭塞性脉管炎。

六、上肢动脉假性动脉瘤

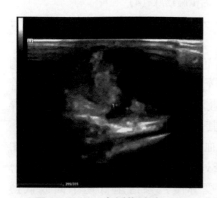
图 38-2-15　右侧桡动脉（1）

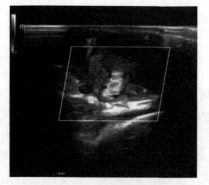
图 38-2-16　右侧桡动脉（2）

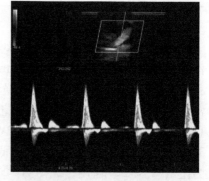
图 38-2-17　右侧桡动脉（3）

超声所见：

右／左侧上肢动脉（腋动脉、肱动脉、尺动脉、桡动脉）走行正常；右侧上肢前臂桡侧软组织内，距体表__mm 可探及一__mm×__mm×__mm（前后径×左右径×上下径）无回声包块，形态规则，边界清晰，包块内壁未见异常回声／可见低回声附着。包块后壁与右侧桡动脉查见长约__mm，宽约__mm 的异常通路（图 38-2-15）；余右／左侧上肢动脉管径正常，管腔内未探及异常回声。CDFI：包块内可见红蓝相间的低速涡流／可见充盈缺损，异常通路处可见往返血流信号，收缩期血流进入包块，舒张期血流由包块返回桡动脉（图 38-2-16）。PW：异常通道处可探及双向血流频谱，正向血流 PSV 为__cm/s，反向血流 PSV 为__cm/s（图 38-2-17）。

超声诊断：

右侧桡动脉假性动脉瘤（伴附壁血栓形成）。

七、上肢动脉夹层

超声所见：

右 / 左侧上肢动脉（腋动脉、肱动脉、尺动脉、桡动脉）走行正常；左侧肱动脉管腔内可见细线状内膜回声，随心搏摆动，将血管分隔为真、假两腔，假腔内未探及异常回声 / 可见低弱回声附着；余右 / 左侧上肢动脉管径正常，管腔内未探及异常回声。CDFI：左侧肱动脉管腔内血流分层，真腔内血流明亮，假腔内血流充盈、色彩暗淡 / 可见血流充盈缺损，血流暗淡。（位置）可见破裂口，破口宽约__mm，血流于破裂口处往返流动。PW：破口处可探及双向血流频谱，正向血流 PSV 为__cm/s，反向血流 PSV 为__cm/s。

超声诊断：

左侧肱动脉夹层。

八、上肢动脉瘤

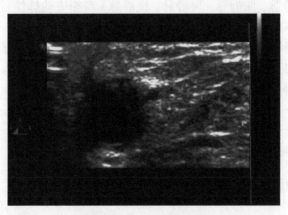

图 38-2-18 右侧桡动脉

超声所见：

右 / 左侧上肢动脉（腋动脉、肱动脉、尺动脉、桡动脉）走行正常，内中膜不均匀增厚，最厚约__mm；右侧桡动脉中段管径呈瘤样扩张，扩张段长度约为__mm，最大横径约为__mm，瘤壁连续，瘤腔内可见低弱回声附着 / 未探及异常回声（图 38-2-18）；余右 / 左侧上肢动脉管径正常，管腔内未探及异常回声。CDFI：瘤腔内可探及涡流血流信号，未见 / 可见血流充盈缺损，瘤壁上未探及异常往返血流信号。

超声诊断：

右侧桡动脉瘤（伴附壁血栓形成）。

九、尿毒症上肢动静脉内瘘术前评估

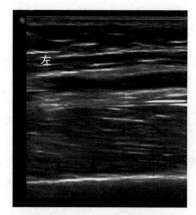
图 38-2-19 左侧肱动脉

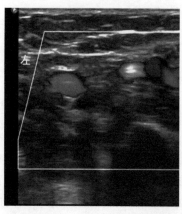
图 38-2-20 左侧肱动脉与肱静脉

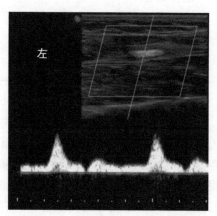
图 38-2-21 左侧肱动脉血流频谱

超声所见：

右／左侧上肢动脉（腋动脉、肱动脉、尺动脉、桡动脉）走行正常，管径粗细均匀，内膜面光滑，管腔内未见确切异常回声（图 38-2-19）。CDFI：上述动脉管腔内血流充盈佳（图 38-2-20）。PW：血流频谱及血流速度未见明显异常（图 38-2-21）。

右／左侧上肢静脉（腋静脉、肱静脉、尺静脉、桡静脉）与相应动脉伴行，走行正常，内径正常均匀，内壁光滑。CDFI：血流信号充盈。

右／左侧头静脉、贵要静脉、肘正中静脉走行正常，内径正常均匀，内壁光滑。CDFI：血流信号充盈。

右／左侧前臂近腕部（近中下 1/3／中份／近肘部）：头静脉宽约__mm，桡动脉宽约__mm，该处两者相距最近约__mm。

超声诊断：

右／左侧上肢动脉、上肢静脉未见明显异常。

十、尿毒症上肢动静脉内瘘术后评估

（一）瘘口正常

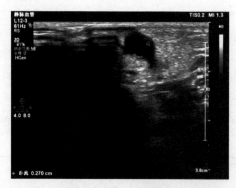
图 38-2-22 瘘口（1）

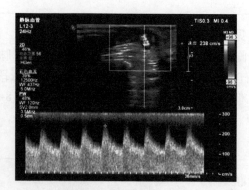
图 38-2-23 瘘口（2）

超声所见：

右／左侧头静脉与桡动脉于前臂近腕部（近中下 1/3／中份／近肘部）行端 - 侧／端 - 端吻合，经一瘘口相交通，瘘口宽约__mm，瘘口处未探及确切异常回声（图 38-2-22）；瘘口近心端桡动脉内径

约__mm，瘘口近心端头静脉内径约__mm。CDFI：右 / 左侧头静脉、桡动脉及瘘口处血流信号充盈。PW：瘘口处频谱为连续、单向改变，PSV 为 238cm/s，血流量为__ml/min（图 38-2-23）；瘘口近心端桡动脉 PSV 为__cm/s，血管阻力指数（RI）明显低于对侧；瘘口近心端头静脉血流动脉化，PSV 为__cm/s。

超声诊断：
左 / 右侧桡动脉 - 头静脉内瘘术后：瘘口未见明显异常。

（二）瘘口狭窄

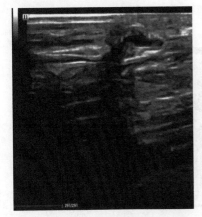

图 38-2-24　瘘口

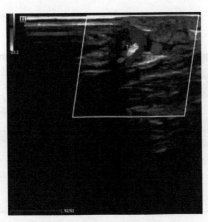

图 38-2-25　瘘口处血流

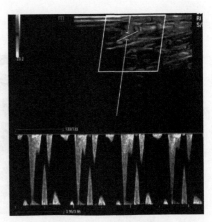

图 38-2-26　瘘口处频谱

超声所见：
右 / 左侧头静脉与桡动脉于前臂近腕部（近中下 1/3/ 中份 / 近肘部）行端 - 侧 / 端 - 端吻合，经一瘘口相交通，瘘口径明显减小，宽__mm（图 38-2-24，图 38-2-25）；瘘口近心端桡动脉内径约__mm，瘘口近心端头静脉内径约__mm。CDFI：瘘口处血流信号变细，呈花色血流信号（图 38-2-25）。PW：瘘口处血流速度增快，PSVWie__cm/s，阻力指数（RI）升高，血流量为__ml/min（图 38-2-26）；瘘口近心端桡动脉血流速度减慢，PSV 为__cm/s，血管阻力指数（RI）升高；PW：瘘口近心端头静脉血流速度减慢，PSV 为__cm/s。

超声诊断：
左 / 右侧头静脉 - 桡动脉内瘘术后：瘘口狭窄。

（三）瘘口闭塞

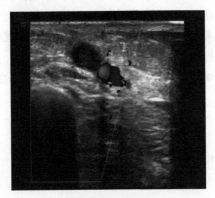

图 38-2-27　瘘口

超声所见：

右 / 左侧头静脉与桡动脉为端 - 侧 / 端 - 端吻合，经一瘘口相交通，瘘口处探及低 / 中等、不均匀回声充填；瘘口近心端桡动脉内径约__mm，瘘口近心端头静脉内径约__mm。CDFI：瘘口处未探及确切血流信号（图 38-2-27）；PW：瘘口近心端桡动脉血流速度减慢，PSV 为__cm/s，血管阻力指数（RI）升高；PW：瘘口近心端头静脉血流速度减慢，PSV 为__cm/s。

超声诊断：

左 / 右侧头静脉 - 桡动脉内瘘术后：瘘口血栓形成，管腔闭塞。

（四）头静脉狭窄

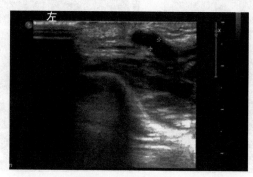
图 38-2-28　瘘口

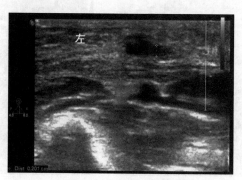
图 38-2-29　左侧头静脉

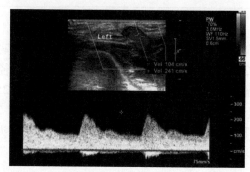
图 38-2-30　瘘口处频谱

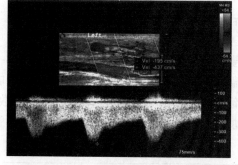
图 38-2-31　左侧头静脉狭窄处频谱

超声所见：

左 / 右侧头静脉与桡动脉于前臂近腕部（近中下 1/3/ 中份 / 近肘部）行端 - 侧 / 端 - 端吻合，经一瘘口相交通，瘘口宽__mm，瘘口处未探及确切异常回声附着（图 38-2-28）；瘘口近心端头静脉管壁增厚 / 管腔内可探及低弱 / 不均匀回声附着，致该处管腔变窄，最窄处内径__mm（图 38-2-29）；瘘口近心端桡动脉内径约__mm。CDFI：瘘口处血流束宽度正常；瘘口近心端头静脉血流束变细。PW：瘘口血流速度减慢，PSV 为__cm/s，阻力指数（RI）升高（图 38-2-30），血流量为__ml/min；瘘口近心 端头静脉血流速度增快，PSV 为__cm/s（图 38-2-31）；瘘口近心端桡动脉血流速度减慢，PSV 为__cm/s，血管阻力指数（RI）升高。

超声诊断：

左 / 右侧头静脉 - 桡动脉内瘘术后：

　　瘘口近心端头静脉狭窄。

　　瘘口流血速度减慢。

（五）头静脉血栓

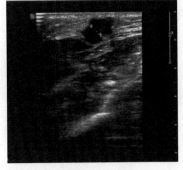

图 38-2-32　瘘口

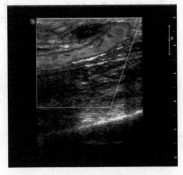

图 38-2-33　桡动脉和头静脉

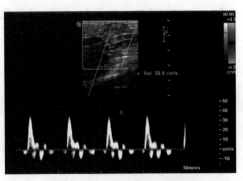

图 38-2-34　瘘口血流频谱

超声所见：

右 / 左侧头静脉与桡动脉于前臂近腕部（近中下 1/3/ 中份 / 近肘部）行端 - 侧 / 端 - 端吻合，经一瘘口相交通，瘘口宽__mm，瘘口处未探及确切异常回声（图 38-2-32）；瘘口近心端头静脉管腔内探及低 / 中等、不均匀回声充填 / 附着；瘘口近心端桡动脉内径约__mm。CDFI：瘘口近心端头静脉管腔内未探及明显血流信号 / 血流束变细，呈花色血流信号（图 38-2-33）。PW：瘘口血流速度降低，PSV 为__cm/s，血管阻力指数（RI）明显升高，血流量为__ml/min（图 38-2-34）；（狭窄处头静脉血流加速，PSV 为__cm/s）；瘘口近心端桡动脉血流速度 PSV 为__cm/s，血管阻力指数（RI）升高。

超声诊断：

右 / 左侧头静脉 – 桡动脉内瘘术后：

瘘口近心端头静脉血栓形成，管腔闭塞（狭窄）。

瘘口未见明显异常。

参 考 文 献

安·玛丽·库平斯坦，2018. 超声诊断学 . 血管 [M]. 2 版 . 彭玉兰，文晓蓉，顾鹏，译 . 北京：人民卫生出版社 .

简文豪，2006. 颅脑与外周血管超声诊断学 [M]. 北京：科学技术文献出版社 .

刘丽文，2020. 血管超声：从基础到临床实践 [M]. 北京：科学出版社 .

穆玉明，2019. 血管超声诊断临床图解 [M]. 北京：化学工业出版社 .

约翰·佩勒里托，2017. 血管超声经典教程 [M]. 原书第 6 版 . 温朝阳，唐一砂，译 . 北京：科学出版社 .

中国医师协会超声医师分会，2011. 血管和浅表器官超声检查指南 [M]. 北京：人民军医出版社 .

第39章 锁骨下静脉及上肢静脉超声医学诊断报告

第一节 锁骨下静脉疾病

一、锁骨下静脉血栓

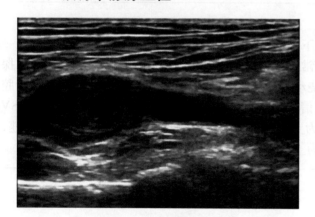

图 39-1-1 左侧锁骨下静脉

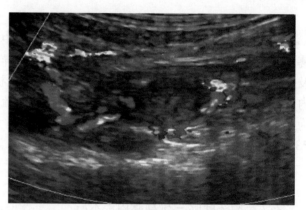

图 39-1-2 左侧锁骨下静脉血流图

超声所见:

左侧锁骨下静脉管腔增宽,内可见不均质低回声充填(图 39-1-1),血管腔完全填塞。CDFI:管腔内无血流信号,管腔周围显示增多、迂曲的血流信号(图 39-1-2),提示侧支循环建立。

超声诊断:

左侧锁骨下静脉血栓形成伴侧支循环形成。

二、胸廓出口综合征(静脉型)

超声所见:

仰卧解剖位:左/右侧锁骨下静脉管腔内径__mm,PSV 为__cm/s;ROOS 位:左/右侧锁骨下静脉管腔内径__mm,PSV 为__cm/s;CDFI:从仰卧解剖位到 ROOS 位,左/右侧锁骨下静脉血流束变细或消失。

超声诊断:

左/右侧锁骨下静脉于胸廓出口受压改变。

三、锁骨下静脉 PICC 置管术后

（一）锁骨下静脉 PICC 置管术后不伴血栓形成

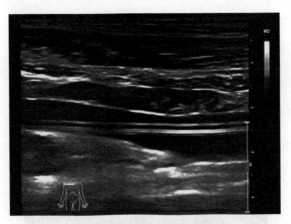

图 39-1-3　右侧锁骨下静脉

超声所见：

右侧锁骨下静脉内可见 PICC 导管回声（图 39-1-3），探头加压检测时静脉管腔可完全压闭，PICC 导管周围未见血栓回声附着。CDFI：静脉管腔内血流信号充盈佳。

超声诊断：

右侧锁骨下静脉 PICC 置管术后。

（二）锁骨下静脉 PICC 置管术后 PICC 管上血栓形成

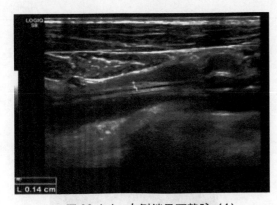

图 39-1-4　右侧锁骨下静脉（1）

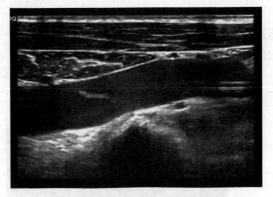

图 39-1-5　右侧锁骨下静脉（2）

超声所见：

右侧锁骨下静脉内可见 PICC 导管回声，导管周围可见宽基底血栓（图 39-1-4）/窄基底血栓（图 39-1-5）附着，血栓大小约__mm×__mm×__mm/厚约__mm。CDFI：PICC 导管处及血栓处可见血流充盈缺损，其余管腔血流充盈佳。

超声诊断：

右侧锁骨下静脉 PICC 置管术后，PICC 管周围血栓形成。

第二节　上肢静脉疾病

一、上肢静脉血栓

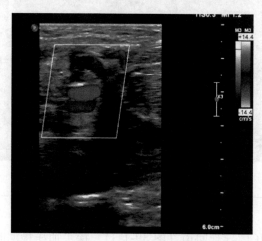

图 39-2-1　右侧肱静脉

超声所见：

右侧肱静脉单支内径较对侧增宽，管腔内探及低／中等、不均匀回声充填／附着（图 39-2-1）；右／左侧上肢静脉（腋静脉、尺静脉、桡静脉、头静脉、肘正中静脉、贵要静脉）走行正常，内径正常均匀，管腔内未探及确切异常回声充填；CDFI：右侧肱静脉单支血流信号充盈缺损／未探及确切血流信号；余上肢静脉血流充盈可。

超声诊断：

右侧肱静脉单支血栓形成（管腔闭塞）。

二、上肢动静脉瘘

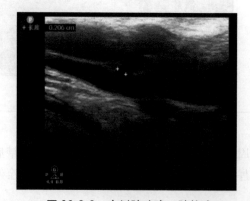

图 39-2-2　右侧肱动脉、肱静脉

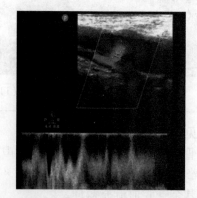

图 39-2-3　右侧肱动脉、肱静脉血流频谱

超声所见：

右侧肱动脉与右侧肱静脉之间见管壁局部回声中断，宽约＿mm（经交通口相通，宽约＿mm）（图 39-2-2）；右／左腋动脉／尺动脉、桡动脉走行正常，管腔粗细均匀，内中膜厚度正常，管腔内未探及确切异常回声；右／左腋静脉／尺静脉、桡静脉走行正常，内径正常均匀，管腔内未探及确切异常回声；

CDFI：右侧肱动脉与右侧肱静脉之间局部可见花色血流信号交通，交通血流束宽约__mm；PW：右侧肱动脉与右侧肱静脉之间中断处／交通口可探及高速、低阻动脉血流频谱，PSV 为__cm/s，血流方向自动脉流向静脉（图 39-2-3），该动静脉交通处的近心段静脉血流动脉化，PSV 为__cm/s。余上肢动脉血流频谱及血流速度未见明显异常；余上肢静脉血流充盈可，血流频谱未见明显异常。

超声诊断：
右侧肱动脉与右侧肱静脉间动静脉瘘形成。

三、上肢静脉瘤

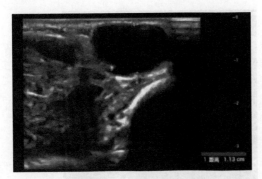
图 39-2-4　左侧头静脉（1）

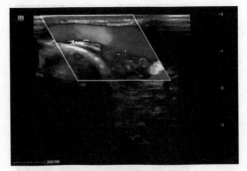
图 39-2-5　左侧头静脉（2）

超声所见：
左侧头静脉瘤样扩张，单发者呈扁平状或梭状暗区（图 39-2-4），多发者见多个大小不等的液性暗区，呈"蜂窝状""筛孔状"，较大瘤体长约__mm，横径约__mm，加压后可明显缩小或消失；右／左侧腋静脉（肱静脉、尺静脉、桡静脉、贵要静脉、肘正中静脉）走行正常，内径正常均匀，管腔内未探及确切异常回声充填；CDFI：瘤内见彩色血流显现，单色或红色、蓝色混合色，色泽低暗（图 39-2-5）；并发血栓时局部充盈缺损；PW：瘤内血流呈连续低速、静脉样频谱，形态随呼吸发生改变；余上肢静脉血流充盈可，血流频谱未见明显异常。

超声诊断：
左侧头静脉瘤形成。

四、上肢静脉 PICC 置管术后

（一）PICC 置管术后无异常

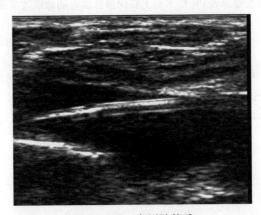
图 39-2-6　右侧腋静脉

超声所见：

右侧贵要静脉、右侧腋静脉内可见 PICC 导管回声，导管周围未探及确切异常回声附着（图 39-2-6）；右 / 左侧肱静脉（尺静脉、桡静脉、肘正中静脉）内径正常均匀，内未探及确切异常回声；CDFI：上述上肢静脉管腔内血流信号充盈可，血流频谱未见明显异常。

超声诊断：

右侧上肢静脉 PICC 置管术后：PICC 导管未见明显异常。

（二）PICC 置管术后继发附壁血栓

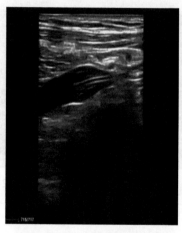 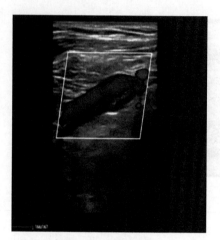

图 39-2-7　右侧腋静脉（1）　　　图 39-2-8　右侧腋静脉（2）

超声所见：

右侧贵要静脉、右侧腋静脉内可见 PICC 导管回声，右侧腋静脉段导管周围可探及低弱回声 / 不均匀回声附着（图 39-2-7）；右 / 左侧肱静脉（尺静脉、桡静脉、肘正中静脉）走行正常，内径正常均匀，管腔内未探及确切异常回声充填；CDFI：右侧腋静脉管腔内血流信号充盈缺损（图 39-2-8）；余上肢静脉血流充盈可，血流频谱未见明显异常。

超声诊断：

右侧上肢静脉 PICC 置管术后：PICC 导管周围附壁血栓形成。

参 考 文 献

林婷，宋秀莲，林小琼，2020. 彩超对肿瘤患者 PICC 术后上肢深静脉血栓的诊断效果观察 [J]. 现代医用影像学，29(1):118-119, 126.

孙利华，朱恩兰，高赟晔，等，2020. 床旁超声多点引导在改良赛丁格技术 PICC 置管术中的应用 [J]. 中国超声医学杂志，36(6):565-567.

杨燕，2021. 高频彩色多普勒超声在 PICC 并发症评估中的应用价值 [J]. 中国老年保健医学，19(1):123-124.

张利，王佳美，陈莺，等，2017. 循证护理在 PICC 导管相关性血栓中的应用 [J]. 全科护理，15(28):3505-3507.

Thrush A, Hartshorne T, 2012. 血管超声必读—操作手法、检查时机和适证 [M]. 3 版 . 王金锐，刘吉斌，译 . 北京：人民军医出版社 .

第40章 下肢动脉疾病超声医学诊断报告

第一节 下肢动脉粥样硬化病变

一、下肢动脉无明显狭窄

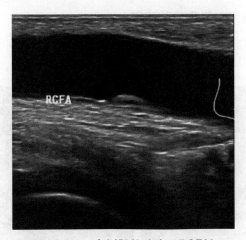

图 40-1-1 右侧股总动脉（RCFA）

超声所见：

双侧下肢股总动脉、股浅动脉、股深动脉、腘动脉、胫前动脉、胫腓干、胫后动脉、腓动脉、足背动脉管径正常，内中膜不均匀增厚，不光滑，血管内壁查见（散在、弥漫分布）大小不等的强回声（低回声、等回声）及混合回声斑块（图 40-1-1），血管腔未见明显狭窄。CDFI：管腔内血流信号充盈缺损，边缘不整齐，血流方向正常；PW：血流频谱形态及速度未见明显异常。

超声诊断：

双侧下肢动脉粥样硬化斑块。

二、单处下肢动脉狭窄

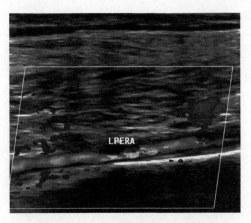

图 40-1-2 左侧腓动脉（LPERA）

超声所见：

　　双侧下肢股总动脉、股浅动脉、股深动脉、腘动脉、胫前动脉、胫腓干、胫后动脉、腓动脉、足背动脉内中膜不均匀性增厚，不光滑，血管内壁查见弥漫分布大小不等的强回声斑块及混合回声斑块，致左侧腓动脉管径明显变窄（图40-1-2）。CDFI及PW：管腔内血流信号充盈缺损，边缘不整齐，狭窄前动脉血流，PSV为＿cm/s，狭窄处血流束变细，血流速度增快，PSV为＿cm/s（正常值＜150cm/s），峰值流速比值（Vr）＿（正常值＜1.51），狭窄即后段血流呈"五彩镶嵌"征。其余动脉管腔内血流通畅，血流信号充盈，血流方向正常，血流频谱形态及血流速度未见明显异常。

超声诊断：

　　双侧下肢动脉粥样硬化斑块伴左侧腓动脉狭窄。

三、多处下肢动脉狭窄

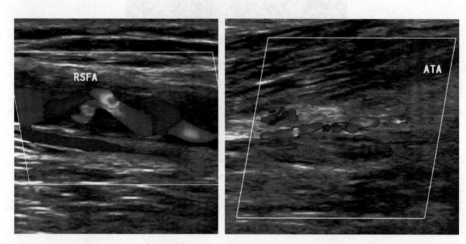

图40-1-3　右侧股浅动脉（RSFA）及右侧胫前动脉（ATA）

超声所见：

　　双侧下肢股总动脉、股浅动脉、股深动脉、腘动脉、胫前动脉、胫腓干、胫后动脉、腓动脉、足背动脉内中膜不均匀增厚，不光滑，血管内壁查见弥漫分布大小不等的强回声斑块及混合回声斑块，致双侧下肢动脉全程血管腔不同程度变窄。CDFI：血管腔内血流束明显变细（图40-1-3），狭窄处最高流速PSV为＿cm/s，狭窄前PSV为＿cm/s，峰值流速比值（Vr）：＿，下肢远段胫前动脉、胫后动脉、腓动脉、足背动脉血流频谱呈低速低阻型改变，血流速度明显减慢，PSV为＿cm/s，狭窄近段动脉周围可见细小的侧支动脉向狭窄远段灌注供血。

超声诊断：

　　双侧下肢动脉粥样硬化斑块伴管腔弥漫性狭窄。

四、下肢动脉闭塞

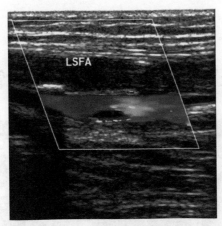

图 40-1-4　左侧股浅动脉（LSFA）

超声所见：

双侧下肢股总动脉、股浅动脉、股深动脉、腘动脉、胫前动脉、胫腓干、胫后动脉、腓动脉、足背动脉内中膜不均匀增厚，管腔内查见大小不等的低回声斑块及混合回声斑块，双侧股浅动脉管腔内探及弱回声充填。CDFI 及 PW：管腔充填段血流信号消失（图 40-1-4），其远段动脉周围可探及侧支动脉血流信号灌注，远段动脉管腔内血流通畅，血流信号充盈，血流速度减慢，血流频谱异常，呈低速低阻型改变；其近心端动脉管腔内血流通畅，血流信号充盈，血流阻力增高。

超声诊断：

双侧下肢动脉粥样硬化斑块伴股浅动脉闭塞。

第二节　下肢动脉栓塞

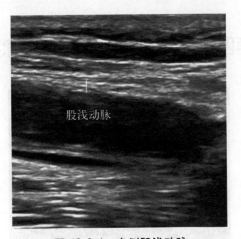

图 40-2-1　右侧股浅动脉

超声所见：

双侧股浅动脉管腔内查见不均质偏低回声充填（图 40-2-1），长度约__mm。CDFI 及 PW：管腔内未见明显血流信号，其远段动脉周围可见侧支动脉，远段动脉管腔内血流充盈，血流频谱异常，呈低速低阻 / 单相连续性带状频谱，血流速度 PSV 为__cm/s；其近心端动脉管腔血流通畅，血流信号充盈，频谱形态异常，血流阻力升高。

超声诊断：

双侧股浅动脉栓塞（完全性）。

第三节　下肢血栓闭塞性脉管炎

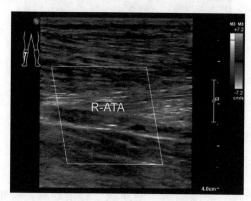

图 40-3-1　右侧胫前动脉（R-ATA）

超声所见：

双侧下肢胫前动脉、胫后动脉、腓动脉、足背动脉内膜面粗糙不平，呈"虫蚀样"改变，管壁不均匀性增厚，内径变细，部分节段闭塞；病变段动脉间以正常段交替。CDFI 及 PW：病变动脉节段性血流束变细、稀疏，部分节段血流信号消失；血流信号边缘不平整，血流色彩亮、暗变化明显（图 40-3-1）。闭塞段动脉周围可见侧支动脉。频谱呈单相波，血流速度增快 / 减慢。

超声诊断：

双侧下肢胫前动脉、胫后动脉、腓动脉、足背动脉管壁增厚，管腔节段性狭窄、闭塞：血栓闭塞性脉管炎？

第四节　下肢动脉假性动脉瘤

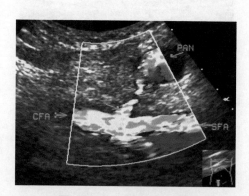

图 40-4-1　右侧股总动脉

CFA. 股总动脉；SFA. 股浅动脉；PAN. 假性动脉瘤瘤体

超声所见：

右侧腹股沟区股总动脉浅面查见一大小__mm×__mm×__mm 的无回声团块，形态规则，边界清晰，距体表__mm，团块内壁未见异常回声，团块与股总动脉之间查见一通道，长约__mm，宽约__mm。CDFI：团块内为红蓝相间的低速涡流血流信号，通道处可见收缩期血流由动脉"喷射"入团块，舒张期由团块向动脉腔的低速血流。PW：双向血流频谱（图 40-4-1）。

超声诊断：

右侧股总动脉假性动脉瘤。

第五节　下肢动脉真性动脉瘤

超声所见：

右侧 / 左侧股总动脉呈囊状扩张，瘤体大小约__mm×__mm（前后径 × 左右径），长约__mm，正常段动脉管径约__mm。瘤体内壁未见明显异常回声 / 可见强回声斑块、低回声 / 等回声血栓。CDFI：瘤腔内探及"花色"涡流信号，未见 / 可见血流充盈缺损。

超声诊断：

右侧 / 左侧股总动脉动脉瘤（伴血栓）。

参 考 文 献

安·玛丽·库平斯坦，2018. 超声诊断学 . 血管 [M]. 2 版 . 彭玉兰，文晓蓉，顾鹏，译 . 北京：人民卫生出版社 .

穆玉明，2019. 临床常见疾病超声图谱系列 -- 血管超声诊断临床图解 [M]. 2 版 . 北京：化学工业出版社 .

寺岛茂，宇治桥善胜，佐藤洋，等，2016. 血管超声入门 [M]. 杨天斗，张缙熙，赵晖，译 . 北京：人民军医出版社 .

约翰·佩勒里托，2017. 血管超声经典教程：原书 . [M]. 6 版 . 温朝阳，童一砂，译 . 北京：科学出版社 .

中国医师协会超声医师分会，2009. 血管超声检查指南 [J]. 中华超声影像学杂志，18(10):911-920.

Agur AMR, Dalley AF, 2011. Grant 解剖学图谱 [M]. 12 版 . 左焕琛，译 . 上海：上海科学技术出版社 .

第41章　下肢静脉疾病超声医学诊断报告

第一节　下肢静脉瓣膜功能不全

一、小隐静脉曲张、反流

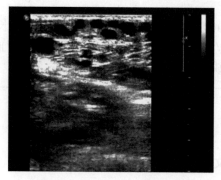
图 41-1-1　右侧小隐静脉属支

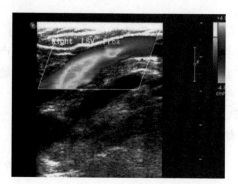
图 41-1-2　右侧小隐静脉

超声所见：

卧位，左 / 右侧小隐静脉近心段内径约__mm，属支迂曲、扩张（图 41-1-1），站立位，CDFI 及 PW 于挤压远端肢体释放后见低速反流，持续时间＞1s（图 41-1-2）。右 / 左侧大小隐静脉未见明显异常。

双侧股总静脉、股浅静脉、股深静脉、腘静脉、胫前静脉、胫后静脉、腓静脉及大隐静脉管径未见异常，管腔内未见明显异常回声充填，探头加压管腔可压闭。CDFI 及 PW：血流方向、速度未见明显异常，呼吸相存在，行 Valsalva 动作及挤压远端肢体放松后未探及反流信号。双侧小腿肌间静脉未见明显异常回声。

超声诊断：

左 / 右侧小隐静脉曲张、反流。

二、大隐静脉曲张、反流

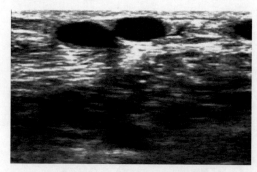
图 41-1-3　右侧大隐静脉属支

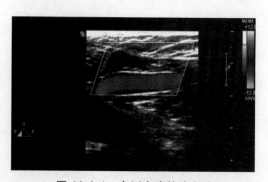
图 41-1-4　右侧大隐静脉血流

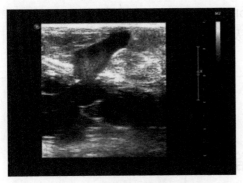

图 41-1-5　右侧小腿段穿静脉

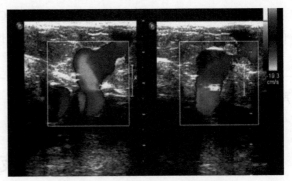

图 41-1-6　右侧小腿段穿静脉血流

超声所见：

左 / 右侧大隐静脉主干大腿段内径__mm，主干小腿段内径__mm，小腿段部分属支迂曲、扩张（图 41-1-3）。CDFI 及 PW：血流速度减慢，行 Valsalva 动作后隐股静脉瓣及迂曲血管内可见低速反流，持续时间：__s（图 41-1-4）。小腿中段内侧、下段外后侧各见一支穿静脉扩张（穿浅筋膜处内径分别约__mm、__mm），挤压近端肢体见反流，持续时间 > 0.35s（图 41-1-5，图 41-1-6）；大腿中段内侧一穿静脉扩张（穿浅筋膜处内径约__mm），行 Valsalva 动作可见低速反流，持续时间：__s（上述异常穿静脉已定位，请见体表标记 "X"）。右 / 左侧大隐静脉未见明显异常。

双侧股总静脉、股浅静脉、股深静脉、腘静脉、胫前静脉、胫后静脉、腓静脉及小隐静脉管径未见异常，管腔内未见明显异常回声充填，探头加压管腔可压闭。CDFI 及 PW：血流方向、速度未见明显异常，呼吸相存在，行 Valsalva 动作及挤压远端肢体放松后未探及反流信号。双侧小腿肌间静脉未见明显异常回声。

超声诊断：

左 / 右侧大隐静脉曲张、反流。

左 / 右侧大腿中段内侧及小腿中段内侧、下段外后侧穿静脉瓣膜功能不全。

三、股总静脉、股浅静脉反流

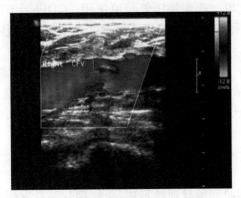

图 41-1-7　右侧股总静脉（Right CFV）血流

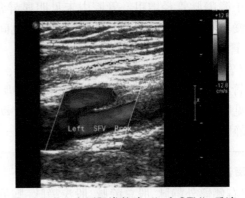

图 41-1-8　左侧股浅静脉（Left SFV）反流

超声所见：

左 / 右侧股总静脉、股浅静脉管径未见明显增粗，未见明显异常回声充填，行 Valsalva 动作可见低速反流，持续时间：__s（图 41-1-7，图 41-1-8）。

左 / 右侧股深静脉、腘静脉、胫前静脉、胫后静脉、腓静脉及大隐静脉、小隐静脉管径未见异常，管腔内未见明显异常回声充填，探头加压管腔可压。CDFI 及 PW：血流方向、速度未见明显异常，呼吸相存在，行 Valsalva 动作及挤压远端肢体放松后未探及反流信号。双侧小腿肌间静脉未见明显异常回声。

超声诊断：
左／右侧股总静脉、股浅静脉反流。

第二节　下肢静脉血栓

一、下肢静脉血栓（急性期）

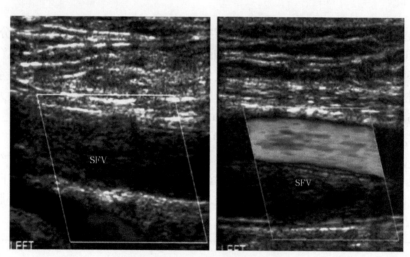

图 41-2-1　左侧股浅静脉（SFV）

超声所见：
左／右侧髂外静脉、股总静脉、股浅静脉及腘静脉管径增粗，管腔内透声差，内见弱回声充填。CDFI：管腔内无血流信号充盈（图 41-2-1）。左／右侧股深静脉、胫前静脉、胫后静脉、腓静脉、大隐静脉和小隐静脉管径增粗，管腔内未见明显异常回声充填，探头加压管腔可压闭。CDFI 及 PW：血流速度缓慢，呼吸相消失。左／右侧小腿部分肌间静脉管径增粗，管腔内透声差，探头压之变形不明显。CDFI：管腔内无血流信号充盈。

右／左侧股总静脉、股浅静脉、股深静脉、腘静脉、胫前静脉、胫后静脉、腓静脉及大隐静脉、小隐静脉管径未见异常，其内未见明显异常回声充填，探头加压管腔可压闭。CDFI 及 PW：血流方向、速度未见明显异常，呼吸相存在，行 Valsalva 动作及挤压远端肢体放松后未探及反流信号。右／左侧小腿肌间静脉未见明显异常回声。

超声诊断：
左／右侧髂外静脉、股总静脉、股浅静脉、腘静脉、小腿肌间静脉血栓形成（急性期）。结合发病时间（0.5个月以内）考虑。

二、下肢静脉血栓（亚急性期）

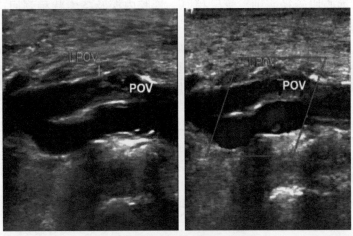

图 41-2-2　左侧腘静脉（POV）

超声所见：

左/右侧髂外静脉、股总静脉、股浅静脉及腘静脉管径稍增粗，管腔内透声差，其内可见低回声充填。CDFI：管腔内未见明显血流信号充盈（图 41-2-2）。左/右侧股深静脉、胫前静脉、胫后静脉、腓静脉、大隐静脉和小隐静脉管径无增粗，管腔内未见明显异常回声充填，探头加压管腔可压闭。CDFI 及 PW：血流速度缓慢，呼吸相消失。左/右侧小腿部分肌间静脉管径增粗，可见低回声充填，探头压之变形不明显。CDFI：管腔内无血流信号充盈。

右/左侧股总静脉、股浅静脉、股深静脉、腘静脉、胫前静脉、胫后静脉、腓静脉及大隐静脉、小隐静脉管径未见异常，其内未见明显异常回声充填，探头加压管腔可压闭。CDFI 及 PW：血流方向、速度未见明显异常，呼吸相存在，行 Valsalva 动作及挤压远端肢体放松后未探及反流信号。右/左侧小腿肌间静脉未见明显异常回声。

超声诊断：

左/右侧髂外静脉、股总静脉、股浅静脉、腘静脉、小腿肌间静脉血栓形成（亚急性期）。结合发病时间 0.5～6 个月综合评估。

三、下肢静脉血栓（慢性期）

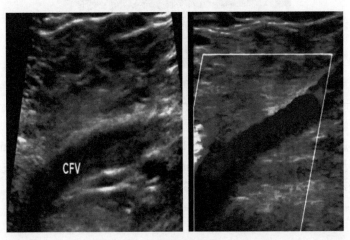

图 41-2-3　左侧股总静脉（CFV）

超声所见：

左 / 右侧股总静脉远心段管径变细，管壁稍厚，管腔内探及条索状稍强回声。CDFI：该段显示不规则血流信号充盈（图 41-2-3）。

左 / 右侧股浅静脉、股深静脉、腘静脉、胫前静脉、胫后静脉、腓静脉、大隐静脉、小隐静脉管径未见异常，其内未见明显异常回声充填，探头加压管腔可压闭。CDFI 及 PW：血流方向、速度未见明显异常，呼吸相存在，行 Valsalva 动作及挤压远端肢体放松后未探及反流信号。双侧小腿肌间静脉未见明显异常回声。

超声诊断：

左 / 右侧股总静脉远心段血栓形成（慢性期）、部分再通。结合发病时间（6 个月以上）综合评估。

第三节　下肢动静脉瘘

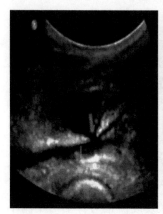 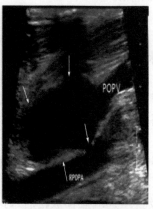

图 41-3-1　右侧腘动脉（POPA）、腘静脉（POPV）瘘

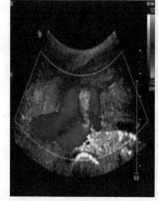 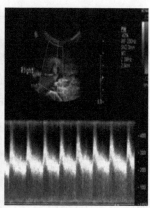

图 41-3-2　右侧腘动脉（RPOPA）、腘静脉瘘口血流频谱

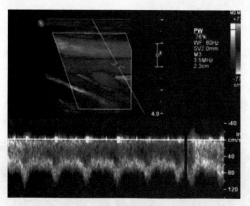

图 41-3-3　右侧股浅静脉血流频谱

超声所见：

左 / 右侧腘动脉与腘静脉可见相通（图 41-3-1），两者相连通处直径约＿mm。CDFI 于该处探及五彩镶嵌血流束，PW 探及高速湍流频谱，V_{max}＿cm/s（图 41-3-2），腘动脉三相波消失，呈低阻力血流频谱改变，股浅静脉探及动脉样血流频谱（图 41-3-3）。

超声诊断：

左 / 右侧腘动脉与腘静脉动静脉瘘形成。

第四节　下肢先天性静脉疾病

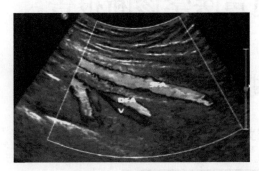

图 41-4-1　右侧股浅动脉

DFA. 股深动脉；SFA. 股浅动脉；V. 股浅静脉；
POPA. 腘动脉

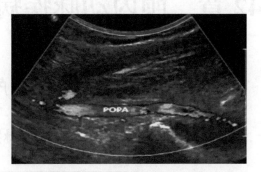

图 41-4-2　右侧腘动脉（POPA）

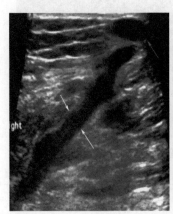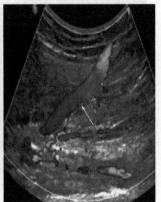

图 41-4-3　右侧小腿穿静脉

超声所见：

右 / 左下肢增粗、增长，软组织增厚。右 / 左侧大腿及小腿后外侧皮下浅静脉迂曲、扩张，股浅动脉、腘动脉未见伴行静脉显示（股浅静脉、腘静脉纤细）（图 41-4-1，图 41-4-2）。CDFI 及 PW：迂曲扩张血管内血流速度减慢。小腿探及多支粗大穿静脉，挤压肢体见反流信号，持续时间 > 0.35s（图 41-4-3）。余右 / 左侧下肢血管未见明显异常。

超声提示：

符合血管骨肥大综合征声像图表现。

参 考 文 献

安·玛丽·库平斯坦，2018. 超声诊断学 . 血管 [M]. 2 版 . 彭玉兰，文晓蓉，顾鹏，译 . 北京：人民卫生出版社 :277-291.

马芳，许继梅，刘咸罗，2018. 彩色多普勒超声对下肢交通支静脉功能不全的诊疗价值 [J]. 中国超声医学杂志，34(4):346-349.

王莹莹，李毓萍，赵晓宁，等，2017. 超声诊断先天性静脉畸形肢体肥大综合征的应用价值 [J]. 中国超声医学杂志，33(4):335-337.

中国医师协会超声医师分会，2011. 血管和浅表器官超声检查指南 [M]. 北京：人民军医出版社 :71-75.

Kuyumcu G, Salazar GM, Prabhakar AM, et al, 2016. Minimally invasive treatments for perforator vein insufficiency[J]. Cardiovasc Diagn Ther, 6(6):593-598.

第42章　颅内动脉疾病超声医学诊断报告

第一节　颅内动脉疾病

一、脑动脉狭窄（以常见的大脑中动脉狭窄为例）

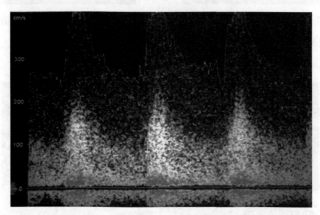

图 42-1-1　脑动脉重度狭窄血流频谱（MCA）

超声所见：

左侧大脑中动脉于深__cm 处探及节段性血流速度加快，血流速度为__cm/s，声频粗糙 / 可闻及乐性杂音，血流频谱可见涡流 / 湍流信号，峰时明显后延 / 低搏动性改变，与远端血流速度比值__（图 42-1-1）；右侧大脑中动脉血流速度、血流声频、搏动指数未见异常。

双侧大脑前动脉及大脑后动脉血流速度、血流声频、频谱、搏动指数未见异常。

椎基底动脉血流速度、血流声频、搏动指数未见异常。

超声诊断：

左侧大脑中动脉主干狭窄（轻 / 中 / 重度）。

二、大脑动脉闭塞（以较常见大脑中动脉为例）

超声所见：

左侧大脑中动脉常规深度未探及连续血流信号，可探及同侧大脑前动脉及大脑后动脉血流信号，血流速度、血流声频、搏动指数未见明显异常。

右侧大脑中动脉、大脑前动脉及大脑后动脉血流速度、血流声频、搏动指数未见异常。

椎基底动脉血流速度、血流声频、搏动指数未见异常。

超声诊断：

左侧大脑中动脉闭塞（急性）。

三、大脑动脉慢性闭塞（以较常见大脑中动脉为例）

超声所见：

左侧大脑中动脉常规深度未探及连续血流信号，可探及多流速、多向低速血流信号，同侧大脑前动脉及大脑后动脉血流速度加快（代偿），血流声频、搏动指数未见异常。

右侧大脑中动脉、大脑前动脉及大脑后动脉血流速度、血流声频、搏动指数未见异常。

椎基底动脉血流速度、血流声频、搏动指数未见异常。

超声诊断：

左侧大脑中动脉主干闭塞（慢性）。

四、颅外颈内动脉（左侧为例）重度狭窄（＞ 70%）/ 闭塞颅内侧支循环

超声所见：

左侧大脑中动脉主干血流速度相对减慢 / 正常，搏动指数相对右侧降低，血流频谱峰时明显后延或呈低搏动性改变，压迫右侧颈总动脉可见左侧大脑中动脉血流速度明显减慢（前交通动脉开放征）；右侧大脑中动脉血流速度、血流声频及搏动指数未见明显异常。

左侧眼窗探查眼动脉血流方向逆转，血流速度相对减慢 / 升高，搏动指数降低，血流频谱呈颅内化。

左侧大脑前动脉血流速度相对减慢 / 正常，血流方向反向（前交通动脉开放征），搏动指数相对右侧降低；右侧大脑前动脉血流速度加快，声频粗糙，搏动指数正常 / 稍降低。

左侧大脑后动脉较右侧血流速度加快，搏动指数相对右侧降低，压迫右侧颈总动脉可见左侧大脑后动脉血流速度相对升高（后交通动脉开放征）；右侧大脑后动脉血流速度、搏动指数未见明显异常。

椎基底动脉血流速度、血流频谱及搏动指数未见明显异常。

超声诊断：

左侧颈内动脉颅外段重度狭窄 / 闭塞：

　　　前交通动脉开放。

　　　后交通动脉开放。

　　　颈内动脉 - 颈外动脉侧支循环开放。

五、椎动脉颅外段病变（以右侧椎动脉为例）

超声所见：

双侧大脑中动脉、大脑前动脉及大脑后动脉走行、血流方向、血流速度、血流声频、搏动指数未见异常。

右侧椎动脉 V4 段全程血流速度减慢，血流频谱呈低速低搏动性改变 / 可见收缩期切迹，搏动指数降低；左侧椎动脉及基底动脉血流速度、血流声频、搏动指数未见异常。

超声诊断：

左侧椎动脉颅外段病变。

六、发泡试验阴性

超声所见：

检测右侧 / 左侧大脑中动脉单 / 双通道四深度（40 ～ 60mm）血流信号，注射激荡生理盐水静息状态下 10 ～ 20s 未监测到微栓子信号，行 Valsalva 动作后未检测到微栓子信号。

超声诊断：

经颅多普勒超声发泡实验无分流（请结合临床）。

七、发泡试验阳性

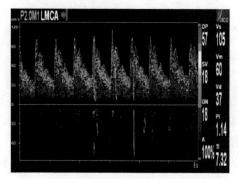

图 42-1-2　经颅多普勒超声发泡试验Ⅰ级分流

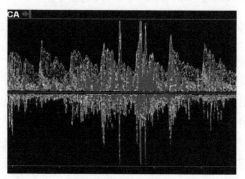

图 42-1-3　经颅多普勒超声发泡试验Ⅳ级分流

超声所见：

检测右侧 / 左侧大脑中动脉单 / 双通道，深度（40 ～ 60mm）血流信号，注射激荡生理盐水静息状态下 10 ～ 20s 未监测到微栓子信号，行 Valsalva 动作后检测到微栓子信号（Ⅰ级：1 ～ 10 个栓子 /Ⅱ级：11 ～ 25 个栓子 /Ⅲ级：> 25 个栓子但未形成雨帘征 /Ⅳ级：雨帘征。无法精确计算大量微泡信号）（图 42-1-2，图 42-1-3）。

超声诊断：

经颅多普勒超声发泡试验Ⅰ级分流 /Ⅱ级分流 /Ⅲ级分流 /Ⅳ级分流，请结合临床。

第二节　颅内动脉疾病双功能成像

一、脑动脉狭窄（以常见的大脑中动脉狭窄为例）

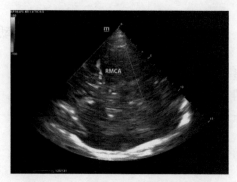

图 42-2-1　右侧大脑中动脉（RMCA）

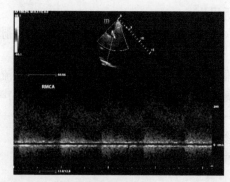

图 42-2-2　右侧大脑中动脉（RMCA）血流频谱

超声所见：

双侧颞窗穿透佳，颅底动脉环结构显示清晰，血管走向及血流充盈良好。

右侧大脑中动脉于主干探及节段性五彩血流，呈"蜂腰"征（图 42-2-1），血流速度加快，为__cm/s，声频粗糙，可闻及乐性杂音，血流频谱可见湍流信号（图 42-2-2），M2 段血流速度减慢，为__cm/s，峰时明显后延，呈低搏动性改变（狭窄处与远端血流速度比值大于 2 或 3）；左侧大脑中动脉走行清晰，血流速度、血流声频、搏动指数未见异常。

双侧大脑前动脉及大脑后动脉血流速度、血流声频、搏动指数未见异常。

椎基底动脉呈"Y"形走行，血流速度、血流声频、搏动指数未见异常。

超声诊断：

右侧大脑中动脉主干狭窄（轻 / 中 / 重度）。

二、脑动脉闭塞（以较常见大脑中动脉为例）

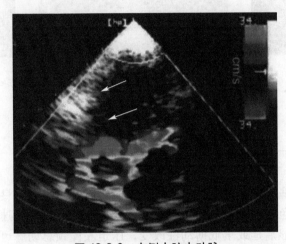

图 42-2-3 左侧大脑中动脉

图片来源：Pellerito JS，2017. 血管超声经典教程 [M].6 版 . 北京：科学出版社 .

超声所见：

双侧颞窗穿透佳，颅底动脉环结构显示清晰，血管走向及血流充盈良好。

左侧大脑中动脉主干走行区域未探及明显连续血流信号，同侧大脑前动脉及大脑后动脉走行清晰，血流方向、血流速度、血流声频、搏动指数未见异常（图 42-2-3）。

右侧大脑中动脉、大脑前动脉、大脑后动脉走行清晰，血流速度、血流声频、搏动指数未见异常。

椎基底动脉呈"Y"形走行，血流速度、血流声频、搏动指数未见异常。

超声诊断：

左侧大脑中动脉主干闭塞（急性）。

三、脑动脉慢性闭塞（以较常见大脑中动脉为例）

超声所见：

双侧颞窗穿透佳，颅底动脉环结构显示清晰，血管走向及血流充盈良好。

左侧大脑中动脉主干及 M2 段走行区域可探及多流速、红蓝相间多向不连续低速血流信号，同侧大脑前动脉及大脑后动脉走行清晰，血流速度加快（代偿），血流声频、搏动指数未见明显异常。

右侧大脑中动脉、大脑前动脉、大脑后动脉血流速度、血流声频、搏动指数未见异常。

椎基底动脉呈"Y"形走行，血流速度、血流声频、搏动指数未见异常。

超声诊断：

左侧大脑中动脉闭塞（慢性）。

四、颅外颈内动脉（右侧为例）重度狭窄（＞70%）/ 闭塞颅内侧支循环

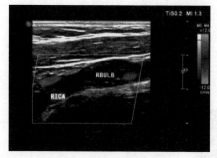
图 42-2-4　右侧颈内动脉
RBULB. 右侧颈动脉窦部；RICA. 右侧颈内动脉

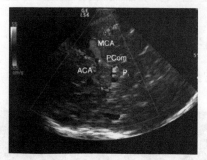
图 42-2-5　右侧后交通动脉
MCA. 大脑中动脉；ACA. 大脑前动脉；P_1. 大脑后动脉 P_1 段；PCom. 后交通动脉

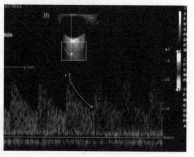
图 42-2-6　右侧眼动脉

超声所见：

双侧颞窗透声良好，颅底动脉环结构显示清晰，血管走向及血流充盈良好。

右侧大脑中动脉主干彩色多普勒超声显示走行清晰，血流连续，血流速度相对减慢，搏动指数相对左侧降低，血流频谱峰时明显后延或呈低搏动性改变，压迫左侧颈总动脉可见右侧大脑中动脉血流速度明显减慢（前交通动脉开放征）（图 42-2-4，图 42-2-5）；左侧大脑中动脉血流速度、血流声频及搏动指数未见明显异常。

右侧眼窗探查眼动脉血流方向逆转，血流速度相对升高，搏动指数减低，血流频谱呈颅内化（图 42-2-6）。

右侧大脑前动脉血流速度相对减慢，血流方向反向（前交通动脉开放征）（图 42-2-5），搏动指数相对左侧降低；左侧大脑前动脉血流速度加快，声频粗糙，搏动指数正常 / 稍降低。

彩色多普勒超声可见右侧大脑后动脉与颈内动脉终末端之间细小前向血流信号（后交通动脉开放征，后向前供血）（图 42-2-5），血流速度加快，搏动指数相对左侧降低，左侧大脑后动脉血流速度、搏动指数未见明显异常。

椎基底动脉血流速度、血流频谱及搏动指数未见明显异常。

超声诊断：

右侧颈内动脉颅外段闭塞：

　　前交通动脉开放。

　　右侧后交通动脉开放。

　　右侧颈内动脉 - 颈外动脉侧支循环开放。

五、椎动脉颅外段病变

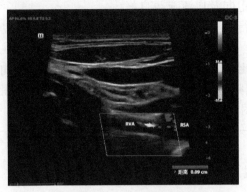

图 42-2-7　右侧椎动脉开口

RVA. 右侧椎动脉；RSA. 右侧锁骨下动脉

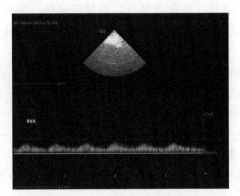

图 42-2-8　右侧椎动脉颅内段

超声所见：

颞窗穿透佳，颅底动脉环结构显示清晰，血管走向及血流充盈良好。

双侧大脑中动脉、大脑前动脉及大脑后动脉走行、血流方向、血流速度、血流声频、搏动指数未见异常。

右侧椎动脉 V4 段可见连续浅淡血流束，走行清晰，血流速度减慢，血流频谱呈低速低搏动性改变（图 42-2-8），搏动指数降低；左侧椎动脉及基底动脉血流速度、血流声频、搏动指数未见异常。

超声诊断：

右侧椎动脉颅外段病变（图 42-2-7）。

六、锁骨下动脉盗血（左侧为例）

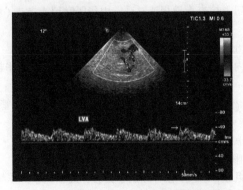

图 42-2-9　左侧椎动脉血流频谱（隐匿型盗血）

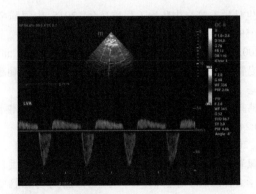

图 42-2-10　左侧椎动脉血流频谱（部分型盗血）

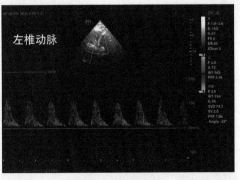

图 42-2-11　左侧椎动脉血流频谱（完全型盗血）

超声所见：

颞窗穿透佳，颅底动脉环结构显示清晰，血管走向及血流充盈良好。

双侧大脑中动脉、大脑前动脉及大脑后动脉走行、血流方向、血流速度、血流声频、搏动指数未见异常。

彩色多普勒超声显示左侧椎动脉走行区域可见连续浅淡血流信号 / 蓝红交替血流 / 反向血流，血流频谱可见收缩早期切迹 / 双向震荡 / 反向脉冲样血流频谱，右侧椎动脉及基底动脉血流速度相对加快（代偿），血流声频、搏动指数未见异常（图 42-4-9 ～图 42-2-11）。

超声诊断：

左侧锁骨下动脉盗血（隐匿型 / 部分型 / 完全型）。

七、颅内动脉发育不良（以大脑前动脉为例）

超声所见：

双侧颞窗透声良好，颅底动脉环结构显示清晰，血管走向及血流充盈良好。

双侧大脑中动脉及大脑后动脉血流速度、血流声频、搏动指数未见异常。

左侧大脑前动脉 A1 段探及细束连续血流，血流速度相对右侧降低，搏动指数相对升高；右侧大脑前动脉血流速度、血流声频、搏动指数未见异常。

椎基底动脉血流速度、血流声频、搏动指数未见异常。

超声诊断：

左侧大脑前动脉发育不良？

参 考 文 献

国家卫生计生委脑卒中防治工程委员会，2015. 中国脑卒中血管超声检查指导规范 [J] . 中华医学超声杂志（电子版），12(8):599-610.

华扬，2002. 实用颈动脉与颅脑血管超声诊断学 [M] . 北京：科学出版社 .

华扬，凌晨，段春，等 . 2000. 双功能彩超与经颅多普勒超声对颈内动脉重度狭窄或闭塞的诊断价值 [J] . 中华超声影像学杂志，9(7):413-415.

李响，韩雪华，华扬，等，2017. 超声检测大脑中动脉慢性闭塞患者脑血流与脑梗死的相关性 [J] . 中国脑血管病杂志，14(5):245-249.

刑英琦，2016. 颅脑与颈动脉超声诊断模板与图谱 [M] . 北京：人民卫生出版社 .

约翰·佩勒里托，2017. 血管超声经典教程：原书第 6 版 [M]. 温朝阳，童一砂，译 . 北京：科学出版社 .

中国医学会神经病学分会，中华医学会神经病学分会脑血管病学组，中华医学会神经病学分会神经影像学协作组，2016. 中国脑血管超声临床应用指南 [J] . 中华神经科杂志，49(7):507-518.

第六篇 儿 童 篇

第43章　颅脑及脊柱超声医学诊断报告

第一节　正常颅脑

检查时间：

检查编号：

仪器型号：

门诊 / 体检号：

姓名：　　　　性别：　　　年龄：　　　登记号（住院号）：　　　床号：

送检科室：　　　　　　检查部位：

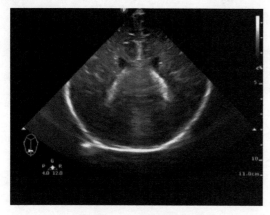

图 43-1-1　侧脑室三角区

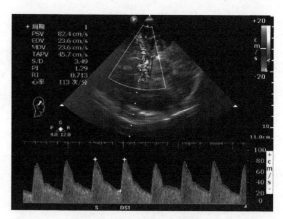

图 43-1-2　大脑中动脉

超声所见：

经前囟及颞窗探查：

脑中线结构居中，纵裂池未见增宽，脑 - 颅骨间距未见增宽。双侧侧脑室及第三脑室、第四脑室未见扩张。双侧脉络丛对称，边缘光滑，回声均匀。脑实质结构对称，回声正常，未见占位（图 43-1-1，图 43-1-2）。

CDFI：彩色血流信号未见异常。

超声诊断：

颅脑未见明显异常。

打印时间：　　　　　　记录者：　　　　　　医师签字：

本报告仅反映受检者当时情况，供临床医师参考。

第二节　颅内出血

一、Ⅰ级颅内出血

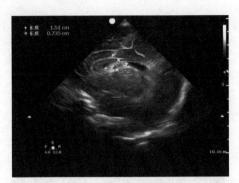
图 43-2-1　左侧室管膜下出血

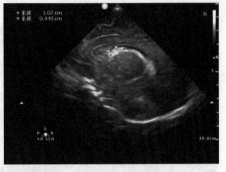
图 43-2-2　右侧室管膜下出血

超声所见：

经前囟及颞窗探查：

脑中线结构居中，纵裂池未见增宽，脑 - 颅骨间距未见增宽。双侧侧脑室及第三脑室、第四脑室未见扩张。双侧脉络丛对称，边缘光滑，回声均匀。左 / 右侧室管膜下可见稍强回声团，大小约__cm×__cm，边界清楚（图 43-2-1，图 43-2-2）；脑实质结构对称，回声正常，未见占位。

CDFI：彩色血流信号未见异常。

超声诊断：

符合颅内出血（Ⅰ级）声像图改变。

二、Ⅱ级颅内出血

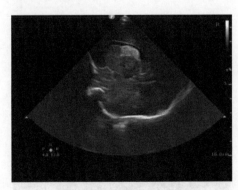
图 43-2-3　室管膜下出血

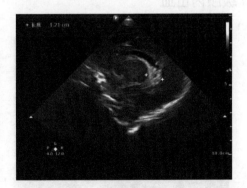
图 43-2-4　脉络丛增宽

超声所见：

经前囟及颞窗探查：

脑中线结构居中，纵裂池未见增宽，脑 - 颅骨间距未见增宽。双侧侧脑室及第三脑室、第四脑室未见扩张。左 / 右侧室管膜下可见稍强回声团，大小约__cm×__cm，边界清楚，突入左 / 右侧脑室；左 / 右侧脉络丛增宽，最宽处约__cm，形态欠规则，回声增强不均匀（图 43-2-3，图 43-2-4）；脑实质结构对称，回声正常，未见占位。

CDFI：彩色血流信号未见异常。

超声诊断：

符合颅内出血（Ⅱ级）声像图改变。

三、Ⅲ级颅内出血

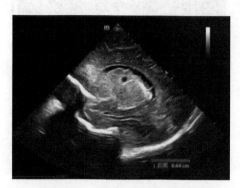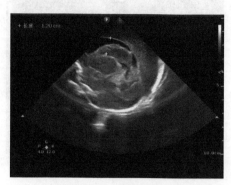

图 43-2-5　侧脑室内铸形样回声　　　　　　图 43-2-6　侧脑室扩张

超声所见：

经前囟及颞窗探查：

脑中线结构居中，纵裂池未见增宽，脑 - 颅骨间距未见增宽。双侧侧脑室增宽，体部宽度右侧__cm，左侧__cm；第三脑室、第四脑室未见 / 可见扩张，内径__cm；双侧脉络丛增宽，形态不规则，回声不均匀，脑室腔内可见铸形样强回声；脑室周围白质回声增强（图 43-2-5，图 43-2-6）。

CDFI：彩色血流信号未见异常。

超声诊断：

符合颅内出血（Ⅲ级）声像图改变。

四、Ⅳ级颅内出血

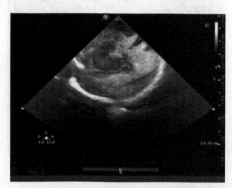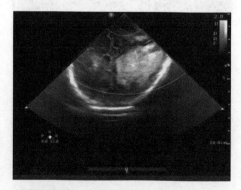

图 43-2-7　颞叶出血（矢状切面）　　　　　　图 43-2-8　颞叶出血（冠状切面）

超声所见：

经前囟及颞窗探查：

脑中线结构居中 / 向左 / 右侧偏移，纵裂池未见增宽，脑 - 颅骨间距未见增宽。双侧侧脑室增宽，体部宽度右侧__cm，左侧__cm；第三脑室、第四脑室未见 / 可见扩张；双侧脉络形态不规则，回声不均匀，脑室腔内充满铸形样强回声。左 / 右侧__叶内可见强回声团，大小约__cm×__cm，边界清楚，形态不规则；

脑室周围白质回声增强（图 43-2-7，图 43-2-8）。

CDFI：彩色血流信号未见异常。

超声诊断：

符合颅内出血（Ⅳ级）声像图改变。

第三节　脑　水　肿

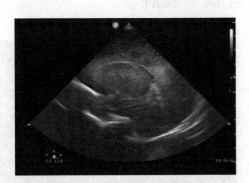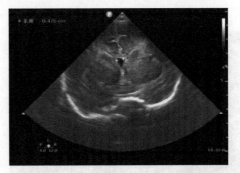

图 43-3-1　侧脑室体部变窄　　　　　　图 43-3-2　双侧脑室前角呈线样

超声所见：

经前囟及颞窗探查：

脑中线结构居中，纵裂池未见增宽，脑 - 颅骨间距未见增宽。双侧脑结构模糊，双侧侧脑室前角呈线样 / 显示不清；第三脑室、第四脑室未见扩张；双侧脉络丛对称，边缘光滑，回声均匀；脑实质回声弥漫增强，未见确切占位（图 43-3-1，图 43-3-2）。

CDFI：彩色血流信号未见明显异常。

超声诊断：

符合脑水肿声像图改变。

第四节　脑室周围白质软化

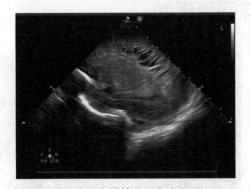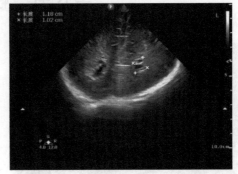

图 43-4-1　白质软化（矢状切面）　　　　图 43-4-2　白质软化（冠状切面）

超声所见：

经前囟及颞窗探查：

脑中线结构居中，纵裂池未见增宽，脑 - 颅骨间距未见增宽；双侧侧脑室及第三脑室、第四脑室未见扩张；双侧脉络丛对称，边缘光滑，回声均匀；双侧侧脑室周围脑实质回声增强，局部呈大小不等的小囊样改变，范围约__cm×__cm（图43-4-1，图43-4-2）。

CDFI：彩色血流信号未见异常。

超声诊断：

符合脑室周围白质软化声像图改变。

第五节 室管膜下囊肿

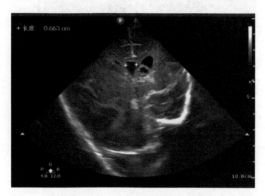 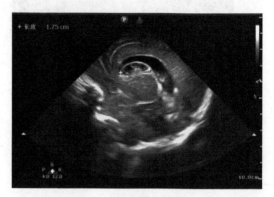

图 43-5-1 左侧室管膜下囊肿（1）　　图 43-5-2 左侧室管膜下囊肿（2）

超声所见：

经前囟及颞窗探查：

脑中线结构居中，纵裂池未见增宽，脑-颅骨间距未见增宽。双侧侧脑室及第三脑室、第四脑室未见扩张；双侧脉络丛对称，边缘光滑，回声均匀；左/右/双侧室管膜下可见分隔囊性回声，大小__cm×__cm，边界清晰；脑实质结构对称，回声正常，未见占位（图43-5-1，图43-5-2）。

CDFI：彩色血流信号未见异常。

超声诊断：

左/右/双侧室管膜下囊肿。

第六节 蛛网膜囊肿

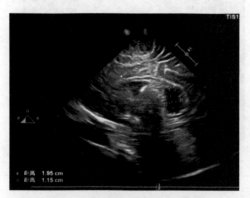 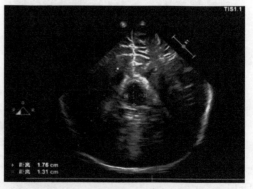

图 43-6-1 蛛网膜囊肿（矢状切面）　　图 43-6-2 蛛网膜囊肿（冠状切面）

超声所见:

经前囟及颞窗探查:

脑中线向左/右偏移,纵裂池未见增宽,脑-颅骨间距未见增宽;双侧侧脑室及第三脑室、第四脑室未见扩张;脑中线胼胝体压部下方探及类圆形无回声,边界清楚,囊壁薄,光滑,包膜完整,周围脑实质可见受压;囊肿与各脑室无相通(图 43-6-1,图 43-6-2)。

CDFI:彩色血流信号未见异常。

超声诊断:

脑中线胼胝体压部下方囊性占位:蛛网膜囊肿可能性大。

第七节　化脓性脑膜炎

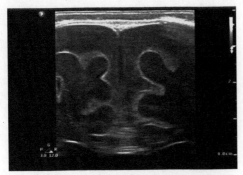
图 43-7-1　纵裂池增宽,脑脊液透声差

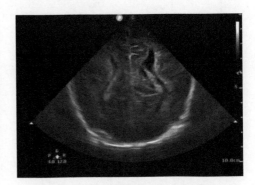
图 43-7-2　脑室壁增厚,回声增强

超声所见:

经前囟及颞窗探查:

脑中线结构居中,纵裂池增宽,脑-颅骨间距增宽;双侧侧脑室稍增宽,脑室壁增厚,回声增强,脑脊液透声差,第三脑室、第四脑室未见扩张;双侧脑半球回声不均匀增强,脑沟回声增强(图 43-7-1,图 43-7-2)。

CDFI:彩色血流信号未见异常。

超声诊断:

符合化脓性脑膜炎声像图改变。

第八节　脑　脓　肿

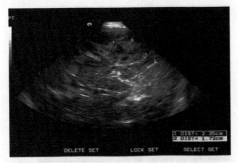
图 43-8-1　右侧颞叶内不均质稍强回声团

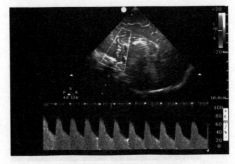
图 43-8-2　大脑前动脉频谱

超声所见：

经前囟及颞窗探查：

脑中线结构居中，纵裂池未见增宽，脑 - 颅骨间距未见增宽。双侧侧脑室稍增宽，脑室壁增厚，回声增强，脑脊液透声差，第三脑室、第四脑室未见扩张；左 / 右侧叶内不均质稍强回声区，边界欠清，范围约__cm×__cm，团块内可见不规则液化区（图 43-8-1）；脑沟回声增强。CDFI：团块边缘可见少许血流信号（图 43-8-2）。

超声诊断：

符合脑脓肿声像图改变。

第九节 脑 积 水

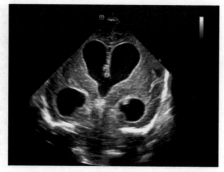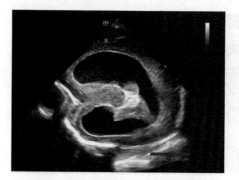

图 43-9-1 脑室扩张（冠状切面）　　图 43-9-2 脑室扩张（矢状切面）

超声所见：

经前囟及颞窗探查：

脑中线结构居中 / 向左 / 右侧偏移，纵裂池未见增宽，脑 - 颅骨间距未见增宽。双侧侧脑室扩张，体部前后径，右侧__cm，左侧__cm；第三脑室增宽，内径__cm；第四脑室增宽，内径__cm；双侧脉络丛对称，边缘光滑，回声均匀；脑实质结构对称，回声正常，未见占位（图 43-9-1，图 43-9-2）。

CDFI：彩色血流信号未见异常。

超声诊断：

符合脑室扩张（轻 / 中 / 重度）声像图改变。

第十节 脊膜 / 脊髓脊膜膨出（伴 / 不伴脂肪瘤）

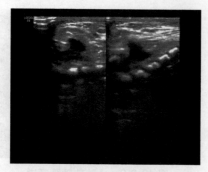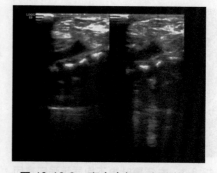

图 43-10-1 脊膜膨出　　　　图 43-10-2 囊内未探及血流信号

超声所见:

骶尾部"包块"处探及囊性回声,大小约__cm×__cm,与脊膜腔沟通,内可见/未见脊髓低回声,囊内/椎管内/脊髓旁可见/未见高回声团块,形状不规则,未见包膜回声,与脊髓分界不清(图43-10-1);第__椎体异常/棘突/椎板缺失。

CDFI:囊内未探及血流信号/彩色血流信号未见异常(图43-10-2)。

超声诊断:

符合脊膜/脊髓脊膜膨出声像图改变(伴/不伴脂肪瘤)。

第十一节　脊髓栓系综合征

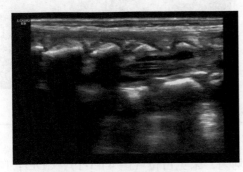 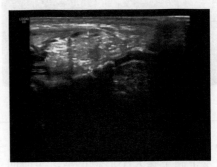

图 43-11-1　圆锥膨大消失　　　　图 43-11-2　终丝增厚与高回声团分界不清

超声所见:

脊髓尾端形态失常,圆锥位于椎体水平/圆锥膨大消失呈鼠尾状,脊髓振动消失,终丝增厚,厚约__cm。椎管内/脊髓旁可见/未见高回声团块,形状不规则,未见包膜回声,与脊髓分界不清,未探及血流信号(图43-11-1,图43-11-2)。

CDFI:彩色血流信号未见异常。

超声诊断:

符合脊髓栓系综合征声像图改变。

第44章　颌面部及颈部超声医学诊断报告

第一节　正常涎腺

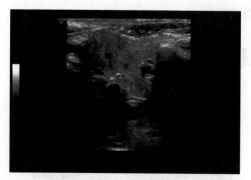

图 44-1-1　右侧腮腺

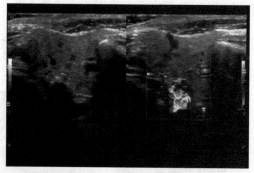

图 44-1-2　腮腺内血流

超声所见：
双侧腮腺及下颌下腺大小形态正常，实质回声均匀，未见占位（图 44-1-1）。CDFI：腺体内未见异常血流信号（图 44-1-2）。
双侧颈部未见肿大的淋巴结。

超声诊断：
双侧腮腺、下颌下腺及双侧颈部淋巴结未见明显异常。

第二节　正常甲状腺

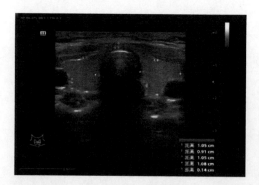

图 44-2-1　甲状腺

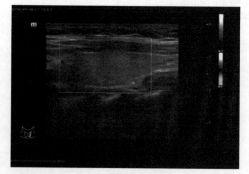

图 44-2-2　腺体内血流

超声所见：
甲状腺形态未见异常。右侧叶前后径__cm，上下径__cm，左右径__cm；左侧叶前后径__cm，上下径__cm，左右径__cm；峡部厚__cm；甲状腺实质回声均匀，未见确切占位（图 44-2-1）。
CDFI：腺体内未见异常血流信号（图 44-2-2）。
双侧颈部未见肿大的淋巴结。

超声诊断：

甲状腺未见明显异常。

第三节　急性腮腺炎

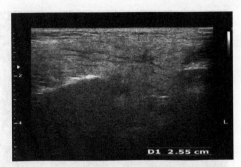

图 44-3-1　腮腺增大

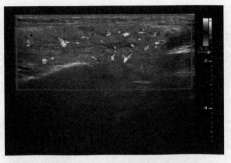

图 44-3-2　腮腺内血流丰富

超声所见：

左／右侧腮腺增大，前后径__cm，实质回声增强，不均匀，未见占位，腮腺导管未见扩张（图 44-3-1）。CDFI：血流信号较对侧丰富（图 44-3-2）。

右／左侧腮腺前后径__cm，实质回声均匀，未见占位，腮腺导管未见扩张。CDFI：血流信号未见异常。

双侧下颌下腺大小、形态、回声及血流未见明显异常。

双侧颈部未见肿大的淋巴结。

超声诊断：

左／右侧腮腺增大。

第四节　下颌下腺炎

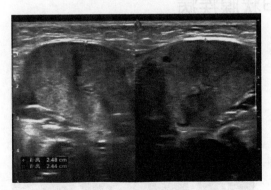

图 44-4-1　双侧颌下腺增大

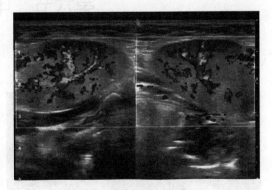

图 44-4-2　腺体内血流丰富

超声所见：

双侧颌下腺增大，右侧前后径__cm，左侧前后径约__cm，实质回声欠均匀，未见占位（图 44-4-1）。CDFI：腺体内血流丰富（图 44-4-2）。

双侧腮腺大小、形态、回声及血流未见明显异常。

双侧颈部未见肿大的淋巴结。

超声诊断：

双侧颌下腺增大。

第五节　腮腺血管瘤

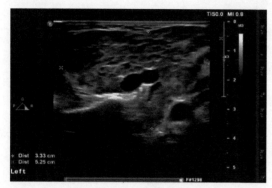

图 44-5-1　腮腺内血管瘤

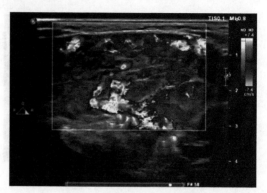

图 44-5-2　腮腺内血流异常丰富

超声所见：

左/右侧腮腺增大，大小约__cm×__cm，内部回声不均匀，其内可见大小不等的窦样回声，相互交通呈网格样（图 44-5-1）；CDFI：血流信号异常丰富，以静脉频谱为主（图 44-5-2）。

右/左侧腮腺前后径__cm，实质回声均匀，未见占位，腮腺导管未见扩张；CDFI：血流信号正常。

双侧颌下腺大小、形态、回声及血流未见明显异常。

双侧颈部未见肿大的淋巴结。

超声诊断：

符合左/右侧腮腺血管瘤声像图改变。

第六节　甲状腺疾病

一、甲状腺缺如

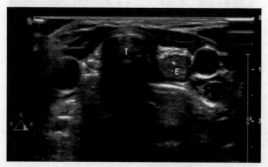

图 44-6-1　颈前甲状腺区

E. 食管；T. 气管

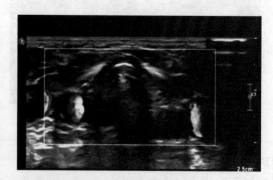

图 44-6-2　颈前甲状腺区血流

超声所见：

颈前甲状腺区及周围未探及正常甲状腺组织样回声（图 44-6-1）。

CDFI：颈前区及周围未探及异常血流信号（图 44-6-2）。

超声诊断：

颈前区及周围未探及正常甲状腺组织样回声。

二、甲状腺发育不全

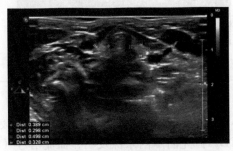 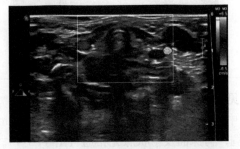

图 44-6-3　颈前甲状腺区　　　　　　　图 44-6-4　不规则稍强回声内未探及血流

超声所见：

颈前甲状腺区未探及正常甲状腺组织样回声，仅于该区域探及不规则强回声，右侧范围约__cm×__m，左侧范围约__cm×__cm（图 44-6-3）。CDFI：其内未探及明显血流信号（图 44-6-4）。

超声诊断：

甲状腺区探及不规则强回声，甲状腺发育不全可能性大。

三、异位甲状腺

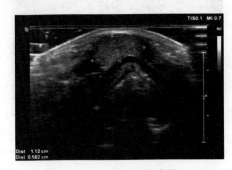 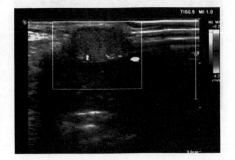

图 44-6-5　颈前甲状腺区　　　　　　　　图 44-6-6　团块内点状血流

超声所见：

甲状腺区未探及正常甲状腺组织样回声。于颈前包块处皮下查见__cm×__cm×__cm 实质性团块，边界清楚，呈弱回声，尚均匀（图 44-6-5）；CDFI：团块边缘可见点线样血流信号（图 44-6-6）。

双侧颈部未见肿大的淋巴结。

超声诊断：

颈前包块处皮下实质性回声团——异位甲状腺可能性大。

第七节 甲状舌管囊肿

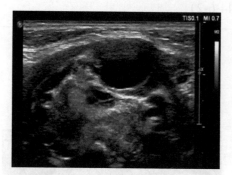

图 44-7-1 颈前甲状腺区

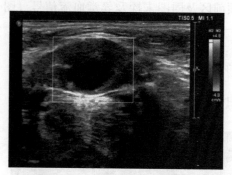

图 44-7-2 囊内未探及血流

超声所见：

颌下正中近舌骨水平见囊性占位，大小约__cm×__cm，边界清楚，形态规则，囊壁较厚，囊液清亮 / 囊液黏稠，与深面及甲状腺无相通（图 44-7-1）。CDFI：无回声内未探及明显血流信号（图 44-7-2）。甲状腺大小、形态及回声未见异常。

超声诊断：

颌下正中囊性占位，甲状舌管囊肿可能性大。

第八节 肌 性 斜 颈

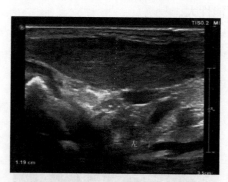

图 44-8-1 左侧胸锁乳突肌

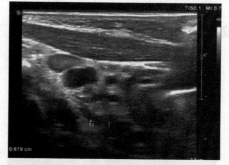

图 44-8-2 右侧胸锁乳突肌

超声所见：

双侧胸锁乳突肌对比扫查：

左 / 右侧胸锁乳突肌乳突端 / 中段 / 锁骨端梭形增厚，最厚处约__cm，肌纹理紊乱，回声减低，不均匀（图 44-8-1）；CDFI：其内见少许点状血流信号。

右 / 左侧胸锁乳突肌厚约__cm，肌纹理清晰，其内回声较均匀，未见占位（图 44-8-2）；CDFI：血流信号未见明显异常。

超声诊断：

左 / 右侧胸锁乳突肌梭形增厚。

第九节　颈静脉扩张

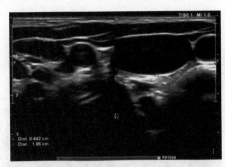
图 44-9-1　颈内静脉扩张（1）

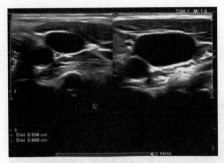
图 44-9-2　颈内静脉扩张（2）

超声所见：

平静呼吸时，左 / 右侧颈内静脉内径__cm，右 / 左侧颈内静脉内径__cm；屏气时，左 / 右侧颈内静脉内径__cm，右 / 左侧颈内静脉内径__cm；双侧颈内静脉内壁光滑，管腔内未见占位（图 44-9-1，图 44-9-2）。CDFI：血流频谱未见明显异常。

超声诊断：

左 / 右侧颈内静脉扩张。

第45章　肺部超声医学诊断报告

第一节　正常肺部

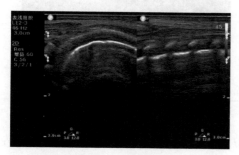

图 45-1-1　左侧肺部

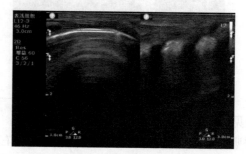

图 45-1-2　右侧肺部

超声所见：

仰卧 / 俯卧 / 坐位 / 侧卧位扫查：

双侧肺部各区域均见 A 线，未见 B 线，未见实变区，胸膜连续光滑，可见肺滑动征（图 45-1-1，图 45-1-2）。

双侧胸腔未见积液。

CDFI：未见异常血流信号。

超声诊断：

双侧肺部声像图未见明显异常。

第二节　肺　炎

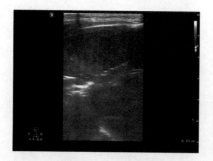

图 45-2-1　肺实变

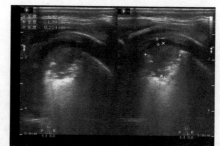

图 45-2-2　实变区内点线样支气管充气征

超声所见：

仰卧 / 俯卧 / 坐位 / 侧卧位扫查：

＿＿区肺内查见斑片状实变区，范围＿＿cm×＿＿cm，其内可见少许点线样支气管充气征，前方胸膜线变细、中断，周围可见肺间质综合征样改变，后方 A 线消失。余肺部区域未见异常 / 可见 B 线，胸膜线正常 / 模糊；肺滑动征存在（图 45-2-1，图 45-2-2）。

双侧胸腔未见积液。
CDFI：未见异常血流信号。

超声诊断：
符合肺炎声像图改变。

第三节　胎粪吸入性肺炎

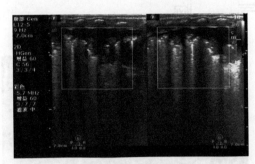

图 45-3-1　肺部血流

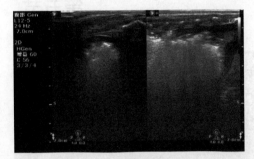

图 45-3-2　肺间质综合征

超声所见：
仰卧 / 俯卧 / 坐位 / 侧卧位扫查：
__区肺内可见多处斑片状实变区，间以碎片征，肺胸膜线增厚 / 变细 / 中断；__区肺内可见大片实变区，范围__cm×__cm，其内可见较多的支气管充气征，周围可见肺间质综合征样改变，肺滑动征减弱；__区肺内可见肺间质综合征样改变（图 45-3-1，图 45-3-2）。
双侧胸腔未见积液。
CDFI：未见异常血流信号。

超声诊断：
结合临床病史，符合胎粪吸入性肺炎声像图改变。

第四节　新生儿呼吸窘迫综合征

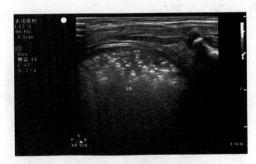

图 45-4-1　层状实变区

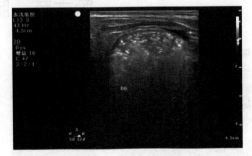

图 45-4-2　胸腔少量积液

超声所见：
仰卧 / 俯卧 / 坐位 / 侧卧位扫查：
双肺胸膜线增厚、模糊，__区胸膜线下可见层状实变区，范围约__cm×__cm，其内可见密集的点状支气管充气征，呈"雪花"征样改变，周围可见肺间质综合征样改变；前方可见少量线样积液；__区肺/余肺内可见肺间质综合征样改变；肺滑动征存在（图45-4-1，图45-4-2）。

　　双侧胸腔未见积液。

　　CDFI：未见异常血流信号。

超声诊断：

符合新生儿呼吸窘迫综合征肺部声像图改变。

第五节 气 胸

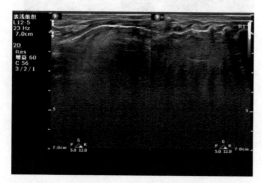

图45-5-1 肺滑动征消失

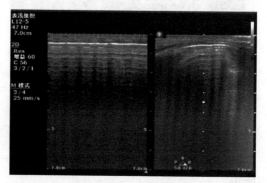

图45-5-2 "条形码"征

超声所见：

仰卧/俯卧/坐位/侧卧位扫查：

　　__区肺滑动征消失，后方仅见A线，未见B线，M型超声可见"条形码"征，可见肺点；余肺部可见B线/实变区，胸膜连续模糊/粗糙/中断，肺滑动征存在（图45-5-1，图45-5-2）。

　　双侧胸腔未见积液。

　　CDFI：未见异常血流信号。

超声诊断：

符合__区气胸声像图改变。

第六节 肺 不 张

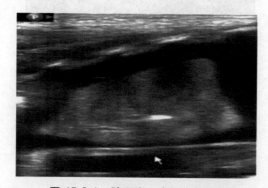

图45-6-1 肺不张，胸腔大量积液

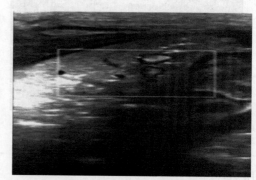

图45-6-2 实变区内支气管充液征

超声所见：

仰卧 / 俯卧 / 坐位 / 侧卧位扫查：

__区肺内查见实变区，范围约__cm×__cm，边界清楚，锐利，体积收缩感，其内未见支气管充气征，可见支气管充液征；CDFI：实变区可探及树枝状分布的血流信号；余肺部未见确切异常（图 45-6-1，图 45-6-2）。

双侧胸腔可见游离液体回声，透声清 / 差，左侧深约__cm，右侧深约__cm。

超声诊断：

左 / 右 / 双肺肺不张。

双侧胸腔积液（少量 / 中量 / 大量）。

第七节　肺　出　血

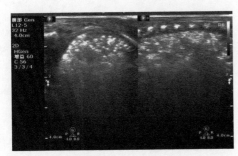 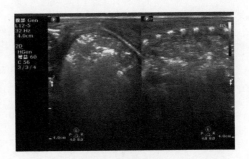

图 45-7-1　"碎片"征　　　　　　图 45-7-2　实变区

超声所见：

仰卧 / 俯卧 / 坐位 / 侧卧位扫查：

__区胸膜线增厚、模糊，__区胸膜线下可见"碎片"征 / 大片状实变区，范围约__cm×__cm，后方可见肺间质综合征样改变，胸腔内可见少许积液，透声差；肺滑动征减弱（图 45-7-1，图 45-7-2）。

双侧胸腔可见积液，右侧深约__cm，左侧深约__cm，透声差。

CDFI：未见异常血流信号。

超声诊断：

结合临床病史，符合肺出血声像图改变。

第八节　支气管肺发育不良

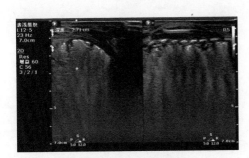 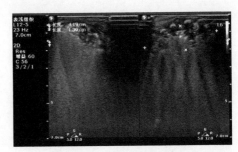

图 45-8-1　胸膜线异常　　　　　　图 45-8-2　碎片样强回声

超声所见：

仰卧 / 俯卧 / 坐位 / 侧卧位扫查：

__区胸膜线部分模糊、增厚、中断 / 呈锯齿状，其后方可见不规则碎片样强回声与小片状实变相间征象，范围约__cm×__cm，周围可见肺间质综合征样改变。余肺内可见密集 B 线，未见实变区。肺滑动征存在（图 45-8-1，图 45-8-2）。

双侧胸腔未见积液。

CDFI：未见异常血流信号。

超声诊断：

结合临床病史，符合支气管肺发育不良声像图改变。

第七篇 介 入 篇

　　介入超声资料保存与报告书写是介入超声工作中医疗、教学、科研的重要环节，是医疗争议中发生诉讼、保险理赔、医保付费、医疗鉴定举证责任倒置的原始证据资料。介入超声医学实践工作相对于普通超声工作涉及风险高、病程保存资料少和难以保存等问题，因此，资料保存和报告书写更应建立和执行规范的医学影像档案保存和介入超声报告书写。严禁直接修改原始数据，一旦误操作删除影像资料，应及时通知科内其他人员，尽量补救，切忌刻意隐瞒。介入超声资料应纳入整个超声报告系统，统一分类编号，分类储存，建立相应的医学超声影像资料索引系统，并进行必要的动态图像备份管理。介入超声档案管理工作站的患者及其相关信息禁止除科研、教学或特殊情况需使用以外的任何形式。

第46章 介入超声工作制度

一、介入超声医师工作制度

1. 有3年以上相关临床专业诊疗工作经验，具有高度的责任心和应急能力。
2. 经过介入超声诊疗技术相关系统培训并考核合格。
3. 严格遵守介入超声诊疗技术操作规范和诊疗指南。
4. 严格掌握介入超声诊疗技术的适应证和禁忌证。
5. 术前应制订手术方案和患者管理方案，明确预防并发症的措施。
6. 实施介入超声诊疗技术前，应向患者及其近亲属告知手术目的、手术风险、术后注意事项、可能发生的并发症及预防措施等，并签署知情同意书。
7. 加强介入超声诊疗质量管理，做好详细介入超声手术操作记录和进行规范资料档案管理。
8. 建立健全术后随访制度，按规范进行随访、记录，并按照卫生健康行政部门的要求报告相关病例信息。
9. 医疗机构和医师按照规定接受介入超声诊疗技术的临床应用能力评估，包括病例选择、手术成功率、严重并发症、死亡病例、医疗不良事件发生情况、术后患者管理、随访情况和病历质量等。
10. 拟独立开展按照四级高难度手术和新项目手术管理的介入超声医师，在满足上述条件的基础上，还应当满足以下条件。
（1）从事介入超声诊疗工作不少于5年，具有副主任医师及以上专业技术职务任职资格。累计独立完成介入超声诊疗技术不少于500例；其中完成按照三级手术管理的介入超声诊疗技术不少于200例。
（2）经过符合要求的介入超声技术培训基地四级高难度手术和新项目手术系统培训并考核合格。

二、介入超声诊疗工作制度

1. 严格执行各项介入诊疗规章制度和操作规程，严格执行医师准入制度。
2. 须由专业技术人员操作，必须按操作程序进行操作。
3. 未经操作人员许可，其他人员不得随意进入介入超声室和进行介入超声手术操作。
4. 介入超声室工作的工作人员，均须严格遵守无菌操作原则。保持室内肃静和整洁，禁止吸烟。
5. 手术前，介入超声医师认真查对患者信息，按照临床需要和要求，认真细致阅读申请单全部资料，做好术前评估和制订手术方案，与患者或家属充分交流沟通术前术后注意事项、手术方案和可能发生的并发症的处理预案，签署知情同意书。术前评估、术中及术后应有相应的记录。
6. 介入超声室保持整洁和干净，完成介入手术后，介入超声仪器应每周保养1次，做到干净、清洁和卫生。
7. 严格控制超声介入室内人口密度与流量，进入介入超声室见习、规培和参观人员，须经有关部门批准，遵守科室规定，在房间内不得随意游走和出入。
8. 操作应先进行无菌介入诊断治疗，再进行有菌介入诊断治疗。
9. 非值班人员不得擅自进入超声介入室，一切私人物品不得带入工作区。
10. 入室人员均需戴口罩、帽子及穿白大衣、室内套鞋套或穿室内鞋。
11. 介入超声室必备常规抢救器械、常规急救药品有专人负责检查，保证急救药品齐全，心电监护等器械状况良好。

三、介入超声室医院感染管理和消毒隔离制度

1. 严格执行《医院感染管理制度》《消毒隔离制度》《消毒隔离技术与标准》，执行无菌操作规程和标准预防原则。

2. 建筑布局流程合理，分区明确，标识清楚，洁污分开。

3. 正确使用防护用品，设专人负责分类管理。

4. 所有进入介入超声室参加手术人员必须穿手术衣，戴口罩/防护眼罩、帽子，按外科手术洗手规程洗手消毒。上呼吸道感染、手部化脓性感染工作人员不得参与手术和进入介入手术室。

5. 进行介入超声手术的患者应完成术前 HBV、HCV、HIV、梅毒相关检查，发热、感染患者应注明感染情况，严格采取消毒隔离措施。

6. 操作顺序：应先安排无菌介入诊断治疗，再进行有菌介入诊断治疗。

7. 凡规定一次性使用的无菌医疗用品、物品不可回收再用，医用污染垃圾扔入黄色污物袋按规定统一处理。

8. 对于国家药品监督管理局审批的医疗器械，说明书中非一次性使用的医用引流导管产品，应按去污染—清洗—灭菌的程序进行处理。

9. 医疗废弃物严格分类处置，利器应置于一次性利器盒内封闭运送。

10. 每天用含氯消毒液擦拭物体表面，保持空气清洁，每周大扫除1次，保持室内清洁干燥。连台手术之间应及时对房间和室内物体表面进行清洁和消毒，每次操作后做好终末消毒处理。

11. 手术床上用品一人一用一更换，隔离患者所需的一切用品必须与普通患者分开放置、使用和处理。

12. 常规每天空气消毒1次；必要时随时消毒，并记录在册。

13. 每月监测：每月空气培养1次，如不合格，应立即查明原因并消毒处理。其他：手指、消毒液、操作台、医用器材（熏蒸，浸泡）。

14. 严格控制超声介入室内人口密度与流量，进入介入超声室见习、规培和参观人员，须经有关部门批准。

四、介入超声室安全防护规章制度

1. 介入诊疗工作人员必须按要求具备相应的资质。

2. 各级各类人员应熟悉介入超声设备的主要结构和安全性能，确保设备安全。

3. 无关人员不得进入检查室；确实因病情需要，必须陪同检查者，应给予必要的防护用品。

4. 介入超声医师及协助护士严格执行各种超声、心电监护等设备操作规程，确保影像图像质量和诊疗安全。

5. 各种药品、医疗器械、物品标签清晰，定点、定位、分类放置，专人保管，及时出入库和整理补充，保持清洁有序，用后放回原处，定期检修保养并记录。

6. 介入诊疗器械专人分类管理，建立介入诊疗器械登记制度，保证器械来源可追溯。在患者住院病历中留存介入诊疗器械条形码或者其他合格证明文件。

7. 医疗废弃物按要求进行毁形处理后分类密封包装，由专门机构统一回收焚烧处理。

五、介入诊疗护理工作制度

1. 在科主任和介入组长的领导下进行工作，负责日常工作管理。

2. 认真执行各项护理制度和技术操作规程，正确执行医嘱，准确及时完成各项护理工作。

3. 严格执行"三查七对"制度，严防差错、事故的发生。

4. 接诊介入诊疗患者，校对患者姓名、性别、年龄、床号、手术名称、各种药物试验结果、皮肤准备情况。

5. 熟练掌握心率、呼吸、血压和心电监护方法。

6. 术前引导患者卧于检查床摆放姿势，术后协助搬送患者。

7. 遵守介入超声室各项规章制度。按规定更换介入超声室所备衣、裤、口罩、帽、鞋。

8. 严格执行无菌操作规程，保持介入超声室安静，做好介入超声室的清洁、消毒、隔离工作，做好院感管理工作，每月进行空气培养一次并有记录。

9. 配合专业医师进行各种介入诊疗手术和急、重、危患者的抢救，准确、及时传递术中所需药品、器材。做好介入诊疗患者的术前、术中、术后护理。

10. 做好患者心理护理，术中巡视观察患者血压，如有异常，及时报告医师，积极配合做好抢救工作。

11. 每天清点各种药品、抢救器械，发现缺少、故障及时通知有关人员。

12. 介入治疗前铺好床单、枕头，准备好手术包、手术器械，术后及时清理房间，物归原处，做好房间消毒。

13. 指导工人搞好卫生，垃圾分类处理。

六、医疗废物管理制度

1. **医疗废物的分类** 医疗废物包括感染性废物、病理性废物、损伤性废物、药物性废物、化学性废物等。

2. **医院废物的收集**

(1) 介入诊疗过程中产生的医疗废物先分类收集，再由后勤处派专人每天上午、下午各收集1次。

(2) 感染性废物、病理性废物、损伤性废物、药物性废物等不能混合收集。少量的药物性废物可以混入感染性废物。

(3) 感染性废物、病理性废物、损伤性废物、药物性（不包括细胞遗传毒性）废物分别装入黄色废物袋内；传染病患者或疑似传染病患者产生的医疗废物使用双层黄色废物袋，注明"高度感染性废物"并及时密封。

(4) 损伤性废物装入防渗透、防锐器穿透的密闭容器内。

(5) 盛装的医疗废物达到包装袋3/4时，将包装的袋口封严密，外贴医疗废物专用标签，并注明产生科室、日期和废物类型。

(6) 使用后的一次性注射器、输液器等医疗废物按"一次性使用无菌医疗用品管理制度"执行。

(7) 隔离的传染病患者或疑似传染病患者产生的具有传染性的排泄物，按照国家规定严格消毒，达到国家规定的排放标准后才可排入污水处理系统。

3. **医疗废物的运送**

(1) 医疗废物的运送由后勤处指定专人负责。

(2) 运送人员每天从医疗废物产生地点将分类包装的医疗废物运送至医院内医疗废物暂时贮存点。

(3) 运送人员在运送前，先检查包装物的标签及封口等是否符合要求，不得将不符合要求的医疗废物运送至暂时贮存点。禁止在运送过程中丢弃医疗废物。

(4) 运送工具专用，每次用后在医疗废物暂存处消毒后再清洁，用1000mg/L有效氯消毒液喷洒消毒，半小时后清洗。

4. **医疗废物贮存与处置**

(1) 医疗废物由后勤处派专人负责保管；转交市定点医疗废物处置中心焚烧处理。

(2) 医疗废物必须存放在专用贮存房内；有防鼠、防蚊蝇、防蟑螂的安全措施，并设有明显的医疗废物警示标识和"禁止吸烟、饮食"的警示标识，贮存的时间不得超过2天。

(3) 严格实行医疗废物转移联单制度。"医疗废物转移联单"资料保存5年。

(4) 医疗废物转运出后，及时对贮存点、设施进行消毒、清洁处理，即每天废物转运后用含1000mg/L有效氯消毒液喷洒消毒，半小时后清扫冲洗。

(5) 放射性废物按时间顺序有规律地集中存入废源室≥10个半衰期后，方可按本规定处置。

5.人员培训和职业安全防护

（1）医疗废物收集、运送、处理工作人员和管理人员要进行相关法律和专业技术、安全防护及紧急处理等知识的培训。

（2）医疗废物收集、运送、处理工作人员要加强自身防护，工作时应戴防护手套、口罩及穿工作衣裤等防护用品。

七、介入超声操作步骤和流程图

介入超声操作步骤和流程图见图 46-0-1。

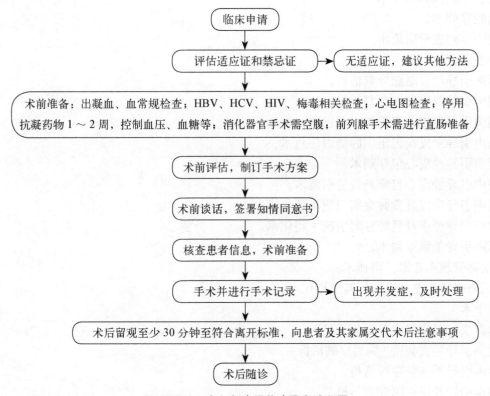

图 46-0-1　介入超声操作步骤和流程图

参 考 文 献

陈敏华，梁萍，王金锐，2017.中华介入超声学 [M].北京：人民卫生出版社.

国家超声医学质量控制中心 (筹)，中华医学会超声医学分会，2018.超声医学专业质量管理控制指标专家共识 (2018 年版)
[J].中华超声影像学杂志，27(11):921-923.

国家卫生计生委能力建设和继续教育中心，2016.超声医学专科能力建设专用初级教材·介入分册 [M].北京：人民卫生出版社.

梁萍，于晓玲，张晶，2018.介入超声学科建设与规范 [M].北京：人民卫生出版社.

田家玮，姜玉新，2015.超声检查规范化报告 [M].北京：人民卫生出版社.

中国医师协会超声医师分会，2017.中国介入超声临床应用指南 [M].北京：人民卫生出版社.

第47章 介入超声诊疗手术分级

1. 一级手术

（1）腹腔穿刺术。

（2）腹腔穿刺置管引流术。

（3）胸腔穿刺术。

（4）胸腔穿刺置管引流术。

2. 二级手术

（1）超声引导经皮涎腺穿刺活检。

（2）超声引导经皮乳腺穿刺活检。

（3）超声引导经皮浅表组织（淋巴结）穿刺活检术。

（4）超声引导经皮浅表组织肿瘤内注药术。

（5）超声引导经皮心包穿刺术。

（6）超声引导经皮心包穿刺置管引流术。

（7）超声引导经皮肝囊肿穿刺引流＋硬化术。

（8）超声引导经皮肾囊肿穿刺引流＋硬化术。

（9）超声引导羊膜穿刺术。

（10）输卵管超声造影、再通术。

（11）超声引导经皮一般血管畸形硬化术。

3. 三级手术

（1）超声引导经皮甲状腺穿刺活检。

（2）超声引导经皮胸壁/胸膜穿刺活检。

（3）超声引导经皮肺穿刺活检。

（4）超声引导经皮纵隔穿刺活检。

（5）超声引导经皮腹膜穿刺活检。

（6）超声引导经皮肝穿刺活检。

（7）超声引导经皮胰腺穿刺活检术。

（8）超声引导经皮肾穿刺活检。

（9）超声引导经皮前列腺穿刺活检。

（10）超声引导经皮腹膜后等其他特殊部位穿刺活检术。

（11）超声引导经皮胆囊、胆管穿刺引流术。

（12）超声引导经皮肾盂穿刺造瘘术。

（13）超声引导经皮穿刺肝肿瘤化学消融治疗术。

（14）超声引导经皮穿刺肿瘤射频消融治疗术（甲状腺、肝、脾、肾、肾上腺等）。

（15）超声引导经皮穿刺肿瘤微波消融治疗术（甲状腺、肝、脾、肾、肾上腺等）。

（16）超声引导经皮穿刺肿瘤氩氦冷冻治疗术。

（17）超声引导经皮肝脓肿（置管）穿刺引流术。

（18）超声引导经皮胰腺囊肿引流术。

（19）超声引导经皮胰腺脓肿引流术。

（20）超声引导经皮肾脓肿穿刺（置管）引流术。

（21）超声引导经皮膈下脓肿穿刺（置管）引流术。

（22）超声引导经皮前列腺脓肿穿刺引流术。

（23）超声引导异位妊娠介入治疗术。

（24）超声引导经皮脐带血取样。

（25）超声引导经皮绒毛穿刺术。

（26）超声引导经皮（经阴道）妇科疾病穿刺活检。

（27）超声引导经皮（经阴道）盆腔囊肿穿刺治疗。

4. 四级手术

（1）超声引导经皮穿刺各部位肿瘤的放射性粒子植入术。

（2）其他准予临床应用的超声介入治疗新技术。

参 考 文 献

陈敏华，梁萍，王金锐，2017. 中华介入超声学 [M]. 北京：人民卫生出版社 .

何文，黄品同，2018. 乳腺、甲状腺介入性超声学 [M]. 北京：人民卫生出版社 .

梁萍，于晓玲，张晶，2018. 介入超声学科建设与规范 [M]. 北京：人民卫生出版社 .

刘吉斌，2004. 现代介入性超声诊断与治疗 [M]. 北京：科学技术文献出版社 .

田家玮，姜玉新，2015. 超声检查规范化报告 [M]. 北京：人民卫生出版社 .

中国医师协会超声医师分会，2017. 中国介入超声临床应用指南 [M]. 北京：人民卫生出版社 .

第 48 章　介入超声知情同意书

第一节　超声引导下穿刺活检知情同意书

××××××医院

超声引导下穿刺活检术知情同意书

患者姓名_____　　性别_____　　年龄___岁　　申请科室_____

门诊号/住院号_____　　床号_____

病史和 临床诊断	
处理 建议	超声引导下经皮_____穿刺活检 　　　　　　　　　　　　　　　　　　　　　　　介入手术医师_____ 　　　　　　　　　　　　　　　　　　　　　　　____年____月__日
术前准备	向患者或其直系亲属详尽告知了术前准备: 1. 常规检查血常规、凝血功能、输血免疫。 2. 年龄较大或病情复杂的患者,进行心电图检查,必要时检查肺功能、肝功能、肾功能,糖尿病患者测量血糖等。 3. 不同穿刺部位特定的术前准备,如肝脏、胰腺、脾脏、腹腔、胃肠道肿块及腹膜后等部位需患者禁饮食;前列腺穿刺活检需排空大便等。
预后及 医疗风险	超声引导下经皮_____穿刺活检,有助于疾病治疗,由于医学科学的特殊性和个体差异性,治疗过程中及后期,有可能出现下列并发症发生风险。具体如下: 1. 理解任何麻醉都存在风险。 2. 取材不成功;尽量成功取材,但获取的材料不能满足做出病理诊断需求。 3. 可能会出现以下并发症风险 ①疼痛,以穿刺局部轻微疼痛为主,无须治疗,但疼痛日渐加重者,须高度重视;②发热,一般常规观察,注意有无合并感染,对症处理;③穿刺活检的部位或器官出血,可能需要药物止血、输血、介入或手术止血等,严重时可能危及生命;④穿刺部位及其邻近器官、组织损伤,出现相应的功能障碍,严重时可为不可逆损伤,并需要相应的临床处置;⑤穿刺部位或器官继发感染,并可能需要局部或全身抗感染治疗;⑥肿瘤穿刺部位、针道、器官的种植或转移,并需要后续处理;⑦麻醉意外;⑧严重的心律失常、冠状动脉供血不足、心搏骤停;⑨术中意外终止;⑩窦道不愈合。 其他无法事先预料的医疗风险:医务人员将通过认真的准备、精心的专业操作,力争成功取材,避免、减少或减轻发生上述医疗风险,但由于不同疾病及个体的差异和复杂性,难以完全避免上述及其他不常见的可能没有在此列出的医疗风险发生,一旦发生,也将积极处理,努力减轻医疗风险给患者带来危害。 医生已详尽告知患者或其直系亲属术后注意事项:术后立即压迫止血观察30分钟,保持伤口清洁干燥3天,禁止剧烈运动1周,如有其他特殊部位穿刺需新增注意事项,另作补充条款注意事项。

患者本人或亲属或患者组织意见	完全理解上述告知内容，愿意承担上述医疗风险，□本人自愿 □同意接受超声引导下经皮_____ 　　　　_____穿刺活检，以签字为证。 签字人：_____与患者的关系：_____ 联系电话_____ 联系地址：_____ 签字日期_____年____月____
科主任意见	 科主任签名：_____ _____年____月____日
医务部或院领导审批意见	 医务部或院领导签名：_____ _____年____月____日

第二节　超声引导下抽吸术和置管引流术知情同意书

介入号_____

×××××× 医院

超声引导下抽吸术或置管引流术知情同意书

患者姓名_____　　　性别_____　　年龄____岁　　申请科室_____
门诊号／住院号_____　　　床号_____

病史和临床诊断	
处理建议	超声引导下经皮_____□穿刺置管引流 □穿刺抽吸 介入手术医师_____ _____年____月____日
术前准备	向患者或其直系亲属详尽告知术前准备： 1. 常规检查血常规、凝血功能、输血免疫。 2. 年龄较大或病情复杂的患者，进行心电图检查，必要时检查肺功能、肝功能、肾功能，糖尿病患者测量血糖等。 3. 不同穿刺部位特定的术前准备，如肝脏、胰腺、脾脏、腹腔、胃肠道肿块及腹膜后等部位需患者禁饮食；前列腺穿刺活检需排空大便等。

预后及 医疗风险	超声引导下经皮_____ □穿刺置管引流 □穿刺抽吸，有助于疾病治疗，由于医学科学的特殊性和 　个体差异性，治疗过程中及后期，有可能出现下列并发症发生风险。具体如下。 1. 理解任何麻醉都存在风险。 2. 取材不成功；尽量成功取材，但获取的材料不能满足做出病理诊断需求。 3. 理解任何所用药物都可能产生副作用，包括轻度的恶心、皮疹等症状到严重的过敏性休克，甚至危及 　生命。 4. 置管失败或置管位置不佳，引流不畅，必要时再次置管。 5. 可能会出现以下并发症风险 ①疼痛，以穿刺局部轻微疼痛为主，无须治疗，但疼痛日渐加重者，须高度重视；②发热，一般常规观 　察，注意有无合并感染，对症处理；③穿刺部位及邻近器官、组织出血，可能需要药物止血、输血、 　介入或手术止血等，严重时可能危及生命；④穿刺部位及其邻近器官、组织损伤，出现相应的功能障 　碍，严重时可为不可逆伤，并需要相应的临床处置；⑤感染扩散，可能需要局部或全身抗感染治疗； 　⑥引流管堵塞或脱落；⑦置管处组织粘连、皮肤坏死，撤管后伤口愈合延迟甚至不愈合，影响美观。 6. 不同的穿刺抽吸和置管引流存在其特定的风险 ①胸腔积液穿刺抽吸和置管引流：肋间血管损伤、血胸、气胸、胸膜反应、肺复张后低血压、肺复张后 　肺水肿等；②腹腔积液穿刺抽吸和置管引流：腹腔感染、肠管及膀胱等损伤、腹腔内出血等；③盆腔 　积液穿刺抽吸和置管引流：肠管损伤、膀胱损伤等；④心包积液穿刺和置管引流：冠状动脉和（或） 　心肌损伤、急性出血性心脏压塞、右心室和右心房急性扩张伴心力衰竭、先天性心包缺失导致左心耳 　或右心耳嵌顿、肝脏或肺损伤、胸膜破裂、严重室性或房性心律失常、心包积液引流导管感染或刺激 　反应等；⑤腹部脓肿穿刺抽吸和置管引流：气胸、脓胸、肋膈窦损伤、胃肠穿孔、肠瘘、腹膜炎等； 　⑥肝脓肿穿刺抽吸和置管引流：气胸、脓胸、肋膈窦损伤、膈肌损伤或穿孔等；⑦肾脓肿穿刺抽吸和 　置管引流、经皮肾盂造瘘：肾周血肿、尿外渗、肾盂穿孔、脓毒血症、动静脉瘘、假性动脉瘤等； 　⑧腹部囊肿穿刺抽吸和置管引流：囊内出血等；⑨经皮经肝胆管穿刺置管引流：胆漏和胆汁性腹膜炎、 　胆道内出血、腹腔内出血、菌血症、胆管-门静脉瘘、低血压、气胸等；⑩经皮经肝胆囊穿刺置管引流： 　胆漏、胆道内出血、迷走神经反射、脓毒血症、胆汁性腹膜炎等。 医务人员将通过认真的准备、精心的专业操作，力争成功取材，避免、减少或减轻发生上述医疗风险， 　但由于不同疾病及个体的差异和复杂性，难以完全避免上述及其他不常见的可能，没有在此列出的医 　疗风险的发生，一旦发生，将积极处理，努力减轻医疗风险给患者带来危害。 医生已详尽告知患者或其直系亲属术后注意事项：术后立即压迫止血观察 30 分钟，保持伤口清洁干燥 3 　天、禁止剧烈运动、重体力劳动 1 周，以及其他不同穿刺部位或增加特定的注意事项。
患者本人或 亲属或 患者组织 意见	完全理解上述告知内容，愿意承担上述医疗风险，□本人自愿 □同意接受超声引导下经皮_____ □置管引流 □穿刺抽吸，以签字为证。 签字人：_____与患者的关系：_____ 联系电话_____ 联系地址：_____ 签字日期_____年____月____
科主任 意见	 科主任签名：_____ _____年____月____日
医务部或 院领导审批 意见	 _____年____月____日

第三节　超声引导下微波和射频消融治疗知情同意书

介人号_____

× × × × × × 医院

超声引导下微波和射频消融知情同意书

患者姓名_____　性别_____　年龄___岁　申请科室_____

门诊号 / 住院号_____　床号_____

病史和 临床诊断	
处理建议	超声引导下经皮消融部位或病变_____ 根据患者的病情情况，具备超声引导下消融治疗的适应证，无绝对禁忌证，经患者与医生协商后拟定： □ 超声引导下微波消融治疗 □ 超声引导下射频消融治疗 消融医师_____ _____年___月___日
术前准备	主管医生已向患者或其直系亲属详尽告知了患者拟行消融的术前准备： 1. 常规检查血常规、凝血功能、输血免疫。 2. 年龄较大或病情复杂的患者，进行心电图检查，必要时检查肺功能、肝功能、肾功能，糖尿病患者测 　　量血糖等。 3. 不同穿刺部位特定的术前准备，如肝脏、胰腺、脾脏、腹腔、胃肠道肿块及腹膜后等部位需患者禁饮食； 　　前列腺消融需排空大便等。
预后及 医疗风险	由于医学科学的特殊性和个体差异性，治疗过程中及后期，有可能出现下列并发症发生风险。医生已向 　　患者或其直系亲属详尽告知了患者超声引导下消融治疗存在的局限性及相关的医疗风险。具体如下。 1. 理解任何麻醉都存在风险。 2. 理解任何所用药物都可能产生副作用，包括轻度的恶心、皮疹等症状到严重的过敏性休克，甚至危及 　　生命。 3. 因肿瘤多发、肿瘤较大、位置不佳、患者不能耐受疼痛或其他因素，肿瘤消融不完全，消融效果不满意， 　　部分患者可能需要多次或分次消融，甚至需要中转开放性手术。 4. 由于肿瘤的特殊性，消融后仍存在肿瘤复发、增大、转移的可能。 5. 消融后无病理标本，无法行病理检查。 6. 可能会出现以下并发症风险 （1）疼痛，与烧灼刺激有关，数天后可缓解，若疼痛日渐加重，须高度重视。 （2）发热、恶心、呕吐等，一般常规观察，注意有无合并感染，对症处理。 （3）治疗中及治疗后出血，可能需要药物止血、输血、介入或手术止血等，严重时可能危及生命。 （4）治疗中及治疗后出现心脑血管意外，如出现迷走神经反射、心率减慢甚至心搏骤停等。 （5）器官、组织的损伤，出现相应的功能障碍，严重时可为不可逆损伤，并需要相应的临床处理。 （6）感染，可能需要局部或全身抗感染治疗。 （7）皮肤损伤坏死，伤口愈合延迟甚至不愈合，影响美观。 7. 不同的消融治疗存在其特定的风险 （1）　肝脏肿瘤微波与射频消融治疗：腹部疼痛、胸腔积液和（或）腹水、肝功能损伤、肾功能损害、膈 　　肌损伤、胆道及胃肠道损伤、肝脓肿、气胸、肝内动脉 - 门脉瘘形成、门静脉血栓形成等。 （2）肺肿瘤微波与射频消融治疗：气胸、咯血、胸腔内出血等。 （3）肾及肾上腺肿瘤消融治疗：肾周血肿和（或）腹膜后血肿、血尿、输尿管损伤及狭窄、尿瘘、高血 　　压危象等。

	（4）脾脏肿瘤及脾功能亢进消融治疗：血红蛋白尿、胸腔积液等。 （5）甲状腺结节消融治疗：声音嘶哑、气管穿孔等。 （6）乳腺肿瘤消融治疗：乳导管轻度扩张、局部脂肪液化等。 （7）下肢静脉曲张消融治疗：血栓形成、色素沉着、皮肤溃疡等。 （8）子宫肌瘤及子宫腺肌病消融治疗：阴道排液、阴道黏膜损伤、肠瘘、尿瘘、子宫穿孔等。 其他无法事先预料的医疗风险：医务人员将通过认真的准备、精心的专业操作，避免、减少或减轻发生 　　上述医疗风险，但由于不同疾病及个体的差异和复杂性，难以完全避免上述及其他不常见的可能没有 　　在此列出的医疗风险的发生，一旦发生，将积极处理，努力减轻医疗风险给患者带来危害。 医生已详尽告知患者或其直系亲属术后注意事项：术后观察，保持伤口清洁干燥 3 天，禁止剧烈运动、 　　重体力劳动 1 周，以及其他不同部位的特定的注意事项。
患者本人或 亲属或患 者组织意 见	患者及其家属已完全理解上述告知内容，愿意承担上述医疗风险，□本人自愿 □同意接受超声引导下 　　_____消融治疗，以签字为证。 若患者或家属确实不理解上述内容，或无法接受上述及未在此列出的可能出现的并发症，请不要签字， 　　并暂缓治疗。 签字人：_____与患者的关系：_____ 联系电话_____ 联系地址：_____ 签字日期_____年____月____
科主任 意见	 科主任签名：_____ _____年____月____日
医务部或院 领导审批 意见	 _____年____月____日

第49章 超声引导下穿刺活检术报告模板

第一节 超声引导下细针穿刺细胞学检查报告
（甲状腺及其他器官病变细胞学检查）

例如，超声引导下甲状腺细针穿刺细胞学检查报告（同时超声造影评估）。

×××××× 医院

超声报告单　　　　　　超声号：

姓名		性别		年龄		门诊/住院号	
科室		床号		穿刺部位：甲状腺结节			

临床诊断：

（放图）	（放图）	（放图）
术前	术中	术后

1. 术前超声检查

结节部位及大小	内部回声	形态和边界	血流情况	钙化	TI-RADS 分类
部位： 大小：__mm×__mm×__mm	□低回声 □等回声 □高回声 □不均质回声	形态： □形态规则 □不规则 边界： □清晰 □不清晰	□乏血供 □富血供 □无血供 PSV__m/s RI__	□有 大钙化 小钙化 砂砾样 □无	

2. 超声造影提示

造影剂名称和使用剂量	推注方式	动脉期增强时间和模式	静脉期增强时间和模式	延迟期增强时间和模式
造影剂名称： 声诺维 使用剂量：__ml	□团注 □持续缓慢推注 □局部	1. 开始时间__秒 2. □高增强 　□等增强 　□低增强 　□无增强 3. □均匀增强 　□环状增强 　□中央增强 　□不均匀增强 　□辐轮状增强 4. 增强范围 __mm×__mm×__mm	1. 开始时间__秒 2. □高增强 　□等增强 　□低增强 　□无增强 3. □均匀增强 　□环状增强 　□中央增强 　□不均匀增强 　□辐轮状增强 4. 增强范围 __mm×__mm×__mm	1. 开始时间__秒 2. □高增强 　□等增强 　□低增强 　□无增强 3. □均匀增强 　□环状增强 　□中央增强 　□不均匀增强 　□辐轮状增强 4. 增强范围 __mm×__mm×__mm

3. 手术操作过程：

手术时间：　　　　　　手术操作医师：

患者取平卧位，头后仰，常规消毒穿刺部位后铺巾，用2%利多卡因对穿刺部位局部浸润性麻醉后，使用吸引活检针（型号：___G）在超声引导下经皮进行穿刺取材，涂片____张，采用95%乙醇固定后送病理科；全部操作经过顺利，患者无不适反应。

4. 检查提示：

超声下行穿刺涂片术。

您在我科已完成超声引导下细针穿刺活检术，请您注意以下术后事项。

(1) 穿刺部位局部压迫30分钟，在观察室（候诊室）休息30分钟，无不适症状经穿刺医生许可（或复查）后方可离去。如出现心悸、头晕、伤口出血、腹部疼痛等情况，应及时向医生汇报以便及时处理。

(2) 穿刺当天禁止洗澡，24小时后可视情况去除伤口上的敷料，恢复正常活动，1周内禁止重体力活动。

(3) 术后24小时不得离开当地。术后短期出现心悸、头晕、发热、伤口出血、腹部疼痛等不适症状，请及时与医生联系，联系方式：

（审核医生签名有效）

超声科室电话号码：

录入员签名：　　　　　　医生签名：　　　　　　审核医生签名：

　　　　　　　　　　　　　　　　年　　月　　日

第二节　超声引导下粗针穿刺活检报告

超声引导下粗针穿刺已经成为术前诊断各种肿瘤及不同器官组织病变常用的方法，包括乳腺、肝脏、肾脏、前列腺、肺、胸膜、淋巴结、涎腺、软组织肿瘤、盆腔、肌肉等组织器官。

一、超声引导下肝脏肿块粗针穿刺组织学活检（同时超声造影评估）

×××××× 医院

超声报告单　　　　　超声号：

姓名		性别		年龄		门诊／住院号	
科室		床号		穿刺部位：肝脏肿块			

临床诊断：

（放图）	（放图）	（放图）
术前	**术中**	**术后**

1. 术前超声检查

肿块部位及大小	内部回声	形态	边界	血流情况	其他
	□低回声 □等回声 □高回声 □不均质回声	□形态规则 □不规则	□清晰 □不清晰	□乏血供 □富血供 □无血供 PSV__m/s RI__	

2. 超声造影提示

造影剂名称和使用剂量	推注方式	动脉期增强时间和模式	静脉期增强时间和模式	延迟期增强时间和模式
造影剂名称：声诺维 使用剂量__ml	□团注 □持续缓慢推注 □局部	1. 开始时间__秒 2. □高增强 　□等增强 　□低增强 　□无增强 3. □均匀增强 　□环状增强 　□中央增强 　□不均匀增强 　□辐轮状增强 4. 增强范围 __mm×__mm×__mm	1. 开始时间__秒 2. □高增强 　□等增强 　□低增强 　□无增强 3. □均匀增强 　□环状增强 　□中央增强 　□不均匀增强 　□辐轮状增强 4. 增强范围 __mm×__mm×__mm	1. 开始时间__秒 2. □高增强 　□等增强 　□低增强 　□无增强 3. □均匀增强 　□环状增强 　□中央增强 　□不均匀增强 　□辐轮状增强 4. 增强范围 __mm×__mm×__mm

3. 手术操作过程

手术时间：　　　　　　手术操作医师：

常规消毒，铺无菌巾，穿刺点使用 0.2% 利多卡因局部麻醉，清晰显示病灶后，选择__G 活检针，超声引导下对__肝脏肿块行穿刺，进针__次，取条样组织__条，标本置于□ 10% 福尔马林溶液 □标本固定液中固定，送病理检查，无菌敷料覆盖穿刺点，加压 5～10 分钟，清洁周边皮肤，包扎固定。术程顺利，患者无诉特殊不适，生命体征平稳，嘱观察并加压穿刺部位 30～60 分钟后离开。

超声提示：

超声引导下__肝脏肿块穿刺活检术。

4. 穿刺后注意事项

(1) 穿刺后 4～5 个工作日于病理科领取病理报告。

(2) 组织穿刺活检后 2～3 天保持局部创面干净、干燥，禁止污染穿刺点。

(3) 不饮酒，不服用活血化瘀药物，忌辛辣食物。

(4) 术后密切观察生命体征，腹痛或其他异常立即就诊。

录入员：　　　　　审核医生　　　　　检查日期

（审核医生签名有效）

超声科室电话号码：

检查日期　年　　月　　日

二、超声引导下盆腔肿块粗针穿刺组织学活检

×××××× 医院

超声报告单　　　　　超声号：

姓名		性别		年龄		门诊/住院号	
科室		床号		穿刺部位：盆腔肿块			

临床诊断：

（放图）	（放图）	（放图）
术前	**术中**	**术后**

1. 术前超声检查

肿块部位及大小	内部回声	形态	边界	血流情况	其他
部位： 大小：__mm×__mm×__mm	□低回声 □等回声 □高回声 □不均质回声	□形态规则 □不规则	□清晰 □不清晰	□乏血供 □富血供 □无血供 PSV__m/s RI__	

2. 手术操作过程

手术时间： 手术操作医师：

择__定位，常规消毒，铺无菌巾，清晰显示病灶后，选择__G 活检针，超声引导下对__肿块行穿刺，进针__次，取条样组织__条，标本置于□ 10% 福尔马林溶液 □标本固定液中固定，送病理检查，阴道填入纱布局部加压，术程顺利，患者无诉特殊不适，生命体征平稳，嘱观察并加压穿刺部位 30 ～ 60 分钟后离开。

3. 超声提示

超声引导下经阴道盆腔肿块穿刺活检术。

4. 穿刺后注意事项

(1) 穿刺后 4 ～ 5 个工作日于病理科领取病理报告。

(2) 组织穿刺活检后 2 ～ 3 天保持局部创面干净、干燥，禁止污染穿刺点。

(3) 不饮酒，不服用活血化瘀药物，忌辛辣食物。

(4) 术后密切观察生命体征，腹痛或其他异常立即就诊。

录入员： 审核医生 检查日期
（审核医生签名有效）
超声科室电话号码：
检查日期 年 月 日

三、超声引导下前列腺粗针穿刺组织学活检

×××××× 医院

超声报告单 超声号：

姓名		性别		年龄		门诊 / 住院号	
科室		床号		穿刺部位：前列腺			

临床诊断：

（放图）   （放图）   （放图）

术前   术中   术后

1. 术前超声检查

前列腺及结节分布和大小	内部回声	形态	边界	血流情况	其他
部位： 大小：__mm×__mm×__mm	□低回声 □等回声 □高回声 □不均质回声	□形态规则 □不规则	□清晰 □不清晰	□乏血供 □富血供 □无血供 PSV__m/s RI__	

2. 手术操作过程

手术时间：　　　　　　　手术操作医师：

择__定位，常规消毒，铺无菌巾，清晰显示病灶后，选择__G 活检针，超声引导下采用□经直肠途径前列腺穿刺 □经会阴途径穿刺方式，对前列腺左右叶行穿刺，左侧叶进针__次，取条样组织__条，右侧叶进针__次，取条样组织__条，两侧叶标本分别置于□10% 福尔马林溶液 □标本固定液中固定，送病理检查，用纱布填入直肠局部加压(经直肠穿刺)，嘱患者缩肛。全部操作过程顺利，患者无不适反应。监测生命体征正常，观察 30/60 分钟，安返。

3. 超声提示

超声引导下经直肠前列腺穿刺活检术。

4. 穿刺后注意事项

(1) 穿刺后 4～5 个工作日于病理科领取病理报告。

(2) 组织穿刺活检后 2～3 天清淡饮食。

(3) 预防性服用抗感染药物。

(4) 不饮酒，不服用活血化瘀药物，忌辛辣食物。

(5) 术后密切观察生命体征，肛门出血量大者或其他异常立即就诊。

录入员：　　　　　　审核医生　　　　　　检查日期

(审核医生签名有效)

超声科室电话号码：

检查日期　　年　　月　　日

四、超声引导下肺部或胸膜肿块粗针穿刺组织学活检

×××××× 医院

超声报告单　　　　超声号：

姓名		性别		年龄		门诊 / 住院号	
科室		床号		穿刺部位：肺部 / 胸膜肿块			

临床诊断：

(放图)	(放图)	(放图)
术前	术中	术后

1. 术前超声检查

肺或胸膜结节分布和大小	内部回声	形态	边界	血流情况	其他
部位： 大小：__mm×__mm×__mm	□低回声 □等回声 □高回声 □不均质回声	□形态规则 □不规则	□清晰 □不清晰	□乏血供 □富血供 □无血供 PSV__m/s RI__	

2. 手术操作过程

手术时间：　　　　　手术操作医师：

患者取□平卧位 □侧卧位 □俯卧位，充分暴露操作区域。择＿＿定位，常规消毒，铺无菌巾，穿刺点使用 0.2% 利多卡因局部麻醉，清晰显示病灶后，选择＿＿G 活检针，超声引导下对＿＿肿块行穿刺，进针＿＿次，取条样组织＿＿条，标本置于 □ 10% 福尔马林溶液 □标本固定液中固定，送病理检查，无菌敷料覆盖穿刺点，加压 5 ～ 10 分钟，清洁周边皮肤，包扎固定。术程顺利，患者无诉特殊不适，生命体征平稳，嘱观察并加压穿刺部位 30 ～ 60 分钟后离开。

3. 超声提示

超声引导下＿＿肿块穿刺活检术。

4. 穿刺后注意事项

(1) 穿刺后 4 ～ 5 个工作日于病理科领取病理报告。

(2) 组织穿刺活检后 2 ～ 3 天保持局部创面干净、干燥，禁止污染穿刺点。

(3) 不饮酒，不服用活血化瘀药物，忌辛辣食物。

(4) 术后密切观察生命体征，发现操作部位出血、血肿、咯血、呼吸困难或其他异常立即就诊。

　　　　　录入员：　　　　　审核医生　　　　　检查日期

　　　　　　　　　　　　　（审核医生签名有效）

　　　　　　　　　　　　　超声科室电话号码：

　　　　　　　　　　　　　检查日期　　年　　月　　日

五、超声引导下胃肠道肿块粗针穿刺组织学活检

××××××医院

超声报告单　　　　超声号：

姓名		性别		年龄		门诊 / 住院号	
科室		床号		穿刺部位：胃肠道及腹腔肿块			

临床诊断：

（放图）	（放图）	（放图）
术前	术中	术后

1. 术前超声检查

胃肠道肿块位置和大小	内部回声	形态	边界	血流情况	其他
部位： 大小：__mm×__mm×__mm	□低回声 □等回声 □高回声 □不均质回声	□形态规则 □不规则	□清晰 □不清晰	□乏血供 □富血供 □无血供 PSV__m/s RI__	

2. 手术操作过程

手术时间： 手术操作医师：

择__定位，常规消毒，铺无菌巾，穿刺点使用 0.2% 利多卡因局部麻醉，清晰显示病灶后，选择__G 活检针，超声引导下对__肿块行穿刺，进针__次，取条样组织__条，标本置于□10% 福尔马林溶液□标本固定液中固定，送病理检查，无菌敷料覆盖穿刺点，加压 5～10 分钟，清洁周边皮肤，包扎固定。术程顺利，患者无诉特殊不适，生命体征平稳，嘱观察并加压穿刺部位 30～60 分钟后离开。

3. 超声提示

超声引导下__肿块穿刺活检术。

4. 穿刺后注意事项

（1）穿刺后 4～5 个工作日于病理科领取病理报告。

（2）组织穿刺活检后 2～3 天保持局部创面干净、干燥，禁止污染穿刺点。

（3）不饮酒，不服用活血化瘀药物，忌辛辣食物。

（4）术后密切观察生命体征，腹腔穿刺部位疼痛加重，及时到医院就诊。

录入员： 审核医生 检查日期

（审核医生签名有效）

超声科室电话号码：

检查日期 年 月 日

六、超声引导下胰腺肿块粗针穿刺组织学活检

×××××× 医院

超声报告单 超声号：

姓名		性别		年龄		门诊/住院号	
科室		床号		穿刺部位：胰腺肿块			

临床诊断：

（放图）	（放图）	（放图）
术前	术中	术后

1. 术前超声检查

胰腺及结节分布和大小	内部回声	形态	边界	血流情况	其他
部位： 大小：__mm×__mm×__mm	□低回声 □等回声 □高回声 □不均质回声	□形态规则 □不规则	□清晰 □不清晰	□乏血供 □富血供 □无血供 PSV__m/s RI__	

2. 手术操作过程

手术时间： 手术操作医师：

患者取平卧位，充分暴露上腹部。择__定位，常规消毒，铺无菌巾，穿刺点使用0.2%利多卡因局部麻醉，清晰显示病灶后，选择__G活检针，超声引导下对__胰腺肿块行穿刺，进针__次，取条样组织__条，标本置于□10%福尔马林溶液 □标本固定液中固定，送病理检查，无菌敷料覆盖穿刺点，加压5～10分钟，清洁周边皮肤，包扎固定。术程顺利，患者无诉特殊不适，生命体征平稳，嘱观察并加压穿刺部位30～60分钟后离开。

3. 超声提示

超声引导下__胰腺肿块穿刺活检术。

4. 穿刺后注意事项

（1）术后密切观察生命体征，腹腔胰腺穿刺部位疼痛加重，及时到医院就诊。

（2）观察消化道有无出血。

（3）穿刺后4～5个工作日于病理科领取病理报告。

（4）组织穿刺活检后2～3天保持局部创面干净、干燥，禁止污染穿刺点。

（5）不饮酒，不服用活血化瘀药物，忌辛辣食物。

（6）术后密切观察生命体征，发现异常立即就诊。

录入员： 审核医生 检查日期

（审核医生签名有效）

超声科室电话号码：

检查日期 年 月 日

七、肾脏粗针穿刺组织学活检

×××××× 医院

超声报告单 超声号：

姓名		性别		年龄		门诊/住院号	
科室		床号		穿刺部位：肾□组织 □肿块			

临床诊断：

（放图）	（放图）	（放图）
术前	术中	术后

1. 术前超声检查

肾脏及肿块分布和大小	皮质或肿块回声	皮质厚度	皮髓质分界	血流情况	其他
肾脏大小：__mm×__mm×__mm 肿块部位： 肿块大小：__mm×__mm×__mm	□低回声 □等回声 □高回声 □不均质回声	__mm	□清晰 □不清晰	□乏血供 □富血供 □无血供 PSV__m/s RI__	

2. 手术操作过程

手术时间：　　　　　　手术操作医师：

患者取平卧位 / 侧卧位 / 俯卧位，充分暴露穿刺部位。择__定位，常规消毒，铺无菌巾，穿刺点使用 0.2% 利多卡因局部麻醉，清晰显示病灶后，选择__G 活检针，超声引导下对肾脏__行穿刺，进针__次，取条样组织__条，裁剪好标本置于专用固定液中固定，送病理检查，无菌敷料覆盖穿刺点，加压 5 ～ 10 分钟，清洁周边皮肤，包扎固定。术程顺利，患者无诉特殊不适，生命体征平稳，嘱观察并加压穿刺部位 30 ～ 60 分钟后平车转运离开。

3. 超声提示

超声引导下__肾脏穿刺活检术。

4. 穿刺后注意事项

（1）穿刺后 4 ～ 5 个工作日于病理科领取病理报告。

（2）穿刺后 24 小时制动。

（3）组织穿刺活检后 2 ～ 3 天保持局部创面干净、干燥，禁止污染穿刺点。

（4）不饮酒，不服用活血化瘀药物，忌辛辣食物。

（5）术后密切观察生命体征，腰痛或其他异常立即就诊。

录入员：　　　　审核医生　　　　检查日期

（审核医生签名有效）

超声科室电话号码：

检查日期　　年　　月　　日

八、淋巴结粗针穿刺组织学活检

×××××× 医院

超声报告单　　　　超声号：

姓名		性别		年龄		门诊 / 住院号	
科室		床号		穿刺部位：__淋巴结 / 肿块			

临床诊断：

（放图）	（放图）	（放图）
术前	术中	术后

1. 术前超声检查

淋巴结 / 肿块位置和大小	内部回声	形态	边界	血流情况	其他
淋巴结 / 肿块 部位： 大小：__mm×__mm×__mm	□低回声 □等回声 □高回声 □不均质回声	□形态规则 □不规则	□清晰 □不清晰	□乏血供 □富血供 □无血供 PSV__m/s RI__	

2. 手术操作过程

手术时间：　　　　　　　　手术操作医师：

患者取平卧位／侧卧位／俯卧位，充分暴露操作区域。择__定位，常规消毒，铺无菌巾，穿刺点使用 0.2% 利多卡因局部麻醉，清晰显示病灶后，选择__G 活检针，超声引导下对__肿块／淋巴结行穿刺，进针__次，取条样组织__条，标本置于□ 10% 福尔马林溶液 □标本固定液中固定，送病理检查，无菌敷料覆盖穿刺点，加压 3 ～ 5 分钟，清洁周边皮肤，包扎固定。术程顺利，患者无诉特殊不适，生命体征平稳，嘱观察并加压穿刺部位 30 ～ 60 分钟后离开。

3. 超声提示

超声引导下__穿刺活检术。

4. 穿刺后注意事项

(1) 穿刺后 4 ～ 5 个工作日于病理科领取病理报告。

(2) 组织学穿刺活检后 2 ～ 3 天保持局部创面干净、干燥，禁止污染穿刺点。

(3) 不饮酒，不服用活血化瘀药物，忌辛辣食物。

(4) 若有呼吸困难，术区出血肿胀请就近及时就诊。

　　　　　　　　　　　　　　录入员：　　　　　审核医生　　　　　　检查日期

　　　　　　　　　　　　　　　　　　　　　　（审核医生签名有效）

　　　　　　　　　　　　　　　　　　　　　　超声科室电话号码：

　　　　　　　　　　　　　　　　　　　　　　检查日期　　年　　月　　日

九、乳腺肿块粗针穿刺组织学活检

×××××× 医院

超声报告单　　　　　超声号：

姓名		性别		年龄		门诊 / 住院号	
科室		床号		穿刺部位：乳腺肿块			

临床诊断：

（放图）	（放图）	（放图）
术前	术中	术后

1. 术前超声检查

乳腺肿块位置和大小	内部回声	形态	边界	血流情况	其他
部位： 大小：__mm×__mm×__mm	□低回声 □等回声 □高回声 □不均质回声	形态： □形态规则 □不规则 边界： □清晰 □不清晰	□乏血供 □富血供 □无血供 PSV__m/s RI__	□有 大钙化 / 砂砾样钙化 □无	

2. 手术操作过程

手术时间： 手术操作医师：

患者取平卧位 / 侧卧位 / 俯卧位，充分暴露操作区域。择__定位，常规消毒，铺无菌巾，穿刺点使用 0.2% 利多卡因局部麻醉，清晰显示病灶后，选择__G 活检针，超声引导下对__乳腺肿块行穿刺，进针__次，取条样组织__条，标本置于□ 10% 福尔马林溶液 □标本固定液中固定，送病理检查，无菌敷料覆盖穿刺点，加压 3 ～ 5 分钟，清洁周边皮肤，包扎固定。术程顺利，患者无诉特殊不适，生命体征平稳，嘱观察并加压穿刺部位 30 ～ 60 分钟后离开。

3. 超声提示

超声引导下__穿刺活检术。

4. 穿刺后注意事项

（1）穿刺后 4 ～ 5 个工作日于病理科领取病理报告。

（2）组织学穿刺活检后 2 ～ 3 天保持局部创面干净、干燥，禁止污染穿刺点。

（3）不饮酒，不服用活血化瘀药物，忌辛辣食物。

（4）若有呼吸困难、术区出血肿胀，请就近及时就诊。

录入员： 审核医生 检查日期

（审核医生签名有效）

超声科室电话号码：

检查日期 年 月 日

十、肌肉和滑膜粗针穿刺组织学活检

×××××× 医院
超声报告单 超声号：

姓名		性别		年龄		门诊 / 住院号	
科室		床号		穿刺部位：__肌层 / 滑膜			

临床诊断：

（放图）	（放图）	（放图）
术前	术中	术后

1. 术前超声检查：

肌层 / 滑膜位置和大小	内部回声	形态	边界	血流情况	其他
部位： 大小：__mm×__mm×__mm	□低回声 □等回声 □高回声 □不均质回声	□形态规则 □不规则	□清晰 □不清晰	□乏血供 □富血供 □无血供 PSV__m/s RI__	

2. 手术操作过程

手术时间: 　　　　　　　手术操作医师:

患者取平卧位/侧卧位/俯卧位,充分暴露操作区域。择__定位,常规消毒,铺无菌巾,穿刺点使用0.2%利多卡因局部麻醉,
　　清晰显示病灶后,选择__G活检针,超声引导下对__肌肉/滑膜/肌肉滑膜肿块行穿刺,进针__次,取条样组织__
　　条,标本置于□10%福尔马林溶液 □标本固定液中固定,送病理检查,无菌敷料覆盖穿刺点,加压3～5分钟,
　　清洁周边皮肤,包扎固定。术程顺利,患者无诉特殊不适,生命体征平稳,嘱观察并加压穿刺部位30～60分钟后
　　离开。

3. 超声提示

超声引导下__肌肉/滑膜/肌肉滑膜肿块肿块穿刺活检术。

4. 穿刺后注意事项

(1) 穿刺后4～5个工作日于病理科领取病理报告。

(2) 组织穿刺活检后2～3天保持局部创面干净、干燥,禁止污染穿刺点。

(3) 不饮酒,不服用活血化瘀药物,忌辛辣食物。

(4) 如术区出血肿胀,请就近及时就诊。

录入员: 　　　　　审核医生　　　　　　检查日期
　　　　　　　　　　(审核医生签名有效)
　　　　　　　　　　超声科室电话号码:
　　　　　　　　　　检查日期　　年　　月　　日

第 50 章　超声引导下抽吸和置管引流术报告

第一节　经皮肝穿刺胆道引流术报告

如需多支胆管穿刺置管，需出多份报告，即：一份报告对应一次穿刺。

×××××× 医院

超声报告单　　　　　　　　　超声号：

姓名		性别		年龄		门诊/住院号	
科室		床号		检查/治疗部位：__			

术前诊断：

申请目的/临床备注：

（放图）	（放图）	（放图）
术前	**术中**	**术后**

入室时间：　　　　　　　地点：

1. 体位
患者取平卧位/侧卧位，暴露胸部、腹部。

2. 术前超声检查

梗阻平面	梗阻性质	Bismuth-Corlette 分型 （若为肝门胆管癌）	目标胆管及 其内径
肝外胆管/肝门部/肝内	占位/狭窄/其他（原因不明）	Ⅰ型/Ⅱ型/Ⅲ（a/b）型/Ⅳ（a/b）型	

3. 术中操作
超声评估后，选择__穿刺点，常规消毒，铺无菌巾，超声引导下穿刺点使用 1% 利多卡因局部麻醉，清晰显示目标胆管后，使用同轴针（PTC 针）在超声实时引导下经皮经肝对目标胆管行穿刺，进针__cm 达目标胆管管腔，拔出针芯，抽出__色液体；遂在超声动态监测下经穿刺针针鞘向胆管内置入导丝；留置导丝并拔出穿刺针针鞘，沿导丝在超声引导下置入__F 引流管。拔除导丝后，见引流管引流出__色液体，并安置引流袋（留取__ml 送细菌培养及生化检查）。

经右侧/左侧引流管注入稀释后的超声造影剂，可见右侧/左侧/双侧肝内胆管显影。

固定引流管后使用无菌敷料覆盖皮肤穿刺点。术程顺利，患者无诉特殊不适，生命体征平稳，观察 30 分钟后离开超声介入室。

注：根据双侧肝内胆管是否相通判断是否需要穿刺对侧胆管。

4. 超声提示

超声引导下经皮经肝胆道穿刺置管引流（注明具体穿刺的胆管位置）。

5. 穿刺后注意事项

（1）术后卧床休息 4 小时，避免剧烈运动。

（2）保持局部创面干净、干燥，避免污染穿刺点。

（3）注意保护引流管，勿用力拉扯、折叠引流管。

（4）如有不适，请门诊随访。

操作医生：　　　　　　　　　　　录入员：

（医生签名有效）

检查日期及出室时间：

第二节　超声引导下积液置管引流术
（腹水、胸腔积液、心包积液、包裹性积液）

××××××医院

超声报告单　　　　　超声号：

姓名		性别		年龄		门诊/住院号	
科室		床号		检查/治疗部位：胸腔/腹腔/心包腔/其他__			

术前诊断：

申请目的/临床备注：

（放图）	（放图）	（放图）
术前	**术中**	**术后**

入室时间：　　　　　　　地点：

1. 体位

患者取平卧位/侧卧位/俯卧/坐位，暴露胸/腹部。

2. 术前超声检查

积液部位	积液量	积液透声情况	分隔情况
胸腔/腹腔/心包腔/其他	大量/中量/少量 最大深度__cm	无回声/浑浊伴絮状回声漂浮	无/少量/网状分隔

3. 术中操作

超声评估后，选择__穿刺点，常规消毒，铺无菌巾，穿刺点使用 1% 利多卡因局部麻醉。

（如仅为抽液）超声实时引导下使用__G 穿刺针对目标积液区域进行穿刺，进针__cm 达目标积液内，抽出__色__清亮/浑浊/脓性/血性液体__ml（留取__ml 送细菌培养）。

（如需置管引流）遂在超声动态监测下沿穿刺针置入导丝；留置导丝并拔出穿刺针；沿导丝置入__F引流管，导管末段位于目标积液内。拔除导丝后，见引流管引流出__色__清亮 / 浑浊 / 脓性 / 血性液体，安置引流袋。无菌敷料覆盖穿刺点并将引流管固定于皮肤。

手术过程顺利，患者无诉特殊不适，生命体征平稳，观察30分钟后离开超声介入室。

4. 超声提示

超声引导下__积液穿刺抽液 / 置管引流。

5. 穿刺后注意事项

（1）术后卧床休息4小时，避免剧烈运动。
（2）保持局部创面干净、干燥，避免污染穿刺点。
（3）注意保护引流管，勿用力拉扯、折叠引流管。
（4）如有不适，请门诊随访。

操作医生：　　　　　　　　　　录入员：
（医生签名有效）

检查日期及出室时间：

第三节 超声引导下经皮肾盂穿刺造瘘术报告

肾盂穿刺造瘘报告，如为双侧，需出两份报告，即一份报告对应一次穿刺。

××××× 医院
超声报告单　　　　　超声号：

姓名		性别		年龄		门诊 / 住院号	
科室		床号		检查 / 治疗部位：左 / 右肾			

术前诊断：

申请目的 / 临床备注：

（放图）	（放图）	（放图）
术前	术中	术后

超声所见：入室时间：　　　　　地点：

1. 体位

患者取侧卧位 / 俯卧位，腹部垫高，暴露腰背部。

2. 术前超声检查

目标肾盂	积液程度	积液回声	肾实质厚度	梗阻原因	肾周有无积液
左肾 / 右肾	轻 / 中 / 重度	无回声 / 浑浊伴絮状回声	__cm	结石 / 肿瘤 / 压迫 / 狭窄	无 / 有，以及其范围（依据具体情况描述）

3. 术中操作

超声评估后，选择__穿刺点，常规消毒，铺无菌巾，穿刺点使用 1% 利多卡因局部麻醉，使用尖刀片于进针点切开皮肤。

　　清晰显示穿刺目标区域后，使用同轴针 /PTC 针在超声实时引导下经肾锥体穿刺肾盏，进针__cm 到达肾盂（具体的肾盏内位置），拔出针芯，抽出__色__清亮 / 浑浊 / 脓性 / 血性液体。遂在超声实时监测下沿同轴针向肾盂内置入导丝；留置导丝并拔出同轴针；沿导丝置入__F 引流管，导管末段位于肾盂内。拔除导丝后，见引流管引流出__色液体，并安置引流袋（留取__ml 送细菌培养）。

无菌敷料覆盖并将引流管固定于皮肤。手术过程顺利，患者无诉特殊不适，生命体征平稳，观察 30 分钟后离开超声介入室。

4. 超声提示

超声引导下经皮左 / 右肾穿刺造瘘。

5. 穿刺后注意事项

（1）术后卧床休息 4 小时，避免剧烈运动。

（2）保持局部创面干净、干燥，避免污染穿刺点。

（3）注意保护引流管，勿用力拉扯、折叠引流管。

（4）如有不适，请门诊随访。

操作医生：　　　　　　　　　录入员：

（医生签名有效）

检查日期及出室时间：

第四节　超声引导下羊膜腔穿刺报告

　　羊膜腔穿刺报告，如遇双胎或多胎，需进行多个妊娠囊穿刺，应分别记录，即一份穿刺报告对应一次穿刺。

×××××× 医院

超声报告单　　　　　超声号：

姓名		性别		年龄		门诊 / 住院号	
科室		床号		检查 / 治疗部位：羊膜腔			

术前诊断：

申请目的 / 临床备注：

（放图）	（放图）	（放图）
术前	**术中**	**术后**

超声所见：入室时间：　　　　地点：

1. 体位

患者取平卧位 / 侧卧位，暴露腹部。

2. 术前超声检查

羊膜腔液区范围	羊膜腔透声情况	胎儿活动和胎心情况
最大深度__cm 羊水指数__	清晰无回声 / 浑浊伴絮状回声漂浮	胎儿活动情况依据具体情况描述；胎心率：__次 / 分

3. 术中操作

超声评估后，选择__穿刺点，常规消毒，铺无菌巾，穿刺点使用 1% 利多卡因局部麻醉。

清晰显示羊膜腔及穿刺路径后，在超声引导下使用__（具体型号）穿刺针经皮穿刺羊膜腔，进针__cm 达羊膜腔内，抽出__色 （清亮 / 浑浊）液体__ml 送检。

拔出穿刺针，再次消毒并用无菌敷料覆盖穿刺点，按压 30 分钟。手术过程顺利，患者无诉特殊不适，生命体征平稳，观察 30 分钟后离开超声介入室。

4. 超声提示

超声引导下羊膜腔穿刺抽液（如有多个妊娠囊，需标注此次具体穿刺的妊娠囊）。

5. 穿刺后注意事项

(1) 术后卧床休息 4 小时，避免剧烈运动。

(2) 保持局部创面干净、干燥，避免污染穿刺点。

(3) 注意保护引流管，勿用力拉扯、折叠引流管。

(4) 如有不适，请门诊随访。

操作医生：   录入员：

（医生签名有效）

检查日期及出室时间：

第五节　超声引导下肝脓肿穿刺置管引流术报告

　　羊膜腔穿刺报告，如遇双胎或多胎，需进行多个妊娠囊穿刺，应分别记录，即一份穿刺报告对应一次穿刺。

××××× 医院

超声报告单　　　　超声号：

姓名		性别		年龄		门诊 / 住院号		
科室		床号		检查 / 治疗部位：肝脓肿				

术前诊断：

申请目的 / 临床备注：

（放图）	（放图）	（放图）
术前	**术中**	**术后**

超声所见：入室时间：　　　　　　　地点：

1. 体位

患者取平卧位 / 侧卧位，暴露腹部。

2. 术前超声检查

脓肿位置	脓肿大小	内部回声	内部血流
	脓肿大小： ___mm×___mm×___mm □有液化 液化范围： ___mm×___mm×___mm □无液化	液化范围清晰无回声 / 浑浊伴絮状回声漂浮 □有分隔 □无分隔	□有：动脉 / 静脉；丰富 / 乏血供 □无

3. 术中操作

超声评估后，选择___穿刺点，清晰显示肝脓肿及穿刺路径后，常规消毒，铺无菌巾，穿刺点使用 1% 利多卡因局部麻醉。

一步法：在实时超声引导下使用___（具体型号）带有针芯、金属内套管的引流管进入脓肿腔内，抽吸抽出___色稀薄 / 黏稠浑浊液体___ml 送检，确认引流管在脓肿腔内，退出针芯、金属内套管，外固定引流管（如进行冲洗，注明药物、剂量）。

拔出穿刺针，再次消毒并用无菌敷料覆盖穿刺点，按压 30 分钟。手术过程顺利，患者无诉特殊不适，生命体征平稳，观察 30 分钟后离开超声介入室。

二步法：在实时超声引导下，清晰显示肝脓肿及穿刺路径后，常规消毒、铺无菌巾，局麻后，将针尖进入脓腔后，退出针芯，沿针鞘放入导丝，退出针鞘，沿导丝置入引流管，退出导丝，抽吸___色稀薄 / 黏稠浑浊脓液___ml 送检，确认引流管在脓肿腔内，外固定引流管（如进行冲洗，注明药物、剂量）。

4. 超声提示

超声引导下肝脓肿穿刺置管引流（如有多个脓腔互不相同，需标注此次具体穿刺的脓腔位置和大小）。

5. 穿刺后注意事项

（1）术后局部压迫 10 ～ 20 分钟，留观 30 ～ 60 分钟。

（2）保持局部创面干净、干燥，避免污染穿刺点。

（3）注意保护引流管，勿用力拉扯、折叠引流管。

（4）如有不适，请门诊随诊。

（5）拔管时间：临床医生评估后可拔出。

操作医生：　　　　　　　　录入员：

（医生签名有效）

检查日期及出室时间　　年　　月　　日

超声科室电话号码：

第51章　超声引导下治疗

第一节　超声引导下囊肿抽吸和硬化治疗

一、超声引导下囊肿抽吸和硬化治疗要点和注意事项

1. **肝囊肿**　穿刺针尽量经过 1cm 以上厚度的肝组织进入囊腔，如抽出液体为黄绿色，则需警惕与胆管是否相通，可注入超声造影剂，观察造影剂是否进入胆道系统。

2. **肾囊肿**　穿刺针直接穿刺进入囊腔，不经过肾实质。硬化治疗前，抽取约 10ml 囊液进行蛋白定性试验，蛋白定性试验为阴性，应警惕是否为肾盂相通，需进行肾盂造影后，方可进行硬化治疗。肾功能不全的患者应慎行无水乙醇硬化治疗。

3. **脾囊肿**　穿刺不经过实质，直接进入囊腔。

4. **胰腺囊肿**　分为真性囊肿和假性囊肿。假性囊肿继发于急性和慢性胰腺炎和胰腺损伤，穿刺抽取囊液至干净即可，不注入硬化剂。胰腺囊肿治疗的并发症可有胰瘘和窦道形成，若有此类并发症，则由外科处理。

5. **妇科肿瘤**　靠近腹壁，能避开肠道、血管等重要器官时，可经腹壁穿刺。位于膀胱后紧贴后穹的可采用经阴道穿刺途径。恶性肿块为穿刺的绝对禁忌证。子宫内膜异位症形成的囊肿，建议在月经干净 3～7d 后进行。阴道有滴虫、真菌等感染的患者，治疗后复查正常后进行。

6. **甲状腺囊肿**　囊肿内为无回声或伴有点状强回声，性质可能为胶质囊肿，通常抽吸很困难，应建议手术治疗。如必须超声引导下抽吸治疗，建议 16G 针穿刺，如不易抽出，可注入少量生理盐水后再抽吸，逐步稀释和置换囊液后，将囊液尽可能全部抽出，而后采用无水乙醇凝固囊壁。治疗后甲状腺囊肿出血概率较高，注意观察。

二、超声引导下囊肿抽吸和硬化治疗报告

×××××× 医院

超声报告单　　　　　超声号：

姓名		性别		年龄		门诊 / 住院号	
科室		床号		检查 / 治疗部位：_____囊肿硬化治疗			
临床诊断：							

（放图）	（放图）	（放图）
术前	术中	术后

超声所见：入室时间：　　　地点：

1. 体位

患者取平卧位 / 侧卧位 / 俯卧位，暴露腹部 / 盆腔 / 背部 / 颈部，上至__，下至__。

2. 术前超声检查

肿块部位	性质	形态	边界	囊壁	囊内透声，有无分隔	CDFI
	囊性 / 囊实性肿块	形态规则 / 不规则	清晰 / 不清晰	厚 / 不厚	好 / 不好，可见细小或粗大絮状团状回声漂浮 □有分隔 □无分隔	丰富 / 不丰富

3. 术中操作

常规消毒，铺无菌巾，穿刺点使用 0.1% 利多卡因局部麻醉，清晰显示病灶后，超声引导下对__囊肿行穿刺，进针__cm 达囊肿中央，抽出__色液体__ml 送生化和病理检查，生理盐水冲洗囊腔，抽吸囊液清亮后，超声动态监测下向囊腔内注入（硬化剂商品名）__ml，置留（无水乙醇 3 ～ 5 分钟，聚桂醇 15 ～ 20 分钟）后，抽出无水乙醇（聚桂醇可保留），缓慢推注利多卡因过程中退针（聚桂醇退针时，针道可注入少量聚桂醇），无菌敷料覆盖，局部压迫 20 ～ 30 分钟。术程顺利，患者无诉特殊不适，生命体征平稳，嘱观察 2 小时后离开。

治疗前	治疗后	减小比例
__cm×__cm×__cm	__cm×__cm×__cm	__%

4. 超声提示

超声引导下__囊肿硬化治疗术后，建议治疗后 1 周、3 个月和 6 个月定期复查。

5. 穿刺后注意事项

(1) 术后观察 30 ～ 60 分钟，血压、心率无变化方可离开。

(2) 组织 / 细胞学穿刺活检后 2 ～ 3 天保持局部创面干净、干燥，禁止污染穿刺点。

(3) 不饮酒，不服用活血化瘀药物，忌辛辣食物。

(4) 术区出血肿胀，请就近及时就诊。

(5) 术后发热：一过性发热未超过 38℃，无须特殊处理。

(6) 穿刺后 4 ～ 5 个工作日于病理科领取病理报告。

操作医生：　　　　　　　　　　录入员：

（医生签名有效）

检查日期及出室时间　　　年　　月　　日

超声科室电话号码：

第二节　超声引导下血管瘤及脉管畸形硬化治疗报告

血管瘤的硬化剂治疗是非常微创和有效的，治疗之前必须明确血管瘤的类型，毛细血管型血管瘤、海绵状血管瘤或蔓状血管瘤，属于高流量型血管瘤还是低流量型血管瘤，掌握治疗适应证。静脉型和低流量血管瘤可以进行硬化剂注射治疗，将硬化剂直接注射至血管瘤内，药物迅速损伤血管内皮细胞，形成无菌性炎症，作用部位的纤维蛋白、血小板和红细胞聚集，形成血栓，阻塞血管，最终闭合血管腔，过程较安全，现常用平阳霉素、聚桂醇、聚多卡醇。

×××××× 医院

超声报告单　　　　超声号：

姓名		性别		年龄		门诊/住院号	
科室		床号		检查/治疗部位：超声引导下□血管瘤□脉管畸形硬化治疗			

临床诊断：

（放图）	（放图）	（放图）
术前	术中	术后

超声所见：时间：　　　　地点：

1. 体位

患者取平卧位/侧卧位/俯卧位，暴露腹部，上至__，下至__。

2. 术前超声检查

肿块部位	性质	形态大小	边界	瘤内 CDFI	毗邻器官
	□毛细血管型血管瘤 □海绵状血管瘤 □蔓状血管瘤 □其他__	□规则 □不规则 大小： __cm×__cm×__cm	□清晰 □不清晰	丰富/不丰富，分支血 流峰值速度__cm/s	

3. 超声造影

如有可写。

4. 术中操作

择血管瘤周围正常皮肤，常规消毒，铺无菌巾，10ml 注射器在超声引导下刺入血管瘤/囊腔内，抽到回血/液体后，
超声动态监测下缓慢推注[血管瘤：聚桂醇原液 0.5ml，总用量__ml（总量小于 3ml）。脉管畸形：直径大于 10cm，
采用硬化剂泡沫治疗，多点注射，每点注射 4～8ml（总量小于 40ml），泡沫覆盖靶血管 70%，平阳霉素每次 0.3mg/
kg，无水酒精参见相关标准]，无菌敷料覆盖，局部压迫 20～30 分钟。术程顺利，患者无诉特殊不适，生命体征平稳，
嘱咐观察 2 小时后离开。

治疗部位	注射点数	硬化剂泡沫覆盖瘤体范围
		__%

5. 超声提示

超声引导下血管瘤硬化治疗术后，建议治疗后 1 周、3 个月和 6 个月定期复查。

6. 穿刺后注意事项

（1）注射后 1 小时出现疼痛，不能忍受者，可对症处理。如局部轻微疼痛，则无须特殊处理。

（2）出现过敏反应，及时就诊。

（3）术后观察 30～60 分钟，血压、心率无变化方可离开。

（4）不饮酒，不服用活血化瘀药物，忌辛辣食物。

录入员：　　　　　审核医生　　　　　检查日期

（审核医生签名有效）

超声科室电话号码：

第三节　超声引导下消融治疗报告

一、超声引导下微波射频消融治疗技术要点和注意事项

1.各种器官消融治疗前需要遵守规范及完整的诊疗流程，评估患者全身情况是否能耐受消融治疗，拟治疗病灶是否有安全进针途径和消融治疗必要性，消融方式、次数、数目和预期目标。选择辅助措施（超声造影、人工胸腔积液/腹水、三维消融计划、超声融合导航）和麻醉方式。

2.完善消融前检查。①必查项目：血常规、出凝血时间、尿常规、血型、血糖、传染病指标（梅毒抗体、艾滋病抗体及乙型肝炎和丙型肝炎相关检查）、心电图、胸部 X 线片；②选择检查项目：不同器官消融选择相应的内分泌指标，甲状腺功能、甲状旁腺功能、醛固酮、皮质醇、肾功能、肝功能、电解质、肿瘤标志物、电解质等及宫颈薄层液基细胞学检查、尿动力检查、肺功能等。

3.消融前准备。根据不同器官消融选择相应的准备方式。①药物准备：是否需要保肝、抑酸、降血压、降血糖、抗感染、停用抗凝药物等；②术前是否需要禁食和进行肠道准备；③进针部位皮肤准备；④建立静脉通道。

4.术前谈话记录和签署知情同意书。

5.术后并发症观察。①疼痛：一般第 2 天会减轻，如未减轻，需警惕出血、胃肠穿孔、胆瘘等并发症；②发热：如长期发热，应检查术区有无感染；③血红蛋白尿：患者术后当日排酱油色小便，需及时水化和碱化尿液，密切观察肾功能；④胸腔积液、腹水：邻近膈肌的病灶消融后可出现胸腔积液、腹水，给予及时引流处理。

6.术后随访时间：术后 1 个月，12 个月之内间隔 3 个月，12 个月以后间隔 3～6 个月。

二、肿瘤射频消融治疗（以肝肿瘤为例）

××××××医院
超声报告单　　　　超声号：

姓名		性别		年龄		门诊/住院号	
科室		床号		检查/治疗部位：超声引导下原发性/继发性肝肿瘤射频消融治疗			

临床诊断：

（放图）	（放图）	（放图）
术前	术中	术后

超声所见：时间：　　　地点：　　　操作医师：
1.体位
患者取平卧位/侧卧位/右前斜位，暴露腹部，上至__，下至__。

2. 术前超声检查

肿块部位	性质	形态大小	边界及门静脉栓子	瘤内 CDFI	毗邻器官
部位： 个数：	□原发性肝癌 □继发性肝癌 □其他__	□规则 □不规则 大小： __cm×__cm×__cm	边界 □清晰 □不清晰 栓子 □有 □无	□不丰富 □丰富，分支血流速度__cm/s	

3. 超声造影

如有可写。

4. 术中操作

常规消毒，铺无菌巾，使用 1% 利多卡因局部麻醉，每一个点注射 5ml，从皮肤至肝被膜充分麻醉，靠近肝包膜肿瘤，注射生理盐水分离肝肿瘤与相邻器官组织，尖刀破皮，超声引导下穿刺电极针（__G）达到肿瘤底部 / 超越肿瘤，启动电源，按预先设定治疗方案消融，实时监测治疗过程中患者生命体征变化和肿瘤消融过程。完成消融后，左右捻转电极针，设置针道温度达 80℃ 左右即可缓慢拔出针，无菌敷料覆盖，局部压迫 20 ～ 30 分钟。术程顺利，患者无诉特殊不适，生命体征平稳，嘱咐观察 2 小时后离开。

治疗部位	布针点数	消融范围（%）
	□单针消融 □针累加重叠消融	__%

5. 超声提示

超声引导下肿瘤射频消融治疗。

6. 穿刺后注意事项

（1）消融后出现疼痛，不能忍受者，及时就诊。如局部轻微疼痛，则无须特殊处理。

（2）消融后出现发热，超过 38.5℃，对症处理，如未缓解，及时就诊。

（3）肝功能轻度异常，无须特殊处理。

（4）出现呼吸困难，及时就诊。

（5）术后观察 30 ～ 60 分钟，血压、心率无变化，方可离开。

录入员：　　　　　　审核医生　　　　　　检查日期

（审核医生签名有效）

超声科室电话号码：

三、肿瘤微波消融治疗（以肝肿瘤为例）

××××× 医院

超声报告单　　　超声号：

姓名		性别		年龄		门诊 / 住院号	
科室		床号		检查 / 治疗部位：超声引导下原发性 / 继发性肝肿瘤微波消融治疗			

临床诊断：

（放图）	（放图）	（放图）
术前	**术中**	**术后**

超声所见：时间：　　　　地点：　　　　　操作医师：

1. 体位

患者取平卧位 / 侧卧位 / 右前斜位，暴露腹部，上至__，下至__。

2. 术前超声检查

肿块部位	性质	形态大小	边界及门静脉栓子	瘤内 CDFI	毗邻器官
部位： 个数：	□原发性肝癌 □继发性肝癌 □其他__	□规则 □不规则 大小： __cm×__cm×__cm	边界 □清晰 □不清晰 栓子 □有 □无	□不丰富 □丰富，分支血流 速度__cm/s	

3. 超声造影

可进行治疗前后造影观察。

4. 术中操作

常规消毒，铺无菌巾，使用 1% 利多卡因局部麻醉 / 加静脉麻醉 / 加镇痛 / 硬膜外麻醉（静脉麻醉需连接心电监护），（局部麻醉）每一个点注射 5ml，从皮肤至肝被膜充分麻醉，靠近肝包膜肿瘤，注射生理盐水分离肝肿瘤与相邻器官组织，尖刀破皮，超声引导下穿刺微波天线（__G）达到肿瘤底部 / 超越肿瘤 / 肿瘤中心，启动微波辐射，按预先设定治疗方案消融，输出功率 40 ～ 80W，作用时间一般为 300 ～ 1200 秒，消融覆盖完全覆盖肿瘤并超过肿瘤周围__cm，实时监测治疗过程中患者生命体征变化和肿瘤消融过程。完成消融后，左右捻转微波天线，缓慢拔出针并同时凝固针道，无菌敷料覆盖，局部压迫 20 ～ 30 分钟。术程顺利，患者无诉特殊不适，生命体征平稳，观察 2 小时后离开。

治疗部位	布针点数	消融范围
	□单针消融 □针累加重叠消融	__%

5. 超声提示

超声引导下肿瘤射频消融治疗。

6. 穿刺后注意事项

（1）消融后出现疼痛，不能难受者，及时就诊。如局部轻微疼痛，则无须特殊处理。

（2）消融后出现发热，超过 38℃，对症处理。

（3）出现呼吸困难，及时就诊

（4）术后观察 30 ～ 60 分钟，血压、心率无变化方可离开

录入员： 审核医生 检查日期

（审核医生签名有效）

超声科室电话号码：

四、肿瘤高强度聚焦超声治疗（以肝肿瘤为例）

×××××× 医院

超声报告单 超声号：

姓名		性别		年龄		门诊 / 住院号	
科室		床号		检查 / 治疗部位：超声引导下原发性 / 继发性 / 其他肝肿瘤高强度聚焦超声治疗			

临床诊断：

（放图）	（放图）	（放图）
术前	**术中**	**术后**

超声所见：时间： 地点： 操作医师：

1. 体位

患者取平卧位 / 侧卧位 / 俯卧位，暴露＿上至＿，下至＿。

2. 术前超声检查

肿块部位	性质	形态大小	边界及门静脉栓子	瘤内 CDFI	毗邻器官
部位： 个数：	□原发性肝癌 □继发性肝癌 □其他＿	□规则 □不规则 大小： ＿cm×＿cm×＿cm	边界 □清晰 □不清晰 栓子 □有 □无	□不丰富 □丰富，分支血流 速度＿cm/s	

3. 超声造影

可进行治疗前后造影观察。

4. 术中操作

常规消毒，铺无菌巾，全身麻醉下，根据治疗计划，按照层间距 5mm 制订分层治疗计划，以生物学焦域的点 - 线 - 面移动组合方式覆盖计划治疗区并增加＿mm，根据消融术中焦点区域肿瘤组织回声等，调节超声发射功率和声辐照时间至手术区域，超声图像灰阶明显增强。手术过程顺利，患者无诉特殊不适，生命体征平稳，观察 2 小时后离开。

治疗部位	治疗方案和时间	消融范围
	治疗方案 层间距__mm 肿块周围__mm 发射功率__W 辐照时间__秒	__%

5. 超声提示

超声引导下肝脏肿瘤高强度聚焦超声治疗。

6. 穿刺后注意事项

(1) 消融后出现疼痛，不能忍受者，及时就诊。

(2) 消融后出现发热，超过 38℃，对症处理。

(3) 治疗后皮肤损伤，注意干燥和清洁，定时换药。

(4) 如出现呼吸困难，则及时就诊。

(5) 术后观察 30 ～ 60 分钟，血压、心率无变化方可离开。

录入员：　　　　审核医生　　　　　检查日期

（审核医生签名有效）

超声科室电话号码：

第四节　超声引导下输卵管通液术报告

×××××× 医院

超声报告单　　　　　　超声号：

姓名		性别		年龄		门诊 / 住院号	
科室		床号		检查 / 治疗部位：超声引导下的输卵管通液术			

临床诊断：

（放图）	（放图）	（放图）
术前	**术中**	**术后**

超声所见：时间：　　　　地点：　　　　操作医师：

1. 体位

患者取膀胱截石位。

2. 术前超声检查

子宫大小	子宫内膜	卵巢大小	盆腔积液	宫颈有无脓性分泌物	其他
__cm×__cm×__cm	__mm	左：__cm×__cm×__cm 右：__cm×__cm×__cm	__mm	□有 □无	

3.术中操作

常规外阴和阴道消毒，铺消毒巾，将双腔输卵管造影导管经宫颈管插入宫腔，向宫腔推注含有庆大霉素的生理盐水20ml，使宫腔内压力保持在20～25kPa，超声可视化二维/彩色多普勒连续监测子宫角部和输卵管间质部液体分布和流动，手术过程顺利，患者无诉特殊不适，生命体征平稳，观察2小时后离开。

4.超声提示

超声引导下的输卵管通液术，输卵管通畅/梗阻/不全梗阻。

5.穿刺后注意事项

(1) 出现疼痛，不能忍受者，及时就诊。

(2) 出现过敏反应，及时就诊。

(3) 通液术后口服抗生素3天。

(4) 术后观察30～60分钟，血压、心率无变化方可离开。

录入员： 审核医生 检查日期

(审核医生签名有效)

超声科室电话号码：

第五节 超声引导肿瘤放射性粒子近距离治疗（以前列腺肿瘤为例）报告

×××××× 医院

超声报告单 超声号：

姓名		性别		年龄		门诊/住院号	
科室		床号		检查/治疗部位：超声引导前列腺肿瘤放射性粒子近距离治疗			

临床诊断：

（放图）	（放图）	（放图）
术前	术中	术后

超声所见：时间： 地点： 操作医师：

1.体位

患者取膀胱截石位。

2.术前超声检查

前列腺形态和大小	边界	内部回声	内部血流	超声造影灌注模式	其他
形态： □规则 □不规则 大小： __cm×__cm×__cm	边界 □清晰 □不清晰	□均匀 □不均匀 疑似肿瘤位置及大小： __cm×__cm×__cm	□丰富 □少血供 □无 PSV__cm/s RI__	____	

3. 术中操作

患者空腹，膀胱插管，Foley 球囊注入造影剂准备，常规会阴部消毒，铺消毒巾，给予硬膜外麻醉 / 全身麻醉，根据超声图像勾画靶区，载入放射性粒子，计算等剂量线分布，评价剂量学指标符合治疗要求后，按照计划穿刺植入__G 粒子植入针，按计划完成粒子布放后，观察并处理并发症。手术过程患者无诉特殊不适，生命体征平稳。

4. 超声提示

超声引导前列腺肿瘤放射性粒子近距离治疗。

5. 穿刺后注意事项

(1) 出现疼痛，不能忍受者，及时就诊，疼痛轻微，无须特殊处理。

(2) 出现轻微皮肤反应，对症处理，出现严重皮肤反应，及时就诊。

(3) 出现排尿困难不能缓解，及时就诊。

(4) 术后避免直肠检查与治疗。

(5) 术后观察 30 ~ 60 分钟，血压、心率无变化方可离开。

(6) 术后 1 周和 1 个月到院复查 CT。

录入员：　　　　　审核医生　　　　　检查日期
（审核医生签名有效）
超声科室电话号码：

参 考 文 献

陈敏华，梁萍，王金锐，2017. 中华介入超声学 [M]. 北京：人民卫生出版社 .

国家超声医学质量控制中心，中华医学会超声医学分会，2018. 超声医学专业质量管理控制指标专家共识 (2018 年版)[J]. 中华超声影像学杂志，27(11):921-923.

何文，黄品同，2018. 乳腺、甲状腺介入性超声学 [M]. 北京：人民卫生出版社 .

梁萍，于晓玲，张晶，2018. 介入超声学科建设与规范 [M]. 北京：人民卫生出版社 .

刘吉斌，2004. 现代介入性超声诊断与治疗 [M]. 北京：科学技术文献出版社 .

田家玮，姜玉新，2015. 超声检查规范化报告 [M]. 北京：人民卫生出版社 .

中国医师协会超声医师分会，2017. 中国介入超声临床应用指南 [M]. 北京：人民卫生出版社 .

第52章 其他准予临床应用的超声介入治疗新技术

麦默通乳腺微创旋切术报告（一个肿块一份报告）

×××××× 医院

超声报告单　　　　　　　　超声号：

姓名		性别		年龄		门诊/住院号	
科室		床号		检查/治疗部位：超声引导麦默通乳腺微创旋切术			

临床诊断：

（放图）	（放图）	（放图）
术前	**术中**	**术后**

超声所见：时间：　　　　　地点：　　　　　　操作医师：

1. 体位

患者取仰卧位/侧卧位。

2. 术前超声检查

乳腺形态大小及个数	边界	内部回声	内部血流	超声造影和弹性成像模式	BIRADS分类
形态： □规则 □不规则 大小： __cm×__cm×__cm	边界 □清晰 □不清晰	□均匀 □不均匀 实性/囊实性	□丰富 □少血供 □无 PSV__cm/s RI__	造影：_____ 弹性成像____	___

3. 术中操作

常规消毒，铺无菌巾，使用1%利多卡因局部麻醉（可加肾上腺素）从预计切口 - 针道 - 肿块周边区域注射，尖刀破皮，超声引导下麦默通旋切刀到肿块底部对肿块进行多次多角度旋切。观察肿块标本和超声扫查确保肿块完全切除。旋切完成后，观察局部无活动性出血后，无菌敷料覆盖，局部压迫20～30分钟。术程顺利，患者无诉特殊不适，生命体征平稳。

治疗部位	进针位置	切除范围
		___%

4. 超声提示

超声引导麦默通乳腺微创旋切术。

5. 穿刺后注意事项

（1）术后常需胸带加压包扎 3～5 天，胸带拆除后 1 周，尽可能用紧身胸罩。

（2）术后局部青紫，无须特殊处理，一般 2 周后可自行消退。

（3）局部伤口保持清洁、干燥，换药时间及随诊时间遵医嘱。

（4）术后 1 周忌辛辣刺激性食品，不应用活血化瘀及抗凝药。

（5）术后 1 个月不提重物，肩关节外旋不宜过大。

（6）术后局部皮肤轻微凹陷，一般 1 个月左右会局部乳腺组织再生。

（7）如呼吸困难、局部肿胀明显，则及时就诊。

录入员：　　　　　　审核医生　　　　　检查日期

（审核医生签名有效）

超声科室电话号码：